心血管疾病

综合治疗

主编 郭 帅 张 璇 杨秀秀 张 燕
宗爱芬 刘 倩 袁卫平

黑龙江科学技术出版社

HEILONGJIANG SCIENCE AND TECHNOLOGY PRESS

图书在版编目（CIP）数据

心血管疾病综合治疗 / 郭帅等主编. -- 哈尔滨：
黑龙江科学技术出版社，2024.2
ISBN 978-7-5719-2272-6

Ⅰ．①心… Ⅱ．①郭… Ⅲ．①心脏血管疾病－治疗
Ⅳ．①R540.5

中国国家版本馆CIP数据核字（2024）第046333号

心血管疾病综合治疗
XINXUEGUAN JIBING ZONGHE ZHILIAO

主　　编	郭　帅　张　璇　杨秀秀　张　燕　宗爱芬　刘　倩　袁卫平
责任编辑	陈兆红
封面设计	宗　宁
出　　版	黑龙江科学技术出版社
	地址：哈尔滨市南岗区公安街70-2号　邮编：150007
	电话：（0451）53642106　传真：（0451）53642143
	网址：www.lkcbs.cn
发　　行	全国新华书店
印　　刷	山东麦德森文化传媒有限公司
开　　本	787 mm×1092 mm　1/16
印　　张	21.25
字　　数	534千字
版　　次	2024年2月第1版
印　　次	2024年2月第1次印刷
书　　号	ISBN 978-7-5719-2272-6
定　　价	198.00元

编委会

◎ **主　编**

郭　帅　张　璇　杨秀秀　张　燕

宗爱芬　刘　倩　袁卫平

◎ **副主编**

张力鸥　邢彦麟　张　才　杨幼生

黄　翔　黄漫漫

◎ **编　委**（按姓氏笔画排序）

王　超（北京大望路急诊抢救医院）

邢彦麟（北京航天总医院）

刘　倩（淄博市中心医院）

杨幼生（湖北省安陆市普爱医院/安陆市人民医院）

杨秀秀（首都医科大学附属北京安贞医院）

张　才（江苏省常州西太湖医院）

张　璇（枣庄市市中区人民医院）

张　燕（微山县人民医院）

张力鸥（鲁西南医院）

宗爱芬（桓台县人民医院）

袁卫平（滕州市第一人民医院）

郭　帅（宁阳县第一人民医院）

黄　翔（湖北医药学院附属襄阳市第一人民医院）

黄漫漫（梁山县人民医院）

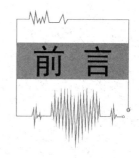

前 言

　　由于社会环境、自然环境和不健康的生活方式等因素,心血管疾病的发病率不断增长,成为困扰人们身心健康和医疗花费的主要疾病之一,并成为备受关注的社会问题。近年来,心血管专业从理论到实践,包括内科治疗、手术、介入等诊疗技术及监护、抢救技术均获得了突飞猛进的发展,新概念、新观点、新思路不断提出,新技术、新方法不断涌现。作为临床工作者应更好地学习、掌握与推广心血管疾病的诊疗技术,更有效地解除广大患者的痛苦,攻克技术上的难关,赶上国际先进水平。然而,社会上全面系统地介绍心血管疾病诊疗的书籍尚不多见。因此,为了在广大临床工作者中普及和更新心血管疾病诊疗的新进展,帮助他们在工作中更好地认识和了解心血管疾病,提高心血管疾病的诊断率与治愈率,编者结合自身多年临床经验编写了《心血管疾病综合治疗》一书。

　　本书从临床实用角度出发,遵循心血管疾病的最新诊断和治疗方法,对心血管疾病进行了全面、系统地介绍,详细阐述了心血管疾病的病因、发病机制、临床表现、诊断、鉴别诊断和综合治疗等方面的内容。本书文字精练,深入浅出,理论与实践相结合,易为临床医师掌握,体现出学科性、先进性、时效性和实用性,是适合心血管疾病专科临床医师学习与再提高的参考读物。

　　本书力求尽量涵盖心血管疾病的更多内容,体现国内外心血管疾病的诊疗水平,但限于篇幅、时间以及编者的编写能力,仍尚有不全之处;加之患者的病情千差万别又瞬息多变,因此谨请广大同行不吝批评、指正,使本书得以完善,从而真正成为指导医疗实践的工具书,在此表示衷心的感谢。

《心血管疾病综合治疗》编委会

2023 年 12 月

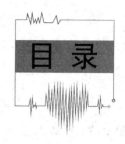

目 录

第一章　心血管系统的结构

第一节　心血管系统的组成

一、心血管系统的解剖结构

心血管系统由心、动脉、静脉和连于动、静脉之间的毛细血管组成。

(一)心

心主要由心肌组成,是连接动、静脉的枢纽及心血管系统的"动力泵"。心腔被房间隔和室间隔分为互不相通的左、右两半,每半又经房室口分为心房和心室,故心有4个腔室:左心房、左心室,右心房和右心室。同侧的心房和心室之间借房室口相通。心房接受静脉,以引流血液回心;心室发出动脉,以输送血液出心。左、右心房室口和动脉口处均有瓣膜,它们颇似泵的阀门,可顺血流而开放,逆血流而关闭,以保证血液定向流动。

(二)动脉

动脉是运送血液离心的血管。动脉由心室发出,在行程中不断分支,越分越细,最后移行为毛细血管。动脉内血液压力高,流速较快,因而动脉管壁较厚,富有弹性和收缩性等特点。在活体的某些部位还可扪到动脉随心跳而搏动。

(三)静脉

静脉是引导血液回心的血管。小静脉由毛细血管静脉端汇合而成,在向心回流过程中不断接受属支,越合越粗,最后注入心房。与相应动脉比,静脉管壁薄,管腔大,弹性小,容血量较大。

(四)毛细血管

毛细血管是连接动、静脉的管道,彼此吻合成网。除软骨、角膜、晶状体、毛发、牙釉质和被覆上皮外,遍布全身各处。血液由其动脉端经毛细血管网流至静脉端。毛细血管数量多,管壁薄,通透性大,管内血流缓慢,是血液与组织液进行物质交换的场所。

二、血管壁的一般构造

血管的各级管道,其基本组织成分为内皮、肌组织、结缔组织,并具有共同的排列模式,即组织呈层状同心圆排列。

(一)动、静脉管壁的组织学结构

由于各段血管的功能不同,其管壁的微细结构也有所差异。除毛细血管外,动脉、静脉管壁有着共同的结构特点,从管腔面向外依次分为内膜、中膜和外膜(图1-1)。

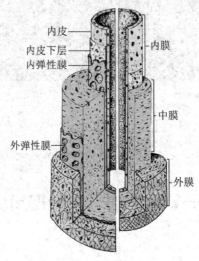

图 1-1 动、静脉管壁结构模式图

1.内膜

内膜为血管壁的最内层,是3层中最薄的一层,由内皮、内皮下层和内弹性膜组成。

(1)内皮:是衬贴于血管腔面的一层单层扁平上皮。内皮细胞很薄,含核的部分略厚,细胞基底面附着在基膜上。内皮细胞长轴与血流方向一致,表面光滑,利于血液的流动。电镜观察内皮细胞具有下列结构特征。①胞质突起:为内皮细胞游离面胞质向管腔伸出的突起,大小不等,形态多样,呈微绒毛状、片状、瓣状、细指状或圆柱状等,它们扩大了细胞的表面积,有助于内皮细胞的吸收作用及物质转运作用。此外,突起还能对血液的流体力学产生影响。②质膜小泡:质膜小泡又称吞饮小泡,是由细胞游离面或基底面的细胞膜内凹,然后与细胞膜脱离形成。质膜小泡可以互相连通,形成穿过内皮的暂时性孔道,称为穿内皮性管。质膜小泡以胞吐的方式,完成血管内、外物质运输的作用;质膜小泡还可作为膜储备,备用于血管的扩张或延长、窗孔、穿内皮性管、内皮细胞微绒毛的形成等。③Weibel-Palad 小体(W-P 小体):又称细管小体,是内皮细胞特有的细胞器,呈杆状,外包单位膜,长约 3 μm,直径 0.1~0.3 μm,内有许多直径约为 15 nm 的平行细管。其功能可能是参与凝血因子Ⅷ相关抗原的合成和储存。④其他:相邻内皮细胞间有紧密连接和缝隙连接,胞质内有发达的高尔基复合体、粗面内质网、滑面内质网等细胞器。还可见微丝,其收缩可改变间隙的宽度和细胞连接紧密程度,影响和调节血管的通透性。

内皮细胞有复杂的酶系统,能合成与分泌多种生物活性物质,如血管紧张素Ⅰ转换酶、血管内皮生长因子(VEGF)、前列环素(PGI_2)、内皮素(ET)等,在维持正常的心血管功能方面起重要作用。

(2)内皮下层:内皮下层是位于内皮和内弹性膜之间的薄层结缔组织,含有少量的胶原纤维和弹性纤维,有时有少许纵行平滑肌。

(3)内弹性膜:内弹性膜由弹性蛋白组成,膜上有许多小孔。在血管横切面上,由于血管壁收缩,内弹性膜常呈波浪状。通常以内弹性膜作为动脉内膜与中膜的分界。

2.中膜

中膜位于内膜和外膜之间,其厚度及组成成分因血管种类不同而有很大差别。大动脉中膜以弹性膜为主,其间有少许平滑肌;中、小动脉以及静脉的中膜主要由平滑肌组成,肌间有弹性纤维和胶原纤维。

血管平滑肌细而有分支,肌纤维间有中间连接和缝隙连接。平滑肌细胞可与内皮细胞形成肌-内皮连接,平滑肌通过该连接,与血液或内皮细胞进行化学信息交流。血管平滑肌可产生胶原纤维、弹性纤维和无定形基质。胶原纤维有维持张力的作用,具有支持功能;弹性纤维具有使扩张的血管回缩的作用;基质中含蛋白多糖,其成分和含水量因血管种类不同而略有不同。

3.外膜

外膜由疏松结缔组织组成,结缔组织细胞以成纤维细胞为主,当血管损伤时,成纤维细胞具有修复外膜的能力。纤维主要为螺旋状或纵向走行的胶原纤维和弹性纤维,并有小血管和神经分布。有的动脉在中膜和外膜交界处还有外弹性膜,也由弹性蛋白组成,但较内弹性膜薄。

(二)血管壁的营养血管和神经

管径1mm以上的动脉和静脉管壁中,都有小血管分布,称为营养血管。其进入外膜后分支形成毛细血管,分布到外膜和中膜。内膜一般无血管,营养由管腔内的血液直接渗透供给。

血管壁上有神经分布,主要分布于中膜与外膜的交界部位。一般而言,动脉神经分布密度较静脉高,以中、小动脉最为丰富。它们能够调节血管的收缩和舒张。毛细血管是否存在神经分布尚有争议。

三、血液循环

在神经体液调节下,血液在心血管系统中循环不息。

体循环又称大循环。血液由左心室搏出,经主动脉及其分支到达全身毛细血管,血液通过毛细血管壁与周围的组织、细胞进行物质和气体交换,再通过各级静脉回流,最后经上、下腔静脉及心冠状窦回至右心房。体循环的路径:左心室→主动脉→各级动脉→毛细血管→各级静脉→上、下腔静脉→右心房(图1-2)。

肺循环又称小循环。血液由右心室搏出,经肺动脉干及其各级分支到达肺泡毛细血管进行气体交换,再经肺静脉回至左心房。肺循环路径:右心室→肺动脉→各级肺动脉→肺内毛细血管→各级肺静脉→肺静脉→左心房。

体循环和肺循环同时进行,体循环的路程长,流经范围广,以动脉血滋养全身各部器官,并将全身各部的代谢产物和二氧化碳运回心。肺循环路程较短,只通过肺,主要使静脉血转变成含氧饱和的动脉血。

两个循环途径通过左、右心房室口互相衔接。因此两个循环虽路径不同,功能各异,但都是人体整个血液循环的一个组成部分。血液循环路径中任何一部分发生病变,如心脏瓣膜病、房室间隔缺损、肺疾病等都会影响血液循环的正常进行。

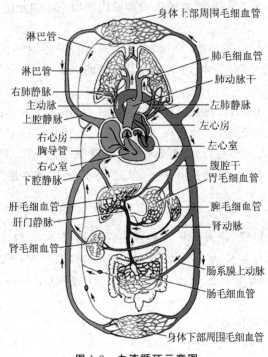

图 1-2　血液循环示意图

（张力鸥）

第二节　血管吻合与侧支循环

一、血管吻合

　　人体的血管除经动脉-毛细血管-静脉相通连外，在动脉与动脉、静脉与静脉、动脉与静脉之间，也可凭借血管支（吻合管或交通支）彼此连接，形成血管吻合（图 1-3）。

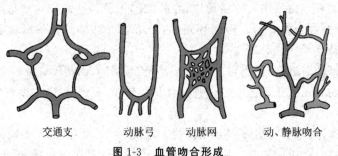

交通支　　　　动脉弓　　动脉网　　　动、静脉吻合

图 1-3　血管吻合形成

（一）动脉-动脉吻合

　　在许多部位或器官的两动脉干之间借交通支相连所形成的吻合（如脑底动脉之间）。此类吻合多在经常活动或易受压部位，其邻近的多条动脉分支互相吻合成动脉网（如关节网），在经常改

变形态的器官,两动脉末端或其分支可直接吻合形成动脉弓(如掌浅弓、掌深弓等)。这些吻合都有缩短循环时间和调节血流量的作用。

(二)静脉-静脉吻合

静脉与静脉之间的吻合数量更大,形式更多。除具有和动脉相似的吻合形式外,在某些部位,特别是容积变动大的器官的周围或器官壁内常形成静脉丛,以保证在器官扩大或腔壁受到挤压时局部血流依然畅通。

(三)动脉-静脉吻合

在体内的许多部位,如指尖、趾端、唇、鼻、外耳皮肤、生殖器勃起组织等处,小动脉和小静脉之间可借吻合支直接相连,形成小动静脉吻合。这种吻合具有缩短循环途径,调节局部血流量与体温的作用。

二、侧支循环

较大的动脉主干在行程中常发出侧支,也称侧副管,它与主干血管平行,可与同一主干远侧所发的返支或另一主干的侧支相连而形成侧支吻合。正常状态下,侧支管径比较细小,但当主干阻塞时,侧支血管逐渐增粗,血流可经扩大的侧支吻合到达阻塞以下的血管主干,使血管受阻区的血液循环得到不同程度的代偿性恢复。这种通过侧支吻合重建的循环称为侧支循环或侧副循环。侧支循环的建立体现了血管的适应能力和可塑性,对于保证器官在病理状态下的血液供应具有重要意义(图 1-4)。

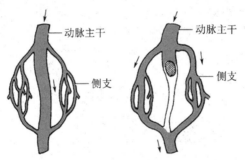

图 1-4　侧支吻合和侧支循环示意图

体内少数器官内的相邻动脉之间无吻合,这种动脉称终动脉。终动脉的阻塞易导致其供血区的组织缺血甚至坏死。视网膜中央动脉被认为是典型的终动脉。如果某一动脉与邻近动脉虽有吻合,但当此动脉阻塞后,邻近动脉不足以代偿其血液供应,这种动脉称功能性终动脉,如脑、肾和脾内的一些动脉分支。

(张力鸥)

第二章 心血管疾病的常见症状

第一节 胸 痛

胸痛主要由胸部疾病引起,少数由其他部位的病变所致,心血管系统疾病是胸痛的常见原因,但其他部位的疾病亦可引起胸痛症状,如肝脓肿等。因痛阈个体差异性大,胸痛的程度与原发病的病情轻重并不完全一致。

一、病因

(一)胸壁疾病

肋软骨炎、带状疱疹、肌炎、颈胸椎疾病、胸部外伤、肋间神经痛和肋骨转移瘤等。

(二)呼吸系统疾病

胸膜炎、肺炎、支气管肺癌和气胸等。

(三)纵隔疾病

急性纵隔炎、纵隔肿瘤、纵隔气肿等。

(四)心血管疾病

心绞痛、心肌梗死、心包炎、胸主动脉瘤、肺栓塞和夹层动脉瘤等。

(五)消化系统疾病

食管炎、胃十二指肠溃疡、胆囊炎、胰腺炎等。

(六)膈肌疾病

膈疝、膈下脓肿等。

(七)其他

骨髓瘤、白血病胸骨浸润、心脏神经症等。

二、临床表现

(一)发病年龄

青壮年胸痛,应注意结核性胸膜炎、自发性气胸、心肌炎、心肌病、风湿性心脏瓣膜病;年龄在

40 岁以上患者还应注意心绞痛、心肌梗死与肺癌。

(二)胸痛部位

(1)炎症性疾病局部有压痛,并伴有红、肿、热、痛表现。

(2)带状疱疹是成簇水疱沿一侧肋间神经分布伴剧痛,疱疹不越过体表中线。

(3)非化脓性肋骨软骨炎多侵犯第 1～2 肋软骨,对称或非对称性,呈单个或多个肿胀隆起,局部皮色正常,有压痛,咳嗽、深呼吸或上肢大幅度活动时疼痛加重。

(4)食管及纵隔病变,胸痛多位于胸骨后,进食或吞咽时加重。

(5)心绞痛和心肌梗死的疼痛多在心前区与胸骨后或剑突下,疼痛常放射至左肩、左臂内侧,达环指与小指,亦可放射于左颈与面颊部,患者误认为牙痛。

(6)夹层动脉瘤疼痛位于胸背部,向下放射至下腹、腰部及两侧腹股沟和下肢。

(7)自发性气胸、胸膜炎和肺梗死的胸痛多位于患侧腋前线与腋中线附近,后二者如累及肺底、膈胸膜,则疼痛也可放射于同侧肩部。肺尖部肺癌(肺上沟癌、Pancoast 癌)以肩部、腋下痛为主,疼痛向上肢内侧放射。

(三)胸痛性质

(1)带状疱疹呈刀割样痛或灼痛,剧烈难忍。

(2)食管炎则为烧灼痛。

(3)心绞痛呈绞窄性并有重压窒息感。

(4)心肌梗死则疼痛更为剧烈并有恐惧、濒死感。

(5)纤维素性胸膜炎常呈尖锐刺痛或撕裂痛。

(6)肺癌常为胸部闷痛,而 Pancoast 癌则呈火灼样痛,夜间尤甚。

(7)夹层动脉瘤为突然发生胸背部难忍撕裂样剧痛。

(8)肺梗死亦为突然剧烈刺痛或绞痛。常伴呼吸困难及发绀。

(四)持续时间

(1)平滑肌痉挛或血管狭窄缺血所致疼痛为阵发性。

(2)炎症、肿瘤、栓塞或梗死所致疼痛呈持续性。如心绞痛发作时间短暂,而心肌梗死疼痛持续时间很长且不易缓解。

(五)影响胸痛因素

影响胸痛因素包括诱因、加重与缓解因素。劳累、体力活动、精神紧张,可诱发心绞痛发作,休息、含服硝酸甘油或硝酸异山梨酯,可使心绞痛缓解,而对心肌梗死疼痛则无效。胸膜炎和心包炎的胸痛则可因深呼吸和咳嗽而加剧。反流性食管炎的胸骨后灼痛,饱餐后出现,仰卧或俯卧位加重,服用抗酸剂和促动力药多潘立酮或西沙必利后可减轻或消失。

三、胸痛伴随症状

(1)胸痛伴吞咽困难或咽下痛者,提示食管疾病,如反流性食管炎。

(2)胸痛伴呼吸困难者,提示较大范围病变,如大叶性肺炎、自发性气胸、渗出性胸膜炎和肺栓塞等。

(3)胸痛伴面色苍白、大汗、血压下降或休克表现时,多考虑心肌梗死、夹层动脉瘤、主动脉窦瘤破裂和大块肺栓塞等。

（张　才）

第二节 心 悸

心悸是患者自觉心慌、心跳的一种症状。当心率加快时多伴有心前区不适感,心率缓慢时则感搏动有力。心悸时心率可快、可慢,也可有心律失常、心搏增强,部分患者心率和心律也可正常。

一、发生机制

心悸发生机制尚未完全清楚,一般认为心脏活动过度是心悸发生的基础,常与心率及心每搏输出量改变有关。

在心动过速时,舒张期缩短、心室充盈不足,当心室收缩时心室肌与心瓣膜的紧张度突然增加,可引起心搏增强而感心悸。

心律失常如期前收缩,在一个较长的代偿期之后的心室收缩,往往强而有力,这时患者可出现心悸。心悸出现与心律失常出现及存在时间长短有关,如突然发生的阵发性心动过速,心悸往往较明显,而在慢性心律失常,如心房颤动,患者可因逐渐适应而无明显心悸。

心悸的发生常与精神因素及注意力有关,焦虑、紧张及注意力集中时易于出现。心悸可见于心脏病者,但与心脏病不能完全等同,心悸患者不一定患有心脏病,反之心脏病患者也可不发生心悸。

二、病因

(一)心脏搏动增强

心脏收缩力增强引起的心悸,可分为生理性心悸或病理性心悸。

1.生理性心悸

生理性心悸见于下列情况。

(1)健康人在剧烈运动或精神过度紧张时。

(2)饮酒、进食浓茶或咖啡后。

(3)应用某些药物:如肾上腺素、麻黄碱、咖啡因、阿托品和甲状腺片等。

2.病理性心悸

病理性心悸见于下列情况。

(1)心室肥大:高血压心脏病、各种原因所致的主动脉瓣关闭不全、风湿性二尖瓣关闭不全等引起的左心室肥大,心脏收缩力增强,可引起心悸;动脉导管未闭、室间隔缺损回流量增多,增加心脏的工作量,导致心室增大,也可引起心悸;此外脚气性心脏病,因微小动脉扩张,阻力降低,回心血流增多,心脏工作量增加,也可出现心悸。

(2)其他引起心排血量增加的疾病。甲状腺功能亢进:由于基础代谢与交感神经兴奋性增高,导致心率加快;贫血:以急性失血时心悸为明显,贫血时血液携氧量减少,器官及组织缺氧,机体为保证氧的供应,通过增加心率,提高心排血量来代偿,于是心率加快导致心悸;发热时基础代谢率增高,心率加快,心排血量增加,也可引起心悸;低血糖症、嗜铬细胞瘤引起的肾上腺素释放增多,心率加快,也可发生心悸。

(二)心律失常

心动过速、过缓或心律不齐时,均可出现心悸。

1.心动过速

各种原因引起的窦性心动过速、阵发性室上性或室性心动过速等,均可发生心悸。

2.心动过缓

高度房室传导阻滞(二、三度房室传导阻滞)、窦性心动过缓或病态窦房结综合征,由于心率缓慢,舒张期延长,心室充盈度增加,心搏强而有力,引起心悸。

3.心律失常

房性或室性的期前收缩、心房颤动,由于心脏跳动不规则或有一段间歇,使患者感到心悸甚至有停跳感觉。

(三)心脏神经症

由自主神经功能紊乱所引起,心脏本身并无器质性病变,多见于青年女性。临床表现除心悸外尚有心率加快、心前区或心尖部隐隐作痛以及疲乏、失眠、头晕、头痛、耳鸣、记忆力减退等神经衰弱表现,且在焦虑、情绪激动等情况下更易发生。肾上腺素能受体反应亢进综合征也与自主神经功能紊乱有关,易在紧张时发生,其表现除心悸、心动过速、胸闷、头晕外尚可有心电图的一些改变,如出现窦性心动过速,轻度 ST 段下移及 T 波平坦或倒置,其易与心脏器质性病变相混淆。

三、伴随症状

(一)伴心前区痛

心前区痛见于冠状动脉硬化性心脏病(如心绞痛、心肌梗死)、心肌炎、心包炎,亦可见于心脏神经症等。

(二)伴发热

发热见于急性传染病、风湿热、心肌炎、心包炎和感染性心内膜炎等。

(三)伴晕厥或抽搐

晕厥或抽搐见于高度房室传导阻滞、心室颤动或阵发性室性心动过速、病态窦房结综合征等。

(四)伴贫血

贫血见于各种原因引起的急性失血,此时常有虚汗、脉搏微弱、血压下降或休克,慢性贫血则心悸多在劳累后较明显。

(五)伴呼吸困难

呼吸困难见于急性心肌梗死、心包炎、心肌炎、心力衰竭和重症贫血等。

(六)伴消瘦及出汗

消瘦及出汗见于甲状腺功能亢进。

(张　才)

第三节 呼吸困难

呼吸困难是指患者主观上感到氧气不足、呼吸费力;客观上表现为用力呼吸,重者鼻翼翕动、张口耸肩,甚至出现发绀,并伴有呼吸频率、深度与节律的异常。

一、病因

引起呼吸困难的原因主要是呼吸系统和心血管系统疾病。

(一)肺源性呼吸困难

1.气道阻塞

咽后壁脓肿、喉头水肿、支气管哮喘、慢性阻塞性肺疾病及喉、气管与支气管的炎症、水肿、肿瘤或异物所致狭窄或阻塞,主动脉瘤压迫等。

2.肺疾病

如大叶性或支气管肺炎、肺脓肿、肺气肿、肺栓塞、肺淤血、肺水肿、肺泡炎、弥漫性肺间质纤维化、肺不张及细支气管肺泡癌等。

3.胸膜疾病

胸腔积液、气胸、胸膜肿瘤、胸膜肥厚粘连和脓胸等。

4.胸廓疾病

如严重胸廓脊柱畸形、气胸、大量胸腔积液和胸廓外伤等。

5.神经肌肉疾病

如脊髓灰质炎病变累及颈髓、急性多发性神经根神经炎和重症肌无力累及呼吸肌,药物(肌松药、氨基糖苷类药等)导致呼吸肌麻痹等。

6.膈运动障碍

纵隔气肿、纵隔肿瘤、急性纵隔炎、膈麻痹、高度鼓肠、大量腹水、腹腔巨大肿瘤、胃扩张和妊娠末期等。

(二)心源性呼吸困难

风湿性心脏病、缩窄性心包炎、心肌炎、心肌病、急性心肌梗死和肺源性心脏病等所致心力衰竭、心脏压塞、原发性肺动脉高压和肺栓塞等。

(三)血液和内分泌系统疾病

重度贫血、高铁血红蛋白血症、硫化血红蛋白血症、甲状腺功能亢进或减退和原发性肾上腺功能减退症等。

(四)神经精神因素

脑血管意外、脑水肿、颅内感染、颅脑肿瘤和脑膜炎等致呼吸中枢功能障碍;精神因素所致呼吸困难,如癔症等。

(五)中毒性呼吸困难

酸中毒、一氧化碳中毒、氰化物中毒、亚硝酸盐中毒、吗啡类药物中毒、农药中毒和尿毒症糖尿病酮症酸中毒等。

二、发生机制及临床表现

从发生机制及症状表现分析,将呼吸困难分为如下几种类型。

(一)肺源性呼吸困难

肺源性呼吸困难是由呼吸系统疾病引起通气、换气功能障碍,导致缺氧和/或二氧化碳潴留所引起的。临床上分为3种类型。

1.吸气性呼吸困难

特点是吸气费力,重者由于呼吸肌极度用力,胸腔负压增大,吸气时胸骨上窝、锁骨上窝和肋间隙明显凹陷,称"三凹征",常伴有干咳及高调吸气性喉鸣。吸气性呼吸困难见于各种原因引起的喉、气管、大支气管的狭窄与阻塞:①喉部疾病,如急性喉炎、喉水肿、喉痉挛、喉癌、白喉会厌炎等;②气管疾病,如气管肿瘤、气管异物或气管受压(甲状腺肿大、淋巴结肿大或主动脉瘤压迫等)。

2.呼气性呼吸困难

特点是呼气费力,呼气时间明显延长,常伴有干啰音。这主要是由肺泡弹性减弱和/或小支气管狭窄阻塞(痉挛或炎症)所致;当有支气管痉挛时,可听到哮鸣音。呼气性呼吸困难常见于支气管哮喘、喘息型慢性支气管炎、弥漫性细支气管炎和慢性阻塞性肺气肿合并感染等。此外,后者由于肺泡通气或血流比例失调和弥散膜面积减少,严重时导致缺氧、发绀、呼吸增快。

3.混合性呼吸困难

特点是吸气与呼气均感费力,呼吸频率增快、变浅,常伴有呼吸音异常(减弱或消失),可有病理性呼吸音。其原因是由肺部病变广泛或胸腔病变压迫,致呼吸面积减少,影响换气功能所致。混合性呼吸困难常见于重症肺结核、大面积肺不张、大块肺栓塞、肺尘埃沉着症、肺泡炎、弥漫性肺间质纤维化、肺泡蛋白沉着症、大量胸腔积液、气胸、膈肌麻痹和广泛显著胸膜增厚等。后者发生呼吸困难主要与胸壁顺应性降低,呼吸运动受限,肺通气明显减少,肺泡氧分压降低引起缺氧有关。

(二)心源性呼吸困难

主要由左心衰竭和右心衰竭引起,两者发生机制不同,左心衰竭所致呼吸困难较为严重。

1.左心衰竭

左心衰竭引发呼吸困难的主要原因是肺淤血和肺泡弹性降低。其机制如下:①肺淤血,使气体弥散功能降低;②肺泡张力增高,刺激牵张感受器,通过迷走神经反射兴奋呼吸中枢;③肺泡弹性减退,其扩张与收缩能力降低,肺活量减少;④肺循环压力升高对呼吸中枢的反射性刺激。

急性左心衰竭时,常出现阵发性呼吸困难,多在夜间睡眠中发生,称为夜间阵发性呼吸困难。其发生机制如下:①睡眠时迷走神经兴奋性增高,冠状动脉收缩,心肌供血减少,心功能降低;②小支气管收缩,肺泡通气减少;③仰卧位时肺活量减少,下半身静脉回心血量增多,致肺淤血加重;④呼吸中枢敏感性降低,对肺淤血引起的轻度缺氧反应迟钝,当淤血程度加重、缺氧明显时,才刺激呼吸中枢做出应答反应。

发作时,患者常于熟睡中突感胸闷憋气惊醒,被迫坐起,惊恐不安,伴有咳嗽,轻者数分钟至数十分钟后症状逐渐减轻、缓解;重者高度气喘、面色发绀、大汗,呼吸有哮鸣声,咳浆液性粉红色泡沫样痰,两肺底部有较多湿性啰音,心率增快,可有奔马律。此种呼吸困难,又称"心源性哮喘",常见于高血压性心脏病、冠状动脉性心脏病、风湿性心脏瓣膜病、心肌炎和心肌病等。

11

2.右心衰竭

右心衰竭引发呼吸困难的原因主要是体循环淤血所致。其发生机制如下:①右心房与上腔静脉压升高,刺激压力感受器反射性地兴奋呼吸中枢;②血氧含量减少以及乳酸、丙酮酸等酸性代谢产物增多,刺激呼吸中枢;③淤血性肝大、腹水和胸腔积液,使呼吸运动受限,肺受压气体交换面积减少。

(三)中毒性呼吸困难

在急、慢性肾衰竭,糖尿病酮症酸中毒和肾小管性酸中毒时,血中酸性代谢产物增多,强烈刺激颈动脉窦-主动脉体化学感受器或直接兴奋、强烈刺激呼吸中枢,从而导致出现深长、规则的呼吸,可伴有鼾声,称为酸中毒大呼吸(Kussmaul 呼吸)。

急性感染和急性传染病时,由于体温升高和毒性代谢产物的影响,兴奋呼吸中枢,使呼吸频率增快。

某些药物和化学物质如吗啡类、巴比妥类、苯二氮䓬类药物和有机磷杀虫药中毒时,呼吸中枢受抑制,致呼吸变缓慢、变浅,且常有呼吸节律异常如 Cheyne-Stokes 呼吸或 Biots 呼吸。

某些毒物可作用于血红蛋白,如一氧化碳中毒时,一氧化碳与血红蛋白结合成碳氧血红蛋白;亚硝酸盐和苯胺类中毒时,可使血红蛋白转变为高铁血红蛋白,失去携氧功能致组织缺氧。氰化物和含氰化物较多的苦杏仁、木薯中毒时,氰离子抑制细胞色素氧化酶的活性,影响细胞的呼吸作用,导致组织缺氧,可引起呼吸困难,严重时可引起脑水肿抑制呼吸中枢。

(四)神经精神性呼吸困难

重症颅脑疾病如颅脑外伤、脑出血、脑炎、脑膜炎、脑脓肿及脑肿瘤等,呼吸中枢因受增高的颅内压和供血减少的刺激,使呼吸变慢变深,并常伴呼吸节律的异常,如呼吸遏制(吸气突然终止)、双吸气(抽泣样呼吸)等。

癔症患者由于精神或心理因素的影响可有呼吸困难发作,其特点是呼吸浅表而频繁,1分钟至 60~100 次,并常因通气过度而发生呼吸性碱中毒,出现口周、肢体麻木和手足搐搦,严重时可有意识障碍。

有叹息样呼吸的患者自述呼吸困难,但并无呼吸困难的客观表现,偶然出现一次深大吸气,伴有叹息样呼气,在叹息之后自觉轻快,这实际上是一种神经症的表现。

(五)血液病

重度贫血、高铁血红蛋白血症或硫化血红蛋白血症等,因红细胞携氧减少,血氧含量降低,致呼吸加速,同时心率加快。大出血或休克时,因缺血与血压下降刺激呼吸中枢,也可使呼吸加速。

三、伴随症状

(一)发作性呼吸困难伴有哮鸣音

发作性呼吸困难伴有哮鸣音见于支气管哮喘、心源性哮喘;骤然发生的严重呼吸困难,见于急性喉水肿、气管异物、大块肺栓塞、自发性气胸等。

(二)呼吸困难伴一侧胸痛

呼吸困难伴一侧胸痛见于大叶性肺炎、急性渗出性胸膜炎、肺梗死、自发性气胸、急性心肌梗死、支气管癌等。

(三)呼吸困难伴发热

呼吸困难伴发热见于肺炎、肺脓肿、胸膜炎、急性心包炎和咽后壁脓肿等。

(四)呼吸困难伴咳嗽、咳脓痰

呼吸困难伴咳嗽、咳脓痰见于慢性支气管炎、阻塞性肺气肿并发感染、化脓性肺炎肺脓肿、支气管扩张症并发感染等,后两者脓痰量较多;呼吸困难伴大量浆液性泡沫样痰,见于急性左心衰竭和有机磷杀虫药中毒。

(五)呼吸困难伴昏迷

呼吸困难伴昏迷见于脑出血、脑膜炎、尿毒症、糖尿病酮症酸中毒、肺性脑病和急性中毒等。

（张　才）

第四节　水　　肿

人体组织间隙有过多的液体积聚使组织肿胀称为水肿。水肿可分为全身性水肿与局部性水肿。当液体在体内组织间隙呈弥漫性分布时呈全身性水肿(常为凹陷性);液体积聚在局部组织间隙时呈局部性水肿;发生于体腔内称为积液,如胸腔积液、腹水、心包积液。一般情况下,水肿这一术语,不包括内脏器官局部的水肿,如脑水肿、肺水肿等。

一、发生机制

在正常人体中,一方面血管内液体不断地从毛细血管小动脉端滤出,至组织间隙成为组织液,另一方面组织液又不断地从毛细血管小静脉端回吸入血管中。两者经常保持动态平衡,因而组织间隙无过多液体积聚。

保持这种平衡的主要因素如下:①毛细血管内静水压;②血浆胶体渗透压;③组织间隙机械压力(组织压);④组织液的胶体渗透压。当维持体液平衡的因素发生障碍出现组织间液的生成大于回吸收时,则可产生水肿。

产生水肿的主要因素如下:①钠与水的潴留,如继发性醛固酮增多症;②毛细血管滤过压升高,如右心衰竭;③毛细血管通透性增高,如急性肾炎;④血浆胶体渗透压降低,如血浆清蛋白减少;⑤淋巴回流受阻,如丝虫病。

二、病因与临床表现

(一)全身性水肿

1.心源性水肿

风湿性心脏病、冠心病、肺源性心脏病等各种心脏病引起右心衰竭时出现。

心源性水肿主要由有效循环血量减少,肾血流量减少,继发性醛固酮增多引起水、钠潴留以及静脉淤血,毛细血管滤过压增高,组织液回吸收减少所致。前者决定水肿程度,后者决定水肿的部位。水肿程度可由于心力衰竭程度而有不同,可自轻度的踝部水肿以至严重的全身性水肿。

心源性水肿的特点是水肿首先出现于身体下垂部位(下垂部位流体静水压较高)。能起床活动者,水肿最早出现于踝内侧,行走活动后明显,休息后减轻或消失;经常卧床者以腰骶部水肿最为明显。水肿为对称性、凹陷性。此外通常有颈静脉曲张、肝大、静脉压升高,严重时还出现胸、腹水等右心衰竭的其他表现。

2.肾源性水肿

见于急慢性肾炎、肾盂肾炎、急慢性肾衰竭等,发生机制主要是由多种因素引起肾排泄水、钠减少,导致水、钠潴留,细胞外液增多,毛细血管静水压升高,引起水肿。水、钠潴留是肾性水肿的基本机制。导致水、钠潴留的因素如下。

(1)肾小球超滤系数及滤过率下降,而肾小管回吸收钠增加(球-管失衡),导致水、钠潴留。

(2)大量蛋白尿致低蛋白血症,血浆胶体渗透压下降致使水分外渗。

(3)肾实质缺血,刺激肾素-血管紧张素-醛固酮系统,醛固酮活性增高,导致水、钠潴留。

(4)肾内前列腺素产生减少,致使肾排钠减少。

肾源性水肿特点是疾病早期晨间起床时有眼睑与颜面水肿,以后发展为全身水肿(肾病综合征时为重度水肿)。常有尿改变、高血压、肾功能损害的表现。

3.肝源性水肿

任何肝脏疾病引起血浆清蛋白明显下降时均可引起水肿。

失代偿期肝硬化主要表现为腹水,也可首先出现踝部水肿,逐渐向上蔓延,而头、面部及上肢常无水肿。

门静脉高压症、低蛋白血症、肝淋巴液回流障碍、继发醛固酮增多等因素是水肿与腹水形成的主要机制。肝硬化在临床上主要有肝功能减退和门静脉高压两方面表现。

4.营养不良性水肿

慢性消耗性疾病长期营养缺乏、神经性厌食、胃肠疾病、妊娠呕吐、消化吸收障碍、重度烧伤、排泄或丢失过多、蛋白质合成障碍等所致低蛋白血症或B族维生素缺乏均可产生水肿。

营养不良性水肿特点是水肿发生前常有消瘦、体重减轻等表现。皮下脂肪减少所致组织松弛,组织压降低,加重了水肿液的潴留。水肿常从足部开始逐渐蔓延至全身。

5.其他原因的全身水肿

(1)黏液性水肿时产生非凹陷性水肿(由于组织液所含蛋白量较高),颜面及下肢水肿较明显。

(2)特发性水肿为一种原因不明或原因尚未确定的综合征,多见于妇女,特点为月经前7～14天出现眼睑、踝部及手部轻度水肿,可伴乳房胀痛及盆腔沉重感,月经后水肿逐渐消退。

(3)药物性水肿,可见于糖皮质激素、雄激素、雌激素、胰岛素、萝芙木制剂和甘草制剂等治疗程中。

(4)内分泌性水肿,腺垂体功能减退症、黏液性水肿、皮质醇增多症和原发性醛固酮增多症等。

(5)其他可见于妊娠中毒症、硬皮病、血管神经性水肿等。

(二)局部性水肿

(1)局部炎症所致水肿为最常见的局部水肿,见于丹毒、疖肿、蛇毒中毒等。

(2)淋巴回流障碍性水肿多见于丝虫病、非特发性淋巴管炎、肿瘤等。

(3)静脉阻塞性水肿常见于肿瘤压迫或肿瘤转移、静脉血栓形成、血栓性静脉炎、上腔或下腔静脉阻塞综合征等。

(4)变态反应性水肿见于荨麻疹、血清病以及食物、药物等引起的变态反应等。

(5)血管神经性水肿属变态反应或神经源性病变,部分病例与遗传有关。

三、伴随症状

（1）水肿伴肝大可为心源性、肝源性与营养不良性水肿，而同时有颈静脉曲张者则为心源性水肿。

（2）水肿伴重度蛋白尿常为肾源性水肿，而轻度蛋白尿也可见于心源性水肿。

（3）水肿伴呼吸困难与发绀常提示由心脏病、上腔静脉阻塞综合征等所致。

（4）水肿与月经周期有明显关系可见于特发性水肿。

（5）水肿伴失眠、烦躁、思想不集中等见于经前期紧张综合征。

（杨秀秀）

第五节 发 绀

发绀是指血液中还原血红蛋白增多，使皮肤、黏膜呈青紫色的表现。广义的发绀还包括少数由异常血红蛋白衍化物（高铁血红蛋白、硫化血红蛋白）所致皮肤黏膜青紫现象。发绀在皮肤较薄、色素较少和毛细血管丰富的部位，如口唇、鼻尖、颊部与甲床等处较为明显，易于观察。

一、发生机制

发绀是由血液中还原血红蛋白绝对含量增多所致。还原血红蛋白浓度可用血氧的未饱和度表示。正常动脉血氧未饱和度为 5%，静脉内血氧未饱和度为 30%，毛细血管中血氧未饱和度为前二者的平均数。每 1 g 血红蛋白约与 1.34 mL 氧结合。当毛细血管血液的还原血红蛋白量超过 50 g/L 时，皮肤黏膜即可出现发绀。

临床实践表明，此学说不完全可靠，因为以正常血红蛋白浓度 150 g/L 计算，50 g/L 为还原血红蛋白时，提示已有 1/3 血红蛋白不饱和。当动脉血氧饱和度为 66% 时，相应动脉血氧分压已降低至 4.5 kPa（34 mmHg）的危险水平。

二、病因与临床表现

由于病因不同，发绀可分为血液中还原血红蛋白增多和血液中存在异常血红蛋白衍化物两大类。

（一）血液中还原血红蛋白增多

1.中心性发绀

此类发绀是由心、肺疾病导致动脉血氧饱和度降低引起。发绀的特点是全身性的，除四肢与面颊外，也见于黏膜（包括舌及口腔黏膜）与躯干的皮肤，但皮肤温暖。中心性发绀又分为以下两种。

（1）肺性发绀：见于各种严重呼吸系统疾病，如呼吸道（喉、气管、支气管）阻塞、肺部疾病（肺炎、阻塞性肺气肿、弥漫性肺间质纤维化、肺淤血、肺水肿、急性呼吸窘迫综合征）和肺血管疾病（肺栓塞、原发性肺动脉高压、肺动静脉瘘）等，其发生机制是由于呼吸功能衰竭，通气或换气（通气或血流比例、弥散）功能障碍，肺氧合作用不足，致体循环血管中还原血红蛋白含量增多而出现发绀。

（2）心性混血性发绀：见于发绀型先天性心脏病，如法洛四联症、艾森门格综合征等，其发绀机制是由于心与大血管之间存在异常通道，部分静脉血未通过肺进行氧合作用，即经异通道分流混入体循环动脉血中，如分流量超过心排血量的1/3时，即可引起发绀。

2.周围性发绀

此类发绀是由周围循环血流障碍所致，发绀特点是发绀常见于肢体末梢与下垂部位，如肢端、耳垂与鼻尖，这些部位的皮肤温度低、发凉，若按摩或加温耳垂与肢端，使其温暖，发绀即可消失。此点有助于与中心性发绀相鉴别，后者即使按摩或加温发绀也不消失。周围性发绀又可分为两种。

（1）淤血性周围性发绀：如右心衰竭、渗出性心包炎、心脏压塞、缩窄性心包炎和局部静脉病变（血栓性静脉炎、上腔静脉综合征、下肢静脉曲张）等，其发生机制是因体循环淤血、周围血流缓慢，氧在组织中被过多摄取所致。

（2）缺血性周围性发绀：常见于重症休克，由于周围血管痉挛收缩及心排血量减少，循环血容量不足，血流缓慢，周围组织血流灌注不足、缺氧，致皮肤黏膜呈青紫、苍白。

局部血液循环障碍，如血栓闭塞性脉管炎、雷诺现象、肢端发绀症、冷球蛋白血症、网状青斑和严重受寒等，由于肢体动脉阻塞或末梢小动脉强烈痉挛、收缩，可引起局部冰冷、苍白与发绀。真性红细胞增多症所致发绀也属周围性，除肢端外口唇也可发绀。其发生机制是由红细胞过多，血液黏稠，致血流缓慢，周围组织摄氧过多，还原血红蛋白含量增高所致。

3.混合性发绀

中心性发绀与周围性发绀并存，可见于心力衰竭（左心衰竭、右心衰竭和全心衰竭），因肺淤血或支气管、肺病变，致肺内氧合不足以及周围血流缓慢，毛细血管内血液脱氧过多所致。

（二）血液中存在异常血红蛋白衍化物

1.药物或化学物质中毒所致的高铁血红蛋白血症

由于血红蛋白分子的二价铁被三价铁所取代，致失去与氧结合的能力，当血中高铁血红蛋白含量达30 g/L时，即可出现发绀。此种情况通常由伯氨喹、亚硝酸盐、氯酸钾、碱式硝酸铋、磺胺类、苯丙砜、硝基苯及苯胺等中毒引起。其发绀特点是急骤出现，暂时性，病情严重，经过氧疗发绀不减，抽出的静脉血呈深棕色，暴露于空气中也不能转变成鲜红色，若静脉注射亚甲蓝溶液、硫代硫酸钠或大剂量维生素C，均可使发绀消退。分光镜检查可证明血中高铁血红蛋白的存在。由于大量进食含有亚硝酸盐的变质蔬菜，而引起的中毒性高铁血红蛋白血症，也可出现发绀，称"肠源性发绀症"。

2.先天性高铁血红蛋白血症

患者自幼即有发绀，有家族史，而无心肺疾病及引起异常血红蛋白的其他原因，身体一般健康状况较好。此外，有所谓特发性阵发性高铁血红蛋白血症，见于女性，发绀与月经周期有关，机制未明。

3.硫化血红蛋白血症

硫化血红蛋白并不存在于正常红细胞中。凡能引起高铁血红蛋白血症的药物或化学物质也能引起硫化血红蛋白血症，但须患者同时有便秘或服用硫化物（主要为含硫的氨基酸），在肠内形成大量硫化氢为先决条件。所服用的含氮化合物或芳香族氨基酸则起触媒作用，使硫化氢作用于血红蛋白，而生成硫化血红蛋白，当血中含量达5 g/L时，即可出现发绀。发绀的特点是持续时间长,可达几个月或更长时间,因硫化血红蛋白一经形成,不论在体内或体外均不能恢复为血红蛋白,而红细胞寿命仍正常;患者血液呈蓝褐色,分光镜检查可确定硫化血红蛋白的存在。

三、伴随症状

(一)伴呼吸困难

常见于重症心、肺疾病和急性呼吸道阻塞、气胸等;先天性高铁血红蛋白血症和硫化血红蛋白血症虽有明显发绀,但一般无呼吸困难。

(二)伴杵状指(趾)

病程较长,主要见于发绀型先天性心脏病及某些慢性肺部疾病。

(三)急性起病伴意识障碍和衰竭表现

见于某些药物或化学物质急性中毒、休克、急性肺部感染等。

(杨秀秀)

第三章 心血管疾病的监护技术

第一节 心电图检查

一、目的

(1)用于观察和诊断各种心律失常、心肌病及冠状动脉供血情况。

(2)了解某些药物作用、电解质紊乱对心肌的影响。

(3)了解某些内分泌疾病对心肌的影响。

二、评估

(一)评估患者

(1)双人核对医嘱。

(2)核对患者床号、姓名、病历号和腕带(请患者自己说出床号和姓名)。

(3)评估患者的病情、治疗情况、心理及意识状态和合作程度。

(4)评估患者胸部皮肤是否完整,有无破损、瘢痕。

(5)向患者解释操作目的、方法和注意事项,并指导患者配合。

(6)评估患者 30 分钟内有无剧烈活动、情绪激动、吸烟、沐浴等。

(二)评估环境

安静整洁,宽敞明亮,床旁电源完好。床旁隔帘遮挡,保护患者隐私。附近无磁场影响。室温保持不低于 18 ℃,避免因寒冷引起的肌电干扰。

三、操作前准备

(一)人员准备

仪表整洁,符合要求。洗手,戴口罩。

(二)物品准备

治疗车上层放置心电图机、无菌生理盐水、无菌棉签和快速手消毒剂。以上物品符合要求,均在有效期内。治疗车下层放置生活垃圾桶、医疗废物桶。

四、操作程序

（1）携用物推车至患者床旁，核对床号、姓名、病历号和腕带（请患者自己说出床号和姓名）。

（2）协助患者取仰卧位，充分休息，拉好遮挡帘，解开衣扣，暴露胸部，露出手腕及脚腕，放松肢体，保持平静呼吸。

（3）如果放置电极的位置皮肤有污垢或毛发过多，应预先清洁皮肤或剃毛，应用导电膏清洁皮肤。

（4）再次核对患者床号和姓名，接通电源，安放导联电极。①肢体导联：右上肢（RA/R），红；左上肢（LA/L），黄；右下肢（RL/RF），黑；左下肢（LL/F），绿。②胸前导联：V_1，胸骨右缘第 4 肋间。V_2，胸骨左缘第 4 肋间。V_3，V_2、V_4 连线中点。V_4，左锁骨中线与第 5 肋间交点。V_5，左腋前线同 V_4 水平处。V_6，左腋中线同 V_4 水平处。

（5）采集心电图：①开机，输入患者姓名、病历号、年龄及性别。②按"ECG"键采集报告并预览，再按一次此键打印、出图。③完成心电图的采集及打印。④关机并取下心电图纸。

（6）整理用物，协助患者穿衣，核对患者床号、姓名和腕带，取舒适卧位，将遮挡帘拉开，整理床单位。快速手消毒剂消毒双手，推车回治疗室，整理用物。

（7）洗手，按要求书写护理记录单。

五、注意事项

（1）电极位置安放准确，以免因错放电极位置影响心电图结果。

（2）及时记录做图时间，有无症状，以免延误病情。

（3）尽量避免用生理盐水代替导电膏，这样做容易引起心电图基线漂移或其他伪差。

（4）女性乳房下垂者应托起乳房，将 V_3、V_4、V_5 导联电极安置在乳房下缘胸壁上，不应该安置在乳房上。

（5）描记 V_7、V_8、V_9 导联心电图时，尽量取仰卧位。

（6）不要将接左、右下肢的电极都放在一侧下肢，这种做法降低了心电图机抗交流电干扰的性能。

（7）疑有或确诊急性心肌梗死患者首次做常规心电图检查时必须加做 V_3R、V_4R、V_5R、V_7、V_8、V_9，并在各导联位置用记号笔标记，使电极定位准确，以便动态比较。

（8）用手动方式记录心电图时，每次切换导联后，必须等到基线稳定后再启动记录纸，每个导联记录的长度不应少于 3～4 个完整的心动周期。

（9）用完心电图机及时充电，使之处于良好备用状态。

（郭　帅）

第二节　心电监护仪使用

一、目的

(1)用于观察和诊断各种心律失常。

(2)为重症患者实施持续不间断的监测,以便及时发现病情变化,及时处理。

二、评估

(一)评估患者

(1)双人核对医嘱。

(2)核对床号、姓名、病历号和腕带(请患者自己说出床号和姓名)。

(3)评估患者的病情、神志、生命体征、治疗情况、心理及意识状态和合作程度。

(4)评估患者胸部皮肤是否完整,有无破损、有无瘢痕,并清洁局部皮肤。

(5)向患者解释操作目的、方法和注意事项,并指导患者配合。

(6)评估患者30分钟内有无剧烈活动、情绪激动、吸烟、沐浴等。

(二)评估环境

安静整洁,宽敞明亮,是否有电磁干扰。

(三)心电监护仪评估

(1)检查仪器有无机械损伤。

(2)检查所有外部导联、插座与附件。

(3)检查监护所需所有仪器功能,确定仪器处于良好的工作状态。

三、操作前准备

(一)人员准备

仪表整洁,符合要求。洗手,戴口罩。

(二)物品准备

治疗车上层放置心电监护仪,配套的心电、血压、血氧饱和度输出导联线,电极片5个,小毛巾,快速手消毒剂,以上物品符合要求,均在有效期内。治疗车下层放置生活垃圾桶、医用废物桶。

四、操作程序

(1)携用物推车至患者床旁,核对床号、姓名、病历号和腕带(请患者自己说出床号和姓名)。

(2)连接电源,整理好导联线。

(3)协助患者摆好体位,暴露胸部皮肤,清洁皮肤,防止电极接触不良,贴电极片。

(4)正确连接心电导联线:①右上(RA),锁骨下,靠近右肩(胸骨右缘锁骨中线第1肋间)。②左上(LA),锁骨下,靠近左肩(胸骨左缘锁骨中线第1肋间)。③右下(RL),右下腹上(右锁骨中线剑突水平处)。④左下(LL),左下腹上(左锁骨中线剑突水平处)。⑤胸前导联(V),胸骨左缘第 4 肋间,或临床上需要的监测胸前导联的位置。

(5)连接血压袖带:确保袖带完全放气,选择合适的部位,系血压计袖带,进行测量的肢体应与心脏在同一水平线上,有标记的箭头指向肱动脉搏动处。自动监测时设置监测间隔时间。启动一次血压(NBP)测量,并读数。

(6)连接经皮血氧饱和度监测探头:将传感器推到指尖上,使指尖接触传感器,但不从传感器的末端露出来。将血氧饱和度(SpO_2)显示的脉率和心电监护显示的心率进行比较,如存在差别(心房颤动除外),常提示探头位置不正确或探头功能失常。

(7)打开监护仪开关,当屏幕上出现心电图波形时根据不同的监测目的和患者情况选择监护导联,当完成心电图(ECG)设定后,按主屏幕键。

(8)设置心电图波形大小、心率、血压、氧饱和报警的最低及最高极限、心律失常报警等,如监护仪报警应及时对症处理。

(9)每天更换电极片及粘贴部位。

(10)嘱患者不可自行摘除各导联、袖带及血氧饱和度传感器。

(11)停止监护时,向患者解释,记录最后一次生命体征的变化,将各输出电缆从身上取下,清洁患者皮肤及整理床单位。

(12)关掉电源开关,拔掉电源。

(13)擦拭仪器及各输出电缆线,及时补充电极片、心电图纸等。

五、注意事项

(一)心电图

(1)放置电极前,清洁皮肤。皮肤为不良导电体,为了让电极与皮肤有良好接触,皮肤准备至关重要。

(2)选择 P 波清晰、明显的导联。

(3)QRS 波振幅要达到一定的幅度(0.5 mV),才能触发心率计数。

(4)心电监护只是监测心率、心律的变化,若要诊断心肌缺血和心肌梗死则需要更详细地观察心电图,应做 12 导联心电图。

(二)血压

(1)不要将 NBP 袖带用在有静脉内输液或导管的肢体上。袖带充气过程中,当灌注阻断或减慢时,会引起导管周围组织的损伤。

(2)测量需要正常动脉压的脉搏,如难以检出此脉搏,测量便不可靠。

(3)对于连续监测无创血压的患者,病情允许时,建议每 6~8 小时更换监测部位一次,防止造成皮肤损伤或肢体水肿。

(4)若出现运动、颤抖或痉挛时,会干扰动脉压脉搏的检出。

(三)血氧饱和度

(1)在磁共振成像期间应用传感器可能会损坏传感器。

(2)可重复使用的传感器在每次使用后应常规进行清洁、消毒。

(3)尽量测量指端,病情不容许时可监测趾端。

(4)传感器不应与血压监测或动脉穿刺在同一侧肢体,可能会影响监测结果。

(5)监测过程中至少每4小时改变一次佩戴部位,防止局部组织循环障碍引起发绀和红肿。

(6)影响经皮血氧饱和度监测准确性的因素:房间过亮或监测传感器与皮肤的贴合度差,导致外来光线被感知;休克、局部低温、低血压或使用缩血管药物使血管收缩,以及监测局部灌注不良时;局部皮肤黑色素沉着、染甲或灰指甲;血液因素等。

(郭　帅)

第三节　中心静脉压监测

一、目的

(1)对急危重症患者进行中心静脉压监测以观察、判定病情和指导治疗,观察疗效。

(2)为使用血管活性药物的患者提供了一条安全有效的静脉输液通道,以降低因药物刺激引起的血管损伤。

二、评估

(一)评估患者

(1)双人核对医嘱。

(2)核对床号、姓名、病历号和腕带(请患者自己说出床号和姓名)。

(3)评估患者的病情、治疗情况、心理及意识状态和合作程度。

(4)评估患者胸部皮肤是否完整,有无破损、瘢痕。遵医嘱局部备皮。

(5)评估患者输入药物的名称和剂量。

(6)向患者解释操作目的、方法和注意事项,并指导患者配合。

(7)评估患者是否需排尿、便。

(二)评估环境

安静整洁,宽敞明亮。

三、操作前准备

(一)人员准备

仪表整洁,符合要求。洗手,戴口罩。

(二)物品准备

治疗车上层放置碘伏、静切包、中心静脉导管、压力传感器、压力模块、压力导线、加压袋、无菌手套、冲管、测压用肝素盐水(3~6 U/mL)、利多卡因、无菌纱布、无菌注射器 10 mL、快速手消毒剂、治疗巾、三通、正压接头、贴膜、标识及过期贴,以上物品符合要求,均在有效期内。治疗车下层放置医疗废物桶、生活垃圾桶、锐器盒。

四、操作程序

(1)携用物推车至患者床旁,核对床号、姓名、病历号和腕带(请患者自己说出床号和姓名)。

（2）协助患者取卧位。

（3）中心静脉穿刺前准备：①建立静脉留置针。②术侧铺垫一次性中单。③监护仪置于操作者可见处,将压力模块和导线插入监护仪,压力报警限应根据患者的具体情况设定。④压力传感器一端与压力监测仪导线连接,同时与肝素盐水加压袋连接。肝素盐水加压后冲洗压力传感器管路,排出气泡。

（4）中心静脉穿刺中配合：①将静切包外包布打开,协助医师进行手部消毒,消毒手术野。②备好利多卡因。③穿刺成功后将中心静脉导管标有"distal"的一端与测压连接管连接。④调零：临床上通常将腋中线第四肋间水平作为确定仰卧位患者参照点的标志。将压力传感器置于参照点水平,通向大气,按监护仪归零键,当监护仪数字显示"0"时,提示调试零点成功。⑤将换能器测压管的三通转向中心静脉导管,可持续监测中心静脉压波形和压力。⑥快速手消毒剂消毒双手,推车回治疗室。⑦按医疗废物分类原则处理用物。⑧洗手,按要求书写护理记录单。

（5）中心静脉穿刺后护理：①协助患者取舒适体位,整理床单位。呼叫器放于患者枕边。②病情观察：注意观察患者中心静脉压（CVP）变化,及时记录。排除干扰因素后,发现CVP异常升高或降低,及时通知医师并配合处理。③密切观察患者伤口情况,有无出血或皮下血肿发生,每小时记录于重病护理记录单上。保持穿刺点清洁及干燥,及时更换敷料。更换时应注意观察穿刺处有无红、肿,有无渗血、渗液,有无感染迹象。更换后应注明日期及时间。④测压系统的通畅及冲洗：加压袋压力应为 40.0 kPa（300 mmHg）,一般采用含肝素 3～6 U/mL 的肝素盐水,以 3 mL/h 的速度持续冲洗。每 2 小时检查压力袋的压力是否保持在 40.0 kPa（300 mmHg）。⑤每2小时挤压换能器的加压冲洗钮一次,每次2～3 mL,维持导管通畅。⑥测压前检查换能器位置并重新调定压力系统零点。⑦密切观察患者的皮肤状况,做好患者生活护理,防止局部皮肤长期受压导致循环障碍及受物理刺激而发生压疮。

五、注意事项

（1）严格无菌技术操作,预防感染。

（2）避免测压管路打折扭曲,定时冲洗测压管,保持管道通畅,防止空气栓塞。每次测压流入导管的血液应冲洗干净,管道系统连接紧密,妥善固定,防止脱落和出血。

（3）每天检查穿刺部位皮肤有无血肿和分泌物,伤口有出血随时更换,压力套装每4天更换,冲管用肝素盐水每天更换。

（4）传感器置于腋中线第四肋间与右心房同一水平,以平卧位测压为宜,体位变动时应注意调整,每次测压前均应校正压力传感器零点。

（5）注意影响中心静脉压数值的因素,如患者体位、机械通气、腹压、咳嗽、吸痰、呕吐、躁动、抽搐时均影响中心静脉压的数值,应安静10分钟后再测量,机械通气时常会使胸腔内平均压升高。

（6）测压时,应先将测压管和导管中的空气排尽,以免气泡进入管道内影响测压的准确性。疑有管腔堵塞时不能强行冲注,只能拔除,以防血块栓塞。

（郭 帅）

第四节　有创动脉血压监测

一、目的

(1)连续监测动脉收缩压、舒张压、平均动脉压,及时观察病情变化。

(2)需要反复抽取动脉血标本做血气分析。

二、评估

(一)评估患者

(1)双人核对医嘱。

(2)核对床号、姓名、病历号和腕带(请患者自己说出床号和姓名)。

(3)评估患者的病情、治疗情况、心理及意识状态和合作程度。

(4)向患者解释操作目的、方法和注意事项,并指导患者配合。

(5)评估穿刺部位及周围皮肤情况:有无红肿、瘢痕、硬结或脓性分泌物。如穿刺桡动脉,评估侧支循环情况。

(6)评估患者输入药物的名称和剂量。

(7)评估患者是否需排尿、便。

(二)评估环境

安静整洁,宽敞明亮。

三、操作前准备

(一)人员准备

仪表整洁,符合要求。洗手,戴口罩。

(二)物品准备

治疗车上层放置准备好动脉穿刺针、压力套装、压力模块、压力导线、消毒用物、肝素盐水(3～6 U/mL)、加压袋、纱布、贴膜、固定夹板、标识和过期贴等,以上物品符合要求,均在有效期内。治疗车下层放置医疗废物桶、生活垃圾桶、锐器盒。

(三)患者准备

安静,必要时使用镇静药。

四、操作程序

(1)携用物推车至患者床旁,核对床号、姓名、病历号和腕带(请患者自己说出床号和姓名)。

(2)协助患者取平卧位。

(3)穿刺前准备:①建立静脉留置针。②术侧铺垫一次性中单。③监护仪应置于操作者可见处,将压力模块和导线插入监护仪,压力报警限应根据患者的具体情况设定。④压力传感器一端与压力监测仪导线连接,同时与肝素盐水加压袋连接。肝素盐水加压后冲洗压力传感器管路,排出气泡。

(4)动脉穿刺:①按操作规程进行穿刺局部消毒,铺巾、戴手套。②2%利多卡因局部浸润麻醉。③动脉穿刺置管:动脉穿刺针在脉搏最明显处进针,进针时使针头与皮肤角度为30°,缓慢地将穿刺针向前推进,若见到鲜红色血即证明导管在血管内,在退出金属针芯的同时将导管缓慢向前推进3~5 cm,胶布固定导管。④穿刺成功后将动脉穿刺导管与测压连接管连接。⑤调零:临床上通常将腋中线第四肋间水平作为确定仰卧位患者参照点的标识。将压力传感器置于参照点水平,通向大气,点按监护仪归零键,当监护仪数字显示"0"时,提示调试零点成功。⑥将换能器测压管的三通转向动脉导管,可持续监测动脉压波形和压力。⑦快速手消毒剂消毒双手,推车回治疗室,整理用物。⑧洗手,按要求书写护理记录单。

(5)穿刺后护理:①患肢制动并用约束带约束患肢。②病情观察:注意观察患者动脉压的范围及波形变化,发现异常及时通知医师,配合处理。③密切观察患者伤口情况,有无出血或皮下血肿,每小时记录于重病护理记录单上。保持穿刺点清洁及干燥,及时更换敷料。更换时应注意观察穿刺处有无红、肿,有无渗血、渗液,有无感染迹象。更换后应注明日期及时间。④测压系统的通畅及冲洗:加压袋压力应为40.0 kPa(300 mmHg),一般采用含肝素3~6 U/mL的肝素盐水,以3 mL/h的速度持续冲洗。每2小时检查压力袋的压力是否保持在40.0 kPa(300 mmHg)。⑤每2小时挤压换能器的加压冲洗钮一次,每次2~3 mL,维持导管通畅。⑥测压前检查换能器位置并重新调定压力系统零点。⑦密切观察患者的皮肤状况,做好患者生活护理,防止局部皮肤长期受压导致循环障碍及受物理刺激而发生压疮。⑧做好心理护理,消除患者紧张、恐惧感及留置导管长时间制动导致的烦躁情绪,以取得患者的配合。

五、注意事项

(1)常规性 Allen 试验,如试验阳性或怀疑桡、尺动脉有病变者,应避免桡动脉穿刺。

(2)一般情况下有创直接测压较无创测压所得结果为 0.7~2.7 kPa(5~20 mmHg),股动脉收缩压较桡动脉收缩压高 1.3~2.7 kPa(10~20 mmHg),而较舒张压低 2.0~2.7 kPa(15~20 mmHg)。

(3)测压前必须先调零。

(4)压力传感器位置应平齐第四肋间腋中线水平,相当于右心房水平,过低或过高均可造成误差。

(5)测压通路需保持通畅,不能有任何气泡或凝血块。每2小时用肝素盐水冲洗,冲洗时压力曲线为垂直上下则提示管路畅通无阻。

(6)测压装置的延长管不宜>100 cm,直径应>0.3 cm,质地需较硬,以防压力衰减。

(7)测压装置中肝素盐水需用 40.0 kPa(300 mmHg)的加压袋,以 3 mL/h 的速度均匀冲洗管路。

(8)经测压管抽取动脉血后,应立即用肝素盐水快速进行冲洗,保持加压袋压力在 40.0 kPa(300 mmHg)。

(9)密切观察穿刺局部与肢体末梢循环情况,如温度、色泽、血管充盈等。

(10)拔管后,局部要加压,注意伤口有无渗血。

(郭　帅)

第四章　心血管疾病的介入治疗技术

第一节　经皮冠脉介入术

一、经皮冠脉介入术操作

(一)程序和设备

PCI 在心导管室操作,使用和诊断性冠状动脉造影同样的 X 线机器,动脉入路可以是股动脉、桡动脉或肱动脉。桡动脉途径由于其减少手术入路的出血并发症和减少 PCI 后的并发症(可以早期活动),因而近年来越来越受到欢迎。桡动脉径路的不利之处是学习曲线延长和可能桡动脉闭塞。尺动脉通畅、掌弓血液循环完整是行桡动脉径路的先决条件,这样即使桡动脉闭塞也保证患者没有症状。

介入治疗用指引导管比诊断用导管稍粗,以便容纳球囊、支架和介入器材通过。冠状动脉靶病变通过冠状动脉造影显影后,导引导丝通过病变部位并且进入到远端血管;在导丝引导下,球囊导管被送到病变部位,球囊扩张器用来扩张球囊,通过对斑块的挤压和斑块的破裂,扩张狭窄的病变。现在冠状动脉支架植入几乎是冠状动脉成形术不可缺少的一部分,未释放的支架被放置并压缩于球囊导管的球囊上,通过导丝将支架球囊放置到已预扩张的病变部位,球囊扩张使支架撑开并植入于血管壁上;支架植入后使用高压球囊后扩张使支架扩张更完全。随着器械的不断改进,不经球囊预扩张而直接支架植入的操作越来越多,并且支架球囊可以使支架完全扩张而不需要后扩。

PCI 手术结束,介入器材退出后,常常在 ACT 下降到正常范围内(常在 170 秒左右)可以手工压迫止血。近年来,在股动脉穿刺部位用血管缝合器闭合动脉比较普遍,股动脉穿刺部位伤口可以在手术后用缝线或胶原塞子立即闭合,患者可以得到马上止血,并且允许患者早期活动。

(二)辅助的药物治疗

所有拟行 PCI 的患者术前都必须服用阿司匹林和氯吡格雷或替格瑞洛,手术时要给予完全肝素化(抗凝)以防止手术器械内产生血栓。传统上,肝素作为抗凝剂在手术中使用,由于其围术期心肌梗死和缺血事件的发生率高,因而往往增加使用血小板 IIb/IIIa 受体拮抗剂进一步对抗手术中的血栓形成。近年来,水蛭素成为另一种介入手术中抗凝选择,临床研究发现水蛭素和肝素加血小板Ⅱb/Ⅲa受体拮抗剂围术期缺血事件的发生率相似,但水蛭素有明显半衰期短的优势,手术的出血并发症减少。

血管内支架最主要的问题是内皮化不完全部位支架内血栓形成,药物洗脱支架明显抑制了支架内皮化过程,可能需要数月或更长时间支架才能完全被内皮覆盖。支架植入1年以后形成的晚期支架内血栓是现在使用药物支架的主要担心,基于这方面的考虑,药物支架植入后口服抗血小板药物阿司匹林和氯吡格雷1年以上,以减少支架内血栓的风险。由于药物支架存在晚期支架内血栓形成的风险,而长期双联抗血小板治疗又存在出血并发症的可能,因而近年来药物支架的使用热情已明显下降。

(三)经皮冠脉介入术结果

随着冠状动脉介入治疗技术的改进、支架设计的改良、操作者经验的增加,PCI治疗的结果已得到显著改善。选择合适的患者及适宜的操作时机,有经验的操作者手术成功率(定义为病变部位残余狭窄<20%,前向血流正常)可达到95%。手术并发症,如引起血管急性闭塞的夹层或血管穿孔等在导管室已很少发生。虽然仍然存在争议,一些操作者已建议在PCI手术医院不一定需要外科保驾。

经皮冠脉介入术手术安全性与术者经验呈正相关,美国心脏学院和美国心脏协会指南中指出,冠状动脉介入治疗应该在手术量在400例以上的单位,操作者每年手术量75例以上的医师中开展。

在冠状动脉内支架常规应用之前,再狭窄成为冠状动脉介入治疗的主要障碍,球囊扩张对血管壁的损伤促进血管内膜增殖,导致术后3~6个月血管再狭窄。金属裸支架的使用使得再狭窄发生率显著降低,药物洗脱支架是在支架表面涂以免疫抑制或抗增生的药物(如西罗莫司、紫杉醇等)在支架植入后缓慢释放以防止血管内膜增殖,这种方法使再狭窄率进一步下降,晚期再次血运重建率从裸支架的15%~20%下降到药物洗脱支架的5%~7%。由于药物洗脱支架植入后存在发生晚期支架内血栓形成的风险,并且需要长时间抗凝治疗,因而对于特定的人群需要权衡利弊,选择合适的支架,如对于直径较大的冠状动脉狭窄,不一定必须植入药物洗脱支架。

冠状动脉介入治疗的诸多进展,使得许多以前需要冠状动脉搭桥的患者现在可以在导管室进行有效的治疗;虽然CABG现在仍然是复杂冠状动脉病变的治疗手段,但其所占比例已明显降低。

(四)冠状动脉介入治疗手术操作并发症

PCI最常见的并发症是和动脉穿刺点有关。穿刺部位出血和血肿的发生率为3%~5%,大部分可以用保守治疗处理,只有少部分需要输血或外科处理。穿刺部位的假性动脉瘤发生率不到1%,大部分可以在超声指导下压迫解决。后腹膜血肿发生率很低,如未能及时发现,可能威胁生命,有时需要外科处理,在PCI后继续进行抗凝治疗的患者必须非常警惕后腹膜血肿的存在。经桡动脉的介入治疗,可能会导致桡动脉闭塞,但大部分是无症状的,因为手部供血是双环的。

冠状动脉介入治疗的心脏并发症并不多,球囊扩张或支架植入可以导致粥样硬化斑块的栓塞和/或在远端血管床的血栓形成,相应产生的心肌梗死常是小灶的和可以忍受的。水蛭素或肝素加Ⅱb/Ⅲa受体拮抗剂可以明显减少围术期心肌梗死的发生。心肌缺血诱导的心律失常,包括室性心动过速或心室颤动常常对药物治疗或心脏电复律反应较好。冠状动脉介入手术中的冠状动脉夹层撕裂和/或血栓性闭塞导致 Q 波心肌梗死、急诊冠状动脉搭桥和手术相关的死亡,发生率相当低,有经验的操作者结合现代的 PCI 技术已经使这些并发症的发生率下降到1%以下。

(五)辅助器材

1.高速斑块旋磨术

高速旋磨技术是利用高速旋转的表面带有金刚石颗粒的磨头研磨斑块至小的颗粒,这些颗粒再随血液至下游吸收。最初它主要用于高度钙化病变、开口病变和分叉病变。旋磨后往往要植入支架。

2.远端保护装置

冠状动脉静脉桥血管病变往往存在易碎斑块和血栓性病变,并且在介入治疗时容易引起远端血管栓塞。有几种远端保护装置在临床应用,最常用的是冠状动脉过滤器。现在设计的过滤器是附着于冠状动脉导丝上,在释放前由鞘管束缚住。过滤器系统放置到静脉桥血管病变的远端,移去束缚的鞘管过滤器被释放并且自膨胀开堵塞病变远端。通过过滤器的导丝在滤器近端行球囊扩张和支架植入;在支架植入过程中粥样硬化斑块和血栓性碎片脱落并被滤器拦截,不致引起下游毛细血管床的栓塞(可能会引起心肌损伤)。在支架植入结束后,用回收鞘将滤器回收。

部分不适合使用远端保护装置的静脉桥病变可以使用近端保护装置,这两种保护装置都可以减少静脉桥血管介入治疗围术期心肌梗死的发生率。

3.血栓去除装置

血栓常常出现在闭塞性冠状动脉病变中,特别是在 ST 段抬高型心肌梗死。血栓可能导致远端冠状动脉床的栓塞并且影响 PCI 的结果。常用去除血栓的方法是一种血栓抽吸装置,该装置有两个腔孔,尖端中心腔为导丝通过腔,侧面有较大的侧孔腔与导管末端相通为抽取血栓。该装置常用于血栓负荷重的 ST 段抬高型心肌梗死的治疗,已有临床试验证实血栓抽吸装置用于该状态可以改善冠状动脉介入治疗的结果。另一种是通过血液流变血栓抽吸装置去除血栓。该装置在导管末端部分有外部管腔,通过该管腔向血管内高速注射生理盐水并折回至导管内,这种高速生理盐水喷射在其后产生一低压区(伯努利原理),通过导管末端周围的孔道将血栓抽吸入导管内。高速喷射的生理盐水可以打碎血栓至微颗粒并且推进它们至导管的近端腔。这种装置对于大量血栓负荷的病变特别有效。

4.血管内超声

血管内超声是通过冠状动脉指引导丝将超声转换器送入冠状动脉内。血管内超声可以提供粥样硬化斑块的形状和血管壁的状况,并且能提供冠状动脉造影不能给予的冠状动脉病变信息。在 PCI 之前使用血管内超声评估冠状动脉病变的严重性及血管大小帮助决定是否需要使用辅助性装置和支架的大小。PCI 之后的血管内超声常常用来评估支架是否被完全扩张和支架与血管壁的贴壁情况。在目前药物支架年代,理想的支架植入和完全支架贴壁对减少早期和晚期支架内血栓是非常重要的因素,出于这方面的考虑,血管内超声使用频率已明显增加。几项关于血管内超声的研究是关于药物治疗冠状动脉斑块容量进展或逆转的观察。

5.切割球囊

切割球囊作为冠状动脉普通球囊的改进品,常用来处理复杂的冠状动脉病变,如支架内再狭窄病变、冠状动脉分叉病变和开口病变,以及小血管病变。最常用的切割球囊表面装有 3 片切割刀片,在球囊扩张时造成血管壁有控制的内膜切割,与标准的球囊相比,切割球囊会产生更好的管腔扩大。相似的切割装置有将 3～4 根螺旋形的镍钛合金钢丝附着于半顺应性的球囊表面,在球囊扩张时切割斑块,其结果更具有可预测性。

6.冠状动脉压力导丝

冠状动脉压力导丝是用来评估临界病变的功能性严重度的一种重要工具。压力导丝的压力敏感器被安放在 PCI 导丝的末端,测量时压力导丝置于病变冠状动脉远端,通过冠状动脉病变远端压力和近端无病变部位压力的比值判断冠状动脉功能储备分数值,该数值来自冠状动脉充分扩张后常用腺苷获得。冠状动脉功能储备分数值与非创伤性功能检查结果相似,对冠状动脉病变是否应该行 PCI 术的判断很有帮助。

二、PCI 适应证

PCI 所进行的冠状动脉血运重建可以缓解狭窄性冠状动脉病变患者的心绞痛症状,在部分患者中可以改善存活率。美国心脏学院和美国心脏协会关于冠状动脉造影和冠状动脉介入治疗指南中已经对 PCI 的适应证给予界定。要决定是否行 PCI 需要在冠状动脉搭桥、药物治疗和 PCI 手术成功率及远期收益之间平衡。手术操作的成功率和晚期获益很大程度上取决于病变和患者的选择,以及医疗单位和手术者的经验。

(一)PCI 患者选择

对于无症状或仅有轻度心绞痛的冠状动脉狭窄患者,以及那些在无创负荷试验中无或仅有轻微心肌缺血者通常可以采用药物治疗;然而,即使是无症状的患者,他们在无创负荷试验中有明显的心肌缺血或在心导管检查中冠状动脉有严重狭窄,往往是心血管疾病发病的高危人群,应该考虑使用 PCI 或冠状动脉搭桥术(CABG)进行血运重建。

和药物治疗相比较,稳定型心绞痛患者或冠状动脉存在 1～2 支血管明显狭窄的患者一般来说 PCI 可以改善临床症状和改善生活质量;然而,对大部分稳定型心绞痛患者 PCI 并不改善患者的死亡率或再梗死的发生率。PCI 一般推荐为单支或双支病变且病变适合行介入治疗患者,作为优于 CABG 的选择。对于多支血管病变者,CABG 和 PCI 都是可以选择的,大部分比较 PCI 和 CABG 临床研究的结果提示两者的死亡率和心肌梗死的发生率相似,但 CABG 者需要再次血运重建率较低。对于 CABG 或 PCI 的选择取决于合并疾病的存在(它们可能会增加开胸手术的风险),以及病变的特征(它们可能会影响 PCI 的结果)、患者的倾向性;可能还需要在开胸手术的最初的风险及后续的并发症和 PCI 后多次血运重建之间平衡。糖尿病合并多支血管病变者 CABG 的存活率高于 PCI 者。

对于不稳定型心绞痛和非 ST 段抬高型心肌梗死患者相对于单纯使用药物治疗,使用介入治疗(如 PCI)可以明显减少主要事件(死亡或心肌梗死)的发生率,因而对这类患者应尽早进行冠状动脉造影,并且根据冠状动脉解剖或合并存在疾病状况分配至 PCI、CABG 或药物治疗。

ST 段抬高型心肌梗死患者进行急诊介入治疗的收益最大。对于急性 ST 段抬高型心肌梗死患者的急诊 PCI 疗效明显优于溶栓治疗,明显降低这类患者的死亡、再次心肌梗死及卒中的发生率,如果患者就诊在恰当的时间内,并且由有经验的医师手术,急诊 PCI 已成为这类患者首选的再灌注治疗手段。急诊 PCI 在抢救心源性休克或不能溶栓治疗的急性心肌梗死患者有特别优势。对于急性心肌梗死首诊在不能行 PCI 的医院,是就地进行溶栓治疗,还是转运到有条件行 PCI 的中心还存在争议,因为转运确实存在治疗延迟的问题。近年来,全国范围内都在争取降低转运时间以使大部分急性心肌梗死患者能进行急诊 PCI。如果急性心肌梗死患者最初接受溶栓治疗,但溶栓没有成功,患者仍有持续性胸痛和 ST 段抬高,这些患者应该进行补救性

PCI,这样仍能改善结果。在心肌梗死后的早期阶段或成功溶栓后几天内进行 PCI 可以减少再发心肌缺血的频率。

(二)PCI 冠状动脉病变选择

冠状动脉病变的特征是决定患者进行 PCI、CABG 或药物治疗的重要因素。复杂的冠状动脉病变包括非常长的病变、极度扭曲或钙化病变、高度成角病变、某些分叉病变、开口病变、退变的静脉桥血管病变、小血管病变和慢性完全闭塞性病变;这些复杂病变的存在可以使 PCI 更困难并且影响手术后的长期疗效。如果冠状动脉病变复杂,并且可能 PCI 的疗效不理想,则药物治疗或 CABG 可能会是更好的选择。

冠状动脉搭桥后静脉桥血管病变已越来越受到关注。静脉桥血管病变常常是弥漫性病变,易碎的和血栓性斑块多,并且在 PCI 中容易发生远端血管栓塞。桥血管局灶性病变可以在远端保护装置应用下行支架植入。但对于多个静脉桥血管弥漫性退行性变以再次冠状动脉搭桥为较好的选择。之前,对于左主干病变标准的治疗手段是 CABG,然而随着 PCI 的改进及药物洗脱支架的应用,使得左主干支架植入术成为可能,并且这种可能性还在进一步增加。

(宗爱芬)

第二节 冠状动脉搭桥术

心血管疾病是全人类,特别是发展中国家的主要死亡原因。急、慢性冠心病导致了心肌的氧供应不足,随之引起氧代谢紊乱。冠状动脉血流对心肌细胞的灌注不足引起心绞痛发作,如果持续时间较长,将可能导致心肌细胞的坏死。解决冠状动脉血流中断最简单有效的方法是建立另一条通路作为替代途径,以绕过阻塞的冠状动脉,达到供应心肌血液的目的。正是基于这种认识,就产生了冠状动脉搭桥术(CABG)。

一、适应证

对于多支血管病变适合行 PCI 的患者来说,PCI 和 CABG 都是合理的,多数研究均证实了 PCI 和 CABG 在住院期间死亡率和再梗死率是无显著差异的,但 PCI 术后再狭窄率显著高于 CABG。CABG 的适应证:①药物治疗不能缓解或频发的心绞痛患者。②冠状动脉造影证实左主干或类似左主干病变、严重三支病变。③稳定型心绞痛患者如存在包括左前降支近端狭窄在内的两支病变,若左心室射血分数<50%,或无创检查提示心肌缺血存在,也推荐行 CABG。④不稳定型心绞痛患者在进行正规的抗凝、抗血小板及抗心肌缺血药物治疗后仍不能控制心肌缺血症状,且患者冠状动脉病变不适合行 PCI 或反复出现再狭窄者;如发生持续性胸痛或胸痛恶化,可行急诊 CABG。⑤PCI 不能进行或失败,当出现危险的血流动力学改变,患者有明显的心肌梗死的危险或导丝、支架误置到关键部位、导丝穿出、冠状动脉破裂者。⑥急性心肌梗死患者如在静息状态下有大面积心肌持续缺血和/或血流动力学不稳定,非手术治疗无效者。⑦心肌梗死后出现急性机械性并发症(如室间隔穿孔、二尖瓣乳头肌断裂或游离壁破裂等)者,应急诊行 CABG 或全身状态稳定后行 CABG。⑧室壁瘤形成可行单纯切除或同时行 CABG。⑨陈旧性较大面积心肌梗死但无心绞痛症状或左心功能不全、左心室射血分数<40%的患者,应行心肌核素

和超声心动图检查,通过心肌存活试验判定是否需要手术。如有较多的存活心肌,手术后心功能有望得到改善,也应行 CABG。

二、技术

(一)手术时机

一旦明确了外科血运重建治疗的适应证,重点就集中在时机选择(紧急、限期或者择期)和手术方法的选择上。关于急性心肌梗死何时行 CABG 目前尚无定论。急诊 CABG 是相对于常规的 CABG 来说的,通常指患者在明确有手术指征后数小时内完成手术。急诊 CABG 死亡率高,特别是发病 6 小时内手术者,可高达 17.4%。但有些患者,如心肌梗死后并发机械并发症、行 PCI 失败或者出现意外,只有行急诊 CABG 才能挽救生命。对于那些冠状动脉造影证实为冠状动脉闭塞并伴有血流动力学不稳定和/或强化药物治疗后仍反复发生心肌缺血的患者,可以考虑紧急 CABG。对于那些稳定型心绞痛、血流动力学稳定、病变程度较轻的患者,可考虑择期手术。多因素分析显示:左心室射血分数<0.3、年龄>70 岁、心源性休克及低心排血量状态均为 CABG 患者死亡的独立危险因子。因此,心内科医师和心外科医师应组建心脏小组,针对每个患者手术时机进行商讨,共同决定冠心病患者的最佳治疗策略,以确保 CABG 能获得最大疗效。

(二)手术方式

CABG 的金标准是实现完全的再血管化,这一点也是与 PCI 的重要区别。CABG 的手术方式主要有传统的心脏停搏、体外循环支持和非体外循环的 CABG。一般搭桥的顺序是先做心脏背侧,即左侧边缘支,再做右冠状动脉,最后做前降支。如果先做前降支,再做其他吻合,可能会损伤前降支;但如果用非体外循环,则可能先解决左心室缺血区域,即做完前降支,再做边缘支或右冠状动脉。桥血管分为动脉桥和静脉桥,前者主要有乳内动脉、桡动脉、胃网膜动脉和腹壁下动脉,后者主要是大隐静脉、小隐静脉和上肢头静脉。乳内动脉是最常用的动脉桥,吻合前降支年通畅率可达 95.7%,10 年通畅率在 90% 以上,显著优于静脉桥。大隐静脉是最常用、最易取的静脉,长度长、口径大,但其 10 年通畅率在 50% 左右,长期效果不如乳内动脉。CABG 的核心是选择和找到正确的靶血管并在病变远端合适位置上做好端端吻合,高质量的血管吻合是保证近期和远期通畅率的最重要条件。

目前普遍使用的体外循环系统包括一个转动泵(大多是滚压泵)、一个膜氧合器和一个开放的贮存池。在停搏的心脏上操作允许术者仔细地检查病变血管,将移植血管与直径小到 1.5 mm 的冠状动脉进行精细地吻合。传统的外科血运重建技术需要放置一个主动脉阻断钳在升主动脉上来控制手术区域。为了最大限度的减少心肌损伤,通常采用心肌灌注液和降低心脏温度以减少代谢的方法来保护心肌。在完成主动脉夹闭和灌注液的引导后,首先进行的是远端血管的吻合。最先吻合的是心脏下面的血管(右冠状动脉、后降支、左心室支),然后以逆时针方向依次吻合后缘支、中间的缘支、前面的缘支、中间支、对角支,最后为左前降支;最后进行左乳内动脉与前降支(或者其他最重要的远端血管)的吻合。按照动脉血管吻合方式,使用 4 mm 开孔器吻合桥血管与近端主动脉。如果升主动脉有严重动脉粥样硬化病变,则不主张放置主动脉阻断钳夹进行近段血管吻合,从而降低血栓或粥样斑块脱落的风险。许多外科医师在近端主动脉吻合口放置一个不锈钢垫圈(能被荧光透视法显像),以便于以后的冠状动脉造影导管操作。近远段吻合都完成后,再次充盈主动脉和移植血管,随即去除阻断钳。此时,心肌开始得到再灌注,可以准备结束体外循环。常规体外循环下行 CABG,术野清晰,操作精确,吻合口通畅率高,是大多数外科医师常用的手术技术,尤其适用于血管条件较差、病变广泛弥漫的患者。

随着 CABG 技术的发展与手术器械的改进,非体外循环的 CABG 逐渐被推广。与传统的 CABG 手术相比,非体外循环的 CABG 可以免除体外循环对患者的不利影响,如代谢紊乱、体内血管活性物质的激活和释放、心肌顿抑、对肺功能和肾功能处于边缘状态患者的打击、出血和血栓形成等并发症;同时,还能减少手术创伤,缩短手术、气管内插管、术后监护和住院时间,节省医疗费用。但非体外循环的 CABG 的选择具有一定的局限性,病变冠状动脉一般局限于前降支、对角支或右冠状动脉,也可以为多支病变。对于那些心脏显著扩大、心律失常、冠状动脉管腔小、管壁硬化严重或同时要做其他心脏手术的患者,宜行传统的 CABG。一项分析结果表明,接受非体外循环的 CABG 患者的死亡率、脑血管意外和心肌梗死发生率低于接受常规 CABG 患者。近期的研究结果表明,对于高危患者,非体外循环的 CABG 比传统停跳 CABG 近期获益更多。

无论在体外循环下还是非体外循环下行 CABG,围术期的处理、术中麻醉和体外循环均很重要,要维持好血压和心率。停体外循环和心脏复跳后,要密切观察血流动力学变化和心电图改变,必要时采用左心辅助措施,如及早使用主动脉内球囊反搏等。由于非体外循环的 CABG 应用时间尚短,与常规体外循环下的 CABG 的长期疗效比较有待继续观察随访。

微创外科手术是近年来另一种常用的技术。简单地说,这种方法就是非体外循环的 CABG 和小切口技术的结合。采用左前侧切口从第 4 肋间进入而不需切开或切除肋骨。打开心包后,将靶冠状动脉与周围的组织分离,将吻合口前后一小段血管缝住后悬吊至一片心包组织上,使血流暂时中断。如果心功能保持稳定,可在不应用体外循环的情况下进行吻合,用稳定装置固定吻合口局部。这种方法手术视野小,不适用于血流动力学不稳定和多支血管病变的患者。因为移植血管只能取自胸内的动脉,一般只用于单支病变血管,特别是左前降支的血运重建。

(三)围术期处理

围术期处理的中心是心肌保护,术前心肌保护主要在于保护心肌储备,包括减少活动、控制血压和心率、防治心律失常,对于危重患者可行主动脉内球囊反搏。术中正确控制好心肌缺血的时间。术后维持好血压和心率,保护好心功能。

1.循环稳定

一旦决定行 CABG,应就地开始准备,维持循环稳定。术前或者术中循环不稳定者应及时放置主动脉内球囊反搏或使用正性肌力药物。主动脉内球囊反搏能增加冠状动脉血流和心排血量,改善其他脏器灌注,同时降低心脏前负荷和心肌氧耗量。

2.药物调整

应予以阿司匹林每天 $100\sim325$ mg,可持续到术前。通常在术后 6 小时内即开始使用阿司匹林,这可以提高大隐静脉移植物的通畅率。剂量<100 mg 的阿司匹林虽然对冠状动脉疾病患者有效,但维持大隐静脉通畅的效果较差。对于稳定、择期的患者,最好在 CABG 前 5 天停用 P2Y12 受体阻滞剂,如氯吡格雷和替卡格雷;但对于血栓前状态和需要接受急诊手术的不稳定患者,可持续到术前 24 小时;普拉格雷则应在术前至少 7 天就停用。所有患者在围术期都应该接受他汀类药物治疗。研究表明,没有接受他汀类药物治疗的患者 CABG 后出现心血管并发症的概率较高。围术期使用 β 受体阻滞剂可以降低 CABG 相关房颤的发生率及其影响。短期或长期使用 β 受体阻滞剂还能降低缺血和死亡风险。

3.血糖控制

糖尿病患者术后应接受胰岛素持续输注,以便将血糖控制在 10 mmol/L 以下。就目前而言,还不太清楚将血糖控制在 7.8 mmol/L 目标水平的价值到底有多大。

4.术后管理

术后常规送重症监护室加强监护,积极防治并发症,包括控制感染,营养支持,维持水、电解质及酸碱平衡等。急诊 CABG 比择期 CABG 术后行机械通气时间长,因此,应注意呼吸道管理,避免肺部感染。对于所有 CABG 患者,只要符合条件均要进行心脏康复指导,包括早期步行等适当锻炼、家庭宣教等。

(四)术后并发症及处理

CABG 对手术操作要求轻巧、快捷,吻合要精确、严密。同时手术本身带来创伤较大,并发症多,如处理得好,绝大多数患者可顺利康复。CABG 术后常见并发症如下。

1.心律失常

CABG 术后最常见的心律失常是心房纤颤,发生率可为 20％～30％,多发生在术后 1～3 天,常为阵发性。术前不停用及术后尽早应用 β 受体阻滞剂可有效减少心房纤颤的发生。治疗的原则是先控制心室率,然后进行复律。可选用 β 受体阻滞剂、钙通道阻滞剂、胺碘酮等。

2.术后出血

术后出血是 CABG 术后最常见的并发症之一,发生率为 1％～5％,常发生在术后 24 小时内。当胸腔引流量每小时＞200 mL,并持续 4～6 小时,24 小时＞1 500 mL,或者出现心脏压塞时,应尽早转回手术室开胸探查。同时应检测 ACT,防止凝血功能障碍引起的出血。

3.低心排血量综合征

CABG 术后发生低心排血量的主要原因:低血容量、外周血管阻力增加导致的心脏后负荷过重和心肌收缩不良等。表现为低血压、心率快、四肢厥冷、少尿或无尿等。应用温血停跳液及正性肌力药物可减少术后低心排血综合征的发生。如由于心肌收缩不良引起,可使用正性肌力药物,如多巴胺、多巴酚丁胺等。当正性肌力药物剂量过大,血压仍偏低者,可行主动脉内球囊反搏植入。

4.术后再发心肌梗死

CABG 患者本身血管条件差,术后可再发心肌梗死,发生率为 2.5％～5.0％,原因可能有心肌再血管化不良、术后血流动力学不稳定、桥血管出现问题等。通过心电图及心肌酶谱可及时诊断。应采用及时的血流动力学支持、药物治疗,以及维持水、电解质、酸碱平衡,必要时可采取急诊介入治疗或外科手术。

5.感染

CABG 术创伤大,感染概率较高,纵隔感染的发生率为 1％～4％,是 CABG 术后死亡的主要原因之一。研究表明,术前使用抗生素可明显降低 CABG 术后感染。在胸骨深部感染尚轻时,应积极外科清创,并采用肌瓣移植覆盖创面,早期恢复血运。

6.肾衰竭

急性肾衰竭是 CABG 术后常见的并发症,为 CABG 死亡的独立危险因素。

7.脑血管意外

患者高龄、脑动脉硬化或狭窄,或有高血压、脑梗死病史,手术时肝素化和体外循环对动脉压力和血流量的影响,都可加重脑组织损害;术中循环系统气栓及各种原因的脑血栓、栓塞或脑出血,均可引起术后患者昏迷,应对症处理。个别患者有精神症状,如烦躁、谵妄等,口服奋乃静治疗,一般 3 天内可恢复。良好的麻醉和体外循环技术是避免脑部并发症的关键。

（五）疗效

1.早期疗效

（1）手术死亡率：目前在西方发达国家，CABG 死亡率降到 2% 以下。近期住院死亡率不仅受到患者选择、医院条件、手术时间、手术技术的影响，而且与高龄、女性、既往 CABG、急诊手术、左心功能不全、左主干病变、冠心病严重程度等因素有关。尽管我国就医和手术时间晚、病程长、病情重、血管条件差的患者多，但是如能提高手术技术，可获得同发达国家相近的疗效。

（2）心绞痛缓解：CABG 可有效缓解心绞痛，疗效肯定，已被全世界所公认。90%～95% 的患者心绞痛完全缓解，5%～10% 的患者症状明显减轻或减少用药。症状缓解与否的相关因素为：手术技术、是否完全血管化、冠状动脉移植血管有无再狭窄、患者病变范围及血管远端条件。

2.远期疗效

（1）远期生存率：不同研究组的报道大致相似，1 个月生存率为 94%～99%，1 年为 95%～98%，5 年为 80%～94%，10 年为 64%～82%，15 年以上为 60～66%。这不仅与患者年龄、病情轻重、术后自我保护意识增强与否有关，还受患者本身血管病变及冠状动脉移植血管是否发生再狭窄等因素的影响。手术 6 年后死亡率逐渐增加，患者多死于心脏原因，其他原因死亡者约占 25%。近期研究表明，对于不需要急诊治疗的多支血管病变的老年患者，CABG 治疗会比 PCI 治疗得到更长的生存期。

（2）症状缓解：CABG 术后，患者心绞痛症状缓解，心功能改善，生活质量提高；1 年后，除年老体弱者外，大部分患者均可恢复工作能力。手术后 3 个月和 4 年是心绞痛可能复发的两个关键时期，远期心绞痛缓解率为 90% 左右。

（3）再手术：静脉桥由于在取材过程中受到牵拉、内膜损伤等原因易造成内膜增厚，10 年通畅率较动脉桥显著降低，发生再狭窄的概率显著增高，静脉桥狭窄或阻塞 5%～10% 发生于 1 年内。吻合不良、血管损伤、血流量低、病变进展都会引起血管狭窄，静脉瓣对此可能也有影响；静脉桥长度不够或过长，导致血管扭曲、内皮损伤，引起血栓形成，这些情况都需要再手术治疗。根据不同的报道，97% 的患者 5 年内免于再手术，90% 和 65% 的患者分别在 10 年和 15 年内免于再手术。乳内动脉的使用使再手术率有所下降，但年轻患者再手术率增加。再手术危险性是第 1 次手术的 2 倍，冠状动脉左主干受累、3 支以上血管狭窄和左心室功能不全是最重要的危险因素。

（4）再梗死：除了发生围术期心肌梗死外，有学者报道 96% 的患者术后 5 年和 64% 的患者术后 10 年不会发生再梗死。

（5）左心室功能：65% 的患者术后左心室功能明显改善，缺血心肌得到血液供应，顿抑和冬眠心肌功能恢复，节段心肌收缩能力增强，左心室舒张功能在手术后改善更快。1 年后，这些疗效会更明显。但是如果再血管化不完全或吻合口不通畅，将会影响心功能恢复。

（宗爱芬）

第三节　肥厚型梗阻性心肌病间隔消融术

肥厚型心肌病（hypertrophic cardiomyopathy，HCM）是一种以左心室和/或右心室及室间隔不对称肥厚为特征的疾病,在一般人群中其发病率约为 0.20%,我国在对 8 080 例患者的超声心动图筛查中发现,HCM 的发病率为 0.16%。形态学上的改变包括心肌细胞肥大、排列紊乱及纤维化。通常认为 HCM 是一种常染色体显性遗传性疾病,主要是由于心肌肌小节收缩相关蛋白的突变所致。

HCM 心肌肥厚的范围和分布是多样的,非对称性左心室肥厚包括整个间隔、近端间隔、心尖、游离壁或右心室流出道(Noonan 综合征)。肥厚累及左心室流出道(left ventricular outflow tract,LVOT)时,可以不发生 LVOT 梗阻,如发生梗阻则称为肥厚型梗阻性心肌病(hypertrophic obstructive cardiomyopathy,HOCM),是 HCM 的一种特殊类型。有梗阻者还可以进一步分为静息型和激惹型。HOCM 的临床表现多种多样,绝大多数无症状或症状较轻。气短和心绞痛为最常见的症状,此外,患者还会出现乏力、晕厥、心悸及夜间阵发性呼吸困难等,最严重的情况是猝死。

一、HOCM 的自然病程和药物治疗

HCM 可见于各个年龄组,临床表现变化较大,其中高达 25% 的患者几乎没有任何症状,预期寿命与一般人群相似。1 岁以下诊断 HCM 的幼儿预后很差,但 1 岁以上存活的 HCM 患儿,年死亡率为 1%,远低于既往报道,和成年人群的研究结果相同。华人 HCM 的表现和白种人不同,具有发病晚、心尖部肥厚的患者多和女性患者转归差等特征。与无冠心病的 HCM 患者相比,合并严重冠心病患者的死亡风险明显升高,超过了左心室功能正常的冠心病患者的死亡率。

LVOT 梗阻是引起 HCM 患者症状的主要原因,而且最需要治疗。尽管有些患者在静息状态下没有梗阻,但在采用激发方法如 Valsalva 动作、亚硝酸戊酯、异丙肾上腺素和运动时,可检测出激发的压力阶差。目前对于存在梗阻症状的患者有多种治疗选择,如药物治疗、房室顺序起搏、心肌部分切除术和乙醇间隔化学消融。治疗的目的包括控制症状和预防猝死。

所有症状性 LVOT 梗阻患者均可首选药物治疗。β肾上腺素能受体阻滞剂、非二氢吡啶类钙通道阻滞剂和丙吡胺是临床最常用的药物,虽然有报道上述药物可改善心脏的舒张功能并减轻患者的症状,但尚无临床试验证实可降低心脏事件和猝死。

维拉帕米除了便秘等轻度不良反应外,在一些有着端坐呼吸或阵发性夜间呼吸困难等严重症状且不能活动,以及肺动脉压显著升高合并明显流出道梗阻的患者中,临床上有引起严重不良结果的潜在可能,已有报道会导致死亡。维拉帕米的不良血流动力学效应推测可能是扩血管特性超过了负性肌力作用的结果,导致了流出道梗阻增加、肺水肿和心源性休克。由于这些原因,在静息时有流出道梗阻和严重症状的患者中给予维拉帕米应十分小心。

二、HOCM 的起搏治疗

DDD 起搏治疗通过右心室心尖起搏引起室间隔的异常运动(收缩期向右心室移动),从而减轻了流出道的梗阻。目前尚无证据表明起搏治疗能降低猝死危险或改变患者的临床过程。Nishimura 等进行的随机双盲交叉对照试验显示,DDD 起搏治疗的 HOCM 患者中,31% 的患者症状并无改善,5% 的患者症状反而恶化。M-PATHY 试验也显示起搏器治疗仅能中度减少 LVOT 压力阶差,功能状态无客观改变。基于目前缺乏起搏器治疗 HOCM 的足够有效证据,在欧洲心脏病学会心脏起搏和心脏再同步化治疗的指南中,DDD 起搏治疗仅作为药物治疗无效、静息或应激 LVOT 压差显著升高和间隔消融或心肌切除术禁忌的 HOCM 患者的Ⅱb 类适

应证。

HCM 患者的舒张功能失调,房室收缩不同步,出现快速室上性心律失常特别是房颤时,可能会发生心脏代偿功能障碍,因此维持与转复窦性心律十分重要。

胺碘酮等药物不能有效预防猝死,置入型心律转复除颤器(implantable cardioverter defibrillator,ICD)可以有效降低高危患者的猝死发生率,但不同危险因素及危险因素数量的多少对于预测恶性心律失常的发生均没有差别。因此,一旦临床医师判断 HCM 具有危险因素,就应积极地进行 ICD 治疗。

三、HOCM 的外科治疗

解除 LVOT 梗阻的手术方式有多种,包括二尖瓣置换术、二尖瓣重建术和室间隔心肌部分切除术。心肌切除术是 HOCM 有效的治疗方法,也是目前用来评价其他有创治疗疗效的金标准。手术切除从主动脉瓣下基底部到二尖瓣瓣叶远端边缘上约 1 cm 的心肌(重 5~10 g)。手术可使 95% 的患者 LVOT 压差明显减少并改善心功能分级,由于血流动力学的改善,有 70% 的患者症状得到长期改善,不再需要药物治疗。McLeod 等报道,将安装 ICD 的 HCM 患者根据是否行心肌切除术分为两组,心肌切除术后的患者在随访中 ICD 放电的发生率手术组明显低于未手术组。目前的证据表明,心肌切除术能够改善 HOCM 患者的临床进程,手术后患者的长期存活率与一般人群相近,优于未手术的 HOCM 患者,并能降低猝死的风险。

手术适应证为经药物治疗仍有明显症状,静息时 LVOT 压差≥6.7 kPa(50 mmHg)或应激后压差≥13.3 kPa(100 mmHg)伴间隔增厚的患者。外科治疗特别适合于间隔心肌中部梗阻而不适合经皮经腔间隔心肌消融术(percutaneous transluminal septal myocardial ablation,PTSMA)的病例和合并需要行其他心脏手术的患者,以及 PTSMA 失败的病例,对于间隔心肌增厚不显著(<15 mm)的患者也不适合。

室间隔切开-切除术(Morrow 术)早期报道死亡率为 8%~15%。但进一步的分析表明,高死亡率主要发生在老年人或同时行其他手术的患者。随着术中采用食管超声引导、围术期心肌保护和心脏监护的加强,死亡率有所下降。单纯接受心肌切除术患者的死亡率为 2%~5%,在经验丰富的中心手术死亡率仅为 1%~2%,其他手术并发症也较前少见。大部分患者术后存在左束支传导阻滞,有 3%~10% 的患者因完全性房室传导阻滞需安装永久性人工心脏起搏器;室间隔穿孔发生率为 2%~4%;卒中率为 3%;房颤发生率为 26%,患者术后可出现主动脉瓣反流,但通常没有血流动力学意义。

有些 HCM 患者可能有原发性的二尖瓣疾病,或瓣膜及其周围装置的后天性异常,区分 HCM 症状仅与二尖瓣反流有关而与 LVOT 梗阻无关这部分患者非常重要,这种情况下需要进行外科瓣膜手术而非心肌切除术。

四、经皮经腔间隔心肌消融术治疗 HOCM

某些 HCM 患者在前壁心肌梗死后 LVOT 压差消失,提示人们可用化学或其他方法来消除肥厚梗阻的室间隔,以达到解除 LVOT 梗阻的目的。英国医师 Sigwart 首次报道了 3 例 HOCM 患者接受了经导管心肌消融术,术后患者的血流动力学和临床症状明显改善,该技术被称为 PTSMA。

（一）PTSMA 技术操作方法和经验

术前准备同一般心血管病介入性治疗。常规左右冠状动脉造影排除多支血管病变、左主干病变和左前降支闭塞病变。

通过有创的血流动力学监测测量 LVOT 压力阶差。包括以下几方面：①用端孔导管（如右冠状动脉造影导管或多用途造影导管）在左心室与主动脉间连续测压，获得连续压力曲线，测量 LVOT 压差；②将端孔导管置于主动脉瓣上，另一猪尾导管置入左心室内，同步测量主动脉根部及左心室腔内压力曲线，其压差即为 LVOT 压差；③用冠状动脉导管测量主动脉压力，另一穿刺房间隔入左心室导管测量左心室压力。大部分术者倾向于在术中同步测量左心室和主动脉的压力阶差，有时还结合多普勒超声心动图的测量结果。

应激压差的测定方法：①药物刺激法，多巴酚丁胺 5～20 μg/(kg·min)，或异丙肾上腺素静脉滴注，使心率增加 30%，还可使用亚硝酸戊酯；②期前刺激法，用置于左心室内的导管刺激心室诱发期前收缩；③Valsalva 动作。

由于术中术后有出现高度房室传导阻滞的危险，所有患者 PTSMA 前均应在右心室放置临时起搏电极。

按 PTCA 技术沿导引钢丝将合适的 OTW 球囊送入拟消融的间隔支内（通常为第一间隔支）。推荐使用较短的球囊，原因有两个：①短球囊通过左前降支（LAD）进入间隔支时阻力较小，降低了导丝弹出的可能；②短球囊可以置于靶血管的远端部位消融或选择性地消融间隔支的分支血管。一般使用的球囊直径为 1.5～2 mm，长度为 10 mm，部分患者可能会需要较大直径的球囊。

球囊加压充盈后，通过中心腔注射对比剂明确该血管的供应范围以确定是否为合适的间隔支；还要观察是否由于球囊大小不匹配或位置不稳定而导致对比剂反流到 LAD，注意对比剂是否通过侧支血管进入 LAD 或其他血管，以免注入乙醇后损伤到非靶域的心肌。

心肌声学造影（myocardial contrast echocardiography，MCE）可以保证仅消融 SAM 征-室间隔接触点的心肌，如果心肌的其他区域如间隔远端、右心室或乳头肌显影，严禁注入无水乙醇，这明显减少了手术并发症，避免了误消融，在很多研究中心已成为标准检查方法。有报道部分患者在 MCE 时发现供应靶域的间隔支不是起源于 LAD，而是起源于对角支或中间支。Seggewiss 在全国首届 PTSMA 治疗 HOCM 研讨会上报道了一组 241 例 PTSMA 病例的研究，有 211 例是在 MCE 指导下进行的。其中 9 例（4.3%）因找不到合适的靶血管而放弃，18 例（8.5%）根据 MCE 结果改变了拟消融的靶血管。MCE 进一步明确了靶血管与消融心肌之间的关系，避免了不必要的损伤。常用声学对比剂为 Levovist（德国柏林，Schering 公司），一般术中使用 3～5 mL（浓度为 200～300 mg/mL）；或使用第二代声学对比剂 Optison（美国加州圣地亚哥，Molecular Biosynthesis 公司）。如果临床上没有声学对比剂，可以使用碳酸氢钠代替，但是碳酸氢钠产生的气泡较大，超声图像不够理想。也有学者认为 MCE 对减少房室传导阻滞的作用被高估了，更重要的是经验决定的学习曲线问题。

将 OTW 球囊充盈，封闭拟消融的间隔支 10～15 分钟，若患者心脏听诊杂音明显减轻、同步压力曲线显示压力阶差显著下降，则证明该血管确为靶血管，通过球囊中心腔缓慢匀速注入无水乙醇。若压差无变化，且无 P-R 间期延长，无房室传导阻滞发生，则可适度增加乙醇注入量。注入的乙醇量主要取决于间隔的解剖和对比剂的清除速率，一般来说，大部分患者每支血管注入 1 mL 左右即可（即实际注入间隔支的量，OTW 球囊内大约存留 0.3 mL）。对拟消融区域进行

MCE 有助于估计所需的无水乙醇量。注入乙醇量越少,房室传导阻滞的发生率就越低。注入乙醇的速度不宜过快,且整个过程应在 X 线下进行,以防充盈的球囊弹出而误将乙醇注入 LAD。严密观察患者的心率及心律变化、胸痛的严重程度等,注射过程中如出现房室传导阻滞或严重室性心律失常应暂停注射;乙醇到达心肌时,患者可感到不同程度的胸痛,但时间不长,大部分患者可耐受。为了减轻患者胸痛,可于注入乙醇前静脉推注吗啡。

大部分患者消融一支间隔支即可获得满意的效果,但如果供应靶区域的间隔支较细小,可能需要同时消融两支甚至三支间隔支或考虑分期多次消融。治疗性乙醇注入后,球囊应该保持充盈状态 5 分钟以上。球囊减压后应慢慢小心撤出,以免残留在管腔内的少量乙醇进入冠状动脉。

术后心电监护,若出现三度房室传导阻滞(AVB)持续不恢复,可置入永久性人工心脏起搏器。

(二)临床结果

1.即刻结果

现有的临床资料表明 PTSMA 能达到外科手术的治疗效果。间隔消融成功的标准为 LVOT 压差下降≥50%。与老年人相比,年龄<40 岁的患者压力阶差降低较少且延迟,这可能是室间隔较厚或同时伴有二尖瓣瓣叶及乳头肌原发性疾病的缘故。消融后如 LVOT 压差降低 50%,客观上与患者的运动耐力提高相关。在确定消融心肌坏死范围时,MCE 有助于提高精确性。MCE 确定的靶域与肌酸激酶峰值和心肌核素检查的灌注缺损区域相一致。

2.中期结果

中期随访发现,室间隔随着时间的推移进一步变薄,LVOT 压力阶差持续下降,40%以上患者的静息或激发压力阶差在 3 个月和 1 年时有进一步降低。目前较长的随访是对 175 例 HOCM 患者进行持续两年多的观察,结果显示 88%的患者压力阶差完全消失,8%的患者降低 50%以上,仅有 4%的患者压差降低<50%。不同中心间隔消融后中期随访结果的血流动力学和心功能资料,表明患者症状、功能状态和 LVOT 压力阶差的降低呈持续性改善。

已有报道显示,间隔消融改善超声心动图评价的舒张功能,反映舒张功能和顺应性改变的参数如 E 波减速时间、等容舒张时间等有明显和持续地改善,这对提高左心室功能有很大益处。有研究显示 7 个月随访时,导管测左心室舒张末期压力下降。

(三)PTSMA 的并发症

院内并发症包括导管相关的并发症和酒精的不良反应。若乙醇反流到 LAD 则会引起游离壁心肌梗死,若消融到非靶域的部位,还可能会引起右心室梗死或急性二尖瓣关闭不全。导丝或球囊引起的冠状动脉夹层或撕裂也可发生。这些问题主要发生在操作的早期阶段,与术者经验不足有关。

其他并发症由急性心肌梗死所致,多为各种心律失常、传导阻滞及机械并发症。消融术后 48 小时内非持续性室速和室颤的发生率约为 10%,故术后应行心电监护 72 小时。有 2/3 的患者会出现一过性房室传导阻滞,但大多可于 24 小时后消失,永久性起搏器的置入率各家报道不一。Kinght 等报道的病例中安装永久性起搏器者占 5%;Lakkis 所在中心的 126 例患者中有 15%需置入 DDD 永久性起搏器。辽宁省 PTSMA 治疗 HOCM 协作组的病例中起搏器置入率为 3.8%。德国学者 Lawrenz 等研究发现,PTSMA 中进行电生理检测有助于确定术后需安装心脏永久性起搏器的高危患者,从而提高手术的安全性。外科心肌切除术影响的是前室间隔基底的心内膜部分,邻近左束支组织,而间隔消融引起的是中室间隔基底部的透壁性心肌梗死,影响邻近的右束支组织,故术后右束支传导阻滞比较常见,见于50％以上的患者,可单独出现,也可伴有左侧的分支阻滞。如果患者术前已存在完全性左束支传导阻滞,在行间隔消融前应考虑先安装永久性起搏器。住院死亡率为2％～4％,各中心情况不一,死亡多发生在PTSMA开展的早期,老年人常见。Seggewiss所在中心的死亡率已降至1.2％。

超声心动检查发现,在间隔消融后,心脏的结构发生了改变。Mazur等观察到左心室质量随时间推移进行性减少,减少的部位包括前侧壁、后侧壁和室间隔。还有研究发现,左心室射血分数在术后2周由70％降为66％,但随访7个月时并无进一步恶化。还有报道显示,左心室直径和容积在消融术后有所增加,但未持续扩张。对消融术后死亡的患者进行尸检,病理学表明,心肌坏死区域界限清楚,无肉芽组织,与自然的心肌坏死瘢痕组织有明显区别。

人们一直十分关注间隔消融后坏死心肌对电传导和室性心律失常的影响。由于间隔消融后多数患者会出现右束支传导阻滞,QRS波会增宽。一些研究表明消融术后QRS波时限增加32～35毫秒,平均为130～135毫秒。QRS波时限增加的程度超过了预期新出现右束支传导阻滞的程度,这表明可能累及希氏束的更近端。远期随访中出现室性心律失常和猝死鲜有报道。Gietzen等在术前和术后对患者进行程序性电刺激检查,39例患者中有2例在术前不能诱发室性心律失常,但术后2周可诱发;但有3例患者术前可诱发出室性心律失常,术后却不能再诱发。有小样本研究表明,随访3～6个月Holter监护显示没有非持续性室性心律失常,或仅有短阵发作。Maron等最近发表了一项HCM患者置入ICD的长期随访结果,506例置入ICD的HCM患者平均随访时间3.7年,在做过PTSMA的病例中,ICD放电的概率是没做过PTSMA病例的4倍。

Faber等进行的2年随访显示远期死亡率为2％(住院死亡率也为2％)。Qin等的研究表明,间隔消融术后因症状持续存在或LVOT压力阶差降低不明显而需要心肌切除术者为25％。

(四)PTSMA适应证和禁忌证

临床情况、冠状动脉造影和超声心动图对于确定HOCM患者采取心肌部分切除术还是间隔心肌消融术十分重要。

患者若有外科手术高危因素,如年龄大(>65岁)、合并肺脏或肾脏等其他系统的严重疾病,应选择间隔消融。

经冠状动脉造影证实合并多支血管病变、左主干病变或前降支(LAD)病变的患者原则上考虑外科手术治疗。预行间隔消融的患者,在冠状动脉造影的时候应注意有无足够大小的间隔支,此间隔支有无侧支循环灌注到其他心肌部位,且应行心肌声学造影明确靶域(即目标灌注区域)。如间隔支细小、间隔支经侧支灌注到其他冠状动脉血管或心肌声学造影显示目标灌注区域不是理想的拟消融区域,则不宜选择间隔消融治疗。

术前应该进行超声心动图检查以排除主动脉瓣下梗阻的其他机制,如膜性或先天性LVOT狭窄,这些异常也会引起LVOT压力阶差和SAM征,不必行间隔消融。术前超声还应仔细检查二尖瓣以排除其本身的病变。HOCM伴SAM征引起的二尖瓣反流的反流束指向后壁或侧壁,这种反流在间隔消融或心肌切除术后可减轻或消除。如反流束指向前壁或前内侧壁,则应怀疑固有的二尖瓣疾病如连枷瓣或脱垂。如果二尖瓣反流是由于瓣叶退化或严重的瓣环钙化引起的,则应行外科手术治疗,因为间隔消融术后这些患者可能仍会有反流。

二尖瓣或瓣下结构的异常也可导致LVOT梗阻,这些患者具有异常大的二尖瓣瓣叶,病理生理上与HOCM相似。二尖瓣结构异常引起的LVOT梗阻不考虑间隔消融治疗,应行二尖瓣修补术或置换术。

目前尚无精确的标准以预测消融后室间隔厚度减少的程度,如术后室间隔减少至 18 mm 较为理想,术前室间隔过厚(25～30 mm),则消融术后降低 LVOT 压差的效果较差。

1.适应证

(1)超声心动图证实符合 HOCM 的诊断标准,梗阻位于主动脉瓣下而非心室中部或其他部位,室间隔厚度≥15 mm。

(2)经积极药物治疗后患者仍有明显临床症状(如劳累性气短、心绞痛、晕厥等)、NYHA 心功能Ⅲ级或Ⅳ级和静息时 LVOT 压力阶差≥6.7 kPa(50 mmHg)。

(3)冠状动脉解剖适于行 PTSMA。

2.禁忌证

(1)非肥厚型梗阻性心肌病。

(2)合并其他有心脏外科手术指征的疾病,如严重二尖瓣病变,需行冠状动脉旁路移植术的冠状动脉病变,如左主干病变、多支病变等。

(3)无或仅有轻微的临床症状,即使压力阶差高也不应行间隔消融术。

(4)不能确定靶血管或球囊在间隔支内固定不确切。

经皮间隔化学消融术是治疗 HOCM 的一种有效的非外科方法,具有许多优点,如住院时间短、痛苦小、恢复快和多数患者可避免外科手术等。同时,该技术也有一些局限性,如有些患者没有适合消融的间隔支、部分患者的压差降低、症状缓解延迟出现,还有一些患者的 LVOT 压力阶差降低不理想需要再次消融或转行心肌切除术。并且由于瘢痕区域约占左心室心肌 10% 左右(间隔的 20%),有致心律失常的作用,可能引起部分患者猝死,故仍需观察以判断其对长期预后的影响。目前需要前瞻性研究来比较 HOCM 的理想治疗策略(永久性起搏器、间隔消融和心肌切除术等)。

五、其他介入方法治疗 HOCM

PTSMA 能明确改善临床症状,降低左心室流出道压差。然而,有 7%～30% 的患者会引起永久性完全性心脏传导阻滞,需要安装起搏器治疗。PTSMA 后完全性传导阻滞的发生和梗死范围无关。完全性传导阻滞可能与乙醇通过毛细血管床不可预测地弥散到心肌从而导致传导组织的损害有关。女性、乙醇的注射量、消融间隔支超过一支、左束支传导阻滞、一度房室传导阻滞是间隔消融术后完全性传导阻滞的独立预测因素。

在一些小型的临床研究中,使用了其他材料(包括聚乙烯醇泡沫颗粒、黏合剂、海绵胶、微弹簧圈或覆膜支架)而不以无水乙醇来闭塞间隔支。所有这些研究均显示能显著改善患者症状,降低 LVOT,但大都缺乏长期的随访结果。使用以上方法来闭塞间隔支并不引起完全性心脏传导阻滞。

微弹簧圈被常规用于治疗顽固性的严重出血和颅内动脉瘤等。最近有一项微弹簧圈栓塞治疗 HOCM 的研究,共入选了 20 例药物治疗无效的 HOCM 患者,使用可控性微弹簧圈行栓塞术,所有患者均成功闭塞了间隔支。术后无室性心律失常和完全性心脏传导阻滞发生。一例患者术后发生了室间隔缺损,19 天后死亡。6 个月随访时,NYHA 分级和峰值氧耗量与基线时相比显著改善[(14.8±4.5) mL/(kg·min)比(18.5±4.5) mL/(kg·min),$P=0.001$]。室间隔厚度[(21±3)比(17±4),$P<0.000\ 1$]和左心室流出道压差[(80±29)比(35±29),$P<0.000\ 1$]明

显降低。

微弹簧圈栓塞治疗 HOCM 的介入手术操作过程基本与 PTSMA 相同,只是最后不通过 over-the-wire 球囊的中心腔注射无水乙醇,而是使用可控性微弹簧圈栓塞间隔支。经 CK 峰值和心脏磁共振成像证实,行微弹簧圈栓塞的 HOCM 患者心肌梗死范围要小于经乙醇消融的患者,并且梗死均为非透壁的。使用微弹簧圈或其他方法引起的缺血梗死是纯粹的,没有乙醇通过血管床的弥散作用,所以从理论上不会引起完全性传导阻滞。这为经皮室间隔消融治疗 HOCM 提供了一个新的思路。

(杨幼生)

第五章 心血管疾病的康复治疗

第一节 起搏器植入术后的康复治疗

心脏起搏器在电生理领域已得到广泛开展。国外接受心脏康复治疗的有近 25％ 为安置起搏器患者。目前,起搏器已经从简单的、固定节律的心室起搏发展为可编程的、复杂的、多腔、心率适应性起搏器,同时具有抗心动过速和除颤、改善心力衰竭的功能。工作在心脏康复领域的医务工作者需要熟悉这些设备及其在康复运动中的一些特性,以确保患者在运动训练时的安全性。

一、概述

(一)起搏器植入适应证

目前起搏器的适用范围已扩展到抗室性心律失常、心力衰竭、肥厚梗阻性心肌病等,但因有症状的心动过缓接受起搏治疗的患者仍占起搏器患者的大多数。所谓"有症状的心动过缓"是指由于心室率缓慢导致的脑供血不足,而产生头昏、眩晕、黑矇及短暂意识丧失等症状;全身供血不足可产生疲乏、体力活动耐量降低、充血性心力衰竭等表现。安置起搏器是治疗各种原因引起的不可逆的心脏起搏和传导功能障碍性疾病的主要方法。至今最常用的治疗方式为安装单腔、双腔起搏器。

(二)起搏器类型

人工心脏起搏系统主要包括脉冲发生器和电极导线。常将脉冲发生器单独称为起搏器。起搏系统除了上述起搏功能外,尚具有将心脏自身心电活动回传至脉冲发生器的感知功能。起搏器主要由电源(亦即电池,现在主要使用锂-碘电池)和电子线路组成,能产生和输出电脉冲。电极导线是外有绝缘层包裹的导电金属线,其功能是将起搏器的电脉冲传递到心脏,并将心脏的腔内心电图传输到起搏器的感知线路,如图 5-1 所示。

1.双腔起搏器

现今的起搏器绝大多数是双腔起搏器(DDD),具有频率应答功能,能保持房室顺序起搏,符合生理要求,同时可根据不同的代谢要求调节心率。心脏同步起搏可以由双起搏电极来提供,一电极在心室,另一电极在心房。除了慢性房颤外,所有缓慢性心律失常需行起搏器治疗者均可选用双腔起搏器。

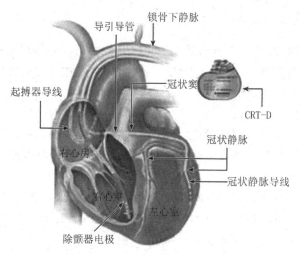

图 5-1 人工心脏起搏系统示意图

2.单腔起搏器

常见的有心室按需型(VVI)起搏器(电极导线放置在右心室)和心房按需型(AAI)起搏器(电极导线放置在右心耳)。根据室率或房率的需要进行心室或心房适时的起搏;心室起搏器(VVI)多见于心室内植入一根电极,以前植入部位在右心室心尖部,现更倾向于放置在右心室流出道间隔,以符合心电生理。主要用于患有慢性房颤,同时伴有一定程度的房室传导阻滞的患者。

3.三腔起搏器

三腔起搏器是近年来开始使用的起搏器,目前主要分为双房+右心室三腔起搏器和右心房+双室三腔起搏。前者应用于存在房间传导阻滞合并阵发房颤的患者,以预防和治疗心房颤动,后者主要适用于某些扩张型心肌病、顽固性心力衰竭协调房室和/或室间的活动改善心功能。

(三)起搏器植入术前准备

在植入心脏起搏器前要进行各种检查以确定是否需要植入起搏器,以及应植入何种类型的起搏器。需进行 24 小时甚至以上的动态心电图检查,最好同时行动态血压监测。这种连续记录的心电、血压数据能反映患者休息和活动时的心脏工作情况能否满足机体所需。另外,还需进行各种实验室检查,如凝血功能、血常规、乙肝表面抗原、梅毒抗体等;术前清洁局部皮肤,必要时刮去胸毛;当然,术前谈话是必不可少的,其目的是让患者了解手术的必要性与风险、会采取哪些预防措施等,患者在手术同意书上签字后方能手术。

(四)起搏器植入并发症

在实施康复治疗中应对起搏器的术后常见并发症有所认识,及时识别。常见并发症如下。

1.导线移位

导线移位是术后常见并发症,发生于术后 1 周内。如患者为起搏器依赖则会出现头晕、黑矇及晕厥发作。行动态心电图、X 线检查或自测脉搏均可能发现心律不规则,唯一解决办法是行手术复位。

2.囊袋出血或血肿

多发生在手术后当天,也可在术后 1 周左右。术后沙袋压迫伤口 6 小时,若血肿较大可予粗针头抽吸或清创处理。预防起搏器并发症囊袋出血,最重要的是术中采取充分措施,临床研究表明停用阿司匹林不是必需。

3.感染

感染分为囊袋及起搏器感染。予局部或全身抗生素使用,必要时待感染控制后在对侧重新植入起搏器;感染性心内膜炎一旦发生,应尽早行多次血培养并用大量抗生素,若无效,则必须暂时撤除导线,待感染控制后,重新植入。

4.皮肤压迫性坏死

皮下脂肪较少的患者覆盖在起搏器表面的皮肤易坏死破溃,可由于不明显的慢性感染和供血不足引起,若抗感染和局部热敷改善循环后不好转,则应切开将导线改道。

5.电池耗竭

应了解起搏器的工作年限,起搏器程控或行24小时动态心电图检查可发现起搏器频率异常。安静状态下,安装起搏器的患者心率不应低于起搏心率。安装频率应答起搏器的患者,因频率应答功能,运动时心率会随运动量的增加而增加,但休息时心率不应低于设定的起搏器下限频率。若安静心率低于起搏器频率10%以上,提示起搏器电池耗竭,需要更换,此时起搏器还能规律工作3个月左右,不会突然停止工作。

6.膈肌刺激或脉冲发生器埋藏处局部肌肉跳动

只需医师将起搏器输出电压调低即可,但需排除由导线破损造成局部漏电而导致的局部肌肉抽动,则应尽早更换起搏电极。

7.起搏器综合征

主要发生在心室起搏的单腔起搏器患者,占心室起搏患者的7%～21%。由于心室单腔起搏,丧失房室起搏的顺序性,心室收缩可早于心房收缩,导致血液逆流,由心室流入心房。长此以往,造成肺淤血和体循环淤血,从而出现胸闷、心悸、头胀、眩晕、面红、冷汗,甚至心力衰竭症状。目前尚无根本解决办法,如患者情况允许,可更换成双腔起搏器。

8.起搏器介导的心动过速

鉴于双腔起搏器植入患者,当心室起搏发生室房逆传时,逆传P波可被具有心房感知功能的起搏器所感知,经适当的房室延迟后触发心室起搏,而又产生一个逆传P波,如此循环往复形成环形运动型心动过速。终止此类心动过速的方法:延长心房不应期,使逆传P波落于心房不应期内;缩短起搏器的房室延迟间期,减少房室结发生逆传的可能;降低心房感知灵敏度,使心房电极不能感知到逆传P波;降低起搏器的上限频率,减慢心动过速时的心室率;通过程控将DDD起搏方式转换为心室抑制型(DVI)或VVI起搏方式。

(五)起搏器植入术后注意事项

起搏器植入术后,要避免剧烈运动,植入起搏器后的最初1～3个月更为重要。需要注意的是,上肢要避免大幅度活动,以免起搏器的脉冲发生器或电极导线发生移位。早期不能做过量的体力活动,要逐渐增加运动量,以感觉舒服,不过度疲劳为限度,在Borg量表主观用力程度分级中的12～15级。在1个月之内,可以进行下肢为主的运动形式,如步行、跳舞、骑自行车、爬楼梯等活动;经过1～3个月,大体上的运动是没有妨碍的,但避免俯卧撑、吊单杠、过度扩胸等运动。以后的生活中,避免用起搏器植入侧的手臂负重。

(六)术后康复运动依据

相对于健康人群,起搏器患者的多项心电参数指标有不同程度的下降。一项研究曾比较

11 位心脏传导阻滞患者和心脏起搏器植入患者与 11 名年龄和性别匹配的对照健康人。休息时,各组的摄氧量和心排血量水平相似。然而,运动中,相比于对照组,心脏起搏器植入组表现出了较低的峰值耗氧量和较低的峰值心排血量。

有氧运动可以改善心肺功能,增强心脏储备量和最大摄氧量,提高身体持久的活动能力,一般为大肌群、等张、有节律的持续时间长的中低强度运动,常规有氧运动包括步行、慢跑、功率自行车、游泳、爬楼等。Greco 等人对 11 位起搏器植入患者进行有氧康复训练(遵循美国运动医学学会指南),发现 7 个月后,所有患者的最大耗氧量、无氧阈时间、总运动时间都有显著提高。Superko 研究发现对起搏器植入患者每周进行 3 次,每次持续 1 小时的运动训练,可显著增加了峰值耗氧量,同时降低总胆固醇、甘油三酯和体脂含量。

二、康复评估

(一)必要性

随着起搏技术的不断进步,人们对生活质量提高的渴望,起搏器术后患者的心脏康复操作规范也逐步被提到日程上。对装有起搏器的患者,医师在进行康复运动时应对起搏器有简单的了解。固定频率的起搏器不能对此做出应答,心率不能随着运动强度的增加而作出相应的调整,每搏输出量不能满足机体对供血增加的需求,应避免剧烈活动。近年来,起搏器的设计和制造已经取得了巨大的进步。目前的起搏器能效仿正常心率和心律,能对多种生理条件、代谢要求做出反应。

当起搏器植入术后的患者开始心脏康复运动前,康复评定是必不可少的。康复评定可监测心脏起搏器能否达到正常功能及评估患者的心功能状态,为每一位患者制定适合的运动处方。如果需要的话,运动心肺功能测试在评估康复运动前后最大耗氧量的改善方面可以提供很有价值的信息。

(二)评定方法

1.运动试验

运动试验是一种心脏负荷试验,根据患者的实际情况可选择活动平板或功率自行车。通过逐渐增加运动负荷量,从而增加心肌的耗氧量,并对患者进行监护和心功能评定,有重要的临床价值。作为一种无创性检查手段,目前心电图运动试验的临床应用,已从单纯判断心肌缺血,逐渐发展到分析病情及评价疗效和预后等方面。亦可以评价植入频率应答起搏器患者各项参数,如起搏器上限、下限频率,房室间期,不应期,频率上升、下降速率等,以满足患者在休息和运动时心排血量的需求。也用于运动出现乏力、心悸、头晕等症状时的起搏器功能检测。

2.运动心肺功能测试

运动心肺功能测试指伴有代谢测定的运动试验,能综合判断心肺功能,在一定功率负荷下测出摄氧量及二氧化碳排出量等代谢指标、通气指标及心电图、血压等变化。更强调机体的心-肺-骨骼肌群三者间的功能联系,与运动心电图相比数据更全面、更科学、更精确,较单一的运动试验或单一的肺功能检查更能体现受试对象的全貌,能检测出机体在次极量或极量运动负荷下的心肺反应。

3.6 分钟步行试验

6 分钟步行试验可用于评估心脏起搏器的活动功能及设计起搏器植入后康复运动处方。6 分钟步行试验已在过去的文献中被证实为安全,有效,可靠的。Pereira de Sousa LA 等人发现在心脏起搏器术后的患者中,6分钟步行试验的步行距离与运动平板试验中产生的最大摄氧量呈正相关,这两个测试达到的最大心率和峰值收缩压也显著相关。在测试中患者亦无不良反应或恶性心律失常,对不适合进行运动试验或心肺联合运动试验的患者行该项检查是最佳选择。

(三)运动方案的选择

在选择评定测试方法时运动方案的选择是非常重要的,因为经典的评价心脏缺血的方案(如Bruce方案)被设计成快速取得最大心率,Bruce方案中运动量的增量可能导致患者过早疲劳,无法估计患者的运动能力,从而对起搏器功能产生错误的评估。而对频率应答起搏器评价方案选择一个逐渐加大运动负荷的方案,比如活动平板中使用改良的Bruce方案或Naughton方案、踏车运动试验更为合适这些患者。

(四)终止运动试验的标准

终止运动试验决定于患者的症状和体征。主观体力和呼吸困难量表评分可能是比较有用的工具,因为植入起搏器后心电图会出现继发性ST改变,因此此类ST改变往往难以用心肌缺血解释。因此,在起搏器患者中,运动试验用于诊断的作用是有限的。心电图(ECG)不能显示缺血性改变,需要用其他方法判断缺血。

三、康复治疗

(一)运动处方的执行原则

对于起搏器植入术后患者,运动处方遵循与非起搏器患者相同的原则。在卡沃宁方程(靶心率=(最大运动心率-静息状态心率)×(运动强度)(通常为40%~60%+静息状态心率),基础上,Superko用收缩压(SBP)作为运动强度的一个参数:靶SBP=(最大SBP-静息状态下SBP)×(运动强度)+静息状态下SBP,运动强度通常为40%~60%。

Superko指出心脏起搏器植入患者在运动初始需要较长的预热期,并应在最初几分钟保持处方强度的一半运动量,以避免呼吸困难或过早疲劳。整理活动有助于血管恢复到运动前的状态。在整个运动过程中应对收缩压进行监测,以确保一个安全而有效的强度。

参照以上国内外文献,可知患者每次运动时间需持续30~60分钟,其中包括10~15分钟热身运动和5~10分钟的整理活动,真正运动时间为30~45分钟,且要求运动强度达到中等运动强度。中等强度的定义为最大耗氧量的40%~60%,或最大心率的55%~70%,但对于有心律失常的患者用心率来衡量运动强度不太恰当,这时可以用Borg量表主观用力程度分级中的12~15级作为运动的靶目标。根据运动效应和积蓄作用,每周有规律地锻炼3~5次,中断运动的时间避免>72小时。其中有氧运动每周3~5次;抗阻力运动每周2~3次,每套运动重复10~15次,直至中等疲劳,时间大约为完成1~3套运动,每套运动包括8~10个不同的上下身运动。运动形式上应避免上肢大幅度、剧烈的运动。

(二)阻力运动的选择

抗阻力运动过去曾被认为是心脏病患者的禁忌,动物实验指出抗阻力运动可提高心排血量、射血分数及最大耗氧量。虽然国内外文献少有报道抗阻力运动对起搏器患者的作用,但近年来抗阻力运动开始被有选择的编入心脏病康复方案中。抗阻运动在康复中所占比例不宜过大,适用于临床稳定、要恢复较强工作和体育活动的低危患者,此类患者在医学监测下进行低水平的抗阻运动是安全的。起搏器植入患者可多选择下肢的抗阻运动,尤其是植入起搏器初期,尽量避免上肢的大幅度运动。

(三)康复运动的注意事项

1.频率应答起搏

起搏器是否具有频率应答功能在制定康复运动的处方时是一重要因素。频率应答起搏是通过某一参数或生理变化控制起搏心率而不是简单的人为控制。在运动负荷的情况下,可根据肌体的代谢情况改变起搏器频率以适应肌体代谢的需求。频率应答起搏的主要目的就是模仿缺乏变时性功能或有干扰自然窦性心律的房性心律失常患者的窦房结功能。理想的频率应答起搏器能相应地根据代谢的需要快速调节频率并尽可能地模仿窦房结的功能。

2.自动模式转换

现今的起搏器还有着另一个特点,可根据情况的变化自动转换起搏模式,即自动模式转换(AMS),它有多种工作方式可以转换。自动模式转换常见的情况是:具有程控应答功能的双腔起搏器,当发生心房快速心律失常时,机器为避免心房跟踪引起的非生理性心室起搏,从DDD(房、室顺序起搏)转换成VVI(心室抑制型起搏)方式。通常伴随起搏频率的逐渐衰减,而当心房快速心律失常消失时,AMS启动,再回到DDD模式。这一功能在进行康复运动时显得尤为重要,运动时有可能诱发休息时没有的心律失常,因此,在运动前,有必要了解患者的起搏器这一功能是否开启。

3.安全性评估

作为心脏康复中心的工作人员必须知道患者起搏器的类型(如单腔或双腔)及怎样程控,包括下限及上限频率,特别是频率应答和自动模式转换时这些数据的表现。一个潜在问题是,运动期间当达到上限频率的极限时双腔起搏器的工作方式。最初几代的DDD起搏器会产生一个突然的固定阻滞(通常2:1或3:1,也就是只感知1/3或1/2P波)。如极限运动时,如果心率从120次/分下降至60次/分或更少时,那么血流动力学的改变是很明显的,现代的DDD起搏器已经采取了更先进的设计技术,减少了达到上限频率时心率的阻滞,然而如果起搏器程控不理想,在达到上限频率时2:1阻滞较常见。另一个运动中可能遇到的问题是起搏器综合征,它是因起搏器患者不适当的心房和心室收缩所致。最常见的原因是室房传导逆传,它引起的心房收缩正好对抗关闭的二尖瓣、三尖瓣。运动可以导致在休息时没有的室房逆传,或使已经有的进一步加重。起搏器综合征也可能由运动引起的房性心律失常引起,当自动模式转换启动变成VVI起搏时,丧失了房室同步,可引起起搏器综合征。当安置双腔起搏器患者没有自动转换模式功能,运动中一旦发生房性心律失常,可以导致快速心室跟踪起搏(形成起搏器介导心动过速),此为一宽QRS心动过速,易被误认为室性心动过速,特别是双极起搏心电图上很难辨别起搏信号。无论如何,在运动之前对起搏器功能和参数有所了解将减少运动中并发症的可能,并可以找出最有效、最合适的运动。这些患者是心脏康复和运动试验最理想的候选人,如果做得好,可以提高患者的活动耐力,改善生活质量。随着对起搏器知识的增加,以及合适的运动处方的制定,安置起搏器的患者参与心脏康复运动是安全的,但要做好监控。

四、其他需要关注的问题

(一)起搏器植入后随访计划

频率应答起搏器一旦达到理想的程序设计,具有长期稳定性。安装初期可3个月、6个月各评估一次,以后每年评估一次即可;临近担保期后,应每3～6个月随访1次。测定起搏器的稳定性;了解起搏器的起搏功能、感知功能和带动功能;起搏器程序上限心率能否满足康复运动的需要;以及有无并发症发生;电池是否将要耗竭。

患者应定期拍胸片以明确起搏电极位置是否正常,及时检查起搏电源情况,以便适时更换电源。患者一旦出现头晕、胸闷、黑矇、乏力等症状应立即到医院检查,以确定有无起搏器功能障碍的发生。

(二)药物与饮食指导

起搏器安装以后,并不需要针对起搏器采用什么样的特殊治疗。不需要服用排斥药物,起搏器是用钛合金铸成的,钛合金人体的排斥性非常小。起搏器是一种治疗方式,仅仅解决的是缓慢性心律失常方面的问题。部分起搏器植入的患者同时还合并其他心脑血管疾病如糖尿病、高血压、脑血管、冠心病、其他类型的心律失常等,这些患者安装了起搏器并不意味着他就不再发生心肌缺血、脑动脉供血不足、房颤、房性或室性期前收缩等情况。因此,安装了起搏器的患者如果合并有需要继续治疗的疾病,仍然需要按照医师的医嘱,或者在医师的指导下继续服用相关的药物。起搏器本身也不受饮食的影响,通常没有什么需要忌口的。当然,很多患者同时合并有高血压、冠心病、心力衰竭、糖尿病、高血脂等,仍应按照这些疾病的要求进行合理的饮食控制。

(三)日常生活的注意事项

1.心脏起搏器最怕磁铁

这是因为起搏器内各项功能开关是由磁铁控制的,因此,植入起搏器的患者应尽量避开产生强磁场的机器和环境,禁忌接受磁共振检查。

2.电流也可干扰起搏器的正常功能

一般来说,家用电器中的电视机、影碟机、录像机、摄像机、微波炉、洗衣机、电冰箱、吸尘器、电熨斗、剃须刀等常用家电,不会影响起搏器的功能;但具有磁性的收音机、电视机、磁化杯等应尽量距心脏起搏器15 cm以上使用。其他常用的家用电动工具和非专业的射频传输装置等,如操作得当,一般也不会对起搏器的功能造成干扰。如干扰发生,只需迅速远离或关闭这些电器即可。

3.公共场所的安检防盗装置

某些设置于超市、图书馆和其他公共场所出入口的安检防盗装置,在患者距此装置很近时,可造成起搏器输出抑制或暂时转为非同步起搏模式。因此,装有起搏器的患者应以正常步态通过这种出入口的防盗装置,避免在此区域逗留。

4.某些工业用的电器

如弧光电焊、感应火炉和电阻电焊等,还有高压电线,如距离过近,都可产生足够的电磁干扰,从而影响起搏器的功能。

5.移动电话

虽然有测试资料表明移动电话与起搏器之间的互相影响是暂时的,但应保持手持移动电话与起搏器之间的距离至少15 cm,使用后将移动电话放在植入起搏器的对侧,切不可置于胸前口袋中,或别在距离起搏器15 cm之外的腰带上,因为移动电话处于开机待命状态时,也可发射信号。

(四)心理辅导

当越来越多的患者安置人工心脏起搏器,毋庸置疑,起搏器治疗对患者生命的维持以及对心功能的改善均有积极的作用,但起搏器植入治疗后患者心理卫生状态如何却少有文献报道。

有研究应用症状自测量表(SCL-90)对50例人工心脏起搏器植入患者以及50例健康对照

组进行测评。结果表明,尽管起搏器安置后比安置前其心理问题有一定改善,但与对照组相比下降比例并没有大幅度的减少,主要表现在躯体化症状、焦虑、抑郁、人际敏感等心理障碍。这些情况可能与下列因素有关:①患者过高地估计心脏起搏器的治疗效果,但术后仍有不同程度的躯体不适时,对起搏器治疗产生疑虑,导致焦虑与抑郁;②部分患者在意起搏器的使用年限,担心到期后会发生意外情况而出现焦虑不安,并存在一定的恐惧心理;③由于起搏器参数的设定未能更好地与患者自主心脏节律协调,亦是导致焦虑、躯体不适的原因之一。因此,在患者植入心脏起搏器后的随访过程中应积极向患者介绍起搏器基本工作原理以及治疗作用方面的常识、注意事项,同时应针对不同的具体情况和心理问题产生的原因给予积极的心理疏导或运动康复治疗及护理,对有明显焦虑、抑郁症状的起搏器患者,根据患者的具体情况分别应用小剂量苯二氮䓬类药物、小剂量抗抑郁剂进行治疗。

(宗爱芬)

第二节 冠状动脉旁路移植术后的康复治疗

一、概述

冠状动脉粥样硬化性心脏病(冠心病)是目前威胁人类健康、最常见的后天性心脏病;在中国,其发病率呈明显上升趋势。自 Kolessov 用乳内动脉,其后 Favaloro 等用大隐静脉,跨过严重狭窄冠状动脉病变部位,将其吻合到管腔远端冠状动脉上,冠状动脉旁路移植术(CABG,或称冠状动脉搭桥术)取得成功以来,冠状动脉外科取得了重大进展。临床实践证明,冠状动脉旁路移植术能有效地缓解患者心绞痛,改善心肌供血,避免心肌梗死发生,提高生活质量和延长寿命,并且手术并发症和死亡率都很低,是一种公认安全有效的治疗方法。

冠状动脉旁路移植术是指采用患者自身大隐静脉或胸廓内动脉连接于升主动脉和狭窄远端冠状动脉之间,使足够氧合血跨过狭窄部位直接流入狭窄远端冠状动脉,以供给缺血心肌,从而缓解症状,改善心脏功能,如图 5-2 所示。

冠状动脉术后心脏康复是指通过综合康复医疗,包括采用主动积极的身体、心理、行为和社会活动训练与再训练,改善心血管功能,在生理、心理、社会、职业和娱乐等方面达到较佳功能状态,使患者身体、精神、职业和社会活动等方面恢复正常和接近正常。同时强调积极干预心脏病危险因素,阻止或延缓疾病发展过程,减轻残疾和再次发作。

二、血管的选择

冠状动脉旁路移植术为冠心病手术治疗主要方法,在体外循环下进行 CABG。搭桥血管选择如下。

(一)乳内动脉

乳内动脉广泛应用于 CABG,远期效果明显改善。左乳内动脉吻合前降支,1 年通畅率达95.7%,10 年通畅率 90% 以上,明显优于大隐静脉,已被全世界所公认。左乳内动脉或右乳内动脉吻合在对角支或回旋支上效果均略差。如用右乳内动脉,应有足够长度才可能吻合到后降支上,如与右冠状动脉主干吻合,则此血管偏细。用右乳内动脉应注意如从心脏表面吻合到左冠状动脉上,可能引起手术损伤,因此作为游离血管桥可能更好。游离乳内动脉桥血管1年通畅率可达90%,5%~10%的血管桥晚期可能发生狭窄,但这种狭窄可能并不发展为完全堵塞。乳内动脉桥缺点为壁薄、腔细、质脆、容易痉挛、分支多、容易出血、长度有限,需要较高的吻合技术,最好在体外循环下用静脉进行CABG。乳内动脉之所以通畅率高,可能与其内皮功能及所分泌某些因子、前列腺素有关。乳内动脉搭桥能否成功除了动脉本身有无硬化、狭窄以及口径大小等情况外,更主要决定与手术技术。如果吻合不好、不通畅、扭曲、长度不够或剥离过程中造成损伤,形成夹层、腔内血栓等,均可产生致命并发症,此种情况是导致患者死亡很重要的原因。特别是做"游离血管桥",主动脉近端吻合口要格外小心,不能成角或出现狭窄,吻合应一次成功,避免吻合口出血。无论远端还是近端,出血后修补过程中均可能导致管腔不通,有时不得不再次手术。如术中发现可疑情况,术后患者发生严重低心排,心电图和心肌酶谱有无明显变化,都应积极到手术室开胸探查,必要时重新吻合。

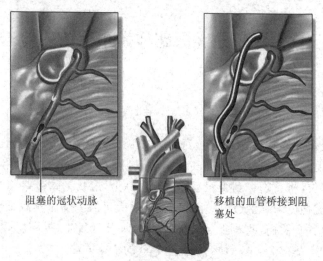

阻塞的冠状动脉　　　　　　　　　　　　移植的血管桥接到阻塞处

图 5-2　冠状动脉旁路移植术

(二)静脉

大隐静脉是最常用和易取材血管,口径较大,长度一般均够用。大隐静脉由于内膜损伤、过分牵拉及其他原因容易出现内膜增厚和血管硬化,一年内可能发生静脉吻合口近端狭窄、血栓形成,10年通畅率在50%左右,长期效果不如乳内动脉。静脉桥常用的是小腿大隐静脉,其次为大腿大隐静脉;另外,需要特别是二次手术,小隐静脉和上肢头静脉亦可使用。如将静脉桥吻合在前降支,其通畅率会高于吻合到小的冠状动脉和瘢痕区内靶血管。小隐静脉通畅率和大隐静脉相似,上肢静脉通畅率最低。

(三)桡动脉

桡动脉是 Carpentier 首先应用于临床,后来因为容易痉挛等因素而被逐渐放弃。近年来,有些医师认识到此种痉挛可用钙通道阻滞剂等控制,且远期通畅率高,1年通畅率为90%,5年通畅率为84%,因此桡动脉又引起心外科医师重视,越来越多地被用来代替大隐静脉。当患者年龄不高(<50岁),常选用桡动脉行完全动脉化CABG。一般多用左侧桡动脉,并发症少,但有极少数患者术后感到拇指小范围麻木,可能与取动脉时损伤相应神经分支有关,如图5-3所示。

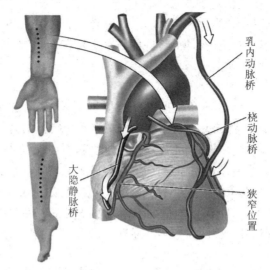

图 5-3 冠状动脉旁路移植术血管的选择

(四)胃网膜动脉及腹壁下动脉

由于其更容易痉挛等原因临床应用较少,中期和远期通畅率不明确。

三、术后严重并发症预防和处理

冠状动脉旁路移植术是一种要求高度精确手术,术中需要准确决断,如主动脉插管位置,心肌保护方法选择,冠状动脉吻合口位置、大小、血管数目,移植血管材料和长度等。手术操作要轻巧、快捷,吻合要精确、严密。同时,手术中还可能遇到各种各样困难,如处理得好,绝大多数患者可顺利康复;如缺乏认识、经验,或处理失当,将会导致严重甚至致命并发症。关键在于积极预防和处理。

(一)术后出血

术后出血并不常见,发生率<1%。乳内动脉血管床或心包、胸膜、膈肌、胸壁组织止血不彻底,乳内动脉或静脉分支出血,吻合口缝合不严密或合并感染,主动脉壁组织薄弱,缝线切割,肝素中和不够、反跳,停用阿司匹林时间过短,凝血机制紊乱等,均可造成术后出血。如系远端吻合口出血,常需在体外循环下缝合止血。特别是左边缘支吻合口出血,探测时需抬起心脏,注意血压和心率变化,以免发生室颤;另外,此处出血抬起心脏后可能看不见,放下方见心包后迅速积血,应在肝素化、体外循环下修补止血。

(二)心脏压塞

如患者术后出血,引流不畅,引流液 100 mL 以上突然减少,同时患者低心排血量征象,临床表现为心率快、烦躁、血压低、尿少、四肢湿冷、中心静脉压(CVP)高等,应高度怀疑心脏压塞可能,尽早通过超声心动图检查确诊,积极开胸探测,排除对心脏或冠状动脉移植血管压迫,彻底止血。

(三)低心排血量综合征

由于患者术前心功能差,合并肺动脉高压,术中同时需进行其他手术,如瓣膜置换等而致手术时间过长,或因手术者技术欠佳,心肌保护不好,主动脉阻断时间过长,均可导致术后心排血量下降,表现为低血压、心率快、尿少或无尿、四肢潮冷、代谢性酸中毒等;Swan-Ganz 导管可发现

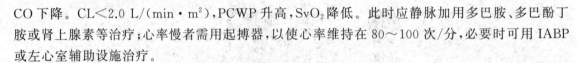

CO 下降。CL＜2.0 L/(min·m²)，PCWP 升高，SvO₂ 降低。此时应静脉加用多巴胺、多巴酚丁胺或肾上腺素等治疗；心率慢者需用起搏器，以使心率维持在 80～100 次/分，必要时可用 IABP 或左心室辅助设施治疗。

(四)心肌梗死

由于患者血管条件差、手术失误和术后循环维持不满意，可引起围术期心肌梗死，发生率 2.5%～5%。心电图：ST 段弓背上升、单向曲线，出现新的 Q 波；结合 CPK 或 CPK-MB、LDH、GOT 等血清酶谱检查，可以确诊。如梗死面积小，程度轻，对血流动力学影响不大，可继续观察和静脉输入硝酸甘油、肝素等治疗；如对心功能造成明显影响，引起血压下降，则应给予多巴胺等正性肌力药物，必要时加用 IABP，一般多可度过术后危险期；如患者术后早期血压平稳，突然出现心率快、血压下降、心律失常，伴有心电图 ST 段升高，通过积极处理如输血、应用升压药后仍无改善，应高度怀疑围术期心肌梗死，多数因心肌缺血所致，需积极手术探测，必要时重做手术。

(五)心律失常

冠状动脉旁路移植术后心律失常较常见，多为室上性心动过速或心房颤动，也可见室性期前收缩，患者术前病变范围和程度、术中心肌保护、心功能状态、术后血气及电解质改变有关，应尽早排除病因。静脉注射胺碘酮可有效地控制心律失常，如为室性期前收缩，则给予盐酸利多卡因等治疗。

(六)呼吸系统并发症

患者年龄大，术前肺功能差，既往有吸烟史、支气管扩张史，手术中有膈神经损伤，膈肌抬高，伤口疼痛，咳嗽无力，排痰困难，手术时间长，均可使患者术后呼吸功能不全、肺不张或合并感染；应加强体疗和呼吸道护理，必要时可借助支气管镜、呼吸机进行治疗。术前加强呼吸训练，术中避免损伤膈神经，多可预防呼吸系统并发症。

(七)脑血管意外

患者高龄、脑动脉硬化或狭窄，或高血压、脑梗死病史，手术肝素化和体外循环对动脉压力和血流量的影响，都可加重脑组织损害；术中循环系统气栓及各种原因脑血栓、栓塞或脑出血，均可引起术后患者昏迷，应对症处理。个别患者存在精神症状，如烦躁、谵妄等，口服奋乃静治疗，一般 3 天内均可恢复。良好麻醉和体外循环技术避免脑并发症关键。

四、术后康复评估

(一)身体成分评估

内容包括体重、身高、体质指数(BMI)、腰围、臀围、腰臀比。

评估患者营养状况主要指标：体重和身高，BMI 能准确反映身体所含脂肪含量。体质标准因人而异。计算公式：BMI＝体重(kg)/身高²(m²)。

腹部脂肪堆积过多是心血管疾病发病危险因素之一。腰围能反映腹部内脏脂肪含量，而臀围可以反映身体皮下脂肪含量，腰臀比能更好地反映中心性肥胖状况，中国人腰围参照亚洲标准，男性腰围不超过 90 cm，女性不超过 85 cm，男性腰围超过 94 cm，患糖尿病和心脏病风险会增高，腰围超过 102 cm 被视为高风险。女性腰围 81 cm 为危险临界点，89 cm 为高风险临界值。腰臀比正常值男性＜1.0，女性＜0.8。计算公式：腰臀比＝腰围/臀围。

(二)心肺功能评估

运动心肺功能测试(CPET)是结合标准的运动试验和气体代谢技术用于精确判定心肺储备

功能、通过运动生理反应判断运动受限的病理生理机制并有助于区分病因、提供预后预测价值，更重要的是在心肺康复评估和治疗中的逐渐广泛应用，成为临床心肺康复的重要评估手段。

CPET测定不同于一般的只是单纯观察心电图和血压变化的运动试验；也不同于静态肺功能。CPET是在一定功率负荷下测定如摄氧量（VO$_2$）、二氧化碳排出量（VCO$_2$）等代谢指标、通气指标及心电图变化，综合反映机体心肺运动功能。CPET是对静态心脏功能、静态肺功能等传统检查的完善。

（三）肌肉体适能评估

肌肉体适能是指评价以肌肉和肌肉耐力为主。肌肉强弱是影响日常生活活动能力关键因素，且于全因死亡率呈负相关。肌肉体适能可以通过后期科学的抗阻训练提高，前提是通过评估后采取适宜训练强度，避免心血管及运动系统不良事件发生，同时也为治疗效果评估提供主要指标。

（四）柔韧性评估

柔韧性是指身体关节处于不同方向上运动能力，以及肌肉、韧带伸展能力，可分为绝对柔韧性和相对柔韧性两类，绝对柔韧性是指反映受试者本身或某部位所具有柔韧性；相对柔韧性是指受试者某一部位柔韧性和另一部位（肢体）之比的一个相对值。

肌肉功能正常的前提与关节活动的弧度保持范围有很大关系。老年人或神经损伤患者，因年龄及疾病的原因缺乏运动存在柔韧性降低的问题，影响日常生活活动能力，同时会增加相关部位慢性疼痛发生风险。

（五）平衡性评估

平衡是指身体处在一种姿势或稳定状态下以及无论处于何种位置，当运动或外力作用，能自动地调整并维持姿势能力。

1.与身体平衡维持相关的因素

（1）正常的肌张力：能支撑自己并能抗重力运动，但却不会阻碍运动。

（2）正常的感觉输入：特别是躯体、前庭和视觉信息对平衡维持和调节具有前馈及反馈的作用。

（3）交互支配或交互抑制：使身体能保持身体某些部位稳定，同时选择性运动身体其他部位。

（4）大脑整合作用对所收到的信息进行加工，并形成产生运动方案。

（5）骨骼肌系统：能产生适宜运动，完成大脑所制订的运动方案。

以上各方面综合作用，使身体重心落在支撑面内，身体就保持平衡，否则，身体就失去平衡，产生平衡功能障碍。缺乏运动者或者老年人运动系统功能退化，平衡能力也相应减退，约1/3的65岁以上老年人每年发生至少一次跌倒。平衡能力评定是对身体平衡能力进行定量或定性描述和分析过程，分为仪器评估法和徒手评估法，无论采用哪一种方法，都要遵循由易到难原则：睁眼→闭眼，大支撑面→小支撑面，坚韧接触面→柔软接触面，静态→动态。

2.具体评估方法

（1）仪器评估法：采用平衡测试仪。仪器通过检测身体处在静态或动态、坐位或站位等情况下向各个方向摇摆，所得数据经计算机分析可得到量化测试结果。平衡测试仪测试结果能较好地反映受损平衡强弱。

（2）观察法：通过观察患者静态睁眼、闭眼下坐、站、双脚并立、脚跟接触脚尖一字站立、单脚站立和患者动态坐位和站立移动、走直线、脚尖步行、绕过障碍物行走等观察，评估患者平衡状态,因此种方法比较主观,缺乏量化,只可用于平衡功能障碍患者初筛。

(3)量表评定法:属于主观评定法,包括 Berg 平衡量表、Tinetti 平衡和步态量表。徒手评定法可量化评估,也可以做治疗前后结果对比。

(六)日常生活活动能力评估

日常生活活动(ADL)是指人们每天生活中,为了照料自己的衣、食、住、行,保持个人卫生、整洁和进行独立的社区活动一系列基本活动。人们为了维持生存及环境而每天反复进行的、最基本的、最具有共性一项活动。日常生活活动包括运动、自理、交流及家务活动。①运动方面:床上运动、轮椅上运动和转移、室内或室外行走、公共或私人交通工具使用。②自理方面:更衣、进食、如厕、洗漱、修饰(梳头、刮脸、化妆)。交流方面打电话、阅读、书写、使用电脑、识别环境标志。③家务劳动方面:购物、做饭、洗衣、使用家具及环境控制器(电源开关、水龙头、钥匙等)。日常生活活动能力评定目的对确定患者能否独立及独立的程度、判定预后、制订和修订治疗计划、评定治疗效果、回归家庭或回归岗位都十分重要。

1.日常生活活动分类

(1)基础性日常生活活动能力:基础性日常生活活动(BADL)是指每天生活中和穿衣、进食、保持个人卫生等自理活动和坐、站、行走等身体活动有关基本活动。

(2)工具性日常生活活动能力:工具性日常生活活动(IADL)是指人们社区中独立生活所需关键性较高级技能,如家务杂事、炊事、采购、骑车或驾车、处理个人事务等,大多需借助工具进行。

2.日常生活活动方法

常用标准化 BADL 评定方法有 Barthel 指数、Katz 指数、PULSES、修订 Kenny 自理评定等。常用 LADL 评定包括功能活动问卷(FAQ)、快速残疾评定量表(RDRS)。Barthel 指数评定是美国 Florence Mahoney 和 Dorothy Barthel 设计并应用于临床,是国际康复医学界的常用方法。Barthel 指数评定简单,可信度高,灵敏度也高,使用广泛,而且可用于预测治疗效果、住院时间和预后。

(七)评估的注意事项

和患者充分沟通,取得患者同意、理解,并让患者明确评定目的及评定方法的注意事项,以便取得很好的配合及尽可能减免评估误差。评估前要了解患者基本情况,考虑患者生活社会环境、反应性、依赖性等,重复进行评定尽量选择同一环境下进行。

五、术后分期康复治疗

(一)围术期康复(康复周期 1~3 天)

1.围术期康复适应证

冠状动脉旁路移植术后无心肌缺血、患者主动配合。

2.围术期康复禁忌证

冠状动脉旁路移植术后严重的肺部感染、体温>38 ℃、心肌缺血表现、重度乏力,小量运动就引起面色苍白,大汗淋漓,胸痛,憋闷,甚至出现晕厥等现象、患者拒绝康复。

3.围术期康复监测内容

以心电图监测为主:它反映心脏兴奋产生、传导和恢复过程中电位变化,当心脏发生异位节律、传导阻滞、心房或心室肥大、心肌缺血、心肌梗死,心电图就会发生变化。康复需密切监测心电图变化。

4.运动处方

以小强度有氧运动为主,结合呼吸训练。如床上卧位踏车,被动模式,每天1~2次,10分钟/次,1~2次/天。呼吸训练以腹式呼吸为主,每天1次,5~10分钟/次。结合踝泵运动和关节活动度活动。康复目标:通过被动及主动运动达到提高患者肢体运动功能,训练咳嗽排痰,降低肺部感染概率,也为Ⅰ期康复做好准备。

5.操作要点

注意呼吸训练中患者的状态,患者在放松体位下进行,以便达到较好的效果。

6.注意事项

手法轻柔,避免扩展胸部运动,有心脏起搏器的患者禁用物理因子治疗,密切观察患者状态及心电监护仪变化。

(二)Ⅰ期康复(康复周期4~14天)

1.Ⅰ期康复禁忌证

危重抢救患者;不稳定型或进行性心绞痛;休息时舒张压>16.0 kPa(120 mmHg)或收缩压>26.7 kPa(200 mmHg);直立或运动引起血压明显变化并伴有症状;严重的房性或室性心律失常(未控制的房颤,阵发性室上性心动过速,多源、频发性室性期前收缩);二度或三度房室传导阻滞;近期发生体循环或肺循环栓塞;血栓性静脉炎;动脉瘤(夹层);发热>38 ℃以上;心力衰竭未控制;活动性心包炎或心肌炎;严重肺动脉高压;肝、肾功能不全;急性全身性疾病。

2.Ⅰ期康复评估

Ⅰ期康复评估包括伤口评估、日常生活活动能力评估、关节及肌力评估、平衡评估、心理评估等。

3.Ⅰ期康复运动处方

(1)运动方式:床上徒手运动、小负荷的哑铃;弹力带;花生球(瑜伽球);踏车;握力圈、慢走、爬楼等。

(2)运动强度:心率=(220-年龄)×(40%~60%);运动时间:15~20分钟/次,酌情1~2次/天;运动频率:3~5天/周。

4.康复运动具体方法

(1)第1~2天:肢体功能训练。①第一步:床上肢体徒手运动,以下肢大肌群训练为主,8~10个/组,2组/次,2次/天。②第二步:握力圈训练,15~20个/组,2组/次,2次/天。③第三步:小哑铃训练,以上肢大肌群训练为主,8~10个/组,2组/次,2次/天。④第四步:弹力带训练,以下肢大肌群训练为主,10~15个/组,2组/次,2次/天。⑤第五步:巴氏球或花生球训练,以下肢大肌群训练为主,15~30个/组,2组/次,2次/天。⑥第六步:踏车训练:根据患者情况选择主动或被动模式,以下肢大肌群训练为主,15~20分钟/次,2次/天。⑦第七步:呼吸、咳嗽排痰训练。

(2)第3天:室内康复训练,患者室内步行15~20米/次,酌情1~2次/天。

(3)第4天:走廊康复训练,患者走廊步行20~30米/次,酌情1~2次/天。

(4)第5天:患者走廊步行60~90 m/次,酌情1~2次/天。

(5)第6天:患者走廊步行90~120 m/次,2次/天。

(6)第7天:患者走廊步行>120 m/次,2次/天。

(7)第8天:楼梯康复训练,患者楼梯训练,蹬6个台阶/次,1次/天。

(8)第 14 天:患者楼梯训练,蹬 12 台阶/次,1～2 次/天。

5.康复治疗注意事项

(1)胸骨伤口的愈合情况。

(2)心率异常。

(3)肥胖,术后最初几周不适合限制饮食摄入去控制体重。

(4)踝关节水肿,建议患者白天穿弹力袜。

(5)低血压。

(6)术后周围神经病变,如术后有无出现臂丛神经根(尺神经)或者腓神经损伤表现,若有臂丛神经损伤则需要理疗,恢复时间需要 3 周到 1 年,腓神经损伤的预后相对比较良好。

(7)贫血(中度)。

(8)中度到重度的肺部疾病。

(9)重度吸烟;发作性头晕,特别与用力有关。

(10)长期激素治疗。

(11)目前使用下列药物:洋地黄、奎尼丁、β 受体阻滞剂和一些抗心律失常药物、神经节阻滞剂、血管扩张药物、治疗精神病药物、胰岛素、利尿剂等。

(12)避免做任何扩胸动作,防止胸骨劈开。

(13)避免运动强度过大及训练时间过长。

(三)Ⅱ期康复(康复周期 14～90 天)

1.Ⅱ期康复评估

FIM 步行能力评估、6 分钟步行试验、最大肌力评估、平衡评估、柔韧性评估、心理评估等。

2.Ⅱ期康复运动处方

运动方式:徒手医疗体操、监测下功率自行车、卧式功率自行车、跑步机、下肢抗阻运动、呼吸训练等。运动强度为心率=(220－年龄)×(50%～70%);运动时间为 30～60 分钟/次,酌情 1～2 次/天;运动频率为有氧运动 5 天/周;抗阻训练 2～3 次/周。注意事项是康复治疗的过程中密切监测患者的心率、心电图变化、患者主观感受及运动时的状态,如有异常停止康复运动及时做好相关处理;冠状动脉旁路移植术患者 3 个月以内不做上肢中高强度的抗阻力量训练,以免影响胸骨的稳定性和胸骨伤口的愈合;平衡训练和柔韧性训练需医务人员在旁指导与保护,预防跌倒事件发生。

3.康复运动具体方法

(1)监测下功率自行车肢体徒手运动,起始功率 15 W,转速 50～60 转时间 15～20 分钟/次,1 次/天。

(2)卧式功率自行车,起始时功率 15 W,转速 50～60 转,时间 15～20 分钟/次,1 次/天。

(3)跑步机,起始步速 1.7 km/h,坡度 0°,时间 15～2 分钟/次,1 次/天。

(4)下肢康复训练,以下肢大肌群训练为主,最大肌力的 50%训练,10～15 个/组,2 组/次,1～2 次/天。

(5)呼吸器训练包括呼气和吸气练习,将呼吸训练器顶部的吹起训练阀门调制适宜患者的气体阻力,通过观察三个球的上升来判断是否达到适宜患者的气体阻力,然后进行训练,5～10 分钟/次,12 次/天。

（四）Ⅲ期康复（康复周期 90 天以上）

1.康复评估

以运动心肺功能测试为主进行心肺运动功能评估。

2.康复运动处方

根据运动处方执行。具体运动方式有步行、打太极拳、练八段锦、游泳等；运动强度：心率储备 70%～80%；运动时间为 45～60 分钟/次；运动频率为有氧运动 3～5 天/周；抗阻训练 2～3 次/周；注意事项：运动强度不可过大，会刺激机体的应激反应，导致交感神经兴奋程度过高，儿茶酚胺等激素分泌增多，心率加快、血压升高。甚至诱发心绞痛或其他急性心血管事件，如果运动中出现心率和血压下降，疲劳感明显，应停止活动，选择就近医院诊疗。

3.康复内容

肢体功能训练以有氧运动为主结合抗阻训练，如打太极拳、练八段锦、步行、慢跑、游泳、跳交谊舞及上肢阻抗练习、下肢抗阻练习均可。

（宗爱芬）

第三节　　心脏瓣膜置换术后的康复治疗

一、概述

心脏瓣膜的功能是维持心内血液的正确方向，由心房流入心室及由心室流进大动脉。一旦瓣膜发生病变（纤维化增生、钙化及粘连等），并发狭窄或闭锁不全，不但心肌逐渐代偿增生肥厚，而且可以引发血流动力学方面的变化。

心脏是人体最重要的器官之一，也是血液循环动力环节。有人把心脏比喻为"水泵"，这个泵内有四扇"门"，随着心跳不停开启闭合。但是，这四扇"门"，受到感染、风湿、先天因素、黏液病变等，导致瓣膜形态和功能异常，达到一定程度，就会出现狭窄、钙化、撕裂、脱垂等病变。根据最新的数据统计，我国目前约有 400 万心脏瓣膜病患者。如果心脏四扇"门"任意一扇坏了，都将使心脏无法正常工作，甚至危及生命。目前对于中重度瓣膜病变唯一有效的方法是通过外科手术修复或是置换这扇"门"，这种手术，就是心脏瓣膜置换术，也可以通俗说成是心脏外科医师"换瓣术"。

心脏瓣膜置换术是采用由合成材料制成的人工机械瓣膜或用生物组织制成的人工生物瓣膜替换的手术，简称换瓣。生物瓣中心血流，具有良好的血流动力学特性，血栓发生率低，不必终身抗凝，但其寿命问题至今未获得满意解决，多数患者面临二次手术；机械瓣具有较高的耐力和持久性等特性，临床应用广泛，但机械瓣最大的难题是患者必须终身抗凝且潜在易发血栓栓塞和出血的可能，给患者的工作、生活带来诸多不便。故出院后患者是否能做好自我管理，对提升生活质量以及预防术后并发症有着重要的意义。

二、心脏瓣膜病变的临床表现及手术方法

瓣膜性心脏病是二尖瓣、三尖瓣、主动脉瓣和肺动脉瓣的瓣膜因风湿热、黏液变形、退行

性变、先天性畸形、缺血性坏死、感染或创伤等出现了病变，影响血液的正常流动，从而造成心脏功能的异常，最终导致心力衰竭的单瓣膜或多瓣膜病变。此病呈现慢性发展的过程，在瓣膜病变早期可无临床症状，当出现心律失常、心力衰竭，或发生血栓栓塞事件才会出现相应的临床症状。患者常表现为活动后心慌、气短、疲乏和倦怠，活动耐力明显减低稍做运动便会出现呼吸困难(即劳力性呼吸困难)，重者出现夜间阵发性呼吸困难甚至无法平卧休息。也有部分可因急性缺血坏死、急性感染性心内膜炎等发生，表现出急性心力衰竭的症状如急性肺水肿。部分二尖瓣狭窄的患者可出现痰中带有血丝及咯出大量新鲜血液。在急性左心衰竭时出现大量粉红色泡沫痰。

三、心脏瓣膜病变分型

(一)二尖瓣狭窄

二尖瓣狭窄(MS)是由各种原因使心脏二尖瓣瓣叶、瓣环等结构出现异常，造成功能障碍，造成二尖瓣开放受限，引起血流动力学发生改变(如左心室回心血量减少，左心房压力增高等)，从而影响正常心脏功能而出现一系列症状。其中，由于风湿热导致的二尖瓣狭窄最为常见。风湿性瓣膜病中大约有 40% 为不合并其他类型单纯性二尖瓣狭窄。

正常二尖瓣口面积为 $4\sim6$ cm^2 当瓣口狭窄至 2 cm^2，左心房压增高，左心房增大，肌束肥厚，患者出现疲劳后呼吸困难、心悸、休息症状不明显，当瓣膜病变进一步加重狭窄至 1 cm^2 左右，左心房扩大超过代偿极限，肺循环淤血。患者低于正常活动感到明显呼吸困难、心悸、咳嗽。可出现咯血、表现为痰中带血或大量咯血。当瓣膜狭窄至 0.8 cm^2 左右，长期肺循环压力增高。超过右心室可代偿能力，继发右心衰竭，表现为肝大、腹水、颈静脉曲张、下肢水肿等。此时，患者除典型二尖瓣面容(口唇发绀，面颊潮红)外，面部、乳晕等部位也可以出现色素沉着。瓣膜病症状明显，造成血流动力学改变尽早手术。单纯狭窄，瓣膜成分好者可行闭式二尖瓣交界分离术或球囊扩张术。伴左心房血栓、瓣膜钙化等，需要直视下行血栓清除及人工心脏瓣膜置换术。

(二)二尖瓣关闭不全

任何二尖瓣装置自身各组织结构异常或功能障碍使瓣膜在心室射血期闭合不完全，主要病因中，风湿性病变、退行性变和缺血性病变等较多见。50% 以上病例合并二尖瓣狭窄。左心室收缩，由于二尖瓣两个瓣叶闭合不全，一部分血液由心室通过二尖瓣逆向流入左心房，使排入体循环血流量减少，左心房血流量增多，压力升高，左心房前负荷增加，左心房扩大，左心室也逐渐扩大和肥厚，同时二尖瓣环也扩大，使二尖瓣关闭不全加重，左心室长期负荷加重，最终产生左心衰竭，表现为咳嗽频繁，端坐呼吸，咳白色或粉红色泡沫样痰。同时导致肺循环压力增高，最后可引起右心衰竭。表现为颈静脉曲张，肝大，腹水，下肢水肿。二尖瓣关闭不全症状明显，心功能受影响，心脏扩大应及时行手术治疗。

手术方法有二尖瓣成形术，包括瓣环重建或缩小，腱索和乳头修复及人工腱索和人工瓣环植入。此技术可以保存自身瓣膜功能，对患者术后恢复及远期预后有重大意义。腱索、乳头肌等结构和功能病变较轻。随着手术发展，经皮介入二尖瓣成形术也逐渐成为治疗瓣膜严重增厚、钙化、腱索、乳头肌严重粘连伴或不伴二尖瓣狭窄，不适于实施瓣膜成形的患者需行二尖瓣置换术。二尖瓣置换术后效果较好，但需要严格抗凝及保护心脏功能治疗。临床常使用的人工瓣膜包含机械瓣膜、生物瓣膜两类，各有优缺点，需根据实际情况选用。

(三)主动脉瓣狭窄

主动脉瓣狭窄(AS)是指由于各种因素所使主动脉瓣膜和附属结构病变,致使主动脉瓣开放受限,主动脉瓣狭窄。单纯的主动脉瓣狭窄病例较少,常伴有主动脉瓣关闭不全及二尖瓣病变。正常成人主动脉瓣口面积约为 $3.0~cm^2$,按照狭窄的程度可将主动脉瓣狭窄分为轻度狭窄、中度狭窄和重度狭窄。由于左心室收缩力强,代偿功能好,轻度狭窄并不产生明显血流动力学改变。但瓣膜口面积<$1.0~cm^2$,左心室射血受阻,左心室后负荷增加,长期病变结果是左心室代偿性肥厚,单纯的狭窄左心室腔常呈向心性肥厚。早期临床表现常不明显,病情加重后常出现心悸、气短、头晕、心绞痛。心肌肥厚劳损后心肌供血不足更加明显,常呈劳力性心绞痛。心力衰竭后左心室扩大,舒张末压增高,使左心房和肺毛细血管压力也明显升高,患者出现咳嗽,呼吸困难等症状。主动脉区可闻及 3~4 级粗糙收缩期杂音,向颈部传导,伴或不伴有震颤。严重狭窄,出现肝大、腹水、全身水肿表现。重症者可因心肌供血不足发生猝死。主动脉瓣狭窄早期没有临床症状,部分重度主动脉瓣狭窄患者也没有明显症状,但是有猝死和晕厥潜在的风险。临床上出现心绞痛、晕厥和心力衰竭患者,病情往往迅速发展恶化,所以应该尽早实施手术治疗,切除病变瓣膜,进行瓣膜置换术,也有少部分报道用球囊扩张术,但效果差,容易造成瓣膜关闭不全和钙化赘生物脱落,导致栓塞并发症。

(四)主动脉瓣关闭不全

主动脉瓣关闭不全是指瓣叶变形、增厚、钙化、活动受限不能严密闭合,主动脉瓣关闭不全不常单独存在,常合并主动脉瓣狭窄。一般可由风湿热、细菌性心内膜炎、马方综合征、先天性动脉畸形、主动脉夹层动脉瘤等引起,如图 5-4 所示。

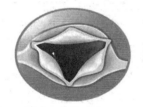 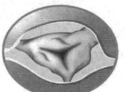 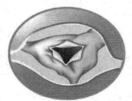 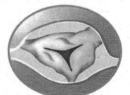

正常瓣膜开放　　　　　正常瓣膜关闭　　　　　瓣膜狭窄　　　　　瓣膜关闭不全

图 5-4　主动脉瓣关闭不全

主动脉瓣关闭不全左心室舒张期同时接受来自左心房和经主动脉瓣逆向回流血液,收缩力增强,并逐渐扩大、肥厚。当病变过重,超过了左心室代偿能力,则出现呼吸困难、心脏跳动剧烈、颈动脉波动加强等症状。由于舒张压降低,冠脉供血减少,加上左心室高度肥厚,耗氧量加大,心肌缺血明显,心前区疼痛也逐渐加重,最后出现心力衰竭。听诊可在胸骨左缘第三肋间闻及舒张期泼水样杂音,脉压增大。

人工瓣膜置换术是治疗主动脉瓣关闭不全主要手段,应在心力衰竭症状出现前实施。风湿热和绝大多数其他病因引起主动脉瓣关闭不全都应该实施瓣膜置换术。常用瓣膜为机械瓣膜和生物瓣膜。瓣膜修复术较少使用,不能完全消除主动脉瓣的反流。由于升主动脉动脉瘤使瓣环扩张所致主动脉瓣关闭不全,可行瓣环紧缩成形术。

四、心脏瓣膜疾病治疗

(一)外科手术

外科手术包括各瓣膜置换和成形术等。

(二)药物治疗

需长期抗凝药物治疗和基础疾病药物治疗。

五、术后并发症

(一)出血

主要出现在术后 36 小时内,主要原因有 2 点:一是凝血机制紊乱,二是止血不彻底。

(二)心律失常

心房颤动最常见。早期室上性心动过速,房性或室性期前收缩,可因创伤、应激、水电解质紊乱所致。因此一旦出现心律失常,应该明确病因及时进行处理。可进行临时起搏器或电复律等,包括给抗心律失常药物如盐酸利多卡因、维拉帕米、毛花苷 C 等,根据检验结果及时补钾。

(三)低心排血综合征

低心排血综合征是心脏瓣膜置换术后常见严重的并发症之一,术后造成死亡最常见因素。心排血量下降,低至心指数 2.5 L/(min·m²)才出现一些临床症状,如心率增快、脉压变小、血压下降(收缩压<12 kPa),足动脉脉搏细弱,中心静脉压上升,四肢末梢发冷苍白或者发绀。尿量每小时较少至 0.5~1 mL 以下,发生原因一般有心脏压塞、有效血容量不足、心功能不全所致。补充血容量是维持患者因术中失血、体外循环稀释血液、术后尿量增多、血管扩张药物的应用等造成术后血容量不足,应及时给和有效循环血量。中心静脉压和血压结合的临床意义,见表 5-1。

表 5-1　心静脉压和血压结合临床意义

中心静脉压	血压	意义	处理原则
低	低	血容量严重不足	扩容
低	正常	血容量不足	扩容
高	低	心功能不全	强心,缓慢输液
高	正常	容量血管收缩强烈	适当选择血管扩张剂
正常	低	心功能不全或容量不足	补液试验

(四)感染

心脏瓣膜置换术后较少见并发症。术前潜在性感染来源或菌血症,如皮肤或鼻咽部金黄色葡萄球菌感染、牙龈炎、尿路感染等,查明并做相应处理。

六、术后康复治疗

心脏康复运动可有效提高患者的心功能,术后循序渐进运动不仅能提高心功能某些指标,如左心室射血分数提高,还可以改善脑血流量、冠状动脉血管流量,增加心率和心排血量,提高心脏储备能力、心血管工作效率,恢复心功能,促进机体康复。

(一)强调早期运动

由于术后患者身体上留置多条管道及体力不足,切口疼痛,使其不敢翻身、不愿活动。术后 1~2 天实施"一对一"运动为核心的心脏康复指导,可有效消除患者紧张、恐惧心理,提高其情绪,比简单的健康教育更有利于患者接受和配合,对于改善患者心功能很大帮助。术后活动量根据患者心功能评定来制定。

1.住院期康复(3～7天)

(1)康复目标:减少或消除绝对卧床的不利影响;运动能力为1～2 METs;步行50～150 m;使患者了解换瓣术后的危险因素及注意事项。

(2)康复训练项目:床上活动;呼吸训练;排痰训练;坐位训练;步行训练;大便指导;健康宣教等。

2.恢复期康复(出院回家或去专门的康复机构)

(1)康复目标:逐步恢复一般日常生活活动能力,包括轻度家务劳动及娱乐等;稳定情绪,减少术后焦虑抑郁情绪;恢复伤口及心脏功能,使运动能力为3～4 METs。

(2)康复内容逐渐增加体力活动,心脏手术后体力恢复需4～6周,6周内不宜提重物,胸骨愈合大约3个月拔除气管插管后协助床上肢体被动运动,比如放松肌肉的运动,慢慢抬胳臂高于头部,耸双肩再放松。或者指导床旁站立、床旁活动、离床活动,每次5～10分钟,每天活动4～6次。根据患者活动后的感觉,无不气短、心悸等心脏不适可适当增加活动量,活动时心率是静息时心率的1.2～1.5倍。

3.监护阶段康复

(1)康复目标:心脏功能≥5 METs。

(2)康复内容:步行锻炼＞150 m;间歇踏车训练;循环训练如踏车、二阶梯、跑台等。

4.非监护阶段康复

(1)康复目标:巩固康复成果;控制危险因素;改善、提高体力活动能力、恢复病前的生活及工作。

(2)康复内容:有氧运动,步行、慢跑;下肢抗阻训练如踏步器、股四头肌训练椅、功率车等;上肢尽量避免做扩胸等不利于伤口恢复的动作。

(二)术后康复注意事项

预防肺部并发症和严重的心律失常,预防呼吸道和泌尿系统的感染等,一旦发现要及时就医控制病情。人工瓣膜置换术后患者胃肠道水肿,食欲减退,可吃一些喜欢的可口、有营养的食物,以蛋白质为主,少食多餐,多吃香蕉、橙子等含钾高的水果。根据患者的情况给予静脉高营养配制,或者流质饮食,逐渐过渡到软食和硬食。注意增加营养摄入,补充维生素和粗纤维,防止便秘。不可过多或长期食用含维生素K丰富的食物:菠菜、胡萝卜、猪肝、番茄、菜花、鲜豌豆等,限制饮酒,不酗酒。术后患者非常想喝水,过量饮水又会增加心脏负担,尤其是心功能较差的患者,应控制饮水量,限制液体总量1.5～2.0 mL/(kg·h),每天均匀分次少量饮入,注意稀饭和汤类的摄入比例。术后3～6个月容易发生栓塞,应规范治疗和复查。术后6个月逐步改善到基本正常的体力和活动,恢复工作和日常生活。

(三)有以下情况应及时到医院复查

(1)胸痛而不是切口痛。

(2)心率＜60次/分或＞120次/分。

(3)出现心律失常,如频发室性期前收缩(早搏),阵发性室上性心动过速,心跳或脉搏不规则。

(4)持续高热38 ℃以上,或感染。

(5)下肢出现水肿,体重突然增加,呼吸短促,心慌,气短,咳泡沫痰。

(6)无明显诱因恶心、呕吐,巩膜及皮肤黄染。

(7)突然晕厥,昏迷,偏瘫,失语或下肢疼痛,发凉,苍白。

(8)皮下出血、血尿和黑便等出血现象。

(9)其他明显病症。

(四)预后及预防

有效的康复治疗可使死亡率降低,积极参加康复锻炼者比不运动者的死亡率可以降低29%,一般而言,只要患者在术后护理得当,坚持抗凝治疗,患者的寿命基本可以和常人无异。更换瓣膜的患者,其预后情况主要取决于下列这些方面。

1.心功能等级

心功能等级是评测患者心脏功能的一个重要指标,分为4级。级别越高,心功能情况越差。在瓣膜置换术后,患者应定期前往医院检查心功能,并根据检查结果,调整护理方案和服药策略。

2.是否出现并发症

一些更换了心脏瓣膜的患者,可能会出现心脏扩大、心力衰竭等的并发症,这会严重影响患者的寿命。患者术后应避免劳累,注意营养的补充,预防呼吸道感染,记得要定期回医院复查。

3.手术的复杂程度

虽然瓣膜替换术在治疗心脏瓣膜病的领域里,是一个非常有效的方法,也是医学史上的一大成就。但是,更换瓣膜毫无疑问会带给患者创伤,尤其是在进行一些非常复杂的瓣膜手术时,需要在心脏停跳环境下才能进行,而心脏长时间停止跳动,会给全身的脏器组织带来影响。

4.更换瓣膜次数

提醒反复多次的更换瓣膜,会给患者的身体功能带来严重的影响,也增大了出现并发症的可能。所以患者在选择瓣膜的问题上一定要谨慎。

(宗爱芬)

第六章　心力衰竭

第一节　舒张性心力衰竭

　　舒张性心力衰竭(DHF)主要特点是有典型的心力衰竭的临床症状、体征和实验室检查证据(如胸部 X 线检查肺淤血表现),而超声心动图等影像检查显示左心室射血分数(LVEF)正常,并排除瓣膜病和单纯右心衰竭。研究发现,DHF 患者约占所有心力衰竭(简称心衰)患者的 50％。与收缩性心力衰竭(SHF)比较,DHF 有更长的生存期,而且两者的治疗措施不尽相同。

一、病因特点

　　DHF 通常发生于年龄较大的患者,女性比男性发病率和患病率更高。最常发生于高血压患者,特别是有严重心肌肥厚的患者。冠心病也是常见病因,特别是由一过性缺血发作造成的可逆性损伤及急性心肌梗死早期,心肌顺应性急剧下降,左心室舒张功能损害。DHF 还见于肥厚型心肌病、糖尿病性心肌病、心内膜弹力纤维增生症、浸润型心肌病(如心肌淀粉样变性)等。DHF 急性发生常由血压短期内急性升高和快速心率的心房颤动发作引起。DHF 与 SHF 可以合并存在,这种情况见于冠心病心衰,既可以因心肌梗死造成的心肌丧失或急性缺血发作导致心肌收缩力急剧下降而致 SHF,也可以由非扩张性的纤维瘢痕替代了正常的可舒张心肌组织,心室的顺应性下降而引起 DHF。长期慢性 DHF 的患者,如同 SHF 患者一样,逐渐出现劳动耐力、生活质量下降。瓣膜性心脏病同样会引起左心室舒张功能异常,特别是在瓣膜病的早期,表现为舒张时间延长,心肌僵硬度增加,甚至换瓣术后的部分患者,舒张功能不全也会持续数年之久,即使此刻患者的收缩功能正常。通常所说的 DHF 是不包括瓣膜性心脏病等的单纯 DHF。

二、病理生理特点

　　心脏的舒张功能取决于心室肌的主动松弛和被动舒张的特性。被动舒张特性的异常通常是由心脏的质量增加和心肌内的胶原网络变化共同导致的,心肌主动松弛性的异常与各种原因造成的细胞内钙离子调节异常有关。其结果是心肌的顺应性下降,左心室充盈时间变化,左心室舒张末压增加,表现为左心室舒张末压力与容量的关系曲线变得更加陡直。在这种情况下,中心血容量、静脉张力或心房僵硬度的轻度增加,或它们共同增加即可导致左心房或肺静脉压力骤然增加,甚至引起急性肺水肿。

心率对舒张功能有明显影响,心率增快时心肌耗氧量增加,同时使冠状动脉灌注时间缩短,即使在没有冠心病的情况下,也可引起缺血性舒张功能不全。心率过快时舒张期缩短,使心肌松弛不完全,心室充盈压升高,产生舒张功能不全。

舒张功能不全时的血流动力学改变和代偿机制:舒张功能不全时舒张中晚期左心室内压力升高,左心室充盈受限,虽然射血分数正常,但每搏输出量降低,心排血量减少。左心房代偿性收缩增强,以增加左心室充盈。长期代偿结果是左心房内压力增加,左心房逐渐扩大,到一定程度时发生心房颤动。在前、后负荷突然增加,急性应激,快速房颤等使左心室充盈压突然升高时,发生急性失代偿心力衰竭,出现急性肺淤血、水肿,表现出急性心力衰竭的症状和体征。

舒张功能不全的患者,不论有无严重的心力衰竭临床表现,其劳动耐力均是下降的,主要有两个原因:一是左心室舒张压和肺静脉压升高,导致肺的顺应性下降,这可引起呼吸做功增加或呼吸困难的症状;二是运动时心排血量不能充分代偿性增加,结果导致下肢和辅助呼吸肌的显著乏力。这一机制解释了较低的运动耐力和肺毛细血管楔压(PCWP)变化之间的关系。

三、临床表现

舒张性心力衰竭的临床表现与收缩性心力衰竭近似,主要为肺循环淤血和体循环淤血的症状和体征,如劳动耐力下降,劳力性呼吸困难,夜间阵发性呼吸困难,颈静脉曲张,淤血性肝大和下肢水肿等。X线胸片可显示肺淤血,甚至肺水肿的改变。超声心动图显示 LVEF>50% 和左心室舒张功能减低的证据。

四、诊断

对于有典型的心力衰竭的临床表现,而超声心动图显示左心室射血分数正常(LVEF>50%)或近乎正常(LVEF 40%~50%)的患者,在排除了瓣膜性心脏病、各种先天性心脏病、各种原因的肺心病、高动力状态的心力衰竭(严重贫血、甲状腺功能亢进、动静脉瘘等)、心脏肿瘤、心包缩窄或压塞等疾病后,可初步诊断为舒张性心力衰竭,并在进一步检查获得左心室舒张功能不全的证据后,确定舒张性心力衰竭的诊断。

超声心动图在心力衰竭的诊断中起着重要的作用,因为物理检查、心电图、X线胸片等都不能够提供用于鉴别收缩或舒张功能不全的证据。超声心动图所测的左心室射血分数正常(LVEF>50%)或近乎正常(LVEF 40%~50%)是诊断 DHF 的必需条件。超声心动图能够简便、快速地用于鉴别诊断,如明确是否有急性二尖瓣、主动脉瓣反流或缩窄性心包炎等。

多普勒超声能够测量心内的血流速度,这有助于评价心脏的舒张功能。在正常窦性心律条件下,穿过二尖瓣的血流频谱从左心房到左心室有两个波形,E 波:反映左心室舒张早期充盈;A 波:反映舒张晚期心房的收缩。因为跨二尖瓣的血流速度有赖于二尖瓣的跨瓣压差,E 波的速率受到左心室性期前收缩期舒张和左心房压力的影响。而且,研究发现,仅在轻度舒张功能不全时可以看出 E/A<1,一旦患者的舒张功能达到中度或严重损害,则由于左心房压的显著升高,其超声的表现仍为 E/A>1,近似于正常的图像。由此也可以看出,二尖瓣标准的血流模式对容量状态(特别是左心房压)极度敏感,但是这一速率的变化图像还是能够部分反映左心室的舒张功能(特别是在轻度左心室舒张功能减低时)。其他评价舒张功能的无创检测方法有多普勒超声评价由肺静脉到左心房的血流状态,组织多普勒显像能够直接测定心肌长度的变化速率。而对于缺血性心脏病患者,心导管技术则可以反映左心室充盈压的增高,在实际应用中,更适合于由心绞痛发作诱发的心力衰竭患者的评价。

DHF 的诊断标准目前还不完全统一。美国心脏病学会和美国心脏病协会(ACC/AHA)建议的诊断标准是:有典型的心力衰竭症状和体征,同时超声心动图显示患者没有心脏瓣膜异常,左心室射血分数正常。欧洲心脏病学会建议 DHF 的诊断应当符合下面 3 个条件:①有心力衰竭的证据;②左心室收缩功能正常或轻度异常;③左心室松弛、充盈、舒张性或舒张僵硬度异常的证据。欧洲心力衰竭工作组和ACC/AHA使用的术语"舒张性心力衰竭"有别于广义的"有正常射血分数的心力衰竭",后者包括了急性二尖瓣反流和其他原因的循环充血状态。

在实际工作中,临床医师诊断 DHF 时常常面临挑战。主要是要取得心力衰竭的临床证据,其中,胸片在肺水肿的诊断中有很高的价值。血浆 BNP 和 NT-proBNP 的检测也有重要诊断价值,心源性呼吸困难患者的血浆 BNP 水平升高,尽管有资料显示,DHF 患者的BNP 水平增加不如 SHF 患者的增加显著。

五、治疗

DHF 的治疗目的同其他各种心力衰竭,即缓解心力衰竭的症状,减少住院次数,增加运动耐量,改善生活质量和预后。治疗措施也同其他心力衰竭,包括三方面的内容:①对症治疗,缓解肺循环和体循环淤血的症状和体征。②针对病因和诱因的治疗,即积极治疗导致 DHF 的危险因素或原发病,如高血压、左心室肥厚、冠心病、心肌缺血、糖尿病及心动过速等,对阻止或延缓DHF 的进展至关重要。③针对病理生理机制的治疗。在具体的治疗方法上 DHF 有其自己的特点。

(一)急性期治疗

在急性肺水肿时,可以给予氧疗(鼻导管或面罩吸氧)、吗啡、静脉用利尿剂和硝酸甘油。需要注意的是,对于 DHF 患者过度利尿可能会导致严重的低血压,因为 DHF 时左心室舒张压与容量的关系呈一个陡直的曲线。如果有严重的高血压,则有必要使用硝普钠等血管活性药物。如果有缺血发作,则使用硝酸甘油和相关的药物治疗。心动过速能够导致心肌耗氧量增加和降低冠状动脉的灌注时间,容易导致心肌缺血,即使在非冠心病患者;还可因缩短了舒张时间而使左心室的充盈受损,所以,在舒张功能不全的患者,快心室率的心房颤动常常会导致肺水肿和低血压,在一些病例中需要进行紧急心脏电复律。预防心动过速的发生或降低患者的心率,可以积极应用 β 受体阻滞剂(如比索洛尔、美托洛尔和卡维地洛)或非二氢吡啶类钙通道阻滞剂(如地尔硫䓬),剂量依据患者的心率和血压调整,这点与 SHF 时不同,因为 SHF 时 β 受体阻滞剂要谨慎应用、逐渐加量,并禁用非二氢吡啶类钙通道阻滞剂。对大多数 DHF 患者,无论在急性期与慢性期都不能从正性肌力药物治疗中获益。重组人脑钠尿肽(rh-BNP)是近年来用于治疗急性心力衰竭疗效显著的药物,它具有排钠利尿和扩展血管的作用,对那些急性发作或加重的 SHF 的临床应用收到了肯定的疗效。但对 DHF 的临床研究尚不多。从药理作用上看,它有促进心肌早期舒张的作用,加上排钠利尿、减轻肺淤血的作用,对 DHF 的急性发作可收到显著效果。

(二)长期药物治疗

1.血管紧张素转化酶抑制剂(ACEI)和血管紧张素Ⅱ受体阻断药(ARB)

ACEI 和 ARB 不但可降低血压,而且对心肌局部的 RAAS 也有直接的作用,可减轻左心室肥厚,改善心肌松弛性。非常适合用于治疗高血压合并的DHF,在血压降低程度相同时,ACEI和ARB减轻心肌肥厚的程度优于其他抗高血压药物。

2.β受体阻滞剂

β受体阻滞剂具有降低心率和负性肌力作用。对左心室舒张功能障碍有益的机制可能是:①降低心率可使舒张期延长,改善左心室充盈,增加舒张期末容积。②负性肌力作用可降低耗氧量,改善心肌缺血及心肌活动的异常非均一性。③抑制交感神经的血管收缩作用,降低心脏后负荷,也可改善冠状动脉的灌注。④能阻止通过儿茶酚胺引起的心肌损害和灶性坏死。已有研究证明,此类药物可使左心室容积-压力曲线下移,具有改善左心室舒张功能的作用。

目前认为,β受体阻滞剂对改善舒张功能最主要的作用来自减慢心率和延长舒张期。在具体应用时可以根据患者的具体情况选择较大的初始剂量和较快地增加剂量。这与SHF有明显的不同。在SHF患者,β受体阻滞剂的机制是长期应用后上调β受体,改善心肌重塑,应从小剂量开始,剂量调整常需要2~4周。应用β受体阻滞剂时一般将基础心率维持在60~70次/分。

3.钙通道阻滞药

可减低细胞质内钙浓度,改善心肌的舒张和舒张期充盈,并能减轻后负荷和心肌肥厚,在扩张血管降低血压的同时可改善心肌缺血,维拉帕米和地尔硫䓬等还可通过减慢心率而改善心肌的舒张功能。因此在DHF的治疗中,钙通道阻滞药发挥着重要的作用。这与SHF不同,由于钙通道阻滞药有一定程度的负性肌力作用而不宜应用于SHF的治疗。

4.利尿剂

通过利尿能减轻水钠潴留,减少循环血量,降低肺及体循环静脉压力,改善心力衰竭症状。当舒张性心力衰竭为代偿期时,左心房及肺静脉压增高虽为舒张功能障碍的结果,但同时也是其重要的代偿机制,可以缓解因心室舒张期充盈不足所致的舒张期末容积不足和心排血量的减少,从而保证全身各组织的基本血液供应。如此时过量使用利尿剂,可能加重已存在的舒张功能不全,使其由代偿转为失代偿。当DHF患者出现明显充血性心力衰竭的临床表现并发生肺水肿时,利尿剂则可通过减少部分血容量使症状得以缓解。

5.血管扩张药

由于静脉血管扩张药能扩张静脉,使回心血量及左心室舒张期末容积减小,故对代偿期DHF可能进一步降低心排血量;而对容量负荷显著增加的失代偿期患者,可减轻肺循环、体循环压力,缓解充血症状。动脉血管扩张药能有效地降低心脏后负荷,对周围血管阻力增加的患者(如高血压心脏病)可能有效改善心室舒张功能,但对左心室流出道梗阻的肥厚型心肌病患者可能加重梗阻,使心排血量进一步减少。因此,扩张剂的应用应结合实际病情并慎重应用。

6.正性肌力药物

由于单纯DHF患者的左心室射血分数通常正常,因而正性肌力药物没有应用的指征,而且有使舒张性心功能不全恶化的危险,尤其是在老年急性失代偿DHF患者中。例如,洋地黄类药物通过抑制Na^+-K^+-ATP酶,并通过 Na^+-Ca^{2+} 交换的机制增加细胞内钙离子浓度,在心脏收缩期增加能量需求,而在心脏舒张期增加钙负荷,可能会促进舒张功能不全的恶化。DIG研究的数据也显示,在使用地高辛过程中,与心肌缺血及室性心律失常相关的终点事件增加。对于那些伴有快室率房颤的DHF患者,应用洋地黄是有指征也有益处的。因为可以通过控制心室率改善肺充血及心排血量。

7.抗心律失常药物

心律失常,特别是快速性心律失常对 DHF 患者的血流动力学常产生很大影响,故预防心律失常的发生对 DHF 患者有重要意义:①快速心律失常增加心肌氧耗,减少冠状动脉供血时间,从而可诱发心肌缺血,加重 DHF,在左心室肥厚者尤为重要;②舒张期缩短使心肌舒张不完全,导致舒张期心室内容量相对增加;③DHF 患者,左心室舒张速度和心率呈相对平坦甚至负性关系,当心率增加时,舒张速度不增加甚至减慢,从而引起舒张末期压力增加。因此当 DHF 患者伴有心律失常时,应根据其不同的病因和病情特点来选用抗心律失常药物。

8.其他药物

抑制心肌收缩的药物如丙吡胺,具有较强的负性肌力作用,可用于左心室流出道梗阻的肥厚型心肌病。此药缩短射血时间,增加心排血量,降低左心室舒张期末压。多数患者长期服用此药有效。丙吡胺的另一个作用是抗心律失常,而严重肥厚型心肌病患者,尤其是静息时有流出道梗阻者,常有心律失常,此时用丙吡胺可达到一举两得的效果。

目前,我们尚无充分的随机临床试验来评价不同药物对 CHF 或其他心血管事件的疗效,也没有充分的证据说明某一单药或某一组药物比其他的优越。已经建议,将那些有生物学效应的药物用于 DHF 的治疗,治疗心动过速和心肌缺血,如 β 受体阻滞剂或非二氢吡啶类钙通道阻滞剂;逆转左心室重塑,如利尿剂和血管紧张素转化酶抑制剂;减轻心肌纤维化,如螺内酯;阻断肾素-血管紧张素-醛固酮系统的药物能够产生这样一些生物学效应,还需要更多的资料来说明这些生物学效应能够降低心力衰竭的危险。

总之,在现阶段,对于 DHF 的发病机制、病理生理、直到诊断和治疗还需要有更多的临床试验和实验证据来不断完善。

（杨秀秀）

第二节　慢性收缩性心力衰竭

慢性收缩性心力衰竭传统称为充血性心力衰竭,是指心脏由于收缩和舒张功能严重低下或负荷过重,使泵血明显减少,不能满足全身代谢需要而产生的临床综合征,出现动脉系统供血不足和静脉系统淤血甚至水肿,伴有神经内分泌系统激活的表现。心力衰竭根据其产生机制可分为收缩功能(心室泵血功能)衰竭和舒张功能(心室充盈功能)衰竭两大类;根据病变的解剖部位可分为左心衰竭、右心衰竭和全心衰竭;根据心排血量(CO)高低可分为低心排血量心力衰竭和高心排血量心力衰竭;根据发病情况可分为急性心力衰竭和慢性心力衰竭。临床上为了评价心力衰竭的程度和疗效,将心功能分为 4 级,即纽约心脏病协会(NYHA)心功能分级如下。①Ⅰ级:体力活动不受限制。日常活动不引起过度乏力、呼吸困难和心悸。②Ⅱ级:体力活动轻度受限。休息时无症状,日常活动即引起乏力、心悸、呼吸困难。③Ⅲ级:体力活动明显受限。休息时无症状,轻于日常活动即可引起上述症状。④Ⅳ级:体力活动完全受限。不能从事任何体力活动,休息时亦有症状,稍有体力活动即加重。

其中,心功能Ⅱ、Ⅲ、Ⅳ级临床上分别代表轻、中、重度心力衰竭,而心功能Ⅰ级可见于心脏疾病所致左心室收缩功能低下(LVEF≤40%)而临床无症状者,也可以是心功能完全正常的健康人。

一、左心衰竭

左心衰竭是指由于左心室心肌病变或负荷增加引起的心力衰竭。通常是由于大面积心肌急慢性损伤、缺血和/或梗死产生心室重塑致左心室进行性扩张伴收缩功能进行性(或急性)降低所致,临床以动脉系统供血不足和肺淤血甚至肺水肿为主要表现。心功能代偿时,症状较轻,可慢性起病,急性失代偿时症状明显加重,通常起病急骤,在有(或无)慢性心力衰竭基础上突发急性左心衰竭肺水肿。病理生理和血流动力学特点为每搏输出量(SV)和心排血量(CO)明显降低,肺毛细血管楔压(PCWP)或左心室舒张末压(LVEDP)异常升高[≥ 3.3 kPa(25 mmHg)],伴交感神经系统和肾素-血管紧张素-醛固酮系统(RAAS)为代表的神经内分泌系统的激活。高心排血量心力衰竭时 SV、CO 不降低。

(一)病因

(1)冠状动脉粥样硬化性心脏病(简称冠心病),大面积心肌缺血、梗死或顿抑,或反复多次小面积缺血、梗死或顿抑,或慢性心肌缺血冬眠时。

(2)高血压心脏病。

(3)中、晚期心肌病。

(4)重症心肌炎。

(5)中、重度心脏瓣膜病,如主动脉瓣和/或二尖瓣的狭窄和/或关闭不全。

(6)中、大量心室或大动脉水平分流的先天性或后天性心脏病如室间隔缺损、破裂、穿孔、主肺动脉间隔缺损、动脉导管未闭(PDA)和主动脉窦瘤破裂。

(7)高动力性心脏病,如甲亢、贫血、脚气病和动静脉瘘。

(8)急性肾小球肾炎和输液过量等。

(9)大量心包积液心脏压塞时(属"极度"的舒张性心衰范畴)。

(10)严重肺动脉高压或合并急性肺栓塞,右心室压迫左心室致左心室充盈受阻时(也属"极度"舒张性心衰范畴)。

(二)临床表现

1.症状

呼吸困难是左心衰竭的主要症状,是由于肺淤血或肺水肿所致。程度由轻至重表现为:轻度时活动中气短乏力、不能平卧或平卧后咳嗽,咳白色泡沫痰,坐起可减轻或缓解;重度时夜间阵发性呼吸困难、端坐呼吸、心源性哮喘和急性肺水肿。急性肺水肿时多伴咳粉红色泡沫痰或咯血(二尖瓣狭窄时),易致低氧血症和 CO_2 潴留而并发呼吸衰竭,同时伴随心悸、头晕、嗜睡(CO_2 潴留时)或烦躁等体循环动脉供血不足的症状,严重时可发生休克、晕厥甚至猝死。

2.体征

轻中度时,高枕卧位。出汗多、面色苍白、呼吸增快、血压升高、心率增快(≥ 100 次/分)、心脏扩大、第一心音减弱、心尖部可闻及 S_3 奔马律,肺动脉瓣区第二心音亢进,若有瓣膜病变可闻及二尖瓣、主动脉瓣和三尖瓣区的收缩期或舒张期杂音。两肺底或满肺野可闻及细湿啰音或水泡音;吸气时明显,呼气时可伴哮鸣音(心源性哮喘时)。慢性左心衰竭患者可伴有单侧或双侧胸腔积液和双下肢水肿。脉细速,可有交替脉,严重缺氧时肢端可有发绀。严重急性失代偿左心衰竭时端坐呼吸、大汗淋漓、焦虑不安、呼吸急促(> 30 次/分);两肺满布粗湿啰音或水泡音(肺水肿时)伴口吐鼻喷粉红色泡沫痰,初起时常伴有哮鸣音,甚至有哮喘(心源性哮喘时)存在。血压升高或降低甚至休克,此时病情非常危重,只有紧急抢救才有望成功。稍有耽搁,患者就可能随时死亡。

(三)实验室检查

1.心电图(ECG)检查

窦性心动过速,可见二尖瓣 P 波、V_1 导联 P 波终末电势增大和左心室肥大劳损等反映左心房、左心室肥厚,扩大及与所患心脏病相应的变化;可有左、右束支传导阻滞和室内传导阻滞;急性、陈旧性梗死或心肌大面积严重缺血,以及多种室性或室上性心律失常等表现。少数情况下,上述 ECG 表现可不特异。

2.X 线胸片检查

心影增大,心胸比例增加,左心房、左心室或全心扩大,尤其是肺淤血、间质性肺水肿(Kerley B 线、叶间裂积液)和肺泡性肺水肿,是诊断左心衰竭的重要依据。慢性心衰时可有上、下腔静脉影增宽,以及胸腔积液等表现。

3.超声多普勒心动图检查

可见左心房、室扩大或全心扩大,或有左心室室壁瘤存在;左心室整体或节段性收缩运动严重低下,左心室射血分数(LVEF)严重降低(≤40%);左心室壁厚度可变薄或增厚。有病因诊断价值;重度心衰时,反映 SV 的主动脉瓣区的血流频谱也降低;也可发现二尖瓣或主动脉瓣严重狭窄或反流,或在心室或大动脉水平的心内分流,或大量心包积液,或严重肺动脉高压巨大右心室压迫左心室等左心衰竭时的解剖和病理生理基础,对左心衰竭有重要的诊断和鉴别诊断价值。

4.血气分析

早期可有低氧血症伴呼吸性碱中毒(过度通气),后期可伴呼吸性酸中毒(CO_2 潴留)。血常规、生化全套和心肌酶学可有明显异常,或正常范围。

(四)诊断和鉴别诊断

依据临床症状、体征、结合 X 线胸片有典型肺淤血和肺水肿的征象伴心影增大及超声心动图左心室扩大(内径≥55 mm)和 LVEF 降低(<40%)典型改变,诊断慢性左心衰竭和急性左心衰肺水肿并不难;难的是对慢性左心衰竭的病因诊断,特别是对"扩张型"心肌病的病因诊断,需确定原发性、缺血性、高血压性、酒精性、围生期、心动过速性、药物性、应激性、心肌致密化不全和右心室致心律失常性心肌病等病因。通过结合病史、ECG、超声心动图、核素心肌显像、心脏 CT 和磁共振成像(MRI)等影像检查综合分析和判断,多能够鉴别。心内膜心肌活检对此帮助不大。同时,也可确定或除外"肥厚型"和"限制型"心肌病的诊断。

心源性哮喘与肺源性哮喘的鉴别十分重要,不可回避。根据肺内"水"与"气"的差别,可在肺部叩诊、X 线胸片和湿啰音"有或无"上充分显现,加上病史不同,可得以鉴别。

(五)治疗

急性左心衰竭通常起病急骤,病情危重而变化迅速,需给予紧急处理。治疗目标是迅速纠正低氧和异常血流动力学状态;消除肺淤血、肺水肿;增加 SV、CO,从而增加动脉系统供血。治疗原则为加压给纯氧、静脉给予吗啡、利尿、扩血管(包括连续舌下含服硝酸甘油 2~3 次)和强心。

经过急救处理,多数患者病情能迅速有效控制,并在半小时左右渐渐平稳,呼吸困难减轻,增快心率渐减慢,升高的血压缓缓降至正常范围,两肺湿啰音渐减少或消失,血气分析恢复正常范围,直到 30 分钟左右可排尿 500~1 000 mL。病情平稳后,治疗诱因,防止反弹,继续维持上述治疗并调整口服药(参照慢性左心衰竭的治疗方案),继续心电、血压和血氧饱和度监测,必要时选用抗生素预防肺部感染。最终应治疗基础心脏病。

慢性左心衰竭的治疗参见全心衰竭治疗。

二、右心衰竭

右心衰竭是由于右心室病变或负荷增加引起的心力衰竭。以肺动脉血流减少和体循环淤血或水肿为表现。大多数右心衰竭是由左心衰竭发展而来,两者共同形成全心衰竭。其病理生理和血流动力学特点为右心室心排血量降低,右心室舒张末压或右心房压异常升高。

(一)病因

(1)各种原因的左心衰竭。

(2)急、慢性肺动脉栓塞。

(3)慢性支气管炎、肺气肿并发慢性肺源性心脏病。

(4)原发性肺动脉高压。

(5)先天性心脏病包括肺动脉瓣狭窄(PS)、法洛四联症、三尖瓣下移畸形、房室间隔缺损和艾森曼格综合征。

(6)右心室扩张型、肥厚型和限制型或闭塞型心肌病。

(7)右心室心肌梗死。

(8)三尖瓣狭窄或关闭不全。

(9)大量心包积液。

(10)缩窄性心包炎。

(二)临床表现

1.症状

主要是由于体循环和腹部脏器淤血引起的症状,如食欲缺乏、恶心、呕吐、腹胀、腹泻、右上腹痛等,伴有心悸、气短、乏力等心脏病和原发病的症状。

2.体检

颈静脉充盈、曲张,肝大伴压痛、肝颈静脉反流征(+),双下肢或腰骶部水肿、腹水或胸腔积液,可有周围性发绀和黄疸。心率快、可闻及与原发病有关的心脏杂音,P_2可亢进或降低(如肺动脉瓣狭窄或法洛四联症),若不伴左心衰竭和慢性阻塞性肺疾病合并肺部感染时,通常两肺呼吸音清晰或无干、湿啰音。

(三)实验室检查

1.ECG 检查

显示 P 波高尖、电轴右偏、aVR 导联 R 波为主,V_1 导联 R/S>1,右束支传导阻滞等右心房、室肥厚扩大及与所患心脏病相应的变化,可有多种形式的房、室性心律失常与传导阻滞以及室内传导阻滞,可有 QRS 波群低电压。有肺气肿时可出现顺钟向转位。

2.胸部 X 线检查

显示右心房、室扩大和肺动脉段凸(有肺动脉高压时)或凹(如肺动脉瓣狭窄或法洛四联症)等与所患心脏病相关的形态变化;可见上、下腔静脉增宽和胸腔积液征;若无左心衰竭存在,则无肺淤血或肺水肿征象。

3.超声多普勒心动图检查

可见右心房、室扩大或增厚,肺动脉增宽和高压,心内解剖异常,三尖瓣和肺动脉瓣狭窄或关闭不全及心包积液等与所患心脏病有关的解剖和病理生理的变化。

4.心导管检查

必要时做心导管检查,显示中心静脉压增高[>1.47 kPa(15 cmH$_2$O)]。

(四)诊断与鉴别诊断

依据体循环淤血的临床表现,结合胸片肺血正常或减少伴右心房室影增大和超声心动图右心房室扩张或右心室肥厚伴或不伴肺动脉压升高的典型征象,诊断不难。病因诊断的鉴别需要结合临床和多种影像学检查综合判断而定。

(五)治疗

(1)右心衰竭的治疗关键是原发病和基础心脏病的治疗。

(2)抗心衰的治疗参见全心衰竭部分。

三、全心衰竭

全心衰竭是指左、右心衰竭同时存在的心力衰竭,传统被称之为充血性心力衰竭。全心衰竭几乎都是由左心衰竭缓慢发展而来,即先有左心衰竭,然后出现右心衰竭;也不排除极少数情况下是由于左、右心室病变同时或先后导致左、右心衰竭并存之可能。一般来说,全心衰竭的病程多属慢性。其病理生理和血流动力学特点为左心室、右心室心排血量均降低、体、肺循环均淤血或水肿伴神经内分泌系统激活。

(一)病因

(1)同左心衰竭(参见左心衰竭)。

(2)不除外极少数情况下有右心衰竭的病因并存。

(二)临床表现

1.症状

先有左心衰竭的症状(见左心衰竭),随后逐渐出现右心衰竭的症状(见右心衰竭);由于右心衰竭时,右心排血量下降能减轻肺淤血或肺水肿,故左心衰竭症状可随右心衰竭症状的出现而减轻。

2.体检

既有左心衰竭的体征(见左心衰竭),又有右心衰竭的体征(见右心衰竭)。全心衰竭时,由于右心衰竭存在,左心衰竭的体征可因肺淤血或水肿的减轻而减轻。

(三)检查

1.ECG 检查

显示反映左心房、左心室肥厚扩大为主或左右心房室均肥厚扩大(见左、右心衰竭)和所患心脏病的相应变化,以及多种形式的房、室性心律失常,房室传导阻滞、束支传导阻滞和室内传导阻滞图形。可有 QRS 波群低电压。

2.胸部 X 线检查

心影普大或以左心房、左心室增大为主及与所患心脏病相关的形态变化;可见肺淤血、肺水肿(左心衰竭),上、下腔静脉增宽和胸腔积液(右心衰竭)。

3.超声多普勒心动图检查

可见左、右心房和心室均增大或以左心房、左心室扩大为主,左心室整体和节段收缩功能低下,LVEF 降低(<40%),并可显示与所患心肌、瓣膜和心包疾病相关的解剖和病理生理的特征性改变。

4.心导管检查(必要时)

肺毛细血管楔压(左心衰竭时)和中心静脉压(右心衰竭)均增高,分别>2.4 kPa(18 mmHg)和>0.1 kPa(15 cmH$_2$O)。

(四)诊断和鉴别诊断

同左、右心衰竭。

(五)治疗

和左心衰竭一样,全心衰竭治疗的基本目标是减轻或消除体、肺循环淤血或水肿,增加 SV 和 CO,改善心功能;最终目标不仅要改善症状,提高生活质量,而且要阻止心室重塑和心衰进展,提高生存率。这不仅需要改善心衰的血流动力学,而且也要阻断神经内分泌异常激活不良效应。治疗原则为利尿、扩血管、强心并使用神经内分泌阻滞药。治疗措施如下。

(1)去除心衰诱因。

(2)体力和精神休息。

(3)严格控制静脉和口服液体入量,适当(无须严格)限制钠盐摄入(应用利尿剂者可放宽限制),低钠患者还应给予适量咸菜或直接补充氯化钠治疗纠正。

(4)急性失代偿时,给予呼吸机加压吸纯氧和静脉缓慢推注吗啡 3 mg(必要时可重复 1~2 次)。

(5)利尿剂:能减轻或消除体、肺循环淤血或水肿,同时可降低心脏前负荷,改善心功能。可选用噻嗪类如氢氯噻嗪 25~50 mg,每天 1 次;袢利尿剂,如呋塞米 20~40 mg,每天 1 次;利尿效果不好者可选用布美他尼(丁尿胺)1~2 mg,每天 1 次;或托拉塞米(伊迈格)20~40 mg,每天 1 次;也可选择以上两种利尿剂,每两天交替使用,待心力衰竭完全纠正后,可酌情减量并维持。利尿必须补钾,可给缓释钾 1.0 g,每天 2~3 次,与传统保钾利尿剂合用,如螺内酯 20~40 mg,每天 1 次;或氨苯蝶啶 25~50 mg,每天 1 次;也应注意低钠低氯血症的预防(不必过分严格限盐),利尿期间仍应严格控制入量直至心衰得到纠正时。螺内酯 20~40 mg,每天 1 次,作为醛固酮拮抗剂,除有上述保钾作用外,更有拮抗肾素-血管紧张素-醛固酮系统(RAS)的心脏毒性和间质增生作用,能作为神经内分泌拮抗剂阻滞心室重塑,延缓心衰进展。RALES 研究显示,螺内酯能使中重度心衰患者的病死率在血管紧张素转化酶抑制剂(ACEI)和 β 受体阻滞剂基础上再降低 27%,因此,已成为心衰治疗的必用药。需特别注意的是,螺内酯若与 ACEI 合用时,潴钾作用较强,为预防高钾血症发生,口服补钾量应酌减或减半,并监测血钾水平和肾功能。螺内酯特有的不良反应是男性乳房发育症,伴有疼痛感,停药后可消失。

(6)血管扩张药:首选血管紧张素转化酶抑制剂(ACEI),除扩血管作用外,还能拮抗心衰时肾素-血管紧张素-醛固酮系统(RAS)激活的心脏毒性作用,从而延缓心室重塑和心衰的进展,降低了心衰患者的病死率 27%,是慢性心力衰竭患者的首选用药,可选用卡托普利、依那普利、贝那普利、赖那普利和雷米普利等,从小剂量开始渐加至目标剂量,如卡托普利 6.25~50 mg,每天 3 次;依那普利 2.5~10 mg,每天 2 次。不良反应除降低血压外,还有剧烈咳嗽。若因咳嗽不能耐受时,可换用血管紧张素 II 受体(AT$_1$)拮抗剂,如氯沙坦 12.5~50 mg,每天 2 次,或缬沙坦 40~160 mg,每天 1 次。若缺血性心衰有心肌缺血发作时,可加用硝酸酯类如亚硝酸异山梨酯

10～20 mg,6 小时 1 次,或单硝酸异山梨醇 10～20 mg,每天2～3 次;若合并高血压和脑卒中史可加用钙通道阻滞药如氨氯地平 2.5～10 mg,每天 1 次。历史上使用的小动脉扩张剂,如肼屈嗪,α_1 受体阻滞剂,如哌唑嗪不再用于治疗心衰。服药期间,应密切观察血压变化,并根据血压水平来调整用药剂量。

中、重度心力衰竭时可同时应用硝普钠或酚妥拉明或乌拉地尔静脉滴注(见左心衰竭),心衰好转后停用并酌情增加口服血管扩张药的用量。

(7)正性肌力药:轻度心力衰竭患者,可给予地高辛 0.125～0.25 mg,每天 1 次,口服维持,对中、重度心力衰竭患者,可短期加用正性肌力药物,如静脉内给去乙酰毛花苷注射液、多巴酚丁胺、多巴胺和磷酸二酯酶抑制剂,如氨力农或米力农(见左心衰竭)等。

(8)β受体阻滞剂:能拮抗和阻断心衰时的交感神经系统异常激活的心脏毒性作用,从而延缓心室重塑和心衰的进展。大规模临床试验显示,β受体阻滞剂能使心衰患者的病死率降低 35%～65%,故也是治疗心衰之必选,只是应在心力衰竭血流动力学异常得到纠正并稳定后使用,应从小剂量开始,渐渐(每周或每 2 周加量 1 次)加量至所能耐受的最大剂量,即目标剂量。可选用卡维地洛 3.125～25 mg,每天 2 次,或美托洛尔 6.25～50 mg,每天 2 次,或比索洛尔 1.25～10 mg,每天 1 次。不良反应有低血压、窦性心动过缓、房室传导阻滞和心功能恶化,故用药期间应密切观察血压、心率、节律和病情变化。

(9)支气管解痉:对伴有支气管痉挛或喘鸣的患者,应用间羟异丙肾上腺素或氨茶碱 0.1 g,每天 3 次。

(10)经过上述治疗一段时间(1～2 周)后,临床效果不明显甚至出现恶化者,应按难治性心力衰竭处理。

四、难治性心力衰竭

严重的慢性心力衰竭患者,经上述常规利尿剂、血管扩张药、血管紧张素转化酶抑制剂和正性肌力药物积极治疗后,心力衰竭症状和体征无明显改善甚至恶化,称为难治性心力衰竭。其血流动力学特征是严重的肺和体循环的淤血、水肿和 SV、CO 的降低。难治性心力衰竭的处理重点如下。

(一)纠治引起难治性心力衰竭的原因

(1)重新评价并确定引起心力衰竭的心脏病病因,给予纠治。如甲状腺功能亢进或减退、贫血、脚气病、先天性心脏病、瓣膜病、心内膜炎、风湿热等。可通过特殊的内科或外科治疗而得以纠治。

(2)重新评价并确定引起心力衰竭的病理生理机制,有针对性地治疗。如确定以收缩性心力衰竭抑或舒张性心力衰竭为主,前负荷过重抑或后负荷过重为主,有无严重心律失常等。

(3)寻找使心力衰竭加重或恶化的诱因,并加以纠治。如肺部感染、肺栓塞、泌尿道感染、电解质平衡失调、药物的不良反应等。

(4)重新评价已用的治疗措施到位与否,给予加强治疗。如洋地黄剂量是否不足或过量;积极利尿和过分限盐引起了低血钾、低血钠和低血氯使利尿更加困难;是否应用了抑制心肌的或使液体潴留的药物;是否患者饮水或入量过多或未按医嘱服药等。极个别患者出现高血钠高血氯,机制不明,可能还是摄入或补充氯化钠过多所导致。

（二）加强治疗措施

1.严格控制液体入量，并加强利尿

24 小时总入量宜控制在＜1 500 mL，尿量＞1 500 mL，并使 24 小时出、入量呈负平衡（出＞入）并维持3～5 天，将体内潴留的钠和水充分排出体外，以逐渐消除严重的肺水肿和组织水肿。每天出、入量负平衡的程度应依据临床和床旁 X 线胸片所示肺水肿的程度而定，间质性肺水肿应负 500～1 000 mL，肺泡性肺水肿应负1 000～1 500 mL，极重度肺泡性肺水肿（大白肺）时 24 小时负平衡 1 500～2 000 mL 也不为过。经过 3～5 天的加强利尿治疗，临床上肺水肿或组织水肿均能明显地减轻或消失，以床旁 X 线胸片显示肺水肿渐渐减轻或消退的影像为治疗目标和评价标准。加强利尿期间，尿量多时应补钾，可给缓释钾1.0 g，每天 3 次，也可以 0.3％左右浓度静脉补钾；尤其特别注意低钠和低氯的预防（不必过分限盐）。若出现低钠（＜130 mmol/L）和低氯（＜90 mmol/L）血症，则利尿效果不好，可使心衰加重，故必须先给予纠正（3％NaCl 100 mL静脉内缓慢输注），再同时加强利尿，既要纠正低氯和低钠血症，又要排出体内潴留的水和钠。需要强调的是，严格控制液体总入量，比出＞入量的负平衡对于难治性心衰患者的心功能保护更重要。因为患者保持负 500 mL 液体平衡不变，若入量严格控制在 24 小时内＜1 500 mL（出量＞2 000 mL）和控制入量＞3 000 mL（出量＞3 500 mL）对心功能的容量负荷完全不同，前者可使心脏去前负荷减轻，而后者则会大大加重心脏前负荷。

2.给予合理足量的血管扩张药治疗

以静脉扩张剂（硝酸酯类）和动脉扩张剂（硝普钠、基因重组脑钠尿肽（BNP）、ACEI 和 α 受体阻滞剂，如酚妥拉明和乌拉地尔）联合应用并给予足量治疗[将血压控制在 13.3～14.7/8.0～9.3 kPa（100～110/60～70 mmHg）]，才能充分降低心室前、后负荷，既能大大降低 PCWP 和LVEDP，又能明显增加 SV 和 CO，达到最佳血流动力学效果。多数患者的心力衰竭会明显好转。

3.加用正性肌力药物

适用于左心室功能严重低下，上述治疗效果差的严重的心力衰竭患者。可使用多巴酚丁胺[5～10 μg/(kg·min)]＋硝普钠(10～50 μg/min)或 α 受体阻滞剂酚妥拉明或乌拉地尔持续静脉滴注，通过正性肌力和降低外周阻力的作用能显著增加 SV 和 CO，同时降低 PCWP 和LVEDP，明显改善心功能，使心力衰竭明显好转。对于尿量偏少（非低钠和低氯血症所致）或血压偏低[≤12.0/8.0 kPa（90/60 mmHg）]的重症心力衰竭伴心源性休克患者，应改用多巴胺[3～15 μg/(kg·min)]＋小剂量硝普钠(5～30 μg/min)或 α 受体阻滞剂联合持续静脉滴注，除能改善心功能外，还可升压、增加肾血流量并改善组织灌注。

4.血流动力学监测指导治疗

适用上述积极治疗依然反应差的重症心力衰竭患者。依据 PCWP、CO 和外周阻力等重要血流动力学指标调整用药方案。若 PCWP 高[＞2.4 kPa（18 mmHg）]，应加强利尿并使用静脉扩张剂如硝酸酯类，降低左心室充盈压，减轻肺水肿；若 CO 低（＜5.0 L/min）且外周阻力高（＞1 400 dyn·s/cm⁵）应用动脉扩张剂，如硝普钠、重组 BNP 或 α 受体阻断药（酚妥拉明或乌拉地尔），降低外周阻力，增加 CO，改善心功能；若 CO 低（＜5.0 L/min），而外周阻力正常（1 000～1 200 dyn·s/cm⁵），则应使用正性肌力药物，如多巴酚丁胺或多巴胺，增加心肌收缩力，增加CO；若 PCWP 高，CO 低，外周阻力高和动脉血压低[＜10.7 kPa（80 mmHg）]，已是心源性休克时，则应在多巴胺升压和正性肌力作用的基础上，联合应用动、静脉血管扩张药和利尿剂。必要时应考虑插入主动脉内球囊泵(IABP)给予循环支持。

5.纠正低钠、低氯血症

对于严重肺水肿或外周组织水肿而利尿效果不佳者,若是由于严重稀释性低钠血症(<130 mmol/L)和低氯血症(<90 mmol/L)所致,则应在补充氯化钠(每天 3 g 口服或严重时静脉内给予)的基础上应用大剂量的袢利尿剂(呋塞米 100~200 mg,布美他尼 1~3 mg)静脉注射或静脉滴注,边纠正稀释性低钠、低氯血症,边加强利尿效果,可望排出过量水潴留,使心力衰竭改善。对出现少尿或无尿伴有急性肾衰竭,药物治疗难以见效者,可考虑用血液超滤或血液透析或腹膜透析治疗。

6.气管插管和呼吸机辅助呼吸

对严重肺水肿伴严重低氧血症[吸氧状态下 PO_2<6.7 kPa(50 mmHg)]和/或 CO_2 潴留[PCO_2>6.7 kPa(50 mmHg)],药物治疗不能纠正者,应尽早使用,既可纠正呼吸衰竭,又有利于肺水肿的治疗与消退。

7.纠正快速心律失常

对伴有快速心律失常如心房颤动、心房扑动心室率快者,可用胺碘酮治疗。

8.左心辅助治疗

对左心室心功能严重低下,心力衰竭反复发作,药物治疗难以好转的患者,有条件可考虑行体外膜式氧合(ECMO)、左心辅助治疗,为心脏移植术做准备。

（杨秀秀）

第七章 心律失常

第一节 窦性心动过速

正常窦房结发放冲动的频率易受自主神经的影响,且取决于交感神经与迷走神经的相互作用,此外,还受其他许多因素的影响,包括缺氧、酸中毒、温度、机械张力和激素(如三碘甲状腺原氨酸)等。

窦性心律一般在60～100次/分,成人的窦性心律超过100次/分即为窦性心动过速。包括生理性窦性心动过速和不适当窦性心动过速。

生理性窦性心动过速是一种人体对适当的生理刺激或病理刺激的正常反应,是常见的窦性心动过速。

不适当窦性心动过速是指静息状态下窦性心律持续增快,或窦性心律的增快与生理、情绪、病理状态或药物作用水平无关或不相一致,是少见的一种非阵发性窦性心动过速。

一、原因

生理性窦性心动过速与生理、情绪、病理状态或药物作用有关。健康人运动、情绪紧张和激动、体力活动、吸烟、饮酒、喝茶和咖啡,以及感染、发热、贫血、失血、低血压、血容量不足、休克、缺氧、甲状腺功能亢进、呼吸功能不全、心力衰竭、心肌炎和心肌缺血等均可引起窦性心动过速。药物的应用如儿茶酚胺类药物、阿托品、氨茶碱和甲状腺素制剂等也是引起窦性心动过速的原因。其发生机制通常认为是由于窦房结细胞舒张期4相除极加速引起了窦性心动过速。窦房结内起搏细胞的位置上移也可使发放冲动的频率增加。

不适当窦性心动过速见于健康人。其发生机制可能是窦房结本身的自律性增高,或者是自主神经对窦房结的调节失衡,表现为交感神经兴奋性增高,迷走神经张力减低。也见于导管射频消融治疗房室结折返性心动过速术后。

二、临床表现

生理性窦性心动过速时,频率通常逐渐加快,再逐渐减慢至正常,心率一般在100～180次/分,有时可高达 200 次/分。刺激迷走神经的操作如按摩颈动脉窦、Valsalva 动作等均可使窦性心动过速逐渐减慢,当增高的迷走神经张力减弱或消失时,心率可恢复到以前的水平。患者大多感觉心悸不适,其他症状取决于原发病。

不适当窦性心动过速患者绝大多数为女性,约占 90%。主要症状为心悸,也可有头晕、眩晕、先兆晕厥、胸痛、气短等不适表现。轻者可无症状,只是在体格检查时发现;重者活动能力受限制。

三、心电图与电生理检查

(一)生理性窦性心动过速

表现为窦性 P 波,频率>100 次/分,PP 间期可有轻度变化,P 波形态正常,但振幅可变大或高尖。PR 间期一般固定。心率较快时,有时 P 波可重叠在前一心搏的 T 波上。

(二)不适当窦性心动过速

诊断有赖于有创性和无创性的检查。

(1)心动过速及其症状呈非阵发性。

(2)动态心电图提示患者出现持续性窦性心动过速,心率超过 100 次/分。

(3)P 波的形态和心内激动顺序与窦性心律时完全相同。

(4)排除继发性窦性心动过速的原因,如甲状腺功能亢进等。

四、治疗

(一)生理性窦性心动过速

生理性窦性心动过速的治疗主要在于积极查找并去除诱因,治疗原发病,如戒烟、避免饮酒、勿饮用浓茶和咖啡;感染者应予以控制,发热者应退热,贫血者应纠治,血容量不足者应补液等。少数患者可短期服用镇静剂,必要时选用 β 受体阻滞剂、非二氢吡啶类钙通道阻滞剂等以减慢心率。

(二)不适当窦性心动过速

是否需要治疗主要取决于症状。药物治疗首选 β 受体阻滞剂,非二氢吡啶类钙通道阻滞剂也能奏效。对于症状明显、药物疗效不佳的顽固性不适当窦性心动过速患者,有报道采用导管射频消融改善窦房结功能取得了较好的效果。利用外科手术切除窦房结或闭塞窦房结动脉的方法进行治疗也有成功的个案报道。

(杨秀秀)

第二节　窦房结折返性心动过速

窦房结折返性心动过速是由于窦房结内或其周围组织发生折返而形成的心动过速。占室上性心动过速的 5%～10%。可见于各年龄组,尤其是高龄者,无明显性别差异。常见于器质性心脏病患者,冠心病、心肌病、风心病尤其是病态窦房结综合征是常见病因,也可见于无器质性心脏病患者。

一、心电图表现

心动过速呈阵发性,中间夹杂窦性搏动,多由房性期前收缩诱发和终止。P 波形态与窦性 P 波相同或非常相似。P 波常重叠在 T 波或 ST 段,有时不易与窦性 P 波区别。频率大多在 80～200 次/分,平均多在 130～140 次/分。PR 间期与心动过速的频率有关。心动过速的 RR 间期比 PR 间期长。PR 间期比窦性心律时稍有延长,通常在正常参考值范围内并保持 1∶1 房室传导,可伴有文氏现象。刺激迷走神经可使心动过速减慢,然后突然终止。在心动过速终止前可出现房室传导时间延长或发生房室传导阻滞,但不影响窦房结折返(图 7-1)。

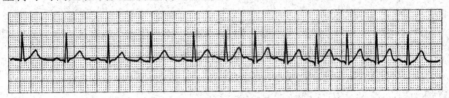

图 7-1　窦房结折返性心动过速

第 6 个 QRS 波群开始出现连续规则的心动过速,其前的 P 波形态与窦性 P 波形态基本一致

二、诊断

窦房结折返性心动过速的诊断有赖于有创性和无创性心脏电生理检查。房性期前收缩后出现心动过速,而 P 波形态与窦性 P 波相同,应考虑窦房结折返性心动过速的诊断。以下特点高度提示窦房结折返性心动过速。

(1)心动过速及其症状呈阵发性。

(2)P 波形态与窦性 P 波相同,其向量方向是从上向下、从右向左。

(3)心房激动顺序与窦性心律时相同,是从高向低、从右向左。

(4)心房期前刺激可诱发和终止心动过速。

(5)心动过速的诱发不需要房内或房室结传导时间的延长。

(6)心动过速可被迷走神经刺激或腺苷终止。

三、治疗

由于心动过速的频率较慢,症状轻微或无症状,许多患者并未就医。对于有症状的患者,如果是与焦虑所致心动过速有关,可给予镇静药物和 β 受体阻滞剂。刺激迷走神经的方法、β 受体阻滞剂、非二氢吡啶类钙通道阻滞剂、洋地黄、腺苷、胺碘酮等能有效终止和预防发作。对于顽固病例,可采用射频导管消融部分或全部房室结的方法进行治疗。

(杨秀秀)

第三节　期　前　收　缩

期前收缩也称期外收缩或额外收缩,是指起源于窦房结以外的异位起搏点提前发出的激动。

期前收缩是临床上最常见的心律失常。

一、期前收缩的分类

期前收缩可起源于窦房结(包括窦房交界区)、心房、房室交界区和心室,分别称为窦性、房性、房室交界性和室性期前收缩。前3种起源于希氏束分叉以上,统称为室上性期前收缩。室性期前收缩起源于希氏束分叉以下部位。在各类期前收缩中,以室性期前收缩最为常见,房性和交界性期前收缩次之,而窦性期前收缩极为罕见,且根据心电图不易作出肯定的诊断。①根据期前收缩发生的频度可分为偶发和频发期前收缩。一般将每分钟发作<5次称为偶发期前收缩,每分钟发作≥5次称为频发期前收缩。②根据期前收缩的形态可分为单形性和多形性期前收缩。③依据发生部位分为单源性和多源性期前收缩,单源性期前收缩是指期前收缩的形态和配对间期均相同,而多源性期前收缩的形态和配对间期均不同。

期前收缩与主导心律心搏成组出现称为"联律"。"二联律""三联律"和"四联律"指主导心律搏动和期前收缩交替出现,每个主导心律搏动后出现一个期前收缩称为二联律;每两个主导心律搏动后出现一个期前收缩称为三联律;每3个主导心律搏动后出现一个期前收缩称为四联律。两个期前收缩连续出现称为成对的期前收缩,3~5次期前收缩连续出现称为成串或连发的期前收缩。一般将≥3次连续出现的期前收缩称为心动过速。

期前收缩按照发生机制可分为自律性增高、触发激动和折返激动。目前认为折返激动是期前收缩发生的主要原因,也是大部分心动过速发生的主要机制。

二、期前收缩的病因

期前收缩可发生于正常的人,但器质性心脏病患者更常见,也可以由心脏以外的因素诱发。期前收缩可以发生于任何年龄,在儿童相对少见,但随着年龄增长发病率升高,在老年人较多见。炎症、缺血、缺氧、麻醉、心导管检查、外科手术和左心室假腱索等均可使心肌受到机械、电、化学性刺激而发生期前收缩。期前收缩常见于冠心病、心肌病、风湿性心脏病、肺心病、高血压左心室肥厚、二尖瓣脱垂患者,尤其是在发生急性心肌梗死和心力衰竭时。洋地黄、酒石酸锑钾、普鲁卡因胺、奎尼丁、三环类抗抑郁药中毒等也可以引起期前收缩。电解质紊乱可诱发期前收缩,特别是低钾。期前收缩也可以因神经功能性因素引起,如激烈运动、精神紧张、长期失眠,过量摄入烟、酒、茶、咖啡等。

三、临床表现

期前收缩患者的主要症状是心悸,表现为短暂心搏停止的漏搏感。偶发期前收缩者可以无任何症状,或仅有心悸、"停跳"感。期前收缩次数过多者可以有头晕、乏力、胸闷甚至晕厥等症状。

心脏体检听诊时,发现节律不齐,有提前出现的心脏搏动,其后有较长的停搏间歇。期前收缩的第一心音可明显增强,也可减弱,主要与期前收缩时房室瓣的位置有关。第二心音大多减弱或消失。室性期前收缩因左、右心室收缩不同步而常引起第一、二心音的分裂。期前收缩发生越早,心室的充盈量和每搏输出量越少,桡动脉搏动也相应地减弱,甚至完全不能扪及。

四、心电图检查

(一)窦性期前收缩

窦性期前收缩是窦房结起搏点提前发放激动或在窦房结内折返引起的期前收缩。

心电图特点:①在窦性心律的基础上提前出现 P 波,与窦性 P 波完全相同;②期前收缩的配对间期多相同;③等周期代偿间歇,即代偿间歇与基本窦性周期相同;④期前收缩下传的 QRS 波群多与基本窦性周期的 QRS 波群相同,少数也可伴室内差异性传导而呈宽大畸形。

(二)房性期前收缩

房性期前收缩是起源于心房并提出现的期前收缩。

心电图特点:①提前出现的房波(P′波),P′波有时与窦性 P 波很相似,但是多数情况下二者有明显差别;当基础窦性节律不断变化时,房性期前收缩较难判断,但房波(P′波与窦性 P 波)之间形态的差异可提示诊断;发生很早的房性期前收缩的 P′波可重叠在前一个心搏的 T 波上而不易辨认造成漏诊,仔细比较 T 波形态的差别有助于识别 P′波。②P′R 间期正常或延长。③房性期前收缩发生在舒张早期,如果适逢房室交界区仍处于前次激动过后的不应期,该期前收缩可产生传导的中断(称为未下传的房性期前收缩)或传导延迟(下传的 P′R 间期延长,>120 毫秒);前者表现为 P′波后无 QRS 波群,P′波未能被识别时可误诊为窦性停搏或窦房传导阻滞。④房性期前收缩多数呈不完全代偿间歇,因 P′波逆传使窦房结提前除极,包括房性期前收缩 P′波在内的前后两个窦性下传 P 波的间距短于窦性 PP 间距的 2 倍,称为不完全代偿间歇;若房性期前收缩发生较晚或窦房结周围组织的不应期较长,P′波未能影响窦房结的节律,期前收缩前后两个窦性下传 P 波的间距等于窦性 PP 间距的两倍,称为完全代偿间歇。⑤房性期前收缩下传的 QRS 波群大多与基本窦性周期的 QRS 波群相同,也可伴室内差异性传导而呈宽大畸形(图 7-2)。

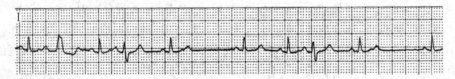

图 7-2 房性期前收缩

提前发生的 P′波,形态不同于窦性 P 波,落在其前的 QRS 波群的 ST 段上,P′R 间期延长,在 T 波后产生 QRS 波群,呈不同程度的心室内差异性传导,有的未下传,无 QRS 波群,均有不完全代偿间歇

(三)房室交界性期前收缩

房室交界性期前收缩是起源于房室交界区并提前出现的期前收缩。提前的异位激动可前传激动心室和逆传激动心房(P′波)。

心电图特点:①提前出现的 QRS 波群,形态与窦性相同,部分可伴室内差异性传导而呈宽大畸形;②逆行 P′波可出现在 QRS 波群之前(P′R 间期<0.12 秒)、之后(RP′间期<0.20 秒),也可埋藏在 QRS 波群之中;③完全代偿间歇,因房室交界性期前收缩起源点远离窦房结,逆行激动常与窦性激动在房室交界区或窦房交界区发生干扰,窦房结的节律不受影响,表现为包含房室交界性期前收缩在内的前后两个窦性 P 波的间距等于窦性节律 PP 间距的两倍(图 7-3)。

(四)室性期前收缩

室性期前收缩是由希氏束分叉以下的异位起搏点提前激动产生的期前收缩。

(1)心电图特点:①提前发生的宽大畸形的 QRS 波群,时限通常≥0.12 秒,T 波方向多与

QRS 波群的主波方向相反；②提前的 QRS 波群前无 P 波或无相关的 P 波；③完全代偿间歇,因室性期前收缩很少能逆传侵入窦房结,故窦房结的节律不受室性期前收缩的影响,表现为包含室性期前收缩在内的前后 2 个窦性下传搏动的间距等于窦性节律 RR 间距的 2 倍(图 7-4)。

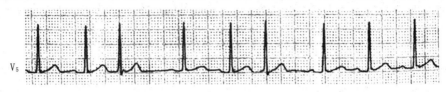

图 7-3 房室交界性期前收缩

第 3 个和第 6 个 QRS 波群提前发生,畸形不明显,前无相关 P 波,后无逆行的 P' 波,完全代偿间歇

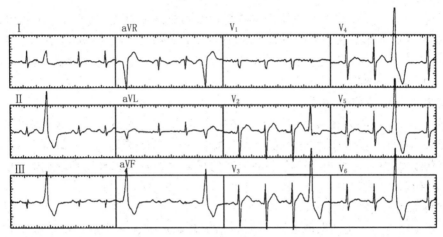

图 7-4 室性期前收缩

各导联均可见提前发生的宽大畸形 QRS 波群及 T 波倒置,前无 P 波,代偿间歇完全

(2)室性期前收缩可表现为多种类型。①插入性室性期前收缩:这种期前收缩发生在两个正常窦性搏动之间,无代偿间歇;②单源性室性期前收缩:起源于同一室性异位起搏点的期前收缩,形态和配对间期完全相同;③多源性室性期前收缩:同一导联出现两种或两种以上形态和配对间期不同的室性期前收缩;④多形性室性期前收缩:在同一导联上配对间期相同但形态不同的室性期前收缩;⑤室性期前收缩二联律:每一个室性期前收缩和一个窦性搏动交替发生,具有固定的配对间期;⑥室性期前收缩三联律:每两个窦性搏动后出现一个室性期前收缩;⑦成对的室性期前收缩:室性期前收缩成对出现;⑧R-on-T 型室性期前收缩:室性期前收缩落在前一个窦性心搏的 T 波上;⑨室性反复心搏:少数室性期前收缩的冲动可逆传至心房,产生逆行 P 波(P' 波),后者可再次下传激动心室,形成反复心搏;⑩室性并行心律:室性期前收缩的异位起搏点以固定间期或固定间期的倍数规律的自动发放冲动,并能防止窦房结冲动的入侵,其心电图表现为室性期前收缩的配对间期不固定而 QRS 波群的形态一致,异位搏动的间距有固定的倍数关系,偶有室性融合波。

五、诊断

患者的心悸等不适症状可提示期前收缩的诊断线索。体检时心脏听诊大多容易诊断期前收缩。频发的期前收缩有时不易与心房颤动等相鉴别,但后者心室律更为不整齐；运动后心率增快时部分期前收缩可减少或消失。心搏呈二联律者,大多数由期前收缩引起,此外也可以是房室传导阻滞 3:2 房室传导。

心电图检查是明确期前收缩诊断的重要步骤,并能进一步确定期前收缩的类型。尤其是某些特殊类型的期前收缩,如未下传的房性期前收缩、插入性期前收缩、多源性期前收缩等,更需要心电图确诊。

六、治疗

(一)窦性期前收缩

通常不需治疗,应针对原发病处理。

(二)房性期前收缩

一般不需治疗,频繁发作伴有明显症状或引发心动过速者,应适当治疗。主要包括去除诱因、消除症状和控制发作。患者应避免劳累、精神过度紧张和情绪激动,戒烟戒酒,不要饮用浓茶和咖啡。有心力衰竭时应适当给予洋地黄制剂。治疗的药物可酌情选用 β 受体阻滞剂、钙通道阻滞剂、普罗帕酮及胺碘酮等。

(三)房室交界性期前收缩

通常不需治疗。由心力衰竭引起的房室交界性期前收缩,适当给予洋地黄制剂即可控制。频繁发作伴有明显症状者,可酌情选用 β 受体阻滞剂、钙通道阻滞剂、普罗帕酮等。起源于房室结远端的期前收缩,有可能由于发生在心动周期的早期而诱发快速性室性心律失常,这种情况下,治疗与室性期前收缩相同。

(四)室性期前收缩

首先应积极消除引起室性期前收缩的诱因、治疗基础疾病。室性期前收缩本身是否需要治疗取决于室性期前收缩的临床意义。

(1)临床上大多数室性期前收缩患者无器质性心脏病,室性期前收缩不增加这类患者心源性猝死的危险,可视为良性室性期前收缩,如果无明显症状则不需要药物治疗。对于这些患者,不应过分强调治疗室性期前收缩,以避免引起过度紧张焦虑。如果患者症状明显,则给予治疗,目的在于消除症状。患者应避免劳累、精神过度紧张和焦虑,戒烟戒酒,不饮用浓茶和咖啡等,鼓励适当的活动,如果无效则应给予药物治疗,包括镇静剂、抗心律失常药物等。β 受体阻滞剂可首先选用,如果室性期前收缩随心率的增加而增多,β 受体阻滞剂特别有效。无效时可改用的其他药物有美西律、普罗帕酮等。

患者无器质性心脏病客观依据,若室性期前收缩起源于右心室流出道,可首选 β 受体阻滞剂,也可选用普罗帕酮;若室性期前收缩起源于左心室间隔,首选维拉帕米。对于室性期前收缩频发、症状明显、药物治疗效果不佳的患者,可考虑射频导管消融治疗,大多数患者能取得良好的效果。

(2)发生于急性心肌梗死早期的室性期前收缩,尤其是频发、成对、多源、R-on-T 型室性期前收缩,应首先静脉使用胺碘酮,也可选用利多卡因。如果急性心肌梗死患者早期出现窦性心动过速伴发室性期前收缩,则早期静脉使用 β 受体阻滞剂等能有效减少心室颤动的发生。室性期前收缩发生于某些暂时性心肌缺血的情况下,如变异型心绞痛、溶栓和冠状动脉介入治疗后的再灌注心律失常等,可静脉使用利多卡因。

器质性心脏病伴轻度心功能不全(EF 40%～50%)时发生的室性期前收缩,如果无症状,原则上积极治疗基础心脏病,并去除诱因,不必针对室性期前收缩采用药物治疗。如果症状明显,可选用β受体阻滞剂、美西律、普罗帕酮、莫雷西嗪、胺碘酮。

器质性心脏病合并中重度心力衰竭时发生的室性期前收缩,心源性猝死的危险性增加。β受体阻滞剂对于减少室性期前收缩的疗效虽不明显,但能降低心肌梗死后猝死的发生率。胺碘酮对于心肌梗死后心力衰竭伴有室性期前收缩的患者能有效抑制室性期前收缩,致心律失常作用发生率低,对心功能抑制轻微,可小剂量维持使用以减少不良反应的发生。CAST试验结果显示,某些Ⅰc类抗心律失常药物用于治疗心肌梗死后室性期前收缩,尽管药物能有效控制室性期前收缩,但是总死亡率反而显著增加,原因是这些药物本身具有致心律失常作用。因此,心肌梗死后室性期前收缩应当避免使用Ⅰ类,特别是Ⅰc类抗心律失常药物。

二尖瓣脱垂患者常见室性期前收缩,但很少出现预后不良,治疗可依照无器质性心脏病并发室性期前收缩的处理原则。如患者合并二尖瓣反流及心电图异常表现,发生室性期前收缩时有一定的危险,可首先选用β受体阻滞剂,无效时再改用Ⅰ类或Ⅲ类抗心律失常药物。

(袁卫平)

第四节 室性心动过速

室性心动过速(ventricular tachycardia,VT)简称室速,是临床上较为严重的一类快速性心律失常,大多数发生于器质性心脏病患者,可引起血流动力学变化,若未能得到及时有效的治疗,可导致心源性猝死。室速也可见于结构正常的无器质性心脏病患者。

一、定义和分类

室性心动过速(室速)是指发生于希氏束分叉以下的束支、浦肯野纤维、心室肌的快速性心律失常。目前室速的定义大多采用Wellens的命名方法,将室速定义为频率超过100次/分、自发、连续3个或3个以上的室性期前搏动或程序刺激诱发的至少连续6个室性期前搏动。

室速的分类方法较多,各有其优缺点,但尚无统一的国际标准。根据室速的心电图表现、持续时间、发作方式、对血流动力学的影响、病因等不同特征可将室速分为不同的类型。

(一)根据室速发作的心电图形态分类

1.单形性室速

单形性室速是指室速发作时QRS波群形态在心电图同一导联上单一而稳定(图7-5),既可呈短阵性(非持续性),也可呈持续性。有一些患者在多次发作心动过速时,QRS波群形态并非一致,但只要每次心动过速发作时的QRS波群形态单一,均可确定为单形性室速。

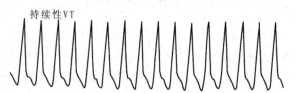

图7-5 持续性单形性室速

QRS波群形态在同一导联上单一而稳定

大部分的室速属单形性,根据 QRS 波群的形态可分为右束支传导阻滞型室速和左束支传导阻滞型室速。右束支传导阻滞型室速是指 V_1 导联的 QRS 波群呈 rsR'、qR、RS 型或 RR' 型(图 7-6),而 V_1 导联的 QRS 波群呈 QS、rS 或 qrS 型则称为左束支传导阻滞型室速(图 7-7)。

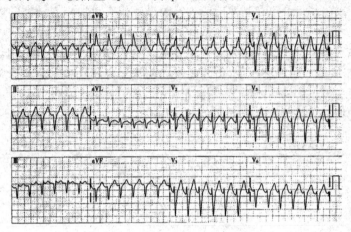

图 7-6　右束支传导阻滞型室速

V_1 导联的 QRS 波群呈 rsR' 型

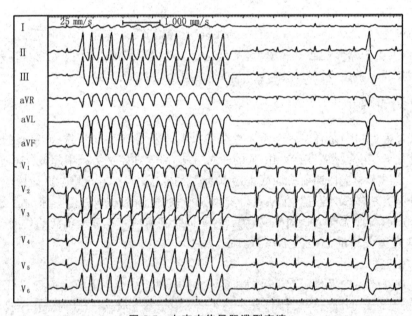

图 7-7　左束支传导阻滞型室速

V_1 导联的 QRS 波群呈 QS 型

2.多形性室速(polymorphic VT)

多形性室速是指室速发作时 QRS 波群在心电图同一导联上出现 3 种或 3 种以上形态。根据室速发作前基础心律的 QT 间期长短可进一步将多形性室速分为两种类型。①尖端扭转型室性心动过速(torsade de pointes,Tdp):室速发作前的 QT 间期延长,发作时 QRS 波群沿着一基线上下扭转(图 7-8);②多形性室性心动过速:室速发作前的 QT 间期正常,发作时心电图同一导联上出现 3 种或 3 种以上形态的QRS 波群(图 7-9)。

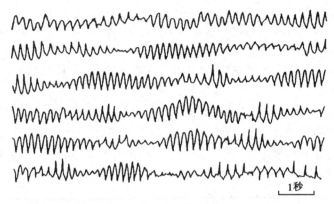

图 7-8 尖端扭转型室速

QRS 波群增宽,振幅和形态变化较大,主波方向围绕基线出现上下扭转

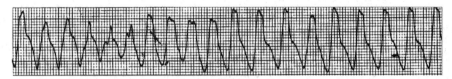

图 7-9 多形性室速

心室率 170 次/分,QRS 波群增宽畸形,呈 3 种以上的形态,第 4、第 5 个 QRS 波群似融合波

　　近几年一些学者发现,有些多形性室速患者表现为极短联律间期,无明显器质性心脏病依据。窦性心律时 QT 间期、T 波、U 波均正常,常常具有极短的联律间期,其病因尚不明确,有的发生机制可能为触发活动。

　　3.双向性室速(bidirectional VT)

　　双向性室速是指室速发作时心电图的同一导联上 QRS 波群呈现两种形态并交替出现,表现为肢体导联 QRS 波群主波方向交替发生正负相反的改变,或胸前导联 QRS 波群呈现左、右束支传导阻滞图形并交替变化(图 7-10)。双向性室速在临床上比较少见,主要见于严重的器质性心脏病(如扩张型心肌病、冠心病等)或洋地黄中毒,该型室速患者的基本心律失常为心房颤动。发生在正常人的双向性室速意义不太清楚,有人认为可能对预示心脏骤停具有一定的意义。

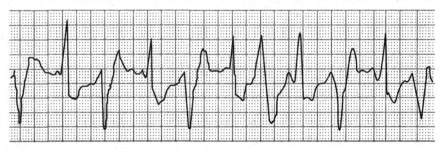

图 7-10 双向性室速

QRS 波群呈两种形态并交替出现

(二)根据室速的发作时间分类

根据室速发作的持续时间和血流动力学改变,可分为 3 种类型。

1.持续性室速(sustained VT)

持续性室速是指心动过速的发作时间达到或超过 30 秒以上,或虽未达到 30 秒但发作时心动过速引起严重血流动力学改变。

由于此型多见于器质性心脏病患者,室速的发作时间较长,常伴有严重血流动力学改变,患者出现心慌、胸闷、晕厥等症状,需要立即体外直流电复律。

若室速不间断发作,虽然其间有窦性心律但大部分时间为室速,称为无休止性室速。它是持续性室速的一种严重类型,发作时间持续 24 小时以上,使用各种抗心律失常药物或体外直流电复律等均不能有效终止心动过速的发作。多见于冠心病或扩张型心肌病患者,预后不良,病死率很高。

2.非持续性室速(non-sustained VT)

非持续性室速是指室速发作持续时间较短,持续时间在 30 秒内能自行终止者。此型在临床上十分常见,在无器质性心脏病患者中占 0～6%,在器质性心脏病患者中占 13%。由于持续时间较短,一般不出现晕厥等严重血流动力学改变的症状,患者常仅有心慌、胸闷等不适。

(三)根据有无器质性心脏病分类

1.病理性室速

各种器质性心脏病导致的室速。根据引起室速的病因,可分为冠心病室速、心肌病室速、药物性室速、右心室发育不良性室速等。

2.特发性室速

发生在形态和结构正常的心脏的室速。根据发生部位,可分为左心室特发性室速和右心室特发性室速。

(四)根据发作方式分类

可分为阵发性室速(又称为期前收缩型室速)及非阵发性室速(又称为加速性室性自主心律)。

(五)根据室速发作的血流动力学和预后分类

1.良性室速

室速发作时未造成明显血流动力学障碍,发生心源性猝死的危险性很低。主要见于无器质性心脏病患者。

2.潜在恶性室速

非持续性但反复发作的室速,不常导致血流动力学障碍,但可能引起心源性猝死,患者大多有器质性心脏病的客观依据。

3.恶性室速

反复发作持续性室速,造成明显血流动力学障碍,表现为黑矇、晕厥或晕厥前期、心功能不全恶化、心绞痛发作甚至猝死。常发生在心脏扩大、LVEF 小于 30% 的患者。常见类型有多形性室速、尖端扭转型室速、束支折返性室速等。

(六)根据室速的发生机制分类

1.折返性室速

由折返机制引起的室速,折返是室速最常见的发生机制。

2.自律性增高性室速

由心室内异位起搏点自律性增高引起的室速,见于加速性室性自主心律。

3.触发活动性室速

由后除极引起的室速,主要见于由长 QT 间期综合征引起的尖端扭转型室速、洋地黄中毒引起的室速。

(七)特殊命名的室速

特殊命名的室速包括束支折返性室速、维拉帕米敏感性室速或分支型室速、儿茶酚胺敏感性室速、致心律失常性右心室发育不良性室速、尖端扭转型室速、并行心律性室速、无休止性室速、多形性室速、双向性室速。

二、病因和发病机制

(一)病因

1.器质性心脏病

器质性心脏病是室速的主要病因,约 80% 的室速具有器质性心脏病的病理基础。最常见为冠心病,特别是急性心肌梗死及陈旧性心肌梗死伴有室壁瘤或心功能不全。其次为心肌病、心力衰竭、急性心肌炎、二尖瓣脱垂、心脏瓣膜病、先天性心脏病等。

2.药物

除 β 受体阻滞剂外,各种抗心律失常药物都可能引起室速。常见的有Ⅰa、Ⅰc类抗心律失常药、索他洛尔等。拟交感神经药、洋地黄制剂、三环类抗抑郁药等大剂量使用时也可出现室速。

3.电解质紊乱、酸碱平衡失调

特别是低钾血症时。

4.其他病因

如先天性、获得性长 QT 间期综合征,麻醉,心脏手术和心导管操作等。

5.特发性

约 10% 的室速无器质性心脏病客观依据和其他原因可寻,称为特发性室速。少数正常人在运动和情绪激动时也可出现室速。

(二)发生机制

室速的发生机制包括折返、触发活动和自律性增高。冠心病心肌缺血及心肌梗死、心肌病等由于心肌缺血、缺氧、炎症、局部瘢痕形成、纤维化导致传导缓慢,为折返提供了形成条件,细胞外钾离子、钙离子浓度的改变,pH 降低等也影响心肌的自律性和传导性,可成为室速的诱因并参与折返的形成。触发活动是除折返外的另一种重要机制,尖端扭转型室速、洋地黄制剂中毒可能与触发活动有关。自律性增高是部分室速的发生机制。在急性心肌梗死早期,室性心律失常的发生机制包括折返、自律性增高和触发活动,陈旧性心肌梗死单形性持续性室速的机制多为折返,非持续性室速的机制可能与单形性持续性室速不同。致心律失常性右心室发育不良的室速机制可能为折返,特发性室速的发生机制主要为触发活动,也可能包括折返和自律性增高。

三、临床表现

室速发作的临床表现主要取决于室速是否导致血流动力学障碍,与室速发生的频率、持续时间、有无器质性心脏病及其严重程度、原有的心功能状态等有关。

临床上,大多数患者室速发作为阵发性,其临床特征是发病突然,一般会突感心悸、心慌、胸闷、胸痛等心前区不适,头部或颈部发胀及跳动感,严重者还可出现精神不安、恐惧、全身乏力、面色苍白、四肢厥冷,甚至黑矇、晕厥、休克、阿-斯综合征发作,少数患者可致心脏性猝死。也有少数患者症状并不明显。若为非器质性心脏病引起者,持续时间大多短暂,症状也较轻,可自行恢复或经治疗后室速终止,虽然反复发作但预后一般良好。而具有较严重的器质性心脏病基础者,在心动过速发作后可因心肌收缩力减弱,心室和心房的收缩时间不同步,心室的充盈和心排血量明显减弱,患者可迅速出现心力衰竭、肺水肿或休克等严重后果,有的甚至可发展为心室颤动而致心脏性猝死。

室速发作时,体格检查可发现心率一般在 130~200 次/分,也有的较慢,约 70 次/分,少数患者的频率较快,可达 300 次/分,节律多较规则,有的不绝对规则(如多形性室速发作时),心尖部第一心音和外周脉搏强弱不等,可有奔马律和第一、二心音分裂,有的甚至只能听到单一的心音或大炮音。第一心音响度和血压随每一次心搏而发生变化,提示心动过速时发生了房室分离,是室性心动过速发作时较有特征性的体征。有些室速发作时,因 QRS 波群明显增宽而第一、二心音呈宽分裂,可见颈静脉搏动强弱不等,有时可见颈静脉搏动出现大炮波,比心尖部搏动频率慢。

四、心电图表现

室速的心电图主要有以下表现。

(1)3 个或 3 个以上连续出现畸形、增宽的 QRS 波群,QRS 间期一般≥0.12 秒,伴有继发性 ST-T 改变。少数起源于希氏束分叉处的室速,QRS 间期可不超过 0.12 秒。QRS 波群前无固定 P 波,心室率>100 次/分,常为 130~250 次/分。有些特殊类型室速的心室率低至 70 次/分,少数高达 300 次/分。单形性室速 RR 间距规整,一般相差<20 毫秒,而多形性室速 RR 间距往往不规则,差别较大。

(2)大多数患者室速发作时的心室率快于心房率,心房和心室分离,P 波与 QRS 波群无关或埋藏在增宽畸形的 QRS 波群及 ST 段上而不易辨认。部分患者可呈现 1:1 室房传导,也有部分患者呈现室房 2:1 或文氏传导阻滞。

(3)心室夺获:表现为室速发作伴有房室分离时,偶有适时的窦性激动下传心室,出现所谓提前的窦性心搏,QRS 波群呈室上性,其前有 P 波且 PR 间期>0.12 秒。

(4)室性融合波:是不完全性心室夺获,由下传的窦性激动和室性异位搏动共同激动心室而形成,图形介于窦性和室速的 QRS 波群之间。心室夺获和室性融合波是室速的可靠证据,但发生率较低,仅见于 5% 左右的患者。

(5)室速常由室性期前收缩诱发,即在发作前后可出现室性期前收缩,后者 QRS 波群形态与室速相同、近似或者不一致。少数情况下,室速也可由室上性心动过速诱发。

五、室速的诊断和鉴别诊断

室速的诊断主要依靠心电图表现,病史、症状、体征等临床资料可为诊断提供线索,应与宽 QRS 波群的室上性心动过速鉴别,诊断不明确时对有适应证的患者需进行心脏电生理检查才能确诊。

(一)临床资料

一般而言,室速大多发生在有器质性心脏病的患者,而室上性心动过速患者多无器质性心脏病的依据。冠心病心肌梗死、急性心肌炎、心肌病、心力衰竭等患者发生的宽 QRS 波群心动过速,室速的可能性大。而心脏形态、结构正常,心动过速反复发作多年,甚至从年轻时就有发作,尤其是不发作时心电图有预激综合征表现者,室上性心动过速的可能性较大。发作时刺激迷走神经能终止心动过速者,大多是室上性心动过速;有时室速呈1∶1室房传导,刺激迷走神经虽然不能终止心动过速,但可延缓房室结传导,如果心动过速时室房由1∶1传导转变为2∶1或文氏传导,有助于室速的诊断。

体格检查时如颈静脉出现大炮波,第一心音闻及大炮音,有助于室速的诊断。

(二)心电图检查

室速发作时QRS波群增宽,间期≥0.12秒,表现为宽QRS波群心动过速。此外,室上性心动过速伴室内差异性传导、原有束支传导阻滞伴发的室上性心动过速、旁路前向传导的房性心动过速、心房扑动、心房颤动及预激综合征逆向性房室折返性心动过速均可见其QRS波群增宽。由于不同原因的宽QRS波群心动过速,其治疗和预后不尽相同,如果诊断错误导致治疗严重失误,则可能出现严重不良后果。因此,室速应与这些宽QRS波群的室上性心动过速相鉴别。临床上,室速是宽QRS波群心动过速的最常见类型,约占80%。对于任何一例宽QRS波群心动过速在没有依据表明是其他机制所致以前,均初步拟诊为室速。除非有差异性传导的证据,否则不宜轻易诊断室上性心动过速伴室内差异性传导。

表7-1列举了室上性心动过速伴室内差异性传导与室速的区别,可供鉴别诊断参考。

表 7-1　室性心动过速与室上性心动过速伴室内差异性传导的区别

	支持室性心动过速的依据	支持室上性心动过速伴室内差异性传导的依据
P波与QRS波群的关系	房室分离或逆向P'波	宽QRS波群前或后有P'波,呈1∶1关系,偶有2∶1、3∶2房室传导阻滞
心室夺获或室性融合波	可见到,为诊断的有力证据	无
QRS额面电轴	常左偏(−180°～−30°)	很少左偏(3%～13%)
QRS波形态		
右束支传导阻滞型	QRS间期>0.14秒	QRS间期为0.12～0.14秒
V₁导联	R形波或双相波(qR、QR或RS型)伴R>R'	三相波(rsR'、RSR'型)(85%)
V₆导联	rs或QS形,R/S<1	qRs形,R/S很少小于1
左束支传导阻滞型	QRS间期>0.16秒	QRS间期为0.14秒
V₁导联	R波>30毫秒,R波开始至S波最低点>60毫秒,S波顿挫	很少有左述形态
V₆导联	QR或QS形	R波单向
刺激迷走神经	无效	可终止发作或减慢心率
其他	V₁～V₆导联都呈现正向或负向QRS波群,QRS波群形态与窦性心律时室性期前收缩一致	原有的束支阻滞或预激QRS波群形态与心动过速时一致,QRS波群形态与室上性期前收缩伴室内差异性传导时一致

Brugada等对554例宽QRS波群心动过速患者进行了心内电生理检查,提出了简便有效的分步式诊断标准,显著提高了诊断室速的敏感性和特异性,两者分别为98.7%、96.5%。诊断共分4个步骤:①首先看胸前导联V₁～V₆的QRS波群是否均无RS(包括rS、Rs)图形,如任何一

个胸前导联无RS波,则应诊断为室速。②如发现有一个或几个胸前导联有RS波,则要进行第2步观察,即测量胸前导联R波开始至S波最低点之间的时限,选择最长的RS时限,如果超过100毫秒则应诊断为室速;如未超过100毫秒,则应进行第3步分析。③观察有无房室分离,如有,可诊断为室速;如无,则进行最后一步分析。④观察V_1及V_6导联的QRS波群形态,如果这两个导联的QRS波群形态都符合表中室速的QRS波群形态特征则应诊断为室速,否则可诊断为室上性心动过速。

在临床实践中,绝大多数宽QRS波群心动过速可以通过仔细分析12导联心电图进行正确诊断,但有少数患者在进行鉴别诊断时仍然十分困难。利用希氏束电图及心脏电生理检查不但能区分室性与室上性心动过速,还可以了解心律失常的发生机制是折返还是自律性增高。室上性心动过速时,V波前都有H波,且HV间期都大于30毫秒。室速时,V波与H波是脱节的,可以出现以下几种图形:①H波与V波同时出现,H波隐藏在V波之中,不易被发现,或者H波在V波之前出现,但HV间期小于30毫秒,其H波来自窦性搏动而V波来自室性搏动;②H波在V波后出现,H波是室性搏动逆行激动希氏束产生的,H波后可有心房夺获;③A波后有H波,但H波与其后的V波无关,HV时间变化不定,两者是脱节的。利用心房调搏法,给心房以高于室率的频率刺激,使心室夺获。如果夺获的QRS波为窄的心室波,则证明原来的宽QRS波为室速。

六、治疗

(一)一般治疗原则

室速发作时,一部分患者可能病情很凶险,导致血流动力学障碍,出现严重症状甚至危及生命,必须立即给予药物或直流电复律及时有效地终止发作,而另一部分患者可以没有症状或者只有很轻微的症状,体检时血压无明显降低,不做任何处理,血流动力学也未见有恶化迹象。研究表明,许多抗心律失常药物有致心律失常作用,长期使用并不能减少室性心律失常的发生率,甚至增加病死率。因此,在选择治疗措施前,需要根据室速发作时患者的血流动力学状况、有无器质性心脏病,准确评估室速的风险,并采取合理的治疗对策;持续性室速患者,无论有无器质性心脏病,均应积极处理;器质性心脏病患者,无论是持续性室速还是非持续性室速,均应治疗;无器质性心脏病患者发生的非持续性室速,如无症状或血流动力学障碍,可不必药物治疗。其治疗原则主要有以下几方面。

(1)立即终止发作:包括药物治疗、直流电复律等方法。

(2)尽力去除诱发因素:如低钾血症、洋地黄中毒等。

(3)积极治疗原发病:切除心室壁瘤,控制伴发的心功能不全等。

(4)预防复发。

(二)终止发作

1.药物治疗

血流动力学稳定的室速,一般先采取静脉给药。

(1)发生于器质性心脏病患者的非持续性室速很可能是恶性室性心律失常的先兆,应该认真评估预后并积极寻找可能存在的诱发因素。治疗主要针对病因和诱因,即治疗器质性心脏病和纠正如心力衰竭、电解质紊乱、洋地黄中毒等诱因。对于上述治疗措施效果不佳且室速发作频繁、症状明显者,可以按持续性室速用抗心律失常药,以预防或减少发作。

（2）发生于器质性心脏病患者的持续性室速大多预后不良,容易引起心脏性猝死。除了治疗基础心脏病、认真寻找可能存在的诱发因素外,必须及时治疗室速本身。应用的药物为胺碘酮、普鲁卡因胺、β受体阻滞剂和索他洛尔。心功能不全患者首选胺碘酮,心功能正常者也可以使用普罗帕酮,药物治疗无效时应及时使用电转复。

（3）无器质性心脏病、无心功能不全患者可以选用胺碘酮,也可以考虑应用Ⅰa类抗心律失常药(如普鲁卡因胺)或Ⅰc类抗心律失常药(如普罗帕酮、氟卡尼等);特殊病例可选用维拉帕米或普萘洛尔、艾司洛尔、硫酸镁静脉注射。在无明显血流动力学紊乱、病情不很紧急的情况下,也可选用口服给药如β受体阻滞剂、Ⅰb类抗心律失常药美西律或Ⅰc类抗心律失常药普罗帕酮等。

（4）尖端扭转型室性心动过速(TdP):首先寻找并处理引起QT间期延长的原因,如血钾、血镁浓度降低或药物作用等,停用一切可能引起或加重QT间期延长的药物。采用药物终止心动过速时,首选硫酸镁,无效时,可试用利多卡因、美西律或苯妥英钠静脉给药。上述治疗效果不佳者行心脏起搏,可以缩短QT间期,消除心动过缓,预防心律失常进一步加重。异丙肾上腺素能加快心率,缩短心室复极时间,有助于控制扭转型室速,但可能使部分室速恶化为室颤,使用时应小心,适用于获得性QT间期延长综合征患者、心动过缓所致TdP而没有条件立即行心脏起搏者。

（5）洋地黄类药物中毒引起的室速应立即停用该类药物,避免直流电复律,给予苯妥英钠静脉注射;无高钾血症的患者应给予钾盐治疗;镁离子可对抗洋地黄类药物中毒引起的快速性心律失常,可静脉注射镁剂。

2.电学治疗

（1）同步直流电复律:对持续性室速,无论是单形性或多形性,有血流动力学障碍者不考虑药物终止,而应立即同步复律。情况紧急(如发生晕厥、多形性室速或恶化为室颤)或因QRS波严重畸形而同步有困难者,也可进行非同步转复。

（2）抗心动过速起搏:心率在200次/分以下,血流动力学稳定的单形性室速可以置右心室临时起搏电极进行抗心动过速起搏。

（三）预防复发

预防复发包括药物治疗、射频导管消融及外科手术切除室壁瘤等。

可以用于预防的药物包括胺碘酮、利多卡因、β受体阻滞剂、普罗帕酮、美西律、硫酸镁、普鲁卡因胺等。在伴有器质性心脏病的室速中,可用β受体阻滞剂或胺碘酮,β受体阻滞剂也可以和其他抗心律失常药如胺碘酮等合用。由于CAST试验已证实心肌梗死后抗心律失常药物(恩卡尼、氟卡尼、莫雷西嗪)治疗可增加远期病死率,因此心肌梗死后患者应避免使用恩卡尼、氟卡尼、莫雷西嗪。无器质性心脏病的室速患者,如心功能正常,也可选用普罗帕酮。

有血流动力学障碍的顽固性室速患者,在有条件的情况下,宜安装埋藏式心脏转复除颤器(ICD)。CASH和AVID试验结果表明,ICD可显著降低器质性心脏病持续性室速患者的总死亡率和心律失常猝死率,效果明显优于包括胺碘酮在内的抗心律失常药物。

七、特殊类型的室性心动过速

（一）致心律失常性右心室发育不良的室性心动过速

致心律失常性右心室发育不良(arrhythmogenic right ventricular dysplasia,ARVD)又称为

致心律失常性右心室心肌病,是一种遗传性疾病,也可能与右心室感染心肌炎、右心室心肌变性或心肌进行性丧失有关。在文献中曾被称为羊皮纸心、右心室脂肪浸润或脂肪过多症、右心室发育不良、右心室心肌病。其最常见的病理改变是右心室心肌大部分被纤维脂肪组织所替代,并伴有散在的残存心肌和纤维组织;右心室可有局限性或弥漫性扩张,在扩张部位存在不同程度的心肌变薄,而左心室和室间隔一般无变薄,也可有局限性右心室室壁瘤形成。ARVD 主要发生于年轻的成年人,尤其是男性,大多在 40 岁以前发病。临床主要表现为伴有左束支传导阻滞的各种室性心律失常,如反复发作性持续性室性心动过速;也可出现房性心律失常,如房性心动过速、心房扑动、心房颤动。患者常表现为晕厥和猝死,晕厥和猝死的原因可能是心室颤动,晚期可发展为心力衰竭。患者最重要的心电图异常为右胸前导联 $V_1 \sim V_3$ T 波倒置、Epsilon 波及心室晚电位阳性。右心室心肌病的诊断依据为超声心动图、螺旋 CT、心脏磁共振、心室造影等检查发现局限性或广泛性心脏结构和功能异常,仅累及右心室,无瓣膜病、先天性心脏病、活动性心肌炎和冠状动脉病变,心内膜活检有助于鉴别诊断。

其发作期的急性治疗与持续性室速的治疗相同,维持治疗可用 β 受体阻滞剂、胺碘酮,也可两者联用,但效果不确切。也有采用射频消融治疗的报道,但容易复发和出现新型室速,不作为常规手段。有晕厥病史、心脏骤停生还史、猝死家族史或不能耐受药物治疗的患者,应考虑安装 ICD。

(二)尖端扭转型室性心动过速

尖端扭转型室性心动过速(torsade pointes,TdP)是多形性室速的一个典型类型,一般发生在原发性或继发性 QT 间期延长的患者,主要临床特征是反复晕厥,有的甚至猝死。其病因、发生机制、心电图表现和治疗与其他类型室速不同。Dessertenne 根据该型室速发作时的心电图特征而命名。

正常人经心率校正后 QT 间期(Q-Tc)的上限为 0.40 秒,当 Q-Tc 大于 0.40 秒时即为 QT 间期延长,又称为复极延迟。目前认为,TdP 与心室的复极延迟和不均一有关,其中 QT 间期延长是导致 TdP 的主要原因之一,因此将 QT 间期延长并伴有反复发生的 TdP 称为长 QT 综合征(LQTS)。

1.长 QT 间期综合征的分类

LQTS 一般分为先天性和后天性两类。

(1)先天性 LQTS 又可分为 QT 间期延长伴有先天性耳聋(Jervell-Lange-Nielson 综合征)和不伴有耳聋(Romano-Ward 综合征),两者都有家族遗传倾向,患者多为儿童和青少年。一般在交感神经张力增高的情况下发生 TdP,被认为是肾上腺素能依赖性。

(2)后天性 LQTS 通常发生在服用延长心肌复极的药物后或有严重心动过缓、低钾/低镁血症等情况下,多为长间歇依赖性,触发 TdP 通常在心率较慢或短-长-短的 RR 间期序列时。

有关 TdP 的发生机制仍有争议,目前认为主要与早期后除极引起的触发活动和复极离散度增加导致的折返有关。先天性 LQTS 的发生机制与对肾上腺素能或交感神经系统刺激产生异常反应有关。某些引起先天性 LQTS 的因素是由于单基因缺陷改变了细胞内钾通道调节蛋白的功能,导致 K^+ 电流如 I_{Kr}、I_{Ks} 或 I_{to} 等减少和/或内向除极 Na^+/Ca^{2+} 流增强,动作电位时间和 QT 间期延长,出现早期后除极。在早期后除极幅度达阈电位时,引起触发活动而出现 TdP。后天性 LQTS 因复极离散度增加的折返机制和早期后除极的触发活动等引起 TdP。

2.心电图特点

TdP 时 QRS 波振幅变化,并沿等电位线扭转,频率为 $200 \sim 250$ 次/分,常见于心动过速与完全性心脏阻滞,LQTS 除有心动过速外,尚有心室复极延长伴 QT 间期超过 500 毫秒。室性期前收缩始于 T 波结束时,由 R-on-T 引起 TdP,TdP 经过数十次心搏可以自行终止并恢复窦性心律,或间隔一段时间后再次发作,TdP 也可以恶化成心室搏动。患者静息心电图上 u 波往往明显。

3.LQTS 的治疗

对 LQTS 和 TdP 有效治疗的基础是确定和消除诱因或纠正潜在的有害因素。其后在弄清离子机制的基础上,一个适当的治疗计划就可以常规展开。将来特殊的治疗可能针对减弱引起早期后除极的离子流进行,现在的治疗一般着眼于抑制或阻止早期后除极的产生和传导,可通过增强外向复极 K^+,加强对内向 Na^+ 或 Ca^{2+} 的阻滞,或抑制早复极电流从起点向周围心肌的传导实现。

(1)K^+ 通道的激活:实验已证实早期后除极和 TdP 可被 K^+ 通道的开放所抑制,但临床尚未证实。似乎有效的短期治疗包括采用超速起搏、利多卡因或注射异丙肾上腺素以增强 K^+,但异丙肾上腺素注射对于先天性 LQTS 是禁忌。

(2)Na^+ 通道的阻断:TdP 可被具有 Na^+、K^+ 双重阻滞功能的Ⅰa 类药物诱发,但可被单纯钠通道阻滞剂抑制。

(3)Ca^{2+} 通道的阻滞:在先天性 Ca^{2+} 依赖性和心动过缓依赖性 TdP 中,维拉帕米可抑制心室过早除极并减少早期后除极振幅。

(4)镁:静脉用镁是临床上一种抑制 TdP 的安全有效的方法。其作用可能是通过阻断 Ca^{2+} 或 Na^+ 电流来实现的,与动作电位时程缩短无关。

(5)异丙肾上腺素注射:肾上腺素能刺激对先天性 LQTS 相关的 TdP 是禁忌的。但临床上,异丙肾上腺素注射对长间歇依赖性很强的 LQTS 经常是有效的。虽然小剂量可能增强早期后除极所需的除极电流,但大剂量可以增强外向 K^+ 电流,加快心率和复极,抑制早期后除极和 TdP。

(6)起搏:对先天性和后天性 LQTS 持续的超速电起搏是一种有效的治疗方法。可能因为加强了复极或阻止长的间歇,从而抑制早期后除极。

(7)肾上腺素能阻滞和交感神经节切除术:所有先天性 LQTS 可采用 β 受体阻滞剂治疗。有些权威专家认为高位左胸交感神经节切除术在单纯药物治疗失败的病例中可作为首选或辅助治疗。在心脏神经支配中占优势的左侧交感神经被认为是先天性 LQTS 的发病基础。在临床上,β 受体阻滞剂禁忌用于后天性 LQTS,因其可减慢心率。

(8)电复律器-除颤器的植入:伴有先天性 LQTS 的高危患者或不能去除诱因的后天性 LQTS 患者,可能需要埋植一个电复律器-除颤器。有复发性晕厥、有过心脏停搏而幸存的或内科治疗无效的患者应被视为高危患者。

(三)加速性室性自主心律

加速性室性自主心律又称为加速性室性自搏心律、室性自主性心动过速、非阵发性室性心动过速或心室自律过速、加速性室性逸搏心律、心室自搏性心动过速、缓慢的室性心动过速等。

加速性室性自主心律是由于心室的异位节律点自律性增高而接近或略微超过窦性起搏点的自律性而暂时控制心室的一种心动过速。其频率大多为 60～130 次/分。由于室性异位起搏点周围不存在保护性的传入阻滞,因此会受到主导节律的影响。只有当异位起搏点自律性增高又无传出阻滞并超过窦性心律的频率时,心电图才显示室性自主心律,一旦窦性心律的频率增快而超过异位起搏点的自律性即可激动心室而使这种心动过速被窦性心律取代。与折返性室速不同，加速性室性自主心律的心室搏动有逐渐"升温-冷却"的特征，不会突然发生或终止。由于其频率不快，与窦性心律接近，因此可与窦性心律竞争，出现心室夺获或室性融合波。

心电图特征如下：①宽大畸形的 QRS 波群连续出现 3 个或 3 个以上，频率为 60～130 次/分；②心动过速的持续时间较短，大多数患者的发作仅仅为 4～30 个心搏；③心动过速常常以舒张晚期的室性期前收缩或室性融合波开始，QRS 波群的前面无恒定的 P 波，部分 QRS 波群之后可见逆行性P' 波，有时以室性融合波结束，并随之过渡到窦性心律；④室速可与窦性心律交替出现，可出现心室夺获或室性融合波(图 7-11)。

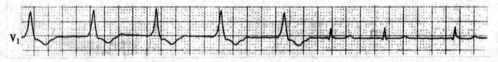

图 7-11　加速性室性自主心律

QRS 波群宽大畸形，心率 66 次/分，窦性激动夺获心室后，加速的室性心律被抑制

加速性室性自主心律在临床上比较少见，绝大多数发生在器质性心脏病如急性心肌梗死、心肌炎、洋地黄中毒或高钾血症等患者，偶见于正常人。在急性心肌梗死溶栓再灌注治疗时，若出现加速性室性自主心律，可视为治疗有效的指标之一。其发作时间短暂，多在 4～30 个室性心搏后消失，一般不会发展为心室颤动，也无明显血流动力学障碍，因此这类心律失常本身是良性的，预后较好，不需要治疗。治疗主要针对原有的基础心脏病。

(四)束支折返性室性心动过速

束支折返性室性心动过速是由左右束支作为折返环路的组成部分而构成的大折返性室性心动过速，其折返环由希氏束-浦肯野系统和心室肌等组成，具有明确的解剖学基础。其心动过速也表现为持续性单形性室性心动过速。自首次报道 1 例束支折返性心动过速以后，临床报道逐渐增多。一般仅见于器质性心脏病患者，最多见于中老年男性扩张型心肌病患者，也可见于缺血性心脏病、瓣膜病、肥厚型心肌病、Ebstein 畸形患者，此外也可见于希氏束-浦肯野系统传导异常伴有或不伴有左心室功能异常患者。其发生率约占室性心动过速的 6%。因此，在临床上并不少见。

心电图上束支折返性室性心动过速发作时，频率较快，一般在 200 次/分以上，范围 170～250 次/分；多呈完全性左束支传导阻滞图形，电轴正常或左偏，少数可呈右束支传导阻滞图形(图 7-12)；若出现束支阻滞，心动过速即终止。平时室速不发作时，一般均有房室传导功能障碍，如 PR 间期延长，呈一度房室传导阻滞；QRS 波群增宽，多呈类似左束支传导阻滞图形。

由于绝大多数束支折返性室性心动过速患者都有较严重的器质性心脏病，心功能常常有不同程度的恶化，因此一旦室速发作，患者常常有明显的临床症状，如心慌、胸闷、胸痛、低血压、黑矇、晕厥，甚至发生心脏性猝死。体格检查主要是原发性心脏病的体征，束支折返性室性心动过速发作时，常常出现心功能不全的体征。其确诊有赖于心内电生理检查。束支折返性室性心动过速发作时如不能得到及时有效的控制，常常呈加速的趋势，易转化为心室扑动或心室颤动。

束支折返性室性心动过速的治疗手段与其他类型室速相类似，但是药物疗效不佳；而射频导管消融阻断右束支是根治左束支传导阻滞型室速的首选方法，成功率近 100%；极少数患者需安装 ICD。

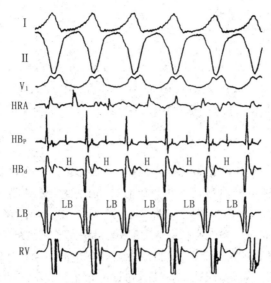

图 7-12 束支折返性室性心动过速

呈右束支阻滞型,束支折返性激动由右束支逆传,通过希氏束,然
后经由左束支下传,希氏束电位(H)在左束支电位(LB)之前

（郭 帅）

第五节 室上性心动过速

室上性心动过速(supraventricular tachycardia,SVT)是临床上最常见的心律失常之一。经典的定义是指异位快速激动形成和/或折返环路位于希氏束分叉以上的心动过速,传统上分为起源于心房和房室交界区的室上性快速性心律失常。包括许多起源部位、传导路径和电生理机制及临床表现、预后意义很不相同的一组心律失常。临床实践中,室上性心动过速包括多种类型,发生部位除了涉及心房、房室结、希氏束外,心室也参与房室折返性心动过速的形成,后者也归属于室上性心动过速的范畴。因此,有学者将其重新定义为激动的起源和维持需要心房或房室交界区参与的心动过速。

按照新定义,室上性心动过速包括窦房结折返性心动过速、房性心动过速、房室结折返性心动过速、房室折返性心动过速、房扑、房颤及其他旁路参与的心动过速。

心电图上室上性心动过速除了功能性和原有的束支阻滞、旁路前传引起 QRS 波群增宽(QRS 时限≥0.12 秒)外,表现为窄 QRS 波群(QRS 时限<0.12 秒)。虽然室上性心动过速的名称应用较广,"窄 QRS 波群心动过速"这一术语较之更合适,且有临床价值。从心电图形态上可以将窄 QRS 波群心动过速和宽 QRS 波群心动过速容易地区别开来。

电生理研究表明,室上性心动过速的发生机制包括折返性、自律性增高和触发活动,其中绝大多数为折返性。

本节主要叙述房室结折返性心动过速、房室折返性心动过速,以及其他旁路参与的心动过速。

一、房室结折返性心动过速

(一)病因

房室结折返性心动过速(atrioventricular nodal reentrant tachycardia,AVNRT)是阵发性室上性心动过速(paroxysmal supraventricular tachycardia,PSVT)最常见的类型。患者通常无器质性心脏病的客观证据,不同年龄和性别均可发病,但20～40岁是大多数患者的首发年龄,多见于女性。

(二)发生机制

AVNRT的电生理基础是房室结双路径(DAVNP)或多路径。Mines首次提出DAVNP的概念,以后由Moe等证实在房室结内存在电生理特性不同的两条传导路径,其中一条传导速度快(AH间期短),但不应期较长,称为快路径(β路径),另外一条传导速度慢(AH间期长),但不应期较短,称为慢路径(α路径)。正常窦性心律时,心房激动沿快路径和慢路径同时下传,因快路径传导速度快,沿快路径下传的激动先抵达希氏束,当沿慢路径下传的激动抵达时,因希氏束正处于不应期而传导受阻。由于DAVNP(或多路径)的存在,并且传导速度和不应期不一致,分别构成折返环路的前向支和逆向支,一个适时的房性或室性期前刺激可诱发AVNRT。

AVNRT有3种不同的临床类型。一种是慢-快型,又称为常见型,其折返方式是激动沿慢路径前传、快路径逆传;另一种是快-慢型,又称为少见型,其折返方式是激动沿快路径前传、慢路径逆传。此外,还有一种慢-慢型,是罕见的类型,折返方式是激动沿一条慢路径前传、再沿另一条电生理特性不同的慢路径逆传。

典型的AVNRT(慢-快型)是最常见的类型,占90%。当一个适时的房性期前收缩下传恰逢快路径不应期时,激动不能沿快路径传导,但能沿不应期较短的慢路径缓慢传导,当激动抵达远端共同通路时,快路径因获得足够时间再次恢复应激性,激动从快路径远端逆传抵达近端共同通路,此时慢路径可再次应激折返形成环形运动。若反复折返便形成慢-快型AVNRT。

非典型AVNRT(快-慢型)较少见,占5%～10%。当快路径不应期短于慢路径,并且适时的房性期前收缩或程序期前刺激下传恰逢慢路径不应期时,激动便由快路径前传再沿慢路径逆传,若反复折返形成环形运动,则形成快-慢型AVNRT。

慢-慢型AVNRT的形成是由于多路径的存在,房性期前收缩下传恰逢快路径不应期而不能下传,只能沿慢路径下传,因快路径没有逆传功能或者不应期太长,激动便沿另一条慢路径逆传,若反复折返形成环形运动,则形成慢-慢型AVNRT。

DAVNP是否有解剖学基础一直存在争议。近年的研究显示,快路径纤维主要位于房室结前上方与心房肌相连,而慢路径纤维主要位于下后方与冠状窦口相连,两者在近端和远端分别形成近端、远端共同通路,组成折返环。导管消融的实践证实,在快、慢路径所在的区域进行消融能选择性地阻断快、慢路径的传导。由于房室结快、慢路径在组织学上尚无明显差别,目前仍然以房室结功能性纵向分离为主导学说进行解释,认为DAVNP可能与房室结的复杂结构形成了非均一的各向异性传导有关。

(三)临床表现

AVNRT患者心动过速发作呈突然发作、突然终止的特点,症状包括心悸、紧张、焦虑,可出现心力衰竭、休克、心绞痛、眩晕甚至晕厥。症状的严重程度取决于心动过速的频率、持续时间及有无基础心脏病等。心动过速的频率通常在160～200次/分,有时可低至110次/分、高达

240 次/分。每次发作持续时间为数秒至数小时,可反复发作。持续时间较长的患者常自行尝试通过兴奋迷走神经的方法终止心动过速,包括 Valsalva 动作、咳嗽、平躺后平静呼吸、刺激咽喉催吐等。

心脏体检听诊可发现规则快速的心率(律),心尖区第一心音无变化。

(四)心电图和电生理特点

1.慢-快型 AVNRT

(1)房性或室性期前收缩能诱发和终止心动过速,诱发心搏的 P'R 间期或 AH 间期突然延长≥50 毫秒,呈 DAVNP 的跳跃现象(图 7-13～图 7-15)。

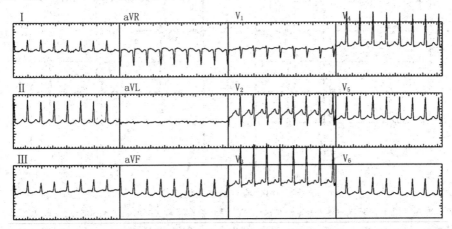

图 7-13　慢-快型 AVNRT(1)

心动过速 RR 周期匀齐,窄 QRS 波群,QRS 波群前后无逆行 P 波,V₁ 导联出现假性 r' 波

(2)心动过速呈窄 QRS 波群,少数因功能性或原有的束支阻滞,QRS 波群增宽(QRS 时限≥0.12 秒)、畸形;RR 周期匀齐,心室率大多在 160～200 次/分。

(3)由于快速逆传,心房、心室几乎同时除极,体表心电图 P' 波多埋藏在 QRS 波群中而无法辨认,少数情况下逆行 P' 波(Ⅱ、Ⅲ、aVF 导联倒置)位于 QRS 波群终末部分,在 Ⅱ、Ⅲ、aVF 导联出现假性 S 波,在 V₁ 导联出现假性 r' 波,RP' 间期<70 毫秒,RP' 间期<P'R 间期。

(4)心动过速时逆行 A' 波呈向心性激动,即最早心房激动点位于希氏束附近,希氏束电图上 VA 间期<70 毫秒。

(5)兴奋迷走神经、期前收缩或期前刺激可使心动过速终止。

(6)心动过速时,心房与心室多数呈 1∶1 传导关系。由于折返环路局限于房室交界区及其周围的组织,心房、希氏束和心室不是折返环的必需组成部分。因此,心动过速时房室和室房可出现文氏型和 2∶1 传导阻滞,或出现房室分离。

2.快-慢型 AVNRT

(1)不需要期前刺激,心率增快时即可诱发,且反复发作,发作时无 P'R 间期或 AH 间期突然延长;房性或室性期前收缩也能诱发和终止心动过速,一些患者可出现室房传导的跳跃现象(图 7-16、图 7-17)。

(2)心动过速呈窄 QRS 波群,少数因功能性或原有的束支阻滞,QRS 波群增宽(QRS 时限≥0.12 秒)、畸形;RR 周期匀齐,心室率大多在 100～150 次/分。

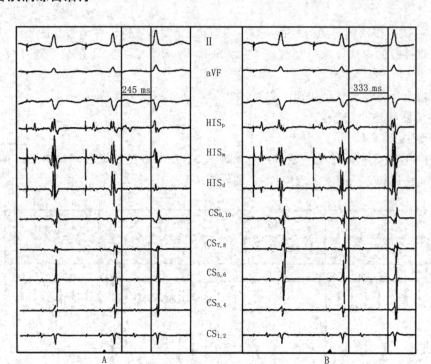

图 7-14 房室结跳跃性前传

同一病例,自上至下依次为体表心电图Ⅱ、aVF、V₁导联和希氏束近中远(HISp、HISm、HISd)和冠状静脉窦由近至远(CS9,10~CS1,2)心内记录。A图为心房 S1S1/S1S2=500/290 毫秒刺激,AV 间期=245 毫秒;B图为心房 S1S1/S1S2=500/280 毫秒刺激时房室结跳跃性前传,AV 间期=333 毫秒

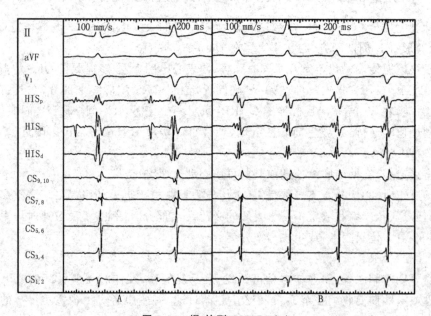

图 7-15 慢-快型 AVNRT(2)

同一病例,A图为窦性心律记录,B图为心动过速记录。心动过速周长 320 毫秒,希氏束部位逆行心房激动最早,希氏束部位记录(HISd)呈 HAV 关系,VA间期=0,HA间期=50 毫秒,AH间期=270 毫秒,符合典型 AVNRT 诊断

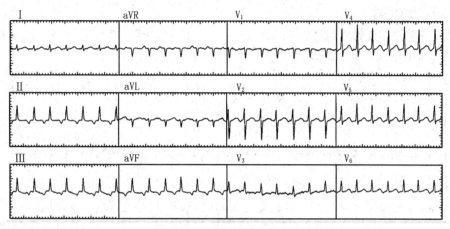

图 7-16 快-慢型 AVNRT(1)

心动过速周长 365 毫秒,RR 周期匀齐,窄 QRS 波群,Ⅱ、Ⅲ、
aVF 导联 P 波倒置,aVL 导联 P 波直立,RP′间期>P′R 间期

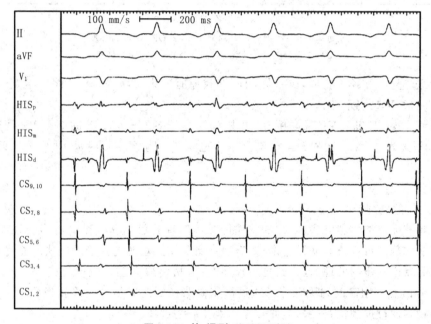

图 7-17 快-慢型 AVNRT(2)

同一病例,心动过速周长 365 毫秒,希氏束部位记录(HIS$_d$)呈 HVA 关系,HA 间
期=270 毫秒,AH 间期=95 毫秒,类似快-慢型 AVNRT,但是希氏束部位与冠状窦近端
的心房激动均为最早,不很符合快-慢型 AVNRT,可能与冠状静脉窦电极位置过深有关

　　(3)由于前传较快、逆传较慢,逆行 P′波(Ⅱ、Ⅲ、aVF 导联倒置)出现较晚,与 T 波融合或在
T 波上,位于下一个 QRS 波群之前,故 RP′间期>P′R 间期。

　　(4)心动过速时逆行 A′波的最早激动点位于冠状窦口附近,希氏束电图上 HA′间期>A′H
间期。

　　(5)刺激迷走神经、期前收缩或期前刺激可使心动过速终止,药物治疗效果较差,但可自行
终止。

3.慢-慢型 AVNRT

(1)房性或室性期前收缩能诱发和终止心动过速,诱发心搏的 P'R 间期或 AH 间期突然延长≥50 毫秒,常有一次以上的跳跃现象(图 7-18)。

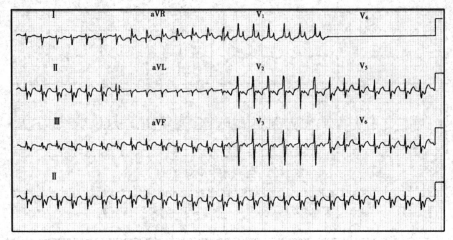

图 7-18　慢-慢型 AVNRT

心动过速周长 370 毫秒,RR 周期匀齐,窄 QRS 波群,Ⅱ、Ⅲ、
aVF 导联 P 波倒置,V₁ 导联 P 波直立,RP' 间期＜P'R 间期

(2)心动过速呈窄 QRS 波群,少数因功能性或原有的束支阻滞,QRS 波群增宽(QRS 时限≥0.12 秒)、畸形;RR 周期匀齐。

(3)逆行 P' 波(Ⅱ、Ⅲ、aVF 导联倒置)出现稍晚,位于 ST 段上,RP' 间期＜P'R 间期。

(4)心动过速时逆行 A' 波的最早激动点位于冠状窦口附近,希氏束电图上 HA' 间期＞A'H 间期。

(五)治疗

1.急性发作的处理

根据患者有无器质性心脏病、既往的发作情况及患者的耐受程度作出适当的处理。有些患者仅需休息或镇静即可终止心动过速发作,有些患者采用兴奋迷走神经的方法就能终止发作,但大多数患者需要进一步的处理,包括药物治疗、食管心房调搏甚至直流电复律等。洋地黄制剂、钙通道阻滞剂、β受体阻滞剂和腺苷等可通过抑制慢路径的前向传导而终止发作,Ⅰa、Ⅰc 类抗心律失常药物则通过抑制快路径的逆向传导而终止心动过速。

2.预防发作

频繁发作者可选用钙通道阻滞剂(维拉帕米)、β受体阻滞剂(美托洛尔或比索洛尔)、Ⅰc 类抗心律失常药物(普罗帕酮)、洋地黄制剂等作为预防用药。

3.射频导管消融

反复发作、症状明显而又不愿服药或不能耐受药物不良反应的患者,进行射频导管消融能达到根治的目的,是治疗的首选。目前,AVNRT 的射频导管消融治疗成功率达 98％,复发率低于5％,二度和三度房室传导阻滞的发生率低于 1％。

二、房室折返性心动过速

房室折返性心动过速(atrioventricular reentrant tachycardia,AVRT)是预激综合征最常见

的快速性心律失常。其发生机制是由于预激房室旁路参与房室折返环的形成。折返环包括心房、房室交界区、希普系统、心室和旁路。按照折返过程中激动的运行方向，AVRT 分为两种类型：顺向型房室折返性心动过速（orthodromic AVRT，O-AVRT）和逆向型房室折返性心动过速（antidromic AVRT，A-AVRT）。前者的折返激动运行方向是沿房室交界区、希普系统前向激动心室，然后沿房室旁路逆向激动心房；后者的折返激动运行方向正相反，经房室旁路前向激动心室，然后经希普系统、房室交界区逆向传导或沿另一条旁路逆向激动心房。

房室旁路及其参与的 AVRT 具有以下电生理特征。①心室刺激时，房室旁路的室房传导表现为"全或无"的传导形式，而无文氏现象。②心室刺激或心动过速发作时，室房传导呈偏心性，即希氏束旁记录的 A 波激动较其他部位晚（希氏束旁旁路例外）。③心动过速发作时，在希氏束不应期给予心室期前收缩刺激，可提早激动心房。④心动过速发作时，体表心电图大多可见逆传 P 波，且 RP' 间期＞80 毫秒。⑤发生旁路同侧束支阻滞时，心动过速的心率减慢。⑥心房和心室是折返环的组成部分，两者均参与心动过速，不可能合并房室传导阻滞。

（一）顺向型房室折返性心动过速

O-AVRT 是预激综合征最常见的心动过速，占 AVRT 的 90%～95%。房室交界区和希普系统作为折返环的前传支，而房室旁路作为逆传支。心动过速多由房性（或室性）期前收缩诱发，一个适合的房性期前收缩恰好遇到旁路的不应期，在旁路形成单向阻滞，而由房室交界区下传心室，由于激动在房室交界区传导缓慢，心室除极后旁路已脱离不应期恢复了传导性，激动便沿旁路逆传激动心房，形成折返回波，如反复折返即形成 O-AVRT。

心电图表现：心室律规则，频率通常在 150～240 次/分；QRS 波群时限正常（除非有功能性或原有束支阻滞），无 δ 波；如出现逆行 P' 波，则逆行 P' 波紧随 QRS 波群之后，RP' 间期＜P'R 间期（图 7-19）。

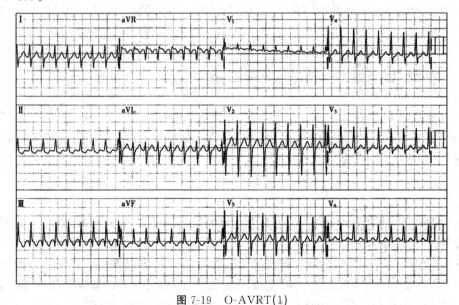

图 7-19　O-AVRT(1)

RR 周期匀齐，窄 QRS 波群，在 Ⅱ、aVF 导联 QRS 波群后隐约可见 P 波

本型应与 P' 波位于 QRS 波群之后的慢-快型 AVNRT 鉴别。后者心动过速时心电图 RP' 间期及希氏束电图上 VA 间期＜70 毫秒，逆行 A' 波呈向心性激动，即最早心房激动点位于希氏

束附近；而O-AVRT患者心动过速时心电图 RP' 间期及希氏束电图上 VA 间期大多＞80 毫秒，逆行 A' 波呈偏心性激动（图 7-20）。

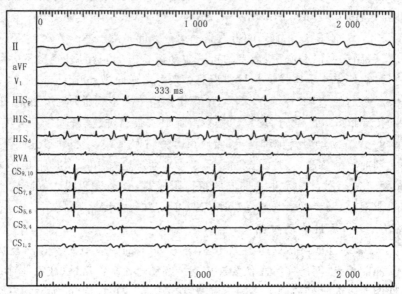

图 7-20　O-AVRT(2)

同一病例，心动过速时，可见 CS7，8 记录的逆行心房激动最早，希氏束部位逆行激动较晚

(二)逆向型房室折返性心动过速

A-AVRT 是预激综合征较少见的心动过速，占 AVRT 的 5％～10％，有此类心动过速发作的患者多旁路的发生率较高。其发生机制与 O-AVRT 相似，心动过速多由房性（或室性）期前收缩诱发，房室旁路作为折返环的前传支，而逆传支可以是房室交界区、希普系统，但更多见的是另一条旁路作为逆传支，因此多旁路折返是 A-AVRT 的重要特征。期前收缩诱发 A-AVRT 需具备以下条件：完整的旁路传导、房室交界区或希普系统的前向阻滞、完整的房室交界区和希普系统逆向传导功能。

心电图表现：心室律规则，频率通常在 150～240 次/分；QRS 波群宽大、畸形，起始部分可见到 δ 波；如出现逆行 P' 波，则逆行 P' 波在下一个 QRS 波群之前，RP' 间期＞P'R 间期（图 7-21）。

本型因 QRS 波群为完全预激图形难与室性心动过速鉴别。如心动过速时 P 波在宽 QRS 波群之前而窦性心律的心电图表现为心室预激，则提示 A-AVRT 的诊断；如心动过速时出现房室分离或二度房室传导阻滞则可排除 AVRT 的诊断。

(三)治疗

AVRT 的治疗包括心动过速发作期的治疗及非发作期的治疗两方面。治疗方法有药物治疗、物理治疗、导管消融和外科手术等。

AVRT 发作时的治疗原则是采取有效的措施终止心动过速或控制心室率。多数患者在心动过速发作后的短时间内不会复发，部分患者可反复发作，或发作后心室率很快，血流动力学不稳定或症状严重，应选择适当的治疗预防复发。心动过速发作频繁、临床症状严重、抗心律失常药物治疗无效或不愿接受药物治疗的患者，可施行射频导管消融房室旁路以达到根治的目的。并存先天性心脏病或其他需外科手术纠治的器质性心脏病患者，在外科治疗前可试行射频导管消融，成功阻断房室旁路可降低外科治疗的难度、缩短手术时间。

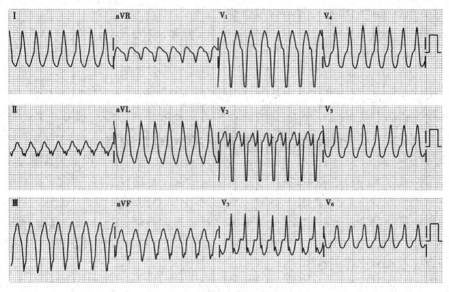

图 7-21　A-AVRT

一例右后侧壁显性旁路前传发生逆向型 AVRT,呈完全预激图形

1.药物治疗

药物治疗是目前终止 AVRT 发作或者减慢心动过速心率的主要方法。

(1)O-AVRT:电生理检查和临床观察心动过速的终止证实房室交界区是大多数 O-AVRT 的薄弱环节,有效抑制房室交界区传导的药物更易终止心动过速发作。希普系统、房室旁路、心房、心室也是折返环的必需成分,抑制这些部位的药物也可终止心动过速的发作。

腺苷或三磷酸腺苷(ATP)、钙通道阻滞剂、β 受体阻滞剂、洋地黄制剂、升压药物等,通过抑制房室交界区的前向传导终止心动过速的发作;而普罗帕酮、胺碘酮等通过抑制 O-AVRT 折返环的多个部位终止心动过速的发作。

(2)A-AVRT:A-AVRT 的药物治疗不同于 O-AVRT。单纯抑制房室交界区传导的药物对 O-AVRT 有良好的效果,但对 A-AVRT 的治疗作用较差甚至有害。一方面,多数 A-AVRT 系多房室旁路折返,房室交界区和希普系统不是心动过速的必需成分;另一方面,多数抑制房室交界区的药物对其逆向传导的抑制作用不如对前向传导的抑制作用强,单纯抑制房室交界区效果也欠佳。因此,药物治疗应针对房室旁路。

Ⅰa、Ⅰc 和Ⅲ类抗心律失常药物均可抑制房室旁路的传导,其中以普鲁卡因胺、普罗帕酮、胺碘酮较常用。这 3 种药物除可抑制房室旁路传导外,还可抑制房室交界区的传导。国内常以普罗帕酮、胺碘酮为首选终止 A-AVRT 的发作。A-AVRT 常对血流动力学有影响,所以对于心动过速引起血压下降、心功能不全、心绞痛,或既往有晕厥病史的患者,当药物不能及时有效终止心动过速时,应考虑体表直流电复律。有效复律后应继续使用抗心律失常药物以预防复发。

2.物理治疗

主要有手法终止 O-AVRT、心脏电脉冲刺激、体表直流电复律。

(1)手法终止 O-AVRT:某些手法如 Valsalva 动作、咳嗽、刺激咽喉催吐等通过兴奋刺激迷走神经以抑制房室交界区的传导,使部分患者 O-AVRT 终止于房室交界区。

(2)心脏电脉冲刺激:主要机制是利用适时的刺激引起心房或心室侵入心动过速折返环的可

激动间隙,造成前向或逆向阻滞而使心动过速终止。

食管心房调搏刺激终止 AVRT 成功率达 95%,操作简便、安全,是终止 AVRT 的有效方法。但该技术并没有作为 AVRT 患者的常规治疗措施,大多数时候只是在药物治疗无效时才考虑使用。

食管心房调搏终止 AVRT 的适应证有:①抗心律失常药物治疗无效的 AVRT,尤其是经药物治疗后心动过速频率减慢但不终止者,此时食管心房调搏易使心动过速终止并转复为窦性心律。②并存有窦房结功能障碍或部分老年人,尤其是既往药物治疗心动过速后继发严重窦性心动过缓、窦性停搏或窦房传导阻滞者,或者心动过速自发终止后出现黑矇或晕厥者,这类患者宜选择食管心房调搏终止心动过速,如果心动过速终止后继发心动过缓,可经食管临时起搏予以保护。③部分血流动力学稳定的宽 QRS 波群心动过速,食管心房刺激前可记录食管心电图,了解心动过速的房室激动关系以帮助诊断,也可根据食管心房刺激能终止心动过速来排除室性心动过速。④并存器质性心脏病或 AVRT 诱发的心功能不全,药物治疗有可能进一步抑制心功能,此时可选择食管心房调搏终止心动过速。

刺激的方式可选择短阵(8~10 次)猝发脉冲刺激(较心动过速频率快 20~40 次),如不能终止心动过速,可重复多次或换用其他刺激方式如程控期前刺激,大多能奏效。

(3)体表直流电复律:是各种快速性心律失常引起血流动力学异常的首选措施。主要适用于 AVRT 频率较快伴有血压下降、心功能不全等需立即终止心动过速或各种治疗方法无效者(非常少见)。

3.外科手术

最早的非药物治疗是外科开胸手术切断旁路,此后又经历了直流电消融房室交界区或直接毁损旁路,但效果不令人满意且并发症较多,目前已基本被射频导管消融取代。

4.射频导管消融

射频导管消融治疗可有效阻断房室旁路,具有成功率高、并发症少等诸多优点,且技术已相当成熟,是目前国内许多大型医疗机构治疗预激综合征合并房室折返性心动过速及房颤的首选治疗。

(张力鸥)

第六节　心房扑动

心房扑动简称房扑,是一种大折返的房性心律失常,因其折返环通常占据了心房的大部分区域,故房扑又称为大折返性房速。依其折返环解剖结构及心电图表现不同分为典型房扑(一型)及非典型房扑(二型)。典型房扑围绕三尖瓣环、终末嵴和欧氏嵴呈逆钟向或顺钟向折返;其他已知的确定的房扑类型还包括围绕心房手术切开瘢痕的、心房特发性纤维化区域的、心房内其他解剖结构或功能性传导屏障的大折返,由于引起这些房扑的屏障多变,因此称为非典型房扑。

一、病因

临床所见房扑较房颤为少。阵发性房扑可见于无器质性心脏病患者,而持续性房扑则多伴有器质性心脏病,如风湿性心脏病、冠心病、心肌病等。其他病因尚有房间隔缺损、肺栓塞,二尖瓣、三尖瓣狭窄或关闭不全,慢性心功能不全使心房扩大,以及涉及心脏的中毒性、代谢性疾病,如甲状腺功能亢进性心脏病、心包炎、酒精中毒等,也可见于胸腔手术后、胸部外伤,甚至子宫内的胎儿亦可发生。少数患者病因不明。儿童持续发作心房扑动增加猝死的可能性。

二、临床表现

临床表现为心悸、胸闷、乏力等症状。有些房扑患者症状较为隐匿,仅表现为活动时乏力。房扑可加重或诱发心力衰竭。

房扑可被看作是一种过渡性异常心电活动,常自行转复为窦性心律或进展为房颤,持续数月乃至数年的房扑十分罕见。房扑引发的系统栓塞少于房颤。颈动脉窦按摩一般可使房扑时心室率逐步成倍数减慢,但难以转复为窦性心律。一旦停止按摩,心室率即以相反的方式恢复如初。体力活动、增强交感神经张力或减弱副交感神经张力可成倍加快心室率。

体格检查:在颈静脉波中可见快速扑动波,如果扑动波与下传的 QRS 波群关系不变,则第一心音强度亦恒定不变。有时听诊可闻及心房收缩音。

三、心电图表现

典型房扑的心房率通常在 250～350 次/分,基本心电图特征表现为:①完全相同的规则的锯齿形扑动波(F 波)及持续的电活动(扑动波之间无等电位线);②心室律可规则或不规则;③QRS 波群形态多正常,当出现室内差异性传导或原先合并有束支传导阻滞时,QRS 波群增宽,形态异常。扑动波在 Ⅱ、Ⅲ、aVF 导联或 V₁ 导联中较清楚,按摩颈动脉窦或使用腺苷可暂时减慢心室反应,有助于看清扑动波。逆钟向折返的 F 波心电图特征为 Ⅱ、Ⅲ、aVF 导联呈负向,V₁ 导联呈正向,V₆ 导联呈负向(图 7-22);顺钟向折返的 F 波心电图特征则相反,表现为 Ⅱ、Ⅲ、aVF 导联呈正向,V₁ 导联呈负向,V₆ 导联呈正向。

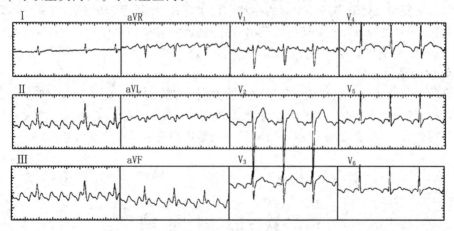

图 7-22　心房扑动

各导联 P 波消失,代之以规则的 F 波,以 Ⅱ、Ⅲ、aVF 和 V1 导联最为明显,

QRS 波群形态正常,F 波与 QRS 波群的比为 2∶1～4∶1

典型房扑的心室率可以呈以下几种情况。在未经治疗的患者,2∶1 房室传导多见,心室率快而规则,此时心室率为心房率的一半;F 波和 QRS 波群有固定时间关系,通常以 4∶1、6∶1 较

为多见,3:1、5:1少见,心室率慢而规则;若房扑持续时心室率明显缓慢(除外药物影响),F波和QRS波群无固定时间关系,心室率慢而规则,表明有完全性房室传导阻滞的存在;F波和QRS波群无固定时间关系,通常以(2～7):1传导,心室率不规则。儿童、预激综合征患者,偶见于甲亢患者,心房扑动可以呈1:1的形式下传心室,造成300次/分的心室率,从而产生严重症状。由于隐匿性传导的存在,RR间期可出现长短交替。不纯房扑(或称扑动-颤动)心房率常快于单纯房扑,其F波形态及时限亦变化多样。在某些情况下,此种心电图特点提示心房电活动的不一致。例如,一侧心房为颤动样激动,同时另一侧心房可能被相对缓慢且规整的扑动样激动所控制。现已证实,房内传导时间延长是房扑发生的危险因素之一。

如上所述,由于非典型房扑的折返环(不依赖下腔静脉至三尖瓣环之间的峡部)变异性很大,因此非典型房扑的大折返心电图特征存在很大差异,心房率或F波形态各不相同。然而,非典型房扑的F波频率通常与典型房扑相同,即250～350次/分。

四、治疗

(一)直流电复律

如果房扑患者有严重的血流动力学障碍或心力衰竭,应立即给予同步直流电复律,所需能量相对较低(50 J)。若电休克引起房颤,可用较高的能量再次进行电休克以求恢复窦性心律,或根据临床情况不予处理。少数患者在恢复窦性心律即刻有发生血栓栓塞的可能。

(二)心房程序调搏

食管调搏或右心房导管快速心房起搏在大多数患者中可有效终止一型房扑或部分二型房扑,恢复窦性心律或转变为伴有较慢心室率的心房颤动,临床症状改善。

(三)药物治疗

可选用胺碘酮、洋地黄、钙通道阻滞剂或β受体阻滞剂减慢房扑时的心室率,若心房扑动持续存在,可试用Ⅰa和Ⅰc类抗心律失常药物以恢复窦性心律和预防复发。小剂量(200 mg/d)胺碘酮也可预防复发。除非心房扑动时的心室率已被洋地黄、钙通道阻滞剂或β受体阻滞剂减慢,否则不应使用Ⅰ类和Ⅲ类抗心律失常药物,因上述药物有抗胆碱作用,且Ⅰ类抗心律失常药物能减慢F波频率,使房室传导加快,引起1:1传导,使心室率加快。

(四)射频消融

通过导管射频消融阻断三尖瓣环和下腔静脉之间的峡部,造成双向阻滞,对于治疗典型房扑十分有效,长期成功率为90%～100%,目前已成为典型房扑首选治疗方法。其他类型的房扑消融治疗也很有效,但成功率略低于典型房扑,且各类型房扑消融治疗的成功率不同。

(郭　帅)

第七节　心房颤动

心房颤动简称房颤,是指心房无序除极、电活动丧失,产生快速无序的颤动波,导致心房无有效收缩,是最严重的心房电活动紊乱。有学者研究表明,30岁以上患者20年内发生心房颤动的总概率为2%,60岁以后发病率显著增加,平均每十年发病率增加1倍。目前国内房颤的流行病学资料较少,一项对 14 个自然人群房颤现状的大规模流行病学调查显示,房颤发生率为0.77%。在所有房颤患者中,房颤发生率按病因分类,非瓣膜性、瓣膜性和孤立性房颤所占比例分别为65.2%、12.9%和21.9%。非瓣膜性房颤发生率明显高于瓣膜性房颤和孤立性房颤,其中 1/3 为阵发性房颤,2/3 为持续或永久性房颤。

一、病因和发病机制

房颤的病因与房扑相似。阵发性房颤可见于无器质性心脏病患者,而持续性房颤则多伴有器质性心脏病,如高血压心脏病、风湿性心脏病、冠心病、心肌病等。其他病因尚有房间隔缺损、肺栓塞,二尖瓣、三尖瓣狭窄或关闭不全,慢性心功能不全使心房扩大,以及涉及心脏的中毒性、代谢性疾病,如甲状腺功能亢进性心脏病、心包炎、酒精中毒等。也可见于胸腔手术后、胸部外伤,甚至子宫内的胎儿也可发生。少数患者病因不明,称为特发性房颤。

房颤的发生机制主要涉及两个方面。其一是房颤的触发因素,包括交感神经和副交感神经刺激、心动过缓、房性期前收缩或心动过速、房室旁路和急性心房牵拉等。其二是房颤发生和维持的基质,这是房颤发作和维持的必要条件,以心房有效不应期的缩短和心房扩张为特征的电重构和解剖重构是房颤持续的基质,重构变化可能有利于形成多发折返子波。此外,还与心房某些电生理特性变化有关,包括有效不应期离散度增加、局部阻滞、传导减慢和心肌束的分隔等。

随着对局灶驱动机制、心肌袖、电重构的认识,以及非药物治疗方法的不断深入,目前认为房颤是多种机制共同作用的结果。①折返机制:包括多发子波折返学说和自旋波折返假说。②触发机制:由于异位局灶自律性增强,通过触发和驱动机制发动和维持房颤,而绝大多数异位兴奋灶(90%以上)在肺静脉内,尤其是左、右上肺静脉。组织学上可看到肺静脉入口处的平滑肌细胞中有横纹肌成分,即心肌细胞呈袖套样延伸到肺静脉内,而且上肺静脉比下肺静脉的袖套样结构更宽、更完善,形成心肌袖。肺静脉内心肌袖是产生异位兴奋的解剖学基础。腔静脉和冠状静脉窦在胚胎发育过程中也可形成肌袖,并有可以诱发房颤的异位兴奋灶存在。异位兴奋灶也可以存在于心房的其他部位,包括界嵴、房室交界区、房间隔、Marshall 韧带和心房游离壁等。③自主神经机制:心房肌的电生理特性不同程度地受自主神经系统的调节,自主神经张力改变在房颤中起着重要作用。部分学者称其为神经源性房颤,并根据发生机制的不同将其分为迷走神经性房颤和交感神经性房颤两类。前者多发生在夜间或餐后,尤其多见于无器质性心脏病的男性患者;后者多见于白昼,多由运动、情绪激动和静脉滴注异丙肾上腺素等诱发。迷走神经性房颤与不应期缩短和不应期离散性增高有关;交感神经性房颤则主要是由于心房肌细胞兴奋性增高、触发激动和微折返环形成。而在器质性心脏病中,心脏生理性的迷走神经优势逐渐丧失,交感神经性房颤更为常见。

二、房颤的分类

临床上常根据病因、起病时间、心室率、自主神经作用、发生机制及部位等对房颤进行分类。然而,到目前为止仍没有一种分类方法能满足所有的要求。目前,临床上常将房颤分为初发房颤、阵发性房颤、持续性房颤、永久性房颤。①初发房颤:首次发现,不论其有无症状和能否自行复律;②阵发性房颤:持续时间<7 天,一般<48 小时,多为自限性;③持续性房颤:持续时间>7 天,常不能自行复律,药物复律的成功率较低,常需电转复;④永久性房颤:复律失败或复律后 24 小时内又复发的房颤,可以是房颤的首发表现或由反复发作的房颤发展而来,对于持续时间较长、不适合复律或患者不愿意复律的房颤也归于此类。有些房颤患者不能获得准确的房颤病史，尤其是无症状或症状轻微者，常采用新近发生的或新近发现的房颤来命名，新近发生的房颤也可指房颤持续时间＜24 小时。房颤的一次发作事件是指发作持续时间＞30 秒。

三、临床表现

房颤是临床上最为常见的心律失常之一。充血性心力衰竭、瓣膜性心脏病、卒中病史、左心房扩大、二尖瓣和主动脉瓣功能异常、经治疗的高血压及高龄是房颤发生的独立危险因素。阵发性房颤可见于器质性心脏病患者，尤其在情绪激动时，或急性酒精中毒、运动、手术后，但更多见于器质性心脏病患者。持续性房颤患者多有心血管疾病，最常见于二尖瓣病变、高血压性心脏病、房间隔缺损、冠心病、肺心病等。新近发生的房颤则应考虑甲状腺功能亢进等代谢性疾病。

心房无序的颤动失去了有效的收缩与舒张，心房泵血功能恶化或丧失，加之房室结对快速心房激动的递减传导，引起心室极不规则的反应。因此，心室律（率）紊乱、心功能受损和心房附壁血栓形成是房颤患者的主要病理生理特点。房颤可有症状，也可无症状，即使对于同一患者也是如此。房颤引起的症状由多种因素决定，包括发作时的心室率、心功能、伴随的疾病、房颤持续时间及患者感知症状的敏感性等，其危害主要有三方面：①引起胸闷、心悸、体力下降等症状；②降低心泵功能；③导致系统栓塞等严重并发症。严重时可出现低血压、心绞痛、急性肺水肿、昏厥甚至猝死。

大多数患者有心悸、呼吸困难、胸痛、疲乏、头晕和黑矇等症状，由于心房利钠肽的分泌增多还可引起多尿。部分房颤患者无任何症状，偶然的机会或者出现房颤的严重并发症如卒中、栓塞或心力衰竭时才被发现。有些患者有左心室功能不全的症状，可能继发于房颤时持续的快速心室率。晕厥并不常见，但却是一种严重的并发症，常提示存在窦房结功能障碍及房室传导功能异常、主动脉瓣狭窄、肥厚型心肌病、脑血管疾病或存在房室旁路等。

典型的房颤体征为心律绝对不规则、第一心音强弱不等、脉搏短绌。如果房颤患者心室率突然变得规整，应怀疑它可能转变成窦性心律、房性心动过速、下传比例固定的心房扑动或交界性、室性心动过速。

四、心电图诊断

房颤的心电图特点为：①P 波消失，仅见心房电活动呈振幅不等、形态不一的小的不规则的基线波动，称为 f 波，频率为 350～600 次/分；②QRS 波群形态和振幅略有差异，RR 间期绝对不等。其原因在于大量心房冲动由于波振面的冲突而相互抵消，或侵入房室结，使房室结对后来的冲动部分地不起反应，阻滞在房室交界区未下传到心室（即隐匿性传导，导致心室律不规则），此时决定心室反应速率的主要因素是房室结的不应期和最大起搏频率（图 7-23）。

房颤时的心室率取决于房室结的电生理特性、迷走神经和交感神经的张力水平，以及药物的影响等。在未经治疗的房室传导正常的患者，则伴有不规则的快速心室反应，心室率通常在100～160 次/分。当患者伴有预激综合征时，房颤的心室反应有时超过 300 次/分，可导致心室颤动。如果房颤合并房室传导阻滞，由于房室传导系统发生不同程度的传导障碍，可以出现长RR 间期。房颤持续过程中，心室节律若快且规则（超过 100 次/分），提示交界性或室性心动过速；若慢且规则（30～60 次/分），提示完全性房室传导阻滞。如出现 RR 间期不规则的宽 QRS波群，常提示存在房室旁路前传或束支阻滞。当 f 波细微、快速而难以辨认时，经食管或心腔内电生理检查将有助诊断。

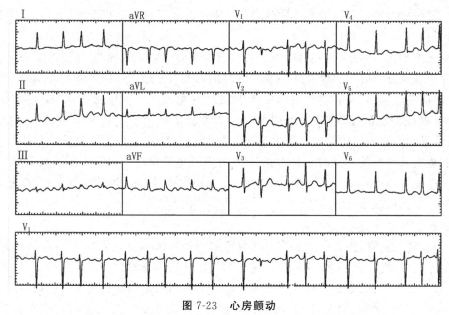

图 7-23　心房颤动

各导联 P 波消失,代之以不规则的 f 波,以 Ⅱ、Ⅲ、aVF 和

V₁ 导联为明显,QRS 波群形态正常,RR 间期绝对不等

五、治疗

房颤患者的治疗目标是减少血栓栓塞和控制症状。后者主要是控制房颤时的心室率和/或恢复及维持窦性心律。其治疗主要包括以下 5 个方面。

(一)复律治疗

对阵发性、持续性房颤和经选择的慢性房颤患者,转复为窦性心律是所希望的治疗终点。

初发 48 小时内的房颤多推荐应用药物复律,时间更长的则采用电复律。对于房颤伴较快心室率并且症状重、血流动力学不稳定的患者,包括伴有经房室旁路前传的房颤患者,则应尽早或紧急电复律。伴有潜在病因的患者,如甲亢、感染、电解质紊乱等,在病因未纠正前,一般不予复律。

1.药物复律

新近发生的房颤用药物转复为窦性心律的成功率可达 70%,但持续时间较长的房颤复律成功率较低。静脉注射依布利特复律的速度最快,用 2 mg 可使房颤在 30 分钟内或以后的30～40 分钟内转复为窦性心律,比静脉注射普鲁卡因胺或索他洛尔的疗效更好。依布利特的主要不良反应是尖端扭转型室性心动过速,对心动过缓、低钾血症、低镁血症、心室肥厚、心力衰竭者及女性患者应慎用。静脉应用普罗帕酮、普鲁卡因胺和胺碘酮也可复律。胺碘酮复律的速度较慢,虽然控制心室率的效果在给予300～400 mg时已达到,但静脉给药剂量≥1 g约需要24 小时才能复律。对持续时间较短的房颤,Ⅰc 类抗心律失常药物氟卡尼和普罗帕酮在2.5 小时复律的效果优于胺碘酮,而氟卡尼和普罗帕酮的复律效果无差异。快速静脉应用艾司洛尔对复律房颤有效,而洋地黄制剂对复律无效。

目前最常用于复律的静脉药物有普罗帕酮、胺碘酮和依布利特。静脉应用抗心律失常药物时应行心电监护。如有心功能不良或器质性心脏病,首选胺碘酮;如心功能正常或无器质性心脏病,可首选普罗帕酮,也可用氟卡尼或索他洛尔。对于症状不明显的房颤患者也可口服抗心律失常药物进行复律。

对新近发生的房颤采用药物复律,需要仔细分析患者的临床情况,对拟用的抗心律失常药物的药理特性要有充分了解。无器质性心脏病的房颤患者静脉应用或口服普罗帕酮是有效和安全的,而对有缺血性心脏病、左心室射血分数降低、心力衰竭或严重传导障碍的患者,应该避免应用Ⅰc类药物。胺碘酮、索他洛尔和新Ⅲ类抗心律失常药物如依布利特和多菲利特,复律是有效的,但有少数患者(1%~4%)可能并发尖端扭转型室性心动过速,因此在住院期间进行复律较为妥当。对房颤电复律失败或早期复发的病例,在择期行电复律前应先应用胺碘酮、索他洛尔等药物以提高房颤复律的成功率。对房颤持续时间≥48小时或持续时间不明的患者,在复律前后均应常规应用华法林抗凝治疗。

2.直流电复律

(1)体外直流电复律:体外(经胸)直流电复律对房颤转复为窦性心律十分有效和简便,并且只要操作得当则相对安全。主要的适应证是药物复律失败的阵发性或持续性房颤且必须维持窦性心律者,对于心室率快、症状重且有血流动力学恶化倾向的房颤患者常作为一线治疗。起始量以150~200 J为宜,如复律失败,可用更高的能量。电复律必须与R波同步。

房颤患者经适当的准备和抗凝治疗,电复律并发症很少,但也可发生包括体循环栓塞、室性期前收缩、非持续性或持续性室性心动过速、窦性心动过缓、低血压、肺水肿及暂时性ST段抬高等症状、体征。体外电复律对左心室功能严重损害的患者要十分谨慎,因为有发生肺水肿的可能。体外直流电复律的禁忌证包括洋地黄毒性反应、低钾血症、急性感染性或炎性疾病、未代偿的心力衰竭及未满意控制的甲状腺功能亢进等。恢复窦性心律后可进一步了解窦房结功能状况或房室传导情况。如果患者疑有房室传导阻滞或窦房结功能低下,电复律前应有预防性心室起搏的准备。

(2)心内直流电复律:复律的低能量(<20 J)心内电击技术已用于临床。该技术采用两个表面积大的导管电极,分别置于右心房(负极)和冠状静脉窦(正极)。其中一根电极导管也可置于左肺动脉作为正极,或者因冠状静脉窦插管失败作为替代(正极)。对房颤的各种亚组患者,包括体外直流电复律失败的房颤患者,复律的成功率为70%~89%。该技术也可用于对电生理检查或导管消融过程中发生的房颤进行复律,但放电必须与R波准确同步。

(3)电复律与药物联合应用:对于反复发作的持续性房颤,约25%的患者电复律不能成功,或虽复律成功,但窦性心律仅能维持数个心动周期或数分钟后又转为房颤,另25%的患者复律成功后2周内复发。若电复律失败,可在应用抗心律失常药物后再次体外电复律,必要时考虑心内电复律。与电复律前给予安慰剂或频率控制药物比较,胺碘酮可提高电复律的成功率,复律后房颤复发的比例也降低。给予地尔硫䓬、氟卡尼、普鲁卡因胺、普罗帕酮和维拉帕米并不提高复律的成功率,对电复律成功后预防房颤复发的作用也不明确。有研究提示,在电复律前28天给予胺碘酮或索他洛尔,两者对房颤自发复律和电复律的成功率效益相同(P=0.98)。对房颤复律失败或早期复发的病例,推荐在择期复律前给予胺碘酮、索他洛尔。

(4)植入型心房除颤器:心内直流电复律的研究已有很多年,为了便于重复多次尽早复律,目前已研制出一种类似植入型心律转复除颤器(implantable cardioverter defibril lator,ICD)的植入型心房除颤器(implantable atrial defibrillator,IAD)。IAD发放低能量(<6 J)电击,以尽早有效地终止房颤,恢复窦性心律,尽可能减少患者的不适感觉。尽管动物实验和早期的临床经验

表明,低能量心房内除颤对阵发性房颤、新近发生的房颤或慢性房颤患者都有较好的疗效(75%～80%),能减少房颤负荷和住院次数,但由于该技术为创伤性的治疗方法、费用昂贵,且不能预防复发,因此不推荐常规使用。

(二)维持窦性心律

无论是阵发性还是持续性房颤,大多数房颤在转复成功后都会复发,因此,通常需要应用抗心律失常药物预防房颤复发以维持窦性心律。常选用Ⅰa、Ⅰc及Ⅲ类(胺碘酮、索他洛尔)抗心律失常药物及导管消融预防复发。

在使用抗心律失常药物前,应注意检查有无心血管疾病和其他相关因素。首次发现的房颤、偶发房颤或可以耐受的阵发性房颤,很少需要预防性用药。β受体阻滞剂对仅在运动时发生的房颤比较有效。

在选择抗心律失常药物进行窦性心律的长期维持治疗时,首先要评估药物的有效性、安全性及耐受性。有研究提示,现有的抗心律失常药物在维持窦性心律中,虽可改善患者的症状,但有效性差,不良反应较多,且不降低总病死率。

在考虑疗效的同时,药物选择还需密切注意和妥善处理以下问题。

1.对脏器的毒性作用

普罗帕酮、氟卡尼、索他洛尔、多菲利特、丙吡胺对脏器的毒性作用相对较低,如患者应用胺碘酮治疗,则需注意并尽可能防止胺碘酮对脏器的毒性作用。

2.致心律失常作用

一般说来,在结构正常的心脏,Ⅰc类抗心律失常药物很少诱发室性心律失常。在有器质性心脏病的患者,致心律失常作用的发生率较高,其发生率及类型与所用药物和本身心脏病的类型有关。Ⅰ类抗心律失常药物一般应当避免在心肌缺血、心力衰竭和显著心室肥厚的情况下使用。选择药物的原则如下。

(1)若无器质性心脏病,首选Ⅰc类抗心律失常药物;索他洛尔、多菲利特、丙吡胺和阿齐利特可作为第二选择。

(2)若伴高血压,药物的选择与第一条相同。若伴有左心室肥厚,有可能引起尖端扭转型室性心动过速,故胺碘酮可作为第二选择。但对有显著心室肥厚(室间隔厚度≥14 mm)的患者,Ⅰ类抗心律失常药物不适宜使用。

(3)若伴心肌缺血,避免使用Ⅰ类抗心律失常药物。可选择胺碘酮、索他洛尔,也可选择多菲利特与β受体阻滞剂合用。

(4)若伴心力衰竭,应慎用抗心律失常药物,必要时可考虑应用胺碘酮,或多菲利特,并适当加用β受体阻滞剂。

(5)若合并预激综合征(WPW综合征),应首选对房室旁路行射频消融治疗。

(6)对迷走神经性房颤,丙吡胺具有抗胆碱能活性,疗效肯定;不宜使用胺碘酮,因该药具有一定的β受体阻断作用,可加重该类房颤的发作。对交感神经性房颤,β受体阻滞剂可作为一线治疗药物,此外还可选用索他洛尔和胺碘酮。

(7)对孤立性房颤可先试用β受体阻滞剂;普罗帕酮、索他洛尔和氟卡尼的疗效肯定;胺碘酮和多菲利特仅作为替代治疗。

在药物治疗过程中,如出现明显不良反应或患者要求停药,则应该停药;如药物治疗无效或效果不肯定,应及时停药。

鉴于目前已有的抗心律失常药物的局限性和现有导管消融研究的结果,在维持窦性心律方面经导管消融优于药物治疗。

(三)控制过快的心室率

药物维持窦性心律和控制心室率的研究显示,没有发现控制心室率在死亡率和生活质量方面逊于维持窦性心律的治疗。主要原因可能是复律并维持窦性心律治疗过程中的风险,尤其是抗心律失常药物的不良反应,抵消了维持窦性心律所带来的益处,故在降低房颤复发率的同时并没有改善患者的预后。因此,长期用药时应评价抗心律失常药物的益处和风险。对于部分房颤患者而言,心室率控制后可显著减轻或消除症状,改善心功能,提高生活质量。控制心室率在以下情况下可作为一线治疗:①无转复窦性心律指征的持续性房颤;②房颤已持续数年,在没有其他方法干预的情况下(如经导管消融治疗),即使转复为窦性心律也很难维持;③抗心律失常药物复律和维持窦性心律的风险大于房颤本身;④心脏器质性疾病,如左心房内径大于 55 mm、二尖瓣狭窄等,如未纠正,很难长期保持窦性节律。

控制房颤患者过快心室率,使患者静息时心室率维持在 60~80 次/分,运动时维持在 90~115 次/分,可采用洋地黄制剂、钙通道阻滞剂(地尔硫䓬、维拉帕米)及 β 受体阻滞剂单独应用或联合应用、某些抗心律失常药物。β 受体阻滞剂是房颤时控制心室率的一线药物,钙通道阻滞剂如维拉帕米和地尔硫䓬也是常用的一线药物,对控制运动时快速心室率的效果比地高辛好,β 受体阻滞剂和地高辛合用控制心室率的效果优于单独使用。洋地黄制剂(如地高辛)对控制静息时的心室率有效,但对控制运动时的心室率无效,仅用于伴有慢性心力衰竭的房颤患者,对其他房颤患者不单独作为一线药物。对伴有房室旁路前传的房颤患者,禁用钙通道阻滞剂、洋地黄制剂和 β 受体阻滞剂,因房颤时心房激动经房室结前传受到抑制后可使其经房室旁路前传加快,致心室率明显加快,产生严重血流动力学障碍,甚或诱发室性心动过速和/或心室颤动。对伴有房室旁路前传且血流动力学不稳定的房颤患者,首选直流电复律;血流动力学异常不明显者,静脉注射普罗帕酮、胺碘酮或普鲁卡因胺。为了迅速地控制心室率,可经静脉应用 β 受体阻滞剂或维拉帕米、地尔硫䓬。

对于发作频繁、药物不能控制的快速心室率患者或不能耐受药物治疗且症状严重的患者,可考虑导管消融改良房室结以减慢心室率、消融房室结阻断房室传导后植入永久性人工心脏起搏器治疗。

(四)抗凝治疗

房颤是卒中的独立危险因素,房颤患者发生卒中的危险是窦性心律者的 5~6 倍。在有血栓栓塞危险因素的房颤患者中,应用华法林进行抗凝治疗是目前唯一可明确改善患者预后的药物治疗手段。任何有血栓栓塞危险因素的房颤患者如无抗凝治疗禁忌证均应给予长期口服华法林治疗,并使其国际标准化比率(INR)维持在 2.0~3.0,而最佳值为 2.5 左右,75 岁以上患者的 INR 宜维持在 2.0~2.5。INR<1.5 不可能有抗凝效果;INR>3.0 出血风险明显增加。对年龄<65 岁无其他危险因素的房颤患者可不予以抗凝剂,65~75 岁无危险因素的持续性房颤患者可给予阿司匹林 300~325 mg/d 预防治疗。

对阵发性或持续性房颤,如行复律治疗,当房颤持续时间在 48 小时以内,复律前不需要抗凝。当房颤持续时间不明或≥48 小时,临床可有两种抗凝方案。一种是先开始华法林抗凝治疗,使 INR 为 2.0~3.0 三个星期后复律。在 3 周有效抗凝治疗之前,不应开始抗心律失常药物治疗。另一种是行经食管超声心动图检查,且静脉注射肝素,如果没有发现心房血栓,可进行复律。复律后肝素和华法林合用,直到 INR≥2.0 停用肝素,继续应用华法林。在转复为窦性心律后几周,患者仍然有全身性血栓栓塞的可能,不论房颤是自行转复为窦性心律或是经药物或直流电复律,均需再行抗凝治疗至少 4 周,复律后在短时间内心房的收缩功能尚未完全恢复。

华法林抗凝治疗可显著降低缺血性脑卒中的发生率,但应注意其出血性事件的危险,对每例患者应当评估风险/效益比。华法林初始剂量 2.5～3.0 mg/d,2～4 天起效,5～7 天达治疗高峰。因此,在开始治疗时应隔天监测 INR,直到 INR 连续 2 次在目标范围内,然后每周监测 2 次,共 1～2 周。稳定后,每月复查 2 次。华法林剂量根据 INR 调整,如果 INR 低于 1.5,则增加华法林的剂量,如高于 3.0,则减少华法林的剂量。华法林剂量每次增减的幅度一般在 0.625 mg/d 以内,剂量调整后需重新监测 INR。由于华法林的药代动力学受多种食物、药物、酒精等的影响,因此,华法林的治疗需长期监测和随访,将 INR 控制在治疗范围内。

阿司匹林有预防血栓栓塞事件的作用,但其效果远比华法林差,仅应用于对华法林有禁忌证或者脑卒中的低危患者。因阿司匹林与华法林联合应用的抗凝作用并不优于单独应用华法林,而出血的危险却明显增加,因此不建议两者联用。氯吡格雷也可用于预防血栓形成,临床多用 75 mg 顿服,其优点是不需要监测 INR,出血危险性低,但预防脑卒中的效益远不如华法林,即使氯吡格雷与阿司匹林合用,其预防卒中的作用也不如华法林。

(五)非药物治疗

对一部分反复发作、症状较重而药物治疗效果不理想的患者,可选择进行非药物治疗,包括心房起搏、导管消融及心房除颤器等。

(郭　帅)

第八节　心室扑动与心室颤动

一、心电图诊断

心室扑动简称室扑,心电图表现为连续出现的畸形 QRS 波群,呈正弦波曲线,时限在 0.12 秒以上,无法分开 QRS 波与 T 波,也无法明确为负向波或为正向波。QRS 波频率常为 180～250 次/分,有时可低到 150 次/分,或高达 300 次/分;P 波看不到,QRS 波之间无等电位线;室扑常为暂时性,大多数转为室颤,也有些转为室速,或恢复为窦性心律(图 7-24)。

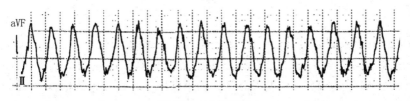

图 7-24　心室扑动

QRS 波群宽大畸形,呈正弦波曲线,无法分开 QRS 波与 T 波,QRS 波之间无等电位线

心室颤动简称室颤,是 P 波及 QRS-T 波消失,代之以形态和振幅均不规则的颤动波,形态极不一致。颤动波的电压低(振幅<0.2 mV),往往是临终前的表现。颤动波之间无等电位线。

颤动波的频率不等,多在 250～500 次/分,很慢的颤动波预示着心脏停搏即将发生(图 7-25)。

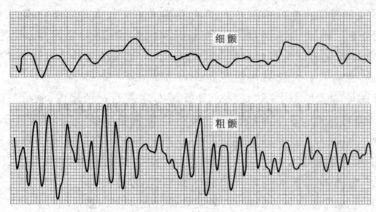

图 7-25 心室颤动

QRS-T 波消失,代之以形态和振幅均不规则的颤动波

室扑应与阵发性室性心动过速相鉴别。后者心室率也常在 180 次/分左右,但 QRS 波清楚,波间有等电位线,QRS 波与 T 波之间可以分清,且 QRS 波时限不如室扑长。室扑与室颤之间的区别也应注意,室扑波呈连续而规则的畸形波,而室颤波则为电压较小的完全不规则的频率快的波。

二、临床表现

发展为室扑及室颤者其典型表现为意识丧失或四肢抽搐后意识丧失。①抽搐:为全身性,持续时间长短不一,可达数分钟,多发生于室颤后 10 秒内;②心音消失:呼吸呈叹息样,以后呼吸停止,常发生在室颤后 20～30 秒;③昏迷:常发生在室颤后 30 秒后;④瞳孔散大:多在室扑或室颤后 30～60 秒出现;⑤血压测不到。

室颤与室扑见于许多疾病的终末期,例如冠心病、心肌缺氧及药物中毒等。在发生室颤与室扑而被复苏的患者中,冠心病占 75%,但透壁心肌梗死只占 20%～30%。非梗死患者 1 年内又发生室颤者大约有 22%,2 年复发率为 40%。而心肌梗死并发室颤者,1 年中复发率为 2%。R-on-T性室性期前收缩是诱发室颤的重要因素,窦性心律明显减慢或加快都可促进室颤发生。射血分数低、室壁运动异常、有充血性心力衰竭病史、有心肌梗死史(但不在急性期)、有室性心律失常者,室颤与室扑难以复苏,病死率高。

三、治疗

治疗室扑、室颤应遵循基本生命支持和进一步循环支持的原则。

对于室颤及神志丧失的室扑患者应该即刻进行非同步直流电除颤,一般不需麻醉。先做电除颤后再行其他心肺复苏措施,以免耽误时间。如果已恢复窦性心律,但循环衰竭,血压低,应继续胸外按压及人工通气,并连续心电检测以防心律失常复发。循环衰竭后马上会发生代谢性酸中毒。如果心律失常在30～60 秒终止,则酸中毒不显著。如时间较长,常需用碳酸氢钠纠正酸中毒,但其应用不应该延迟肾上腺素或电除颤的应用。

(黄 翔)

第九节　窦性心动过缓

由窦房结控制的心率,成人每分钟小于 60 次者,称为窦性心动过缓。

一、病因

窦性心动过缓常因为迷走神经张力亢进或交感神经张力减弱及窦房结器质性疾病引起。常见原因如下。

(1)正常情况:健康青年人不少见,尤其是运动员或经常锻炼的人,也见于部分老年人。正常人在睡眠时心率可降至 35～40 次/分,尤以青年人多见,并可伴有窦性心律不齐,有时可以出现 2 秒或更长的停搏。颈动脉窦受刺激也可引起窦性心动过缓。

(2)病理状态:颅内压增高(脑膜炎、颅内肿瘤等)、黄疸、急性感染性疾病恢复期、眼科手术、冠状动脉造影、黏液性水肿、低盐、Chagas 病、纤维退行性变、精神抑郁症等。窦性心动过缓也可发生于呕吐或血管神经性晕厥。

(3)各种原因引起的窦房结及窦房结周围病变。

(4)药物影响:迷走神经兴奋药物、锂剂、胺碘酮、β 受体阻滞剂、可乐定、洋地黄和钙通道阻滞剂等。

二、临床表现

一般无症状。心动过缓显著或伴有器质性心脏病者,可有头晕、乏力,甚至晕厥,可诱发心绞痛甚至心力衰竭。心率一般在 50 次/分左右,偶有低于 40 次/分者。急性心肌梗死时 10%～15% 可发生窦性心动过缓,若不伴有血流动力学失代偿或其他心律失常,心肌梗死后的窦性心动过缓比窦性心动过速可能更为有益,常为一过性并多见于下壁或右心室心肌梗死。窦性心动过缓也是溶栓治疗后常见的再灌注性心律失常,但心脏停搏复苏后的窦性心动过缓常提示预后不良。

三、心电图表现

(1)P 波在 QRS 波前,形态正常,为窦性。

(2)PP 间期(或 RR 间期)超过 1 秒;无房室传导阻滞时 PR 间期固定且超过 0.12 秒,为 0.12～0.20 秒,常伴有窦性心律不齐(图 7-26)。

四、治疗

无症状者可以不治疗,有症状者针对病因治疗。窦性心动过缓出现头晕、乏力等症状者,可对症治疗,常用阿托品 0.3～0.6 mg,每天 3 次,或沙丁胺醇 2.4 mg,每天 3 次口服。长期窦性心动过缓引起充血性心力衰竭或心排血量降低的患者则需要电起搏治疗。心房起搏保持房室顺序收缩比心室起搏效果更佳。对于持续性窦性心动过缓,起搏治疗比药物治疗更为优越,因为没有一种增快心率的药物长期应用能够安全有效而无明显不良反应。

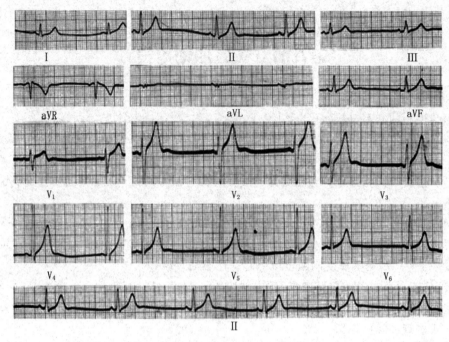

图 7-26　窦性心动过缓

（郭　帅）

第十节　房室传导阻滞

　　房室间的传导障碍统称房室传导阻滞,是指冲动从心房传到心室的过程中异常延迟,传导被部分阻断或完全阻断。

　　房室传导过程中(即心房内、房室结、房室束及束支-浦肯野系统),任何部位的传导阻滞都可以引起房室传导阻滞。从解剖生理的角度看,房室结、房室束与束支的近端为传导阻滞的好发部位。房室结的结区传导速度慢而且不均匀,房室束的主干(或称穿入部分)位于两个房室瓣的瓣环间,手术损伤、先天性缺损或瓣环钙化均可累及这个部分,并且房室束的主干、分支、终末部分及左束支前后分支与右束支的近端均呈小束支状,范围不大的病变可以累及全支,甚至同时累及二、三支。

　　来自心房的冲动经房室束及三分支快速地同时传导至左右心室。三分支的一支或两支传导阻滞并不引起房室传导阻滞,当三分支同时发生同等或不同程度的传导阻滞时,可以形成不同程度的房室传导阻滞合并束支传导阻滞。

　　房室传导阻滞的分类。①按照阻滞程度分类:分为不全性与完全性房室传导阻滞;②按照阻滞部位分类:分为房室束分支以上与房室束分支以下阻滞两类,其病因、临床表现、发病规律和治疗各不相同;③按照病程分类:分为急性和慢性房室传导阻滞,慢性还可以分为间断发作型与持续发作型。④按照病因分类:分为先天性与后天性房室传导阻滞。从临床角度看,按阻滞程度和阻滞部位分类不但有利于估计阻滞的病因、病变范围和发展规律,还能指导治疗,比较切合临床实际。

一、病因

(一)先天性房室传导阻滞

主要见于孤立性先天性房室传导阻滞、合并其他心脏畸形的先天性心脏传导系统缺损、Kearns-Sayre 综合征。

(二)原发性房室传导阻滞

主要见于特发性双束支纤维化、特发性心脏支架退行性变。

(三)继发性房室传导阻滞

主要见于各种急性心肌炎性病变(如急性风湿热、细菌性和病毒性心肌炎)、急性心肌缺血或坏死性病变(如急性心肌梗死)、迷走神经功能亢进、缺氧、电解质紊乱(如高血钾)、药物作用(如洋地黄、奎尼丁、普鲁卡因胺等)、损伤性病变(心脏外科手术及射频消融术)及传导系统钙化等原因导致的房室传导阻滞。

儿童及青少年房室传导阻滞的主要原因为急性心肌炎和炎症所致的纤维性病变,少数为先天性。老年人持续房室传导阻滞的病因以原因不明的传导系统退行性变较为多见。

二、病理

一度及二度Ⅰ型房室传导阻滞,其阻滞部位多在房室结(或房室束),病理改变多不明显或为暂时性的房室结缺血、缺氧、水肿或轻度炎症;二度Ⅱ型房室传导阻滞的阻滞部位多在两侧束支;三度房室传导阻滞的阻滞部位多在两侧束支,病理改变较广泛而严重,且持久存在,包括传导系统的炎症或局限性纤维化。急性大面积心肌梗死时,累及房室束、左右束支,引起坏死的病理改变。如果病理改变为可逆的,则阻滞可以在短期内恢复,否则呈持续性。此外,先天性房室传导阻滞患者中可见房室结或房室束的传导组织完全中断或缺如。

三、分型

房室传导阻滞可以发生在窦性心律或房性、交界性、室性异位心律中。冲动自心房向心室方向发生传导阻滞(前向传导或下传阻滞)时,心电图表现为 PR 间期延长,或部分甚至全部 P 波后无 QRS 波群。

(一)一度房室传导阻滞

一度房室传导阻滞(A-VB)是指激动从窦房结发出后,可以经心房传导到心室,并产生规则的心室律,仅传导时间延长。心电图上 PR 间期在成人超过 0.20 秒,老年人超过 0.21 秒,儿童超过 0.18 秒。一度房室传导阻滞可以发生于心房、房室结、房室束、左右束支及末梢纤维的传导系统中的任何部位。据统计发生在房室结的阻滞约占 90%,因为房室结的传导纤维呈网状交错,激动在传导中相互干扰,易使传导延迟。在房室束中,由于传导纤维呈纵行排列,所以传导速度较快,正常不易受到阻滞,但在房室束发生病变时,也可使房室传导延迟。发生在束支及末梢部位的阻滞约占 6%,发生机制多为传导系统相对不应期的病理性延长。心房率的加速或颈动脉窦按摩引起的迷走神经张力增高可导致一度房室传导阻滞转化为二度Ⅰ型房室传导阻滞,反之,二度Ⅰ型房室传导阻滞在窦性心律减慢时可以演变为一度房室传导阻滞。

1.心电图特点

PR 间期大于 0.20 秒,每次窦性激动都能传到心室,即每个 P 波后都有一个下传的 QRS 波(图 7-27)。PR 间期显著延长时,P 波可以隐伏在前一个心搏的 T 波内,引起 T 波增高、畸形、切迹,或延长超过 PP 间距,而形成一个 P 波越过另一个 P 波传导。后者多见于快速房性异位心律。显著窦性心律不齐伴二度Ⅰ型房室传导阻滞时,PR 间期可以随着其前面的 RP 间期的长或短而相应地缩短或延长。如果体表心电图显示 QRS 波群的时间与形态正常,则房室传导延迟几乎均发生于房室结,而非希氏束本身;如果 QRS 波群呈现束支阻滞图形,传导延迟可能发生于房室结和/或希普系统,希氏束电图有助于后一类型的传导阻滞的正确定位。

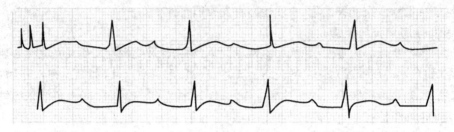

图 7-27　一度房室传导阻滞

2.希氏束电图特点

希氏束电图可反映阻滞部位。①心房内阻滞:PA 间期＞60 毫秒,而 AH 和 HV 间期都正常;②房室结传导阻滞(最常见):AH 间期延长(＞140 毫秒),而 PA、HV 间期正常;③希氏束内阻滞:HH' 间期延长(＞20 毫秒);④束支阻滞:HV 间期延长＞60 毫秒。

3.鉴别希氏束近端阻滞与希氏束远端阻滞的临床意义

绝大多数一度房室传导阻滞系希氏束近端阻滞,见于各种感染性心肌炎、风心病和冠心病患者,或迷走神经张力亢进的正常人,表现为 AH 间期延长而 HV 间期正常,预后良好。而当希氏束电图示 HV 间期延长,则提示希氏束远端阻滞,预后较前者差。

（二）二度房室传导阻滞

二度房室传导阻滞是激动自心房至心室的传导有中断,即一部分室上性激动因阻滞而发生 QRS 波群脱漏,同时也可伴有房室传导的现象,属于不完全性房室传导阻滞中最常见的一种类型。P 波与 QRS 波群可成规则的比例(如 3∶1,5∶4 等)或不规则比例。二度房室传导阻滞的心电图表现可以分为两型,即莫氏Ⅰ型(MobitzⅠ型)和莫氏Ⅱ型(MobitzⅡ型)。

1.莫氏Ⅰ型房室传导阻滞

莫氏Ⅰ型房室传导阻滞又称文氏型阻滞。心电图的基本特点是 PR 间期逐渐延长,以致出现一个 P 波后的 QRS 波脱漏,其后的 PR 间期重新回到最短(可以正常,也可不正常)。从 PR 间期最短的心动周期开始到出现 QRS 波脱漏的心动周期为止,称为一个文氏周期。这种文氏周期反复出现,称为文氏现象。

（1）心电图特点:P 波和下传的 QRS 波的比例可以用数字表示,如 4∶3 阻滞,表示每 4 个 P 波有 3 个下传,脱漏 1 个。其特征可归纳为:①PR 间期逐渐延长,直至脱漏一次,脱漏前 PR 间期最长,脱漏后的 PR 间期最短;②PR 间期逐渐延长的增加量逐次减少,由此出现 RR 间期逐渐缩短的现象;③含有未下传的 QRS 波的 RR 间期小于最短的 RR 间期的 2 倍(图 7-28)。

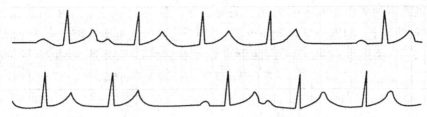

图 7-28 二度Ⅰ型房室传导阻滞

(2)希氏束电图特点:莫氏Ⅰ型房室传导阻滞的部位约 80% 在希氏束的近端,表现为 AH 间期进行性延长,直至完全阻滞,而 HV 间期正常。少数患者也可以在希氏束本身或希氏束远端阻滞,H-H' 间期或 HV 逐渐延长直至完全阻滞。

(3)临床意义:注意鉴别不典型的文氏阻滞。对于 PR 间期不是逐渐延长而是相对稳定的文氏阻滞,易误诊为莫氏Ⅱ型房室传导阻滞,此时应仔细测量 QRS 波脱落前的一个 PR 间期与脱落后的一个 PR 间期,如果后者短于前者,应属于莫氏Ⅰ型房室传导阻滞。莫氏Ⅰ型房室传导阻滞一般预后良好,只需针对病因治疗而不需要特殊处理。对于远端阻滞而伴有晕厥等临床症状者,应引起重视,随访观察。

2.莫氏Ⅱ型房室传导阻滞

房、室呈比例的传导中断,多发生于房室结以下的传导系统病变时,其次为房室结,主要由于心脏的传导系统绝对不应期呈病理性延长,少数的相对不应期也有延长,致使 PR 间期延长。如房室呈 3∶1 或 3∶1 以上阻滞,称为高度房室传导阻滞。

(1)心电图特点:PR 间期固定(多数情况下 PR 间期正常,但也可以延长),若干个心动周期后出现一个 QRS 波脱漏,长 RR 间期等于短 RR 间期的 2 倍。房室传导比例可固定,如 3∶1 或 3∶2,也可不定,如 3∶2 到 5∶4 等。下传的 QRS 波可正常或宽大畸形(图 7-29)。

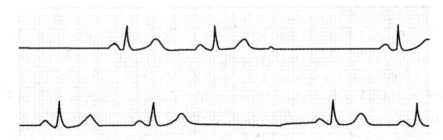

图 7-29 二度Ⅱ型房室传导阻滞

(2)希氏束电图特点:莫氏Ⅱ型阻滞部位大多在希氏束远端,约占 70%。①希氏束近端阻滞的特点:AH 间期延长,但下传的 HV 间期正常,QRS 波也正常,说明冲动可下传,在房室结呈不完全阻滞,而 QRS 波不能下传时 A 波后无 V 波,无 V 波。②希氏束远端阻滞:AH 间期正常,HV 间期延长,冲动不能下传时,心搏的 H 波后无 V 波。

(3)临床意义:莫氏Ⅱ型房室传导阻滞多发生在希氏束远端,常为广泛的不可逆性病变所致,易发展为持续的高度或完全性房室传导阻滞。预后较莫氏Ⅰ型房室传导阻滞差,有晕厥者需安装心脏起搏器治疗。

莫氏Ⅰ型和莫氏Ⅱ型房室传导阻滞需进行鉴别,尽管两者都属于二度房室传导阻滞,但是由于阻滞部位多不相同,前者大部分在房室结,而后者几乎都在希氏束-浦肯野系统,因而,两者的治疗和预后显著不同。在心电图中的鉴别关键是有下传的 QRS 波的 PR 间期是否恒定。在 PP 间期恒定的情况下，凡 PR 间期固定不变者，可判断为莫氏Ⅱ型房室传导阻滞。如果 PP 间期不恒定，PR 间期在莫氏Ⅱ型房室传导阻滞中的变化也不会超过 5 毫秒。具体鉴别见表 7-2。

表 7-2　二度房室传导阻Ⅰ型和Ⅱ型的比较

	Ⅰ型	Ⅱ型
病变性质	多见于功能改变、炎症、水肿	多见于坏死、纤维化、钙化、退行性变
病因	下壁心肌梗死、心肌炎、药物、迷走神经功能亢进	前间壁心肌梗死、原发性传导系统疾病、心肌病
PR 间期	脱漏前 PR 间期逐渐延长，至少脱漏前 PR 间期比脱漏后的第一次 PR 间期延长	下传搏动的 PR 间期固定
QRS 波群	多正常	长宽大畸形(可呈束支阻滞图形)
对血流动力学影响	较少，症状不明显	较严重，可出现晕厥、黑矇、阿-斯综合征
治疗	病因治疗，一般不需人工起搏器	病因治疗和对症治疗，必要时考虑人工起搏
预后	常为一过性，多能恢复，预后较好	多为永久性并进行性加重，预后较差

(三)近乎完全性房室传导阻滞

绝大多数 P 波后无 QRS 波群，心室基本由房室交界处或心室自主心律控制，QRS 波群形态正常或呈束支传导阻滞型畸形增宽。在少数 P 波后有 QRS 波群，形成一个较交界处或心室自主心律提早的心搏，称为心室夺获。心室夺获的 QRS 波群形态与交界处的自主心律相同，而与心室自主心律不同。

(四)三度房室传导阻滞

三度房室传导阻滞又称完全性房室传导阻滞。心房的冲动完全不能下传到心室，因此心房受窦房结或房颤、房扑、房速控制而独自搏动，心室则受阻滞部位以下的逸搏点控制，形成缓慢而匀齐的搏动，在心电图表现为 P 波与 QRS 波完全无关，各自搏动的现象，即房室分离。

三度房室传导阻滞多发生在房室交界部，房室束分叉以上(高位)约占 28%，房室束分叉以下(低位)约占 72%。三度房室传导阻滞多为严重的传导系统病变，少数为暂时性的完全性房室传导阻滞，多为高位阻滞，即 QRS 波群不增宽，可由传导系统暂时缺血引起。而低位的完全性房室传导阻滞 QRS 波群增宽畸形，且心室频率缓慢，几乎都是持久性的完全性房室传导阻滞。常见于冠心病、心肌炎后心肌病变、心脏手术后或其他器质性心脏病等。

1.心电图特点

心房激动完全不能下传到心室。即全部 P 波不能下传，P 波和 QRS 波没有固定关系，PP 间距和 RR 间距基本规则，心房频率较快，PP 间期较短，而心室由低位起搏点激动，心室频率缓慢，每分钟 30~50 次。心室自主心律的 QRS 波群形态与心室起搏部位有关。如果完全阻滞在房室结内，则起搏点在希氏束附近，心电图特点是 QRS 波不宽，心室率在 40 次/分以上。如果完全阻滞在希氏束以下或三束支处，则起搏点低，QRS 波增宽畸形，心室率在 40 次/分以下，且易伴发室性心律失常(图 7-30，图 7-31)。如起搏点位于左束支，QRS 波群呈右束支传导阻滞型；如起搏点位于右束支，QRS 波群呈左束支传导阻滞型。心室起搏点不稳定时，QRS 波形态和 RR 间距可多变。心室起搏点自律功能暂停则引起心室停搏,心电图上仅表现为一系列 P 波。在房颤的心电图中,如果出现全部导联中 RR 间期都相等,则应考虑有三度房室传导阻滞的存在。完全性房室传导阻滞时偶有短暂的超常传导表现。心电图表现为一次交界处或心室逸搏后出现一次或数次 P 波下传至心室的现象,称为韦金斯基现象。发生机制为逸搏作为对房室传导阻滞部位的刺激,可使该处心肌细胞的阈电位降低,应激性增高,传导功能短暂改善。

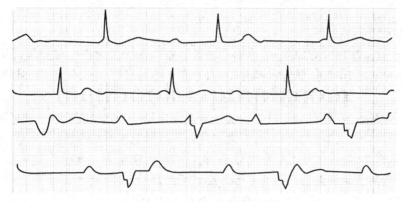

图 7-30　三度房室传导阻滞

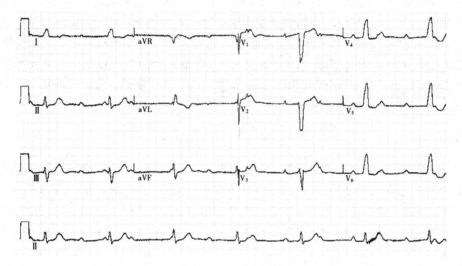

图 7-31　心电图诊断

A.窦性心律不齐;B.三度房室传导阻滞,室性逸搏心律

2.希氏束电图特点

完全性房室传导阻滞的希氏束电图可以确定阻滞的具体部位,分为希氏束近端、希氏束内和希氏束远端。①希氏束近端阻滞:少见,多为先天性疾病引起。希氏束电图表现为 AH 阻滞(房室结内阻滞),A 波后无 H 波,而 V 波前有 H 波,HV 固定,A 波与 V 波无固定关系。②希氏束内阻滞:A 波后有 H 波,AH 固定且正常,A 波与 V 波无关,HH' 中断,每个 V 波前有 H' 波,V 波可以正常。③希氏束远端阻滞:表现为 HV 阻滞,绝大多数为完全性房室传导阻滞。特征为 A 波后无 V 波,AH 固定,但 H 波不能下传,其后无 V 波,完全阻滞于 HV 之间。

3.鉴别诊断

希氏束近端阻滞和远端阻滞的鉴别。①临床症状:有晕厥或阿-斯综合征者,多为希氏束远端阻滞;长期稳定,症状轻的多为希氏束近端阻滞。②心电图 QRS 波宽大畸形者多为远端阻滞,而 QRS 波小于 0.11 秒多为近端阻滞。③室性逸搏心率>45 次/分多为近端阻滞,而心率在 40 次/分左右或以下者多为远端阻滞。三度房室传导阻滞还应与干扰性房室分离相鉴别,后者是一种生理性传导阻滞。二者的鉴别要点在于前者的心房率大于心室率,而后者的心房率小于心室率。

四、临床表现

一度房室传导阻滞很少有症状,听诊第一心音可略减弱。二度房室传导阻滞可有心脏停顿或心悸感,听诊可有心音脱漏,脉搏也相应脱漏,心室率缓慢时可有头晕、乏力、易疲倦、活动后气促,甚至短暂晕厥。三度房室传导阻滞时症状较明显,除上述症状外,还可以进一步出现心脑供血不足的表现,如智力减退、心力衰竭等。三度房室传导阻滞造成血流动力学的影响取决于心室逸搏频率的快慢。在希氏束分支以上的三度房室传导阻滞起搏点频率较快,可至 40~60 次/分,且心室除极顺序正常,对血流动力学影响较小,患者多不出现晕厥。而在希氏束分支以下的三度房室传导阻滞,逸搏心率缓慢,20~40 次/分,甚至更低,且心室收缩协调性差,血流动力学影响显著,患者出现晕厥、阿-斯综合征,甚至猝死,此外尚可有收缩压增高,脉压增宽、颈静脉搏动、心音不一致,以及心脏增大等体征,偶可闻及心房音。三度房室传导阻滞的特异性体征是心室率缓慢且规则,并伴有第一心音强弱不等,特别是突然出现的增强的第一心音,即"大炮音",是由于房室收缩不同步造成的,当房室收缩相距较近时(PR 间期 0.04~0.10 秒),第一心音明显增强。

心室率过慢、心室起搏点不稳定或心室停搏时,可有短暂的意识丧失。当心室停搏较长时间,可出现晕厥、抽搐和发绀,即所谓的阿-斯综合征发作。迅速恢复心室自主心率可立即终止发作,神志也可立即恢复,否则将导致死亡。

五、治疗

房室传导阻滞的治疗方法原则上取决于房室传导阻滞发生的原因(病因是否能消除)、病程(急性还是慢性)、阻滞的程度(完全性阻滞还是不完全性阻滞)及伴随症状。房室束分支以上阻滞形成的一至二度房室传导阻滞并不影响血流动力学状态,主要针对病因治疗。房室束分支以下阻滞者,不论是否引起房室传导阻滞,均必须结合临床表现和阻滞的发展情况慎重考虑电起搏治疗。

急性房室传导阻滞的病因常为急性下壁心肌梗死,急性心肌炎或其他心外因素,如药物影响或电解质紊乱等。多数情况传导系统的损伤是可以恢复的。因此,对于无明显血流动力学障碍的一度或二度Ⅰ型房室传导阻滞可以不必处理。二度Ⅱ型和三度房室传导阻滞应根据阻滞部位和心室率采取相应的措施。如果心率能达到 50 次/分,QRS 波正常者,可以给予阿托品,每 4 小时口服 0.3 mg,尤其适于迷走神经张力过高引起的阻滞,必要时肌内或静脉注射,每 4~6 小时 0.5~1.0 mg;对于血压偏低的患者可以选用异丙肾上腺素滴注;对于心室率不足 40 次/分、QRS 波宽大畸形者,房室传导阻滞部位在希氏束以下的,对药物反应差,应考虑临时起搏器治疗。预防或治疗房室传导阻滞引起的阿-斯综合征发作,宜用异丙肾上腺素溶液静脉滴注,使心率控制在 60~70 次/分。

慢性房室传导阻滞的治疗,主要视阻滞部位、阻滞程度及伴随症状而定,无症状的一度或二度Ⅰ型房室传导阻滞一般不需治疗。若下传的 QRS 波宽大,不能排除有双束支阻滞的,应加强观察,定期随访,必要时进行心电生理检查,特别是已经发生晕厥的患者。慢性二度Ⅱ型房室传导阻滞,因阻滞部位多在希氏束分支以下,心室率缓慢,常伴有头晕、乏力等症状,当发展为三度房室传导阻滞时,易发生阿-斯综合征,故应早期植入永久起搏器治疗。慢性三度房室传导阻滞,心室率不超过 60 次/分,在希氏束分支以下者心率仅为 20～40 次/分,可频繁发生晕厥,应尽快安装永久心脏起搏器治疗。

（郭　帅）

第十一节　逸搏与逸搏心律

窦房结或其他高位起搏点自律性降低或丧失或传导阻滞时,次级起搏点受上级起搏点的高频抑制现象得以解除,次级起搏点按其固有频率被动地发出冲动而产生心搏,仅发放 1～2 个心搏时,称之为逸搏;而连续发放 3 个或 3 个以上的心搏时,称逸搏心律。

逸搏和逸搏心律是一种被动性异位心搏及异位心律,其自律性强度属 2 级,都是继发于窦房结或高位(高频)起搏点的停搏、传出阻滞、下行性阻滞(如二度或三度房室传导阻滞)或心动过缓。由于频率抑制的解除,其他自律性低,频率较慢的潜在起搏点的激动得以发放为有效激动,继而形成逸搏和逸搏心律。逸搏是一种生理性代偿,是一种具有保护作用的生理现象,表明心脏具有产生激动的后备能力。

逸搏和逸搏心律常见于窦房结自律性减低或二度以上窦房或房室传导阻滞时,也见于迷走神经张力增高、病态窦房结综合征、麻醉、洋地黄及奎尼丁等药物中毒、冠心病、心肌病和心肌炎等。

心脏四大起搏点(窦房结、心房、交界区和心室)本身都有固定周期。其中窦房结自律性最高。在没有保护机制的作用下,通过其频率抑制作用使窦房结占据优势地位,而形成单一的窦性心律。单一心律的本质是频率抑制现象,即高频起搏点的激动侵入低频起搏点,抑制了低频激动的形成,使其激动始终不能聚集成熟而发放,故低频起搏点成为无效起搏点。换言之,正常时的窦性心律实际上是高频起搏点窦房结对低频的异位起搏点实施了一系列的节律重整来实现的。当窦房结或其他高频起搏点的激动未能到达低频起搏点时,由于频率抑制作用的解除,其他自律性较低、频率较慢的起搏点的潜在激动得以成熟而发放冲动,形成逸搏或逸搏心律。

根据不同起搏点的位置,逸搏和逸搏心律可以分为房性、房室交界区性及室性 3 种。最常见的是房室交界区性逸搏,室性或房性逸搏少见。常见逸搏心律的特点:①QRS 波前无 P 波;②各个 QRS 波的形态相同;③心率较慢,起搏点的位置越靠下心率越慢,QRS 波的形态越畸形。

一、房性逸搏与房性逸搏心律

(一)房性逸搏

当窦房结激动的形成或传导发生阻滞时,心房中的异位起搏点将从正常的频率抑制效应中解脱出来,以其固有频率产生舒张期自动除极,形成 1 次或连续 2 次激动,该激动仍经正常的房室传导系统下传到心室,这种逸搏称为房性逸搏。

1.心电图特征

房性逸搏常出现在两阵窦性心律或两阵异位心律之间。

（1）在较一基本心动周期为长的间歇之后出现一个房性 P'、QRS、T 波群。

（2）P' 波形态与窦性 P 波不同，其形态特点视房性异位起搏点而异，可直立、双相或倒置，频率为50～60 次/分。

（3）P'R 间期＞0.12 秒。

（4）QRS 波群形态与窦性心律下传者相同（图 7-32）。P' 波形态相同者，为单源性房性逸搏。P' 形态在两种以上者，称为多源性房性逸搏。

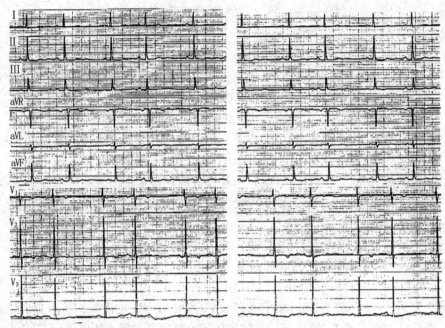

图 7-32　房性逸搏

2.临床意义

房性逸搏属于被动性房性心律失常，表明心房有潜在的起搏功能，对机体有保护作用。房性逸搏的临床意义取决于原发性心律失常。

（二）房性逸搏心律

当窦性停搏时间较长，房性逸搏连续出现 3 次或 3 次以上，称为房性逸搏心律。其特点是在窦性心律减慢以后出现，又于窦性心律加快后消失。

1.心电图特征

（1）窦性 P 波消失，连续出现 3 次或 3 次以上的房性 P' 波，其特征与房性逸搏相同。

（2）心房率与心室率相同，缓慢而规则，伴有房性心律不齐者例外。

（3）PP' 间期与逸搏前间歇相同，频率为 50～60 次/分。

（4）P' 波常呈多源性，一般房室传导（P'R 间期）与室内传导（QRS 波群）和窦性激动相同。

2.临床意义

房性逸搏心律失常发生于夜间睡眠或午休时。多无临床意义，发生于窦性停搏基础上的房性心律见于多种类型心脏病。

三导联同步记录。各导联PP间期不等,长短交替出现,长PP间期相等;而短PP间期不等,各有其固定形态的P波及PR间期(0.16秒及0.18秒),提示为心房逸搏-夺获心律,本图极易误诊为房性期前收缩二联律。

二、交界性逸搏与交界性逸搏心律

(一)交界性逸搏

当窦性停搏、窦性心动过缓及不齐、窦性阻滞、不完全性房室传导阻滞及期前收缩动后的代偿间歇等使心室搏动发生过长的间歇时,交界性起搏点便逃脱窦房结的控制而发出1～2次异位搏动,其逸搏周期为1.0～1.5秒者,称为交界性逸搏。

1.心电图特征

(1)在一个较长的间歇后出现一个QRS波群。

(2)QRS-T波的形态与由窦性下传者相同,偶伴有室内差异性传导则可宽大畸形。

(3)QRS波群前后可见逆行P'波,P'波在QRS波群前P'R间期<0.12秒,P'波在QRS波群后P-P'间期<0.20秒,或QRS波群前后无P'波可见,此时QRS波群形态应正常。

(4)交界性逸搏前偶尔可以出现窦性P波,但PR间期<0.10秒,表明两者无关,此由交界性逸搏与窦性激动发生了房性干扰所致(图7-33)。

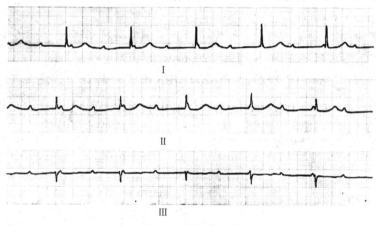

I

II

III

图 7-33　交界性逸搏

2.临床意义

交界性逸搏继发于其他心律失常之后,对机体具有保护作用。其临床意义取决于病因和原发性心律失常。

(二)交界性逸搏心律

当交界性逸搏连续出现3次或3次以上时,称为交界性逸搏心律。

1.心电图特征

(1)窦性P波消失,或虽有窦性P波,但有高度或完全性房室传导阻滞,出现3次或3次以上的室上性QRS-T波,其特点与交界性逸搏相同。

(2)心室率缓慢,节律均匀,频率在40～60次/分,RR间期与逸搏前间歇相同。若有两种不同的逸搏频率则应考虑为交界区内游走心律。

2.临床意义

交界性逸搏心律是一种生理性的保护机制,与室性逸搏心律比较,交界性逸搏心律具有较强的自律性、稳定性、可靠性和有效性。有成千上万的房室传导阻滞患者依靠交界性逸搏心律维持着日常生活和工作。与窦性心律并存或有逆行 P' 波的交界性逸搏心律可见于正常人,也可见于器质性心脏病患者。无心房波的交界性逸搏心律易见于器质性心脏病,如冠心病、心肌梗死、病窦综合征、洋地黄中毒、心脏手术后等。

三、室性逸搏与室性逸搏心律

(一)室性逸搏

当窦房结与交界区均处于抑制状态而自律性异常降低时,室性起搏点被动地发出激动,引起心室除极和复极,而产生一个或两个延迟出现的室性 QRS 波群,其逸搏周期在 1.5～3.0 秒,称为室性逸搏。室性逸搏具有保护作用,可以避免因较长时间的停搏引起的循环功能障碍。

1.心电图特征

(1)在一个较窦性周期长的间歇后,出现一个宽大畸形的室性 QRS 波,QRS 波群时间多在 0.12～0.16 秒,ST 段、T 波方向与 QRS 波群主波方向相反。

(2)QRS 波群宽大畸形,但其程度与激动点位置及室内传导快慢有关。位置高或室内传导良好则畸形不明显。

(3)室性逸搏的 QRS 波群前后多无相关的 P 波。偶有室性融合波,但 PR 间期也短于其他的窦性 PR 间期,QRS 波群形态则介于窦性与室性 QRS 波群之间。

(4)室性逸搏偶有逆传至心房者,此时畸形 QRS 波群后有逆行 P 波,R'P' 间期>0.20 秒(图 7-34)。

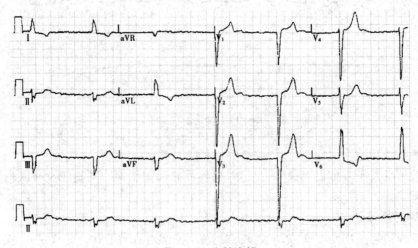

图 7-34　室性逸搏

患者,女,82 岁,晕厥。ECG 示:P 波消失,代之以房颤波,心室率缓慢而规则(33 次/分),QRS 波宽大畸形,为室性逸搏

2.临床意义

室性逸搏是继发的被动性心律失常,对机体有保护作用,其临床意义取决于病因及原发性心律失常。基础心律异常缓慢,伴发室性逸搏,心室长间歇或晕厥发作者应植入人工心脏起搏器。

(二)室性逸搏心律

室性逸搏连续出现 3 次或 3 次以上,频率在 20～40 次/分,称为室性逸搏心律。

1.心电图特征

(1)心室率缓慢,频率在 20～40 次/分,节律可规则。起搏点越低,则频率越慢且节律越不规则,越易继发心室停搏或全心停搏。

(2)QRS 波群宽大畸形,时限大于等于 0.12 秒,ST 段、T 波方向与 QRS 波群主波方向相反。起搏点越低,QRS 波群宽大畸形越明显,尤其是在严重心脏病临终期,QRS 波群时限超过 0.16 秒。如果在心室内有两个以上的逸搏起搏点,则可产生两种以上形态不同的 QRS 波。

2.临床意义

室性逸搏心律多见于器质性心脏病患者,也见于高血钾、奎尼丁中毒、完全性房室传导阻滞或临终期患者,一旦出现,多提示预后不良。

3.治疗

室性逸搏心律的自律性极不稳定,易导致心室停搏。高血钾或临终前的心室逸搏心律极慢且不规则,心排血量显著下降,可引起低血压、休克或阿-斯综合征,紧急对症治疗可在心肺复苏的基础上静脉推注乳酸钠或异丙肾上腺素。由希氏束分支以下阻滞所致完全性房室传导阻滞而产生的心室逸搏心律容易突发心室停搏,引起阿-斯综合征,应安装人工起搏器治疗。

（张　才）

第八章 心肌疾病与心内膜炎

第一节 病毒性心肌炎

病毒性心肌炎是指由病毒直接或与病毒感染有关的心肌炎症反应。心肌的损伤可以由病毒直接引起,也可由细胞介导的免疫过程所致。病毒性心肌炎不一定限于心肌组织也可累及心包及心内膜。临床可呈暴发性、急性和慢性过程。大多数患者预后良好,少数患者可由急性病毒性心肌炎转成慢性,个别患者发展成扩张性心肌病。

一、病因

许多病毒可引起病毒性心肌炎,最常见的是肠道萨柯奇 A(CVA)和 B 型病毒(CVB)、埃可病毒(ECHO)、骨髓灰质炎病毒和呼吸道流感病毒、副流感病毒、腺病毒、风疹病毒、流行性腮腺炎病毒及全身性感染的 EB 病毒等。其中 CVB 为最常见的病毒,约占心肌炎病毒的 50%,以 CVB_3 最常见,CVB_3 中有对心肌有特殊亲和的亲细胞株。近年来轮状病毒所致心肌炎报道也很多。近年来由于细胞毒性药物的应用,致命性巨细胞(CMV)时有报道,特别是在白血病及肿瘤化疗期间常并发此致命性 CMV 心肌炎。丙肝病毒(HCV)不但可引起病毒性心肌炎,也可引起扩张性心肌病。更重要的是以上两种病毒性心肌炎血中特异性病毒抗体常为阴性,临床诊断困难,均经尸体解剖及心内膜活检发现病毒 RNA 得以确诊。

二、发病机制

病毒性心肌炎的发病机制目前尚未完全明了。多数学者认为其发病机制主要包括两个方面,即病毒直接损害感染的心肌细胞和多种因素,包括病毒本身触发的继发性免疫反应引起的心肌损伤。

(一)病毒直接损害心肌

对病毒性心肌炎动物模型的研究显示,柯萨奇 B_3 病毒感染小鼠 3 天,就可产生心肌坏死病灶,出现心肌细胞纤维断裂、溶解和坏死,1 周之内有明显的细胞浸润和心肌坏死。利用无免疫功能的动物模型(如裸鼠或去胸腺小鼠)研究显示,感染萨柯奇病毒后,细胞浸润等心肌炎症可以减轻或消失,但心肌细胞坏死仍然存在表明病毒对心肌可以产生直接损害。既往因检测方法的限制,心肌组织不容易分离出病毒,但近年来分子生物学技术的发展,使病毒性心肌炎心肌病毒检出率明显增高。有研究显示,通过心肌活检证实为急性心肌炎的患者,利用原位杂交和 PCR技术,发现患者心肌几乎均能检测出肠道病毒 mRNA;对那些免疫组织学阴性而临床考虑急性或慢性的心肌炎患者,也有 30% 可检测出肠道病毒 mRNA。目前认为,病毒性心肌炎的急性期可能与病毒直接损害心肌有关。病毒感染后对心肌的损伤可能与细胞受体有关,病毒作用于受体,引起病毒复制和细胞病变,最终细胞功能丧失,细胞溶解。

(二)自身免疫对心肌细胞的损伤

病毒性心肌炎急性期由于病毒的直接侵袭和在心肌细胞的大量复制,对心肌细胞产生直接损害,此时心肌的损害和心脏功能降低程度取决于病毒的毒力。急性期过后机体的体液和细胞免疫开始发挥作用,这既可能局限心肌的损害程度和损伤范围,也可能引起心肌的持续损害。在这一过程中,可产生抗心肌抗体、细胞因子的释放、体液和细胞毒性反应及细胞浸润。对轻度的病毒性心肌炎进行免疫组织学分析发现,心肌组织首先出现活化的巨噬细胞,提示免疫反应的初期过程。

三、病理解剖

病毒性心肌炎早期表现为感染细胞肿胀,细胞纹理不清,细胞核固缩和碎裂。随着病情进展,前述病变发展可形成大小不一的炎症病灶和散在、小灶性的心肌坏死及细胞浸润,浸润的炎性细胞主要为单核细胞和淋巴细胞。疾病晚期纤维细胞逐渐增加,胶原纤维渗出增多,直至瘢痕形成。组织病理学分析是诊断病毒性心肌炎尤其是急性心肌炎的重要手段。根据美国心脏病学会制定的 Dallas,标准病毒性心肌炎急性期组织学检查应有淋巴细胞的浸润和心肌细胞的坏死,慢性心肌炎则应有淋巴细胞的浸润,而无其他心肌组织损伤的形态学改变。

四、临床表现

(一)症状

起病前 1~4 周有上呼吸道和消化道感染病史,暴发性和隐匿性起病者,前驱感染史可不明显。乏力、活动耐力下降、面色苍白、心悸、心前区不适和胸痛为常见症状。重症患者出现充血性心力衰竭和心源性休克时可有呼吸急促、呼吸困难、四肢发凉和厥冷等。有三度房室传导阻滞时,可出现意识丧失和阿-斯综合征。

(二)体征

心脏可增大;窦性心动过速,与体温和运动没有明确的关系;第一心音低钝,偶可听到第三心音。出现充血性心力衰竭时,有心脏增大、肺底部可听到细湿啰音、心动过速、奔马律、呼吸急促和发绀等;出现心源性休克时有脉搏细弱、血压下降和面色青灰等。病毒性心肌炎心力衰竭和心源性休克除心肌泵功能本身衰竭外,也可继发于合并的心律失常(如室上性心动过速和室性心动过速)导致的血流动力学改变。

新生儿病毒性心肌炎可在宫内和分娩时感染,也可在出生后感染。前者多在出生后 3~4 天起病,后者在出生后 1~2 周起病。部分患者起病前可有发热和腹泻等。病情进展,可出现高热、食欲缺乏、嗜睡、呼吸困难、皮肤苍白和发绀等,严重者可很快发展为心力衰竭和心源性休克。由于新生儿免疫功能发育不完善,病毒除侵犯心肌外,尚可累及到神经系统引起惊厥和昏迷,累及肝脏引起肝功能损害,累及肺脏引起肺炎等。

五、辅助检查

(一)X 线检查

心脏大小正常或不同程度的增大。有心力衰竭时心脏明显增大,肺静脉淤血。透视下可见心脏搏动减弱。

(二)心电图检查

心电图检查可见:①窦性心动过速。②ST-T 改变,QRS 波低电压,异常 Q 波(类似心肌梗死 QRS 波型),QT 间期延长。③心律失常包括各种期前收缩(房性、室性和房室交界性)、室上性和室性阵发性心动过速、心房颤动、心房扑动及各种传导阻滞(窦房、房室及束支阻滞)等,其中以室性和房性期前收缩多见,24 小时动态心电图可显示上述各种心律失常。病毒性心肌炎心律失常的发生机制可能与心肌细胞膜的完整性、流动性和通透性等性质改变有关。病毒性心肌炎心电图改变缺乏特异性,如能在病程中和治疗过程中动态观察心电图变化,将有助于判断心肌炎的存在和心肌炎症的变化过程。

(三)心肌血生化指标

1.心肌酶谱

心肌酶谱包括乳酸脱氢酶(LDH)、门冬氨酸氨基转移酶(AST)、肌酸激酶(CK)及其同工酶(CK-MB)、α-羟丁酸脱氢酶(α-HBDH),心肌炎早期主要是 CK 和 CK-MB 增高,其高峰时间一般在起病 1 周内,以 2～3 天最明显,1 周后基本恢复正常;晚期主要是 LDH 和 α-HBDH 增高为主。由于影响心肌酶谱的因素较多,儿童正常值变异较大,在将其作为心肌炎诊断依据时,应结合临床表现和其他辅助检查。

(1)LDH:由 M、H 两种亚基按不同比例组成四聚体,形成 5 种不同的同工酶 LDH1～5,这 5 种同工酶在各种组织中分布各异,大致分为 3 类。第一类为 LDH 含 H 亚基丰富的组织,如心脏、肾脏、红细胞、脑等,同工酶的形式主要为 LDH1 和 LDH2。第二类为 LDH 含 H、M 亚基大致相同的组织,如胰、脾、肺、淋巴结等,同工酶主要为 LDH3、LDH4,LDH2;第三类为 LDH 含 M 亚基丰富的组织,如肝脏、皮肤、骨骼肌等,同工酶形式主要为 LDH5,由此可以看出,LDH 广泛分布在人体的多种脏器、组织中,能引起各脏器损伤的许多疾病都可导致血清中 LDH 总活性增高,而其同工酶在各种组织中的分布却显著不同,具有较高的组织特异性。健康小儿血清中 LDH 同工酶以 LDH2 为多,其次为 LDH1、LDH3、LDH4、LDH5。心肌的 LDH 同工酶主要由 LDH1、LDH2 组成,且以 LDH1 占优势,当发生心肌损伤时,LDH1、LDH2 从心肌细胞中逸出,使血清 LDH1、LDH2 明显增高,并接近心肌组织酶谱的型式,一般认为,若 LDH1≥40%,LDH1/LDH2>1.0 提示多存在心肌损伤。当血清 LDH1、LDH2 都明显增高时,区别是来源于心肌还是红细胞可用 LDH/AST 比值来判断,若比值<20,一般情况下表明主要来源于病损的心肌细胞。

(2)CK:CK 为由 M 亚基、N 亚基组成的二聚体并进一步形成 3 种异构同工酶,即 CK-MM、CK-MB、CK-BB。骨骼肌中主要含 CK-MM;心肌中 70% 为 CK-MM,20～30% 为 CK-MB;脑组织、胃肠、肺及泌尿生殖系统主要含 CK-BB。就 CK-MB 来说,主要分布在心肌内,在骨骼肌、脑等组织中也有少量。检测 CK 同工酶可以区分增高的 CK 究竟来源于哪种病变组织。正常人血清中 CK 几乎全是 CK-MM,占 94%～96%,CK-MB 约在 5% 以下。若血清中 CK-MB 明显增高,则多提示心肌受累,与 CK 总活性增高相比,对判断心肌损伤有较高的特异性和敏感性。目前 CK 同工酶检测方法较多,一般认为血清 CK≥6%(即 MB 占 CK 总活性的 6%以上)是心肌损伤的特异性指标。骨骼肌病变时 CK-MB 虽可增高,但通常＜5%。

CK-MM 同工酶的亚型:近年来发现 CK-MM 有 3 种亚型,即 CK-MM1、CK-MM2、CK-MM3。人体心肌、骨骼肌中的 CK-MM 均以 CK-MM3 的型式存在,又称组织型或纯基因型。当心肌损伤时 CK-MM3 从心肌细胞中逸出,入血后在羧肽酶-N 的作用下,其中一个 M 亚基 C 末端肽链上的赖氨酸被水解下来而转变为 CK-MM2,随后另一个赖氨酸又从 CK-MM2 的 M 亚基 C 末端被水解下来,CK-MM2 转变成 CK-MM1。正常血清中以 CK-MM1 为主,CK-MM2 和 CK-MM3 较少。当心肌损伤时 CK-MM3 释放入血,使 CK-MM3/CK-MM1 比值迅速升高。若比值＞1,常提示心肌损伤且为早期。

(3)AST:AST 广泛分布于人体的心、肝、脑、肾、胰腺和红细胞等组织中,对心肌损伤的敏感性低于 CK,且特异性较差。目前已知 AST 有两种同工酶:S-GOT 存在于细胞质中,m-GOT 存在于线粒体中。正常血清中仅有 S-GOT,一般无 m-GOT。当心肌损伤,尤其心肌细胞发生坏死时,血清 m-GOT 含量增高。若 m-GOT 含量/T-GOT 含量＞0.25,并除外其他组织病变时则提示已发生心肌细胞坏死。

(4)α-HBDH:本检测实际上是用 α-羟丁酸代替乳酸或丙酮酸作底物,测定 LDH 总活性。用本法测定的 LDH1、LDH2 的活性比 LDH5 大得多,因此等于间接测定 LDH1、LDH2,然而其特异性低于由电泳等方法分离的 LDH 同工酶。

(5)丙酮酸激酶(PK):近年来国内外学者的研究表明,血清丙酮酸激酶对判断心肌损伤是一项比较敏感而特异的指标,与 CK-MB 具有相同的诊断价值。

(6)糖原磷酸化酶(GAPP):国外已有人把 GAPP 作为判断心肌急性损伤的早期诊断指标,由于目前没有商品化试剂供应,故临床应用受到限制。

2.心肌肌钙蛋白(cTn)

心肌肌钙蛋白是心肌收缩单位的组成成分之一,主要对心肌收缩和舒张起调节作用。cTn 有 3 个亚单位,分别为 cTnT、cTnI 和 cTnC,目前认为 cTn 是反映心肌损伤的高敏感和特异性的标志物,常用的指标是 cTnT 和 cTnI。

(1)心肌肌钙蛋白 T(cTnT):Katus 于 1989 年首先建立一种夹心酶免疫分析法来测定 cTnT。近 10 年的临床研究表明它是一种高度敏感、高度特异反映心肌损伤的非酶类蛋白标志物。cTnT 是心肌细胞特有的一种抗原,与骨骼肌中的 TnT 几乎没有交叉反应,而心肌细胞中的 CK-MB 与骨骼肌中的 CK-MB 却有 12%的同源性,存在一定的交叉反应,也就是说血清 CK-MB 增高对判断心肌损伤可有假阳性,所以 cTnT 的特异性高于 CK-MB。心肌细胞内的 TnT 94%呈复合体状态,6%游离在胞质中且为可溶性。在心肌细胞膜完整的情况下不能透过。正常人血清中 cTnT 含量很少(0～0.3 μg/L,一般低于 0.1 μg/L),几乎测不到。当心肌细胞受损时,cTnT 分子量较小容易透过细胞膜释放入血,使血清中 cTnT 迅速增高。有资料表明若心肌发生急性重度损伤(如心肌梗死),血清 cTnT 可明显升高,常达正常参考值上限的 40 倍左右(15～200 倍),而 CK、CK-MB 的增高幅度多为正常参考值上限的数据。在心肌损伤急性期血清 cTnT 浓度均高于正常上限,敏感性可达 100%。也有资料显示发生心肌轻度损伤时血清 cTnT 就明显升高,而 CK-MB 活性仍可正常,因此它对检测心肌微小病变的敏感性高于 CK-MB,这一点对诊断心肌炎有重要意义。cTnT 半衰期为 120 分钟。在急性重度损伤时发病后 2～3 小时血清 cTnT 开始升高，1～4 天达高峰，2/3 的病例持续 2 周左右才降至正常，约 1/3 的病例可持续 3 周以上。cTnT 与 CK-MB、LDH 相比持续时间长，存在一个"长时间诊断窗"。

（2）心肌肌钙蛋白 I（cTnI）：cTnI 与 cTnT 一样是心肌肌钙蛋白的一个亚单位，属抑制性蛋白。它有自己独立的基因编码，为心肌所特有，仅存在于心房肌和心室肌中。在心肌细胞膜受损前 cTnI 不能透过胞膜进入血液中，只有当心肌细胞发生变性、坏死时 cTnI 才能被释放入血。正常人血清中 cTnI 含量很少，用不同检测方法测得的正常值上限也有差异，0.03～0.5 $\mu g/L$。较常用的方法有放射免疫法（RIA）、酶免疫测定法（EIA）、酶免疫化学发光法（CLIA）等。在急性重度心肌损伤时，多呈阳性或强阳性，发病 2 周后开始转阴，少数可延至 3 周后，但未见阳性持续 1 个月以上者；病毒性心肌炎时多数呈弱阳性，常于发病 1 个月后转阴，少数可持续 3 个月以上。有资料显示，对心肌病变较轻微、损伤持续时间较长者 cTnI 的敏感性明显高于心肌酶学。同时 cTnI 对心肌损伤诊断的特异性优于 CK-MB。它是反映心肌损伤的高度敏感、特异性指标。

（四）超声心动图

超声心电图可显示心房和心室大小、收缩和舒张功能的受损程度、心肌阶段性功能异常和心室壁增厚（心肌水肿）及心包积液和瓣膜功能情况。超声心电图在病毒性心肌炎诊断中的重要价值在于其能很快排除瓣膜性心脏病（左心房室瓣脱垂）、心肌病（肥厚性心肌病）、心脏肿瘤（左心房黏液瘤）和先天性心脏病等心脏结构病变。

（五）放射性核素显像

放射性核素心肌灌注显像对小儿病毒性心肌炎有着较高的灵敏度和特异性。心肌的坏死、损伤及纤维化，使局部病变心肌对 ^{201}Tl 或 ^{99m}Tc-MIBI 的摄取减少，由于这一改变多呈灶性分布，与正常心肌相间存在，因此在心肌平面或断层显像时可见放射性分布呈"花斑"样改变。断层显像优于平面显像。^{67}Ga 心肌显像是直接显示心肌炎症病灶，因 ^{67}Ga 能被心肌炎症细胞摄取，对心肌炎的诊断具有重要意义。

（六）心肌活检

目前沿用的诊断标准是美国心脏病学会提出的 Dallas 标准，虽然它对规范心肌炎的诊断标准起到了重要作用，但由于其临床阳性率过低，限制了其临床广泛使用。为此，近年来提出应用免疫组织学来诊断心肌炎，通过相应的单克隆抗体来检测心肌组织中具有各种标志的浸润淋巴细胞，可明显提高诊断阳性率。曾有学者对 359 例临床诊断病毒性心肌炎的患者依据 Dallas 标准进行病理形态学分析，发现阳性率（包括确诊和临界）仅为 10%，而应用免疫组织学分析阳性率达到 50%。对心肌活检组织进行原位杂交和 PCR 方法检测，可使病毒的检出率明显提高。

（七）病毒学检查

可以通过咽拭子、粪便、血液、心包穿刺液和心肌进行病毒分离、培养、核酸和抗体检测等。

六、诊断标准

（一）临床诊断依据

（1）心功能不全、心源性休克或心脑综合征。

（2）心脏扩大（X 线、超声心动图检查具有表现之一）。

（3）心电图改变：以 R 波为主的 2 个或 2 个以上主要导联（Ⅰ、Ⅱ、aVF、V5）的 ST-T 改变持续 4 天以上伴动态变化，窦房传导阻滞、房室传导阻滞，完全性右或左束支阻滞，成联律、多形、多源、成对或并行性期前收缩，非房室结及房室折返引起的异位性心动过速，低电压（新生儿除外）

及异常 Q 波。

(4)CK-MB 升高或心肌肌钙蛋白(cTnI 或 cTnT)阳性。

(二)病原学诊断依据

1.确诊指标

自患者心内膜、心肌、心包(活检、病理)或心包穿刺液检查,发现以下之一者可确诊心肌炎由病毒引起。

(1)分离到病毒。

(2)用病毒核酸探针查到病毒核酸。

(3)特异性病毒抗体阳性。

2.参考依据

有以下之一者结合临床表现可考虑心肌炎系病毒引起。

(1)自患者粪便、咽拭子或血液中分离到病毒,且恢复期血清同抗体滴度较第一份血清升高或降低 4 倍以上。

(2)病程早期患者血中特异性 IgM 抗体阳性。

(3)用病毒核酸探针自患者血中查到病毒核酸。

(三)确诊依据

(1)具备临床诊断依据 2 项,可临床诊断为心肌炎。发病同时或发病前 1～3 周有病毒感染的证据支持诊断。

(2)同时具备病原学确诊依据之一,可确诊为病毒性心肌炎,具备病原学参考依据之一,可临床诊断为病毒性心肌炎。

(3)凡不具备确诊依据,应给予必要的治疗或随诊,根据病情变化,确诊或除外心肌炎。

(4)应除外风湿性心肌炎、中毒性心肌炎、先天性心脏病、结缔组织病、代谢性疾病的心肌损害、甲状腺功能亢进症、原发性心肌病、原发性心内膜弹力纤维增生症、先天性房室传导阻滞、心脏自主神经功能异常、β 受体功能亢进及药物引起的心电图改变。

(四)分期

1.急性期

新发病,症状及检查阳性发现明显且多变,一般病程在半年以内。

2.迁延期

临床症状反复出现,客观检查指标迁延不愈,病程多在半年以上。

3.慢性期

进行性心脏增大,反复心力衰竭或心律失常,病情时轻时重,病程在 1 年以上。

七、分型

自 VMC 协作组首先提出 VMC 诊断标准以来,其后虽经全国小儿心血管会议几次修订,但始终未涉及 VMC 的分型问题。临床上常简单地按病情分为轻型、重型,或按病程分为急性型、迁延型、慢性型,缺乏统一标准。美国达拉斯标准曾就心肌炎的定义和病理分类进行过如下描述:心肌炎即为心肌以炎细胞浸润为特征,并有心肌细胞坏死和/或变性(但不如冠状动脉疾病的缺小性改变那么典型)。心肌炎病理类型按首次活检分为 3 类。①心肌炎:有炎症细胞浸润,和/或纤维化;②可疑心肌炎:病理检查为临界状态,可能需重做心内膜心肌活检(EMB);③无心

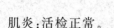

肌炎:活检正常。

治疗后 EMB 复查,结果也可分 3 类。①进行性心肌炎:病变程度与首次检查相同或恶化,有或无纤维化;②消散性心肌炎:炎症浸润减轻,并有明显的修复改变;③已愈心肌炎:无炎细胞浸润或细胞坏死溢流。

(一)暴发型心肌炎

暴发型心肌炎起病急骤,先有/无短暂的非特异性临床表现,病情迅速恶化,短时间内出现严重的血流动力学改变、心源性休克、重度心功能不全等心脏受累征象。心肌活检显示广泛的急性炎细胞浸润和多发性(≥5 个)心肌坏死灶。免疫抑制剂治疗不能改变自然病程,1 个月内完全康复或死亡(少数)。

(二)急性心肌炎

急性心肌炎起病为非特异性临床表现,逐渐出现心功能降低征象,可有轻度左心室增大及心力衰竭表现。心肌活检早期显示 Dallas 病理诊断标准中的急性活动性或临界性心肌炎改变,持续 3 个月以上转为消散性改变,无纤维化。免疫抑制剂治疗部分有效,多数预后好,可完全康复,少数无反应者继续进展,或恶化,或转为终末期扩张型心肌病(DCM)。

(三)慢性活动型心肌炎

慢性活动型心肌炎起病不典型,以慢性心功能不全为主要临床表现,有反复性、发作性、进行性加重的特点。心肌细胞活检早期显示活动性心肌炎改变,但炎性持续(1 年以上),可见巨细胞、有心肌细胞肥大和广泛纤维化。免疫抑制剂治疗无效。预后差,最终转为终末期 DCM。

(四)慢性持续型心肌炎

慢性持续型心肌炎起病为非特异性临床表现,可有胸闷、胸痛、心动过速等心血管症状,但无心力衰竭,心功能检查正常。心内膜心肌活检显示持续性(1 年以上)轻微炎性浸润,可有灶性心肌细胞坏死,无纤维化。免疫抑制剂治疗无效,预后较好。

上述临床病理分型是否恰当,尚待进一步探讨。

八、鉴别诊断

(一)风湿性心肌炎

风湿性心肌炎多见于 5 岁以后学龄前和学龄期儿童,有前驱感染史,除心肌损害外,病变常累及心包和心内膜,临床有发热、大关节肿痛、环形红斑和皮下小结,体检心脏增大,窦性心动过速,心前区可听到收缩期反流性杂音,偶可听到心包摩擦音。抗链“O”增高,咽拭子培养 A 族链球菌生长,红细胞沉降率增快,心电图可出现一度房室传导阻滞。

(二)β 受体功能亢进症

β 受体功能亢进症多见于 6～14 岁学龄儿童,疾病的发作和加重常与情绪变化(如生气)和精神紧张(如考试前)有关,症状多样性,但都类似于交感神经兴奋性增高的表现。体检心音增强,心电图有 T 波低平倒置和 S-T 改变,普萘洛尔试验阳性,多巴酚丁胺负荷超声心动图试验心脏 β 受体功能亢进。

(三)先天性房室传导阻滞

先天性房室传导阻滞多为三度阻滞,患者病史中可有晕厥和阿-斯综合征发作,但多数患者耐受性好,一般无胸闷、心悸、面色苍白等。心电图提示三度房室传导阻滞,QRS 波窄,房室传导阻滞无动态变化。

(四)自身免疫性疾病

自身免疫性疾病多见全身型幼年类风湿关节炎和红斑狼疮。全身型幼年型类风湿关节炎主要临床特点为发热、关节疼痛、淋巴结、肝脾大、充血性皮疹、红细胞沉降率增快、C反应蛋白增高、白细胞增多、贫血及相关脏器的损害。累及心脏可有心肌酶谱增高,心电图异常。对抗生素治疗无效而对激素和阿司匹林等药物治疗有效。红斑狼疮多见于学龄儿童,可有发热,皮疹,血白细胞、红细胞和血小板减低,血中可查到狼疮细胞,抗核抗体阳性。

(五)皮肤黏膜淋巴结综合征

皮肤黏膜淋巴结综合征多见于2~4岁幼儿,发热,眼球结膜充血,口腔黏膜弥散性充血,口唇皲裂,杨梅舌,浅表淋巴结肿大,四肢末端硬性水肿,超声心动图冠状动脉多有病变。需要注意的是,重症皮肤黏膜淋巴结综合征并发冠状动脉损害严重时,可出现冠状动脉梗死心肌缺血,此时心电图可出现异常Q波,此时应根据临床病情和超声心动图进行鉴别诊断。

(六)癫痫

急性心肌炎合并三度房室传导阻滞发生阿-斯综合征应与癫痫区分。由于儿科惊厥很常见,年长儿发生的未明原因惊厥者常想到癫痫。这两种惊厥发作时症状不同,癫痫无明确感染史,发作时因喉痉挛缺氧而发绀,过后面色苍白。阿-斯综合征发作是心脏排血障碍脑血流中断,发作时面色苍白,无脉,弱或缓,过后面色很快转红。

(七)甲状腺功能亢进

甲状腺功能亢进儿科较为少见,由于近年来对心肌炎较为重视,因此一见到不明原因窦性心动过速,就想到心肌炎,常将甲状腺功能亢进误为心肌炎。当心脏增大时诊断为慢性心肌炎。但患者心功能指数不是减少而是增加,和心肌炎不一样。有青春发育期女孩出现不明原因窦性心动过速时,应常规除外甲状腺功能亢进。

九、治疗

本症目前尚无特殊治疗。应结合患者病情采取有效的综合措施,可使大部患者痊愈或好转。

(一)休息

急性期至少应卧床休息至热退3~4周,有心功能不全或心脏扩大者更应强调绝对卧床休息,以减轻心脏负荷及减少心肌耗氧量。

(二)抗生素的应用

细菌感染是病毒性心肌炎的重要条件因子之一,为防止细菌感染,急性期可加用抗生素,青霉素1~2周。

(三)维生素C治疗

大剂量高浓度维生素C缓慢静脉推注,能促进心肌病变恢复。用10%~12.5%溶液,每次100~200 mg/kg,静脉注射,在急性期用于重症病例,每天1次,疗程15天~1个月;抢救心源性休克时,第一天可用3~4次。

(四)心肌代谢酶活性剂

多年来常用的如极化液及ATP等均因难进入心肌细胞内,故疗效差,近年来多推荐下列药物。

1.辅酶 Q_{10}

辅酶 Q_{10} 存在于人细胞线粒体内,参与能量转换的多个酶系统,但需特殊的脱辅基酶的存在

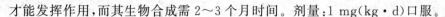

才能发挥作用,而其生物合成需 2～3 个月时间。剂量:1 mg(kg·d)口服。

2.1,6-二磷酸果糖(FDP)

1,6-二磷酸果糖是一种有效的心肌代谢酶活性剂,有明显的保护心肌的作用,减轻心肌所致的组织损伤。剂量为 0.7～1.6 mL/kg 静脉注射,最大量不超过 2.5 mL/kg(75 mg/mL),静脉注射速度 10 mL/min,每天 1 次,每 10～15 天为 1 个疗程。

(五)免疫治疗

1.肾上腺皮质激素

应用激素可抑制体内干扰素的合成,促使病毒增殖及病变加剧,故对早期一般病例不主张应用。仅限于抢救危重病例及其他治疗无效的病例可试用,一般起病 10 天内尽可能不用。口服泼尼松每天 1～1.5 mg/kg,用 3～4 周,症状缓解后逐渐减量停药。对反复发作或病情迁延者,依据近年来对本病发病机制研究的进展,可考虑较长期的激素治疗,疗程不少于半年,对于急重抢救病例可采用大剂量,如地塞米松每天 0.3～0.6 mg/kg,或氢化可的松每天 15～20 mg/kg,静脉滴注。环孢霉素 A,环磷酰胺目前尚无肯定疗效。

2.抗病毒治疗

动物试验中联合应用利巴韦林和干扰素可提高生存率,目前欧洲正在进行干扰素治疗心肌炎的临床试验,其疗效尚待确定。

3.丙种球蛋白

动物及临床研究均发现丙种球蛋白对心肌有保护作用。从 1990 年开始,在美国波士顿及洛杉矶儿童医院已将静脉注射丙种球蛋白作为病毒性心肌炎治疗的常规用药。

(六)控制心力衰竭

心肌炎患者对洋地黄耐受性差,易出现中毒而发生心律失常,故应选用快速作用的洋地黄制剂。病重者用地高辛静脉滴注,一般病例用地高辛口服,饱和量用常规的 2/3 量,心力衰竭(简称心衰)不重,发展不快者,可用每天口服维持量法。

(七)抢救心源性休克

镇静;吸氧;扩容,为维持血压,恢复循环血量,可先用 2:1 液,10 mL/kg;有酸中毒者可用 5%NaHCO₃ 5 mL/kg 稀释成等渗液均匀滴入。其余液量可用 1/2～1/3 张液体补充,见尿补钾;激素;升压药,常用多巴胺和多巴酚丁胺各 7.5 μg/(kg·min),加入 5% 葡萄糖维持静脉滴注,根据血压调整速度,病情稳定后逐渐减量停药;改善心功能;改善心肌代谢;应用血管扩张剂硝普钠,常用剂量为 5～10 mg 溶于 5% 葡萄糖注射液 100 mL 中,开始 0.2 μg/(kg·min)滴注,以后每隔 5 分钟增加 0.1 μg/kg,直到获得疗效或血压降低,最大剂量不超过每分钟 4～5 μg/kg。

(八)重症暴发性心肌炎

重症暴发性心肌炎(FM)起病急,病情重,变化快,约占急性心肌炎总数的 4.6%,预后较差,急性期病死率可为 10%～20%。该病如能被迅速识别,同时给予强化支持、对症治疗,超过 90% 者可以完全恢复而很少遗留后遗症。

1.机械辅助支持治疗

对于 FM 至今无特效治疗,一般都是采用对症及支持疗法。有血流动力学不稳定或反复心力衰竭发作者应积极给予一线支持治疗。正性肌力药物使用的同时合并或不合并使用激素对心肌的恢复提供了可能,但也可导致血流动力学的失代偿,甚至死亡。因此,在急性期,特别是对于难治性心力衰竭患者,目前建议可进行机械辅助支持,包括经主动脉内球囊反搏、经皮心肺支持系统,心室辅助装置包括左心室辅助装置或双心室辅助装置、体外膜肺氧合。

(1)经主动脉内球囊反搏(IABP):IABP是通过动脉系统,在左锁骨下动脉和肾动脉开口近端的降主动脉内置入1根装有气囊的导管,导管的远端连接反搏仪。在心脏舒张期气囊充气,收缩期气囊排气,从而起到辅助心脏泵的作用,使被抑制或缺血的心肌重新恢复功能。①IABP的适应证包括左心室泵衰竭、心源性休克、顽固的不稳定型心绞痛、急性心肌梗死、心肌梗死并发症(室间隔穿孔、二尖瓣反流及乳头肌断裂)、心肌缺血引发的顽固心律失常、体外循环脱机困难、冠状动脉搭桥/换瓣手术或PTCA后发生意外的患者②IABP的临床应用指征:心脏指数<2 L/min,平均动脉压<8.0 kPa(60 mmHg),左心房压>2.7 kPa(20 mmHg),尿量<20 mL/h,外周循环差,四肢发凉者。③禁忌证:主动脉瓣关闭不全、主动脉瘤、窦瘤破裂及主动脉大动脉有病理改变或大动脉有损伤者,全身有出血倾向、脑出血者、不可逆脑损害者、心室颤动及终末期心肌病者、内脏畸形纠正不满意者;周围血管疾病放置气囊导管有困难者,恶性肿瘤有远处转移者。对于经过积极治疗血流动力学仍不稳定患者,建议尽早应用IABP辅助。

(2)经皮心肺支持系统(PCPS):PCPS是一种近年来开展的有效的床旁辅助循环支持系统,是体外循环(心肺转流)的形式之一。该系统通过经皮穿刺方法建立管路,用氧合器对红细胞进行氧合,替代肺的功能;用离心泵产生循环动力,替代左心室的收缩功能,以帮助患者度过危险期。①适应证:心脏术后低心排、肺动脉栓塞、急性呼吸窘迫综合征、急性重症心肌炎、呼吸心搏骤停、急性心肌梗死并心源性休克、高危冠状动脉球囊扩张等。②禁忌证:心、肺、肝、脑等不可逆病变的终末期,多脏器功能衰竭末期,恶性肿瘤末期,不能控制的持续出血等。

(3)左心室辅助装置或双心室辅助装置(LVAD或Bi-VAD):心室辅助装置在过去20年里,已成为治疗终末期心力衰竭患者的重要选择,是在挽救等待供心时面临死亡威胁的终末期心脏病患者的过程中逐步发展和成熟起来的。在目前,应用辅助装置作为心脏移植的替代方法进而作为终末期心脏病的一种目的性治疗或心脏移植的过渡,其在临床的应用正在逐渐增多。血泵一种新的LVAD,血泵可以减少左心室收缩负荷,并且使左心室舒张末期压力降低,而动脉压却能很好维持,从而减轻左心室做功,降低了心肌氧耗量,使受损心肌得以恢复。患有主动脉瓣病变或动脉瘤的患者,具有明确的恶病质,准备接受心脏移植的患者,修复的主动脉及主动脉闭锁性疾病患者,禁忌应用。

(4)体外膜肺氧合(ECMO):ECMO技术是一种持续体外生命支持疗法手段,可较长时间全部或部分代替心肺功能。为心脏、肺脏病变治愈及功能的恢复争取时间,具有人工心和人工肺的功能。其总体发展始于20世纪80年代末,基本原理是一路管道将体内血液引流至储血罐,然后由机械泵将血泵入氧合器,经膜肺将血液氧合、排出二氧化碳并加温后再通过另一路管道回输体内。引流体外和泵入体内的管道之间有一备用的短路,其作用是一旦回路或机械故障时可迅速将机体与ECMO系统脱离,从而确保临床使用安全。ECMO无论对成人或婴幼儿心脏术后的严重急性心肺功能障碍均可提供持续有效的呼吸循环支持。

2.非机械辅助支持治疗

在循环衰竭的FM患者,有很高的病死率,急性期应根据患者的具体情况、医院的具体条件、医务人员对技术掌握的熟练程度,合理的选择机械辅助支持的方式,对改善患者症状、提高生存率、缩短病程或作为移植前的过渡是非常重要的,但基础治疗亦不能忽视。在急性毒血症期间,应当强调卧床休息,限制体力活动,因其可增加病毒的复制和缩短生存时间。FM患者应该接受标准的抗心力衰竭治疗,包括利尿剂、β受体阻滞剂、血管紧张素转化酶抑制剂或血管紧张素Ⅱ

受体抑制剂、正性肌力药物等,如并发心律失常则根据具体情况使用抗心律失常药物或置入起搏器、埋入式心脏复律除颤器,抗感染治疗、抗病毒治疗、营养心肌治疗、自由基清除剂、免疫调节治疗等这些措施对 FM 者亦是重要的。如果要阻断疾病的进程或可能向扩张型心肌病发展,基本的病原机制,如病毒感染或持续与自身免疫介导的心肌损伤应该重视。治疗这些首要机制的挑战在于要求对病原详细的诊断与明确导致心力衰竭的病理生理机制。因长期以来认为心肌炎的预后是与细胞免疫、体液免疫相关性的疾病,许多学者认为免疫调节治疗,尤其是免疫抑制治疗可能对其有益,支持的证据大部分来自非严格对照的临床试验。也有学者认为尽管免疫抑制剂能有效下调心肌炎所致的自身免疫损伤,但是同时也可以促进病毒的播散和心肌细胞的溶解。

　　FM 患者起病急、病情重,进展迅速,常有严重心律失常、心源性休克和/或心力衰竭等发生,导致急性期死亡。因此在发病早期及时识别并给予恰当的支持治疗,经随访发现其长期预后是好的。新的治疗方法,如血浆置换、在已证明免疫激活的患者应用超免疫球蛋白与免疫抑制治疗、抗细胞因子、T 细胞受体疫苗及诱导特异性自身抗原的免疫耐受也显示可以减缓疾病的发展过程并且将可能是未来治疗的方向。由于 FM 表现缺乏特异性,明确的诊断和有效治疗方法的研究仍将是今后努力的方向。

（刘　倩）

第二节　细菌性心肌炎

一、病因

(一)布鲁菌病

　　布鲁菌病对心脏的影响主要表现为心内膜炎,其次是心肌炎,其心电图特征为 T 波改变及房室传导阻滞,值得注意的是,部分患者可出现暴发性心肌炎临床表现,病情较凶险,主要是由于细菌对淋巴细胞及多巨核细胞浸润所致。

(二)梭菌感染

　　梭菌感染可对多脏器功能造成损害,尤其是心脏。其对心肌的损害主要是细菌毒素引起,病理学有特征性改变,表现为心肌组织中有气泡形成、心肌纤维化,但炎性浸润不易见到。梭菌感染可能引起心肌穿孔、化脓性心包炎导致心肌脓肿。

(三)白喉性心肌炎

　　尽管对白喉采取了积极预防和早期治疗,白喉性心肌炎的发病率显著下降,但白喉性心肌炎仍然是白喉最严重的并发症,约 1/4 的白喉患者并发心肌炎,也是引起死亡的最主要原因,约占死亡病例的一半以上。白喉性心肌炎并不是白喉杆菌侵及心肌所引起,而是由于其内毒素通过干预氨基酸从可溶性 RNA 转运到多肽链,从而抑制了蛋白质的合成,造成循环系统特别是心肌细胞和传导系统出现病理损害。

二、病理学特征

　　外观可见心脏扩大、心肌收缩无力。显微镜下观察,心肌细胞脂肪浸润、间质炎症浸润、心肌细胞溶解、心肌透明变性是白喉性心肌炎的主要病理学改变,此种病变常见于第1周之末及第2周之初。在第2周可出现恢复性变化,包括成纤维细胞、肉芽组织及胶原组织的增生,瘢痕组织多在第3周形成。白喉内毒素不仅可以损害心肌纤维,而且可以损害心脏传导系统引起变性、坏死及瘢痕形成。这些病变是造成传导系统功能障碍的病理基础。

三、临床表现

典型的心脏异常表现出现在细菌感染后第1周,也会有心肌肥厚和严重充血性心力衰竭。临床体征表现为第一心音减弱、舒张期奔马律、肺淤血。血清转氨酶升高,其升高的水平与预后密切相关。多数患者心电图有ST-T改变、房性或室性心律失常及传导阻滞。多数患者预后良好,部分患者因严重而广泛性心肌损害常引起心排血量急剧下降,可突然出现循环衰竭、心源性休克甚至猝死,这部分患者在心电图上均有明显心肌损害证据,但白喉内毒素对周围小血管或血管舒缩中枢的损害也可能是造成休克的原因之一。

四、治疗及预后

由于白喉内毒素对心肌的损伤是严重的,因此一定要尽快、尽早应用抗毒素,抗生素治疗效果不明显。急性心肌炎期患者必须绝对卧床休息,因极轻度的体力劳动即可能引起猝死,卧床休息应持续到心脏完全恢复正常时为止。充血性心力衰竭时可考虑用小剂量的洋地黄,但其疗效不佳。

(黄漫漫)

第三节 扩张型心肌病

扩张型心肌病(dilated cardiomyopathy,DCM)以左心室或双心室扩张并伴收缩功能受损为特征。可以是特发性、家族性或遗传性、病毒性和/或免疫性、乙醇性或中毒性,或虽伴有已知的心血管疾病但其心肌功能失调程度不能用异常负荷状况或心肌缺血程度来解释。组织学检查无特异性。常表现为进行性心力衰竭、心律失常、血栓栓塞、猝死,而且可发生于任何阶段。以中年男性多见,男:女为2.5:1,年发病率为(6~10)/10万。

一、病因与发病机制

大多数患者病因不明。扩张型心肌病可能代表着由各种迄今尚未确定的因素所导致心肌损害的一种共同表现。尽管病因尚未阐明,但主要的可能机制包括有家族遗传性、病毒感染及免疫异常。另外,心肌能量代谢紊乱、交感-肾上腺素能系统及肾素-血管紧张素系统功能紊乱等可能都与扩张型心肌病的发生发展有关。

(1)病毒感染:病毒感染在扩张型心肌病的发生机制中占有较重要地位,业已发现病毒性心肌炎可以演变为扩张型心肌病。1/5的患者在DCM发生之前患过严重的流感综合征,并在部分患者心肌活检标本中检测到病毒颗粒,同时发现该组患者柯萨奇病毒抗体滴度明显高于健康人。在动物试验中,以肠道病毒感染小鼠引起病毒性心肌炎伴有持久的免疫功能异常,最后发展形成

DCM。急性病毒性心肌炎患者经长期随访,有 6%～48%可转变为 DCM。不少临床诊断 DCM 患者,心内膜心肌活检发现心肌炎的证据。由病毒性心肌炎发展为 DCM 的过程是一个心肌重塑的过程,涉及多种细胞膜蛋白、胞质钙超载和核蛋白的调节失控。有作者认为,在病毒性心肌炎向 DCM 发展的过程中,微循环痉挛发挥了重要作用,内皮细胞感染或免疫损伤导致微血管功能异常,反复的微循环痉挛引起心肌骨架蛋白的溶解,心肌细胞减少,最终导致心力衰竭。病毒性心肌炎向 DCM 发展的确切机制尚未阐明。也有学者认为,DCM 和病毒性心肌炎是同一病理过程中的不同阶段。

(2)免疫异常:在扩张型心肌病患者中已发现体液免疫和细胞免疫功能异常。自身抗体介导的免疫反应在分子水平引起心肌细胞功能紊乱,可能是扩张型心肌病发生、发展的重要机制。扩张型心肌病患者体内可以检出多种自身抗体。目前,能在患者血清中检测到与 DCM 相关的自身抗体有抗肌凝蛋白抗体、抗线粒体腺苷载体(ATP/ADP 载体)抗体、抗 M7 抗原抗体、抗 α 酮戊二酸脱氢酶支链复合物抗体、抗 β 受体(β-AR)抗体、抗 M_2 受体(M_2R)抗体等,抗内皮细胞抗体、抗核抗体和抗心肌纤维抗体也与 DCM 有关。细胞免疫紊乱可能也参与扩张型心肌病的发病过程。有研究显示,扩张型心肌病患者存在细胞毒性 T 细胞、抑制性 T 淋巴细胞和自然杀伤细胞等各种 T 细胞功能异常。

(3)遗传因素:流行病学调查发现扩张型心肌病有家族聚集性,但比肥厚型心肌病少见。Abelmann 等根据多个家族性 DCM 的研究认为 DCM 遗传方式有以下三种:①常染色体显性遗传,其特点是有近 50%的外显率,家族中可能有一半成员患 DCM,男女患病率相似;②常染色体隐性遗传,特点是家族成员中很少或没有人患 DCM,发病可能与环境因素如病毒感染关系密切;③X-染色体伴性遗传,特点是家族中女性成员携带 DCM 相关基因但不发病,患病者均为男性。目前应用分子遗传学技术发现 DCM 发病与基因异常密切相关。应用免疫组化技术检测 DCM 患者的心肌组织,发现有胎儿型肌凝蛋白重链的重新表达,提示胎儿型肌凝蛋白的重新表达与 DCM 发病有关。心肌病动物模型中某些原癌基因如 c-myc 表达增加,可能与心肌病发病有关。线粒体 DNA(mtDNA)是人体内唯一的核外 DNA,编码呼吸链的 13 种酶的亚单位。DCM 时 mtDNA 异常,心肌内 ATP 酶含量及活性下降,导致能量代谢障碍,从而引发心功能不全。

与疾病关联的特定人类白细胞抗原(HLA)型别作为遗传易感性标志,可反应特定个体对疾病的易感状态。近年来,人白细胞抗原(HLA)多态性被认为是 DCM 发生发展的独立危险因素。已有报道 DCM 患者 HLA-B27、HLA-A2、HLADR4、HLA-DQ4、HLA-DQW4、HLA-DQ8 表达增加,而 HLADRW6 表达明显减低。

(4)心肌能量代谢紊乱:能量代谢是维持心肌细胞结构完整和功能正常的重要支柱。心肌细胞在病理状态下线粒体内 Ca^{2+} 超载及氧自由基产生过多,导致线粒体损伤,从而损害氧化磷酸化过程,ATP 生成障碍。近来报道,心肌病心肌线粒体 DNA 缺失和突变,其编译相应氧化还原酶的结构和功能异常导致心肌能量代谢紊乱。

(5)交感-肾上腺素能系统、肾素-血管紧张素系统及其受体、受体后信号通路的改变可能也参与 DCM 的发病过程。

二、诊断

(一)临床表现特点

本病起病缓慢,多在临床症状明显时方就诊。最突出的症状是左心衰竭的症状,如胸闷、气促,甚至端坐呼吸。疲乏、无力也很常见。右心衰竭属晚期表现,可能提示更差的预后。部分患者有胸痛症状,可能提示合并有缺血性心脏病,也可能与DCM时冠状微血管扩张储备能力降低有关。胸痛也可继发于肺栓塞。

体格检查可有心尖冲动外移、心脏浊音界扩大、心音低钝。第二心音往往呈正常分裂,但当存在左束支传导阻滞时,第二心音也可呈逆分裂。若有肺动脉高压,则第二心音的肺动脉成分增强。收缩期前奔马律(S4)几乎普遍存在,且往往在明显的充血性心力衰竭之前就已出现。心脏功能一旦失代偿,则通常都会存在室性奔马律(S3)。如同时伴有心动过速,则可闻及重叠性奔马律。收缩期杂音常见,多为二尖瓣反流引起,也可见于三尖瓣反流。收缩压通常正常或偏低,脉压小。左心衰竭严重时可出现交替脉。右心衰竭时可见颈静脉曲张、肝脏充血性肿大并有搏动、下肢水肿,严重时可出现腹水。来自左心房、左心室的血栓脱落所造成的体循环栓塞及由下肢静脉系统来源的血栓所造成的肺栓塞可出现相应的症状与体征。约有10%的患者心力衰竭时血压升高,心力衰竭控制后血压可正常。

(二)辅助检查

1.超声心动图(UCG)检查

UCG可提供形态学和血流动力学信息,对DCM的诊断和鉴别具有重要价值,可排除心包疾病、瓣膜病、先天性心脏病和肺源性心脏病等。DCM超声心动图的典型特征可以概括为"一大、一小、一薄、一弱",即心脏扩大、二尖瓣开放幅度小、心室壁变薄、心室壁运动普遍减弱。心脏扩大可以表现为全心扩大,尤以左心室、左心房扩大最为常见,并伴心室收缩功能普遍减弱,收缩或舒张期心室容量增加,室壁厚度可正常、增厚或变薄,但其增厚率降低,二、三尖瓣可因心室显著扩大、瓣环扩张和乳头肌移位而发生相对性关闭不全伴反流。另外也可见心腔内附壁血栓,多发生于左心室心尖部。UCG还可以测定左心室射血分数(LVEF)、左心室内径缩短率、左心室舒张功能及肺动脉高压等。收缩期末室壁厚度、LVEF与预后有关,室壁越薄、LVEF越低,预后越差。UCG也有助于扩张型心肌病与缺血性心肌病的鉴别诊断。年龄>50岁,室壁局限性变薄及节段性运动异常,并伴有主动脉瓣区退行性变,有利于缺血性心肌病的诊断;而年龄较轻,心脏普遍增大,伴多瓣膜反流、右心增大、室壁运动弥漫性减弱则有利于DCM诊断。DCM左心室呈"球形"改变,心尖部心肌不变薄,收缩期可见内缩运动,室壁运动弥漫性减低,二尖瓣与室间隔之间的间距明显增大;而缺血性心肌病则左心室呈"圆拱门形"改变,心尖圆钝变薄且搏动明显减弱,室壁节段性运动减弱及主动脉内径增宽为其特征表现。

2.放射性核素显像

其主要包括心血池动态显影和心肌血流灌注显像。心血池动态显影可测定心室腔大小、心室收缩功能、射血分数和局部射血分数,也可观察室壁运动情况。心肌血流灌注显像可用以了解心肌局部血流灌注情况和缺血程度,判断心肌病变部位的形态、范围和程度。DCM放射性核素心血池显影主要特征:心腔明显扩大,尤以左心室腔扩大显著;心腔容量增加,心腔扩大呈舒张状态,形成球形或椭圆形;室壁运动普遍减弱,整体射血分数及各节段局部射血分数均下降,心室相角程增大;DCM放射性核素心肌血流灌注显像则可见多节段性花斑状改变或节段性减低。

3.心电图检查

DCM的心电图表现以多样性、复杂性而又缺乏特异性为特征。可有左心室、右心室或双侧心室肥大,也可有左心房、右心房或双侧心房肥大,可有QRS低电压、ST段压低及T波低平或倒置,少数病例有病理性Q波。DCM患者出现病理性Q波提示病情较重,病死率明显高于无病理性 Q 波者。可见各种心律失常,以室性心律失常、房颤、房室传导阻滞及束支传导阻滞多见。动态心电图监测可发现 90% 的患者有复杂性心律失常,如多源性室性期前收缩、成对室性期前收缩或短阵室速。

4.X 线检查

病程早期可无变化,随着病情的发展,显示不同程度的心影扩大,心胸比例大于 0.5,心脏搏动减弱,肺淤血征。也可见胸腔积液、心包积液。

5.CT 检查

可见左心室、室间隔和游离壁均变薄,左心室腔明显扩张,致使室间隔凸出向右心室流出道而表现出右心室梗阻,即 Bernheim 综合征。少数情况以左心房或右心室增大为主。有时也可见到心脏内有充盈缺损的附壁血栓。也可测出心肌重量和左心室容量增加。亦可见到胸腔积液、心包积液及肺栓塞的表现。

6.磁共振成像(MRI)

MRI 可对心肌病患者的心脏结构提出可靠的、可重复的定量信息。DCM 患者行 MRI 检查可见左、右心室扩大,左心室壁厚度通常正常且均匀一致,左心室重量增加。MRI 对心室容量、心室壁厚度及重量的定量检查准确,重复性好,可用于治疗效果的评价。

7.心导管和心血管造影检查

只对经过选择的扩张型心肌病患者(如主诉有胸痛并怀疑有缺血性心脏病可能的患者)行心导管检查,常可显示左心室舒张末压、左心房压及肺动脉楔压增高。中等程度的肺动脉高压常见。重症病例可出现右心室扩张、右心衰竭,心导管检查可见右心室舒张末压、右心房压及中心静脉压升高。左心室造影可证实左心室腔扩大,伴有室壁运动弥漫性减弱,射血分数降低,收缩末期容积增大。有时可见左心室腔内附壁血栓,表现为左心室腔内充盈缺损。二尖瓣反流也可见到。冠状动脉造影常呈现正常血管影像,但是冠状动脉扩张能力可以受损,这可能与某些病例左心室充盈压显著升高有关。对于心电图显示有病理性 Q 波的患者或在非侵入性检查中发现局限性或节段性室壁运动异常的患者,冠状动脉造影有助于区分病理性 Q 波及局限性或节段性室壁运动异常究竟是由心肌梗死所致,还是继发于 DCM 广泛局灶性心肌纤维化。

8.心内膜心肌活检(EMB)

EMB 可见心肌细胞肥大、变性、间质纤维化等。目前认为,由于 DCM 的心肌组织病理改变缺乏特异性,EMB 对 DCM 的诊断价值有限。但 EMB 仍具有组织形态学诊断价值,有助于与特异性(继发性)心肌病和急性或慢性心肌炎的鉴别诊断。对 EMB 标本行免疫组化、多聚酶链式反应(PCR)或原位杂交等分子生物学检测,有助于感染病因的诊断及特异性细胞异常的基因分析。

9.抗体检测

EMB 的有创性及至今尚未找出可用于建立 DCM 诊断或明确其病因的免疫组化、形态结构或生物学标志,均使其应用于临床受到限制而难以推广。以 ELISA 法检测 DCM 患者血清中抗心肌抗体,如抗心肌线粒体 ADP/ATP 载体抗体、抗肌球蛋白抗体、抗 β_1 受体抗体、抗 M_2 胆碱能受体抗体对扩张型心肌病的诊断具有较高的特异性和敏感性。抗 ADP/ATP 载体抗体敏感性 52%～95%、特异性 95%～100%,抗肌球蛋白重链抗体敏感性 44.4%、特异性 96.4%,抗 β 肾上腺素受体抗体敏感性 30%～64%、特异性 88%,抗 M_2 胆碱能受体抗体敏感性 38.8%、特异性 92.5%。检测 T 淋巴细胞亚群和细胞因子,如 IL-1、IL-2、IL-6、INF-γ、TNF,了解患者的免疫调节功能。Th/Ts 比值上升,提示易患自身免疫疾病。检测淋巴细胞 HLA 表型,了解患者的免疫基因和遗传易感性。

10.血清肌钙蛋白

另外,血清肌钙蛋白是诊断心肌损伤的高敏感性、高特异性心肌损伤指标。已有研究表明,DCM 病程中血清肌钙蛋白(cTn)T 或 I、CK-MB 增高常提示预后不良。也有研究显示,DCM 患者血清 cTnT、cTnI 值均明显高于正常人,表明对疑诊 DCM 患者测定血清 cTnT、cTnI 有助于 DCM 的临床诊断。

(三)诊断注意事项

特发性(原发性)DCM 是一种原因不明的心肌病,其主要特征是心脏扩大和心肌收缩功能减低。起病隐匿,早期可表现为心室扩大,可有心律失常,静态时射血分数正常,运动后射血分数降低,然后逐渐发展为充血性心力衰竭。

中青年人出现心力衰竭、心律失常或心脏扩大者应考虑有心肌病的可能,通过病史、体检和有关的辅助检查等方法,若无风湿性、高血压性、先天性、冠状动脉性、肺源性心脏病或心包疾病证据,应考虑为心肌病。诊断时须仔细与下列心脏病进行鉴别。

1.风湿性心脏病

心肌病亦可有二尖瓣或三尖瓣区收缩期杂音,但一般不伴舒张期杂音,且在心力衰竭时较响,心力衰竭控制后减轻或消失,风湿性心脏病则与此相反。心肌病时常有多心腔同时扩大,不像风湿性心脏病以左心房、左心室或右心室为主。超声心动图检查有助于区别。

2.心包积液

心肌病时心尖冲动向左下方移位,与心浊音界的左外缘相符;心包积液时心尖冲动常不明显或处于心浊音界左外缘之内侧。二尖瓣或三尖瓣区收缩期杂音,心电图上心室肥大、异常 Q 波、各种复杂的心律失常,均提示心肌病。超声心动图有助于鉴别。

3.高血压性心脏病

心肌病可有暂时性高血压,但舒张压多不超过 14.7 kPa(110 mmHg),且出现于急性心力衰竭时,心力衰竭好转后血压下降。眼底、尿常规、肾功能正常。

4.冠心病

中年以上患者,有高血压、高血脂或糖尿病等易患因素,室壁活动呈节段性异常者有助于冠心病的诊断。冠状动脉造影可确诊。

5.先天性心脏病

多数具有明显的体征,心导管检查和超声心动图检查可明确诊断。

6.特异性心肌病

全身性疾病如系统性红斑狼疮、硬皮病、血色病、淀粉样变性、糖原累积症、神经肌肉疾病等都有其原发病的表现可资区别。

2007 年中华医学会心血管病学分会、中国心肌病诊断与治疗建议工作组提出的扩张型心肌病的诊断参考标准如下。

(1)临床表现为以左心室、右心室或双心腔扩大和收缩功能障碍等为特征,导致左心室收缩功能降低、进行性心力衰竭、室性和室上性心律失常、传导系统异常、血栓栓塞和猝死。DCM 是心肌疾病的常见类型,是心力衰竭的第三位原因。

(2)DCM 的诊断标准如下:①临床常用左心室舒张期末内径(LVEDd)>50 mm(女性)和

>55 mm(男性);②LVEF<45%(或)左心室缩短速率(FS)<25%;③更为科学的是 LVEDd >27 mm/m²,体表面积(m²)=0.0061×身高(cm)+0.0128×体重(kg)-0.1529,更为保守的评价方法是 LVEDd 大于年龄和体表面积预测值的 117%,即预测值的 2 倍标准差(SD)+5%。临床上主要以超声心动图作为诊断依据,X 线胸片、心脏同位素、心脏计算机断层扫描有助于诊断,磁共振检查对于一些心脏局限性肥厚的患者,具有确诊意义。

(3)在进行 DCM 诊断时需要排除引起心肌损害的其他疾病,如高血压、冠心病、心脏瓣膜病、先天性心脏病、酒精性心肌病、心动过速性心肌病、心包疾病、系统性疾病、肺源性心脏病和神经肌肉性疾病等。

三、治疗

目前对 DCM 尚缺乏有效而特异的治疗手段,因而临床上对其治疗的主要目标即在于改善症状、预防并发症和阻止或延缓病情进展、提高生存率,包括抗心力衰竭、抗心律失常及预防血栓栓塞的抗凝治疗等并发症的治疗。对积极的内科治疗无效者,可考虑非药物治疗。

(一)一般治疗

适当休息可减轻心脏负荷,改善重要脏器的供血,有利于水肿消退和心功能改善。休息的方式和时间应视病情而定。重度心力衰竭患者应完全卧床休息,心功能改善后应及早开始活动,以不加重症状为前提逐渐增加活动量。患者的饮食以高蛋白、富含维生素并且容易消化的食物为主。水肿的患者应适当限制钠盐的摄入。适当控制体重也可以减轻心脏的负荷,戒烟酒、防治呼吸道感染均是重要的基础治疗措施。

(二)控制心力衰竭

心力衰竭是 DCM 的主要临床表现。近年来,慢性充血性心力衰竭治疗的主要进展就体现在对扩张型心肌病心力衰竭的治疗。

1.血管紧张素转化酶抑制剂(ACEI)

迄今为止,已有 39 个应用治疗的临床试验结果证明可以提高患者生活质量,并可使死亡危险性下降 24%,同时还发现不管何种病因所导致的心功能改变,不论轻、中、重,也无论年龄、性别均因而受益。临床实践中,慢性心功能不全患者不论是收缩性抑或舒张性心功能不全均应使用,有或无症状心功能不全,除非患者不能耐受或存在禁忌证;使用时小剂量开始,逐步增量,达到合适剂量,长期维持治疗。一般每隔 3~7 天剂量倍增 1 次,剂量调整的快慢取决于每个患者的临床情况。对 ACEI 曾有致命性不良反应的患者(如有血管神经性水肿)、无尿性肾衰竭患者或妊娠妇女绝对禁用 ACEI。以下情况须慎用 ACEI:①双侧肾动脉狭窄;②血肌酐水平显著升高[>225.2 μmol/L(3 mg/dL)];③高血钾(>5.5 mmol/L);④低血压[收缩压<12.0 kPa(90 mmHg)],低血压患者须经其他处理,待血流动力学稳定后再决定是否应用 ACEI。

2.β 受体阻滞剂

β 受体阻滞剂是治疗 DCM 慢性心力衰竭的标准用药之一。大型临床试验如美托洛尔控释剂/缓释剂干预充血性心力衰竭试验(MERIT-HF)、比索洛尔心功能不全研究Ⅱ(CIBISⅡ)、美国卡维地洛治疗心力衰竭研究(US carvedilol heart failure study)、卡维地洛前瞻性随机累积生存试验(COPERNICUS)均证明,β 受体阻滞剂是治疗慢性心力衰竭的有效药物。β 受体阻滞剂成功地用于慢性心力衰竭的治疗正是心力衰竭的治疗从短期的血流动力学措施转为长期的修复性策略的具体体现。目前,用于治疗慢性心力衰竭的 β 受体阻滞剂有:美托洛尔、比索洛尔、卡维地洛等。

β受体阻滞剂治疗慢性心力衰竭的可能机制：①上调心肌β受体密度与活性；②防止儿茶酚胺的毒性作用；③抑制肾素-血管紧张素-醛固酮系统的激活；④抗心律失常作用；⑤扩张冠状动脉，增加冠状动脉血流量；⑥减慢心率，延长舒张期时间，改善心内膜供血；⑦防止或减轻心室重塑；⑧抗氧化；⑨促使心肌能量代谢由游离脂肪酸代谢向糖代谢转化等。

所有慢性收缩性心力衰竭，NYHA 心功能Ⅱ～Ⅲ级患者，LVEF＜40％，病情稳定者，均必须应用β受体阻滞剂，除非有禁忌证或不能耐受。NYHA 心功能Ⅳ级患者，需病情稳定（4 天内未静脉用药、已无液体潴留、体重恒定）后，在严密监护下应用。一般在血管紧张素转换酶抑制和利尿剂应用基础上加用β受体阻滞剂，从小剂量开始（美托洛尔 12.5 mg/d、比索洛尔 1.25 mg/d、卡维地洛 3.125 mg/d，每天 2 次），2～4 周剂量倍增，达最大耐受剂量或目标剂量后长期维持。症状改善常在治疗 2～3 个月才出现，即使症状不改善，亦能防止疾病的进展。β受体阻滞剂的禁忌证有支气管痉挛性疾病，心动过缓（心率＜60 次/分），二度及二度以上房室传导阻滞（除非已安装起搏器），明显液体潴留、需大剂量利尿者。

3.血管紧张素受体拮抗剂（ARB）

与 ACEI 不同，可阻断经 ACE 和非 ACE 途径产生的 ATⅡ与 AT1 受体结合。因此，理论上此类药物对 AngⅡ不良作用的阻断比 ACEI 更直接、更完全。应用 ARB 后，血清 AngⅡ水平上升与 2 型 AngⅡ受体结合增加，可能发挥有利的效应。ARB 对缓激肽的代谢无影响，因此不能通过提高血清缓激肽浓度发挥可能对心力衰竭有利的作用，但也不会产生可能与之有关的咳嗽不良反应。大型临床试验如 ELITE、ELITEⅡ、Val-HeFT、CHARM 等证实了 ARB 治疗慢性心力衰竭的有效性，但其效应是否相当于或是优于 ACEI 尚未定论，当前仍不宜以 ARB 取代 ACEI 广泛用于心力衰竭治疗。未应用过 ACEI 和能耐受 ACEI 的心力衰竭患者，仍以 ACEI 为首选。ARB 可用于不能耐受 ACEI 不良反应的心力衰竭患者，如有咳嗽、血管神经性水肿时。ARB 和 ACEI 相同，亦能引起低血压、高血钾及肾功能恶化，应用时仍需小心。心力衰竭患者对β受体阻滞剂有禁忌证时，可 ARB 与 ACEI 合用。

4.血管紧张素受体脑啡肽酶抑制剂（ARNI）

ARNI 是脑啡肽酶抑制剂沙库巴曲和血管紧张素受体拮抗剂缬沙坦的复方制剂。沙库巴曲代谢产物抑制脑啡肽酶，缬沙坦阻断 AT1 受体，抑制血管收缩，改善心肌重构，显著降低心衰住院和心血管死亡风险，改善心衰症状和生活质量。最新指南推荐对于心衰 HErEF 病人，可优先选择 ARNI 替代 ACEI 或 ARB。

5.醛固酮拮抗剂

醛固酮（Ald）除引起低镁、低钾外，可激活交感神经，增加 ACE 活性，升高 AngⅡ水平，并降低副交感神经活性。更重要的是，Ald 有独立于 AngⅡ和相加于 AngⅡ的对心脏结构和功能的不良作用。人类发生心力衰竭时，心室醛固酮生成及活化增加，且与心力衰竭严重程度成正比。因而，Ald 促进心室重塑，从而促进心力衰竭的发展。心力衰竭患者短期应用 ACEI 时，可降低 Ald 水平，但长期应用时，血 Ald 水平却不能保持稳定、持续的降低，即所谓"醛固酮逃逸现象"。因此如能在 ACEI 应用基础上加用 Ald 拮抗剂，能进一步抑制 Ald 的有害作用，获益可能更大。RALES（randomized aldactone evaluation study）试验显示，对于缺血性或非缺血性心肌病伴重度心力衰竭（近期或目前为 NYHA 心功能Ⅳ级）患者，在常规治疗基础上加用螺内酯（最大剂量 25 mg/d），可以降低心力衰竭住院率和总死亡率。根据上述结果建议，对近期或目前为 NYHA

心功能Ⅳ级心力衰竭患者,可考虑应用小剂量的螺内酯 20 mg/d。EPHESUS 实验证明,新型 Ald 拮抗剂依普利酮对心肌梗死后心力衰竭安全有效。如恰当使用,利尿剂仍是治疗心力衰竭的基石。

6.利尿剂

所有心力衰竭患者,有液体潴留的证据或原先有过液体潴留者,均应给予利尿剂。NYHA 心功能Ⅰ级患者一般不需应用利尿剂。应用利尿剂后心力衰竭症状得到控制,临床状态稳定,亦不能将利尿剂作为单一治疗。一般应与 ACEI 和 β 受体阻滞剂联合应用。氯噻嗪适用于轻度液体潴留、肾功能正常的心力衰竭患者,如有显著液体潴留,特别当有肾功能损害时,宜选用袢利尿剂如呋塞米。利尿剂通常从小剂量开始(氢氯噻嗪 25 mg/d,呋塞米 20 mg/d)逐渐加量,氯噻嗪 100 mg/d 已达最大效应,呋塞米剂量不受限制。一旦病情控制(肺部啰音消失,水肿消退,体重稳定),即可以最小有效量长期维持,一般无须限期使用。在长期维持期间,仍应根据液体潴留情况随时调整剂量。每天体重的变化是最可靠的监测利尿剂效果和调整利尿剂剂量的指标。利尿剂用量不当有可能改变其他治疗心力衰竭药物的疗效和不良反应。如利尿剂用量不足致液体潴留可减 AECI 的疗效和增加 β 受体阻滞剂治疗的危险。反之,剂量过大引起血容量减少,可增加 ACEI 和血管扩张剂的低血压反应及 ACEI 和 AngⅡ 受体阻滞剂出现肾功能不全的危险。在应用利尿剂过程中,如出现低血压和氮质血症而患者已无液体潴留,则可能是利尿过量、血容量减少所致,应减少利尿剂剂量。如患者有持续液体潴留,则低血压和氮质血症很可能是心力衰竭恶化,终末器官灌注不足的表现,应继续利尿,并短期使用能增加肾灌注的药物如多巴胺或多巴酚丁胺。出现利尿剂抵抗时(常伴有心力衰竭恶化),可用以下方法:①静脉给予利尿剂,如呋塞米持续静脉滴注。②2 种或 2 种以上利尿剂联合应用。③应用增加肾血流的药物,如短期应用小剂量的多巴胺或多巴酚丁胺[2~5 μg/(kg·min)]。

7.洋地黄

大型临床试验(digitalis investigation group trial,DIG)证实,地高辛能够改善心力衰竭患者的运动耐量和左心室功能,降低心力衰竭住院率,对死亡率的影响是中性的,是正性肌力药中唯一的长期治疗不增加死亡率的药物。DCM 心力衰竭时地高辛使用剂量宜适当减小。

8.非洋地黄正性肌力药物

非洋地黄正性肌力药物不改善患者的远期预后,不主张对慢性心力衰竭患者长期、间歇静脉滴注此类正性肌力药。在 DCM 心力衰竭病情危重期间,心脏移植前的终末期心力衰竭、心脏手术后心肌抑制所致的急性心力衰竭及难治性心力衰竭可考虑短期使用非洋地黄正性肌力药物如多巴酚丁胺或米力农支持 3~5 天,渡过危重期。推荐剂量:多巴酚丁胺 2~5 μg/(kg·min)静脉滴注,米力农 50 μg/kg 负荷量静脉推注,继以 0.375~0.750 μg/(kg·min)静脉滴注。

(三)钙通道阻滞剂

由于缺乏支持钙通道阻滞剂有效性的证据,这类药物不宜用于心力衰竭的治疗。有部分研究提示,地尔硫䓬能够改善 DCM 患者的心功能和运动耐力,可能适合于 DCM 的早期干预治疗。然而,有关钙通道阻滞剂用于治疗扩张型心肌病的问题仍属探索的范畴。

(四)抗心律失常治疗

在采用抗心律失常治疗之前,首先应加强对心力衰竭的治疗,消除引起心律失常的一些诱因,如缺氧、心肌缺血、水电解质酸碱平衡紊乱(尤其是低血钾、低血镁)、交感神经和肾素-血管紧张素-醛固酮系统的激活等。DCM 心律失常的治疗应认真权衡利弊,大部分抗心律失常药物并不能提高患者的生存率,相反有致心律失常的危险,并有负性肌力作用。因此在选用抗心律失常药物时应充分注意药物对生存率的影响,不宜把心律失常的抑制作为治疗的最终目标。

Ⅱ类抗心律失常药物 β 受体阻滞剂、Ⅲ类抗心律失常药物胺碘酮可降低心律失常死亡率,可以选用于各种快速性心律失常如房性心动过速、心房颤动、频发室性期前收缩及室速。而Ⅰ类抗心律失常药物可增加死亡率,尽量避免使用。尽管对于短阵室速患者可以短期静脉应用Ⅰ类抗心律失常药物中的利多卡因,但仍以选用胺碘酮为佳。对于顽固性室速患者,应选用胺碘酮或采用射频消融治疗。新型Ⅲ抗心律失常药物如伊布利特、多非利特的疗效并不优于胺碘酮。室性心律失常引起明显血流动力学障碍时,必须立即予以电复律。发作持续性室速、室颤引起晕厥或心搏骤停的患者需要考虑安装 ICD。DCM 患者同有左心室功能降低和频繁发作的非持续性室速的患者,猝死危险增大。对于具有室速或室颤的左心室功能受损患者,植入 ICD 可能是可取的。在一项大规模的前瞻性研究中,左心室功能降低和频繁发作非持续性室速者占研究人群的 10%,植入 ICD 者的生存率高于经验性胺碘酮治疗者。

(五)抗凝治疗

DCM 伴心力衰竭时,心室内血流淤滞,易发生周围动脉栓塞。尽管抗凝剂对 DCM 伴心力衰竭者的实际效果尚缺乏临床对照试验的证实,但对这类患者仍推荐使用抗凝剂。对于 DCM 合并心房颤动或以前有缺血性卒中的患者,如无特殊的抗凝剂使用禁忌证,即使从临床或超声心动图上均未发现血栓形成的直接证据,也应进行抗凝治疗。一般选用华法林 1~3 mg,每天 1 次,使凝血酶原时间延长 1~1.5 倍,国际标准化比值(INR)在 2.0~3.0。

(六)改善心肌代谢

有的 DCM 发病与心肌能量代谢障碍有关,DCM 发生后也存在一定程度的心肌能量代谢紊乱。适当应用改善心肌能量代谢的药物,可能有助于 DCM 病情的稳定和改善。根据临床情况可以选用辅酶 Q_{10}、辅酶 A、三磷酸腺苷(ATP)、肌苷、维生素 C、极化液、1,6-二磷酸果糖(FDP)、磷酸肌酸、曲美他嗪等。

(七)肾上腺皮质激素

肾上腺皮质激素不宜常规应用。有人认为,心肌活检或核素心肌扫描证实心肌有炎性渗出改变者,应用肾上腺皮质激素可使炎性病灶减轻或消退,有利于改善心功能;合并急性左心衰竭者,短时间使用大剂量肾上腺皮质激素,有利于控制心力衰竭。

(八)免疫调节治疗及中医药治疗

近年来,国内外有学者应用免疫调节剂如干扰素治疗 DCM 取得了良好效果,可使患者血清肠道病毒 RNA、抗 β 受体抗体、抗 M_2 受体抗体明显下降,提高 LVEF,改善心功能,降低顽固室性心律失常和反复心力衰竭的发生率。然而其确切疗效尚有待更多临床试验的验证。

黄芪、牛磺酸、生脉制剂具有抗病毒、调节机体免疫、改善心脏功能的作用。我国完成的一项多中心中西医结合治疗 DCM 的临床研究显示,采用中西医结合治疗(黄芪、生脉、牛磺酸、泛癸利酮及强心、利尿、扩血管等)能够提高患者的 LVEF,改善心功能。中西医结合治疗 DCM 不失为一种可取的药物治疗手段。

(九)其他药物

其他药物包括钙离子增敏剂、重组人生长激素(rhGH)、甲状腺素、利钠利尿肽等。已有几项临床试验证明钙离子增敏剂如左西孟旦对充血性心力衰竭有效。由于这些制剂在临床上使用的时间很短,还需要更深入的研究。

（十）其他治疗措施

其他包括心室再同步化治疗、外科治疗（心脏移植、动力性心肌成形术、部分左心室切除术、心室辅助系统和人工心脏）、心肌干细胞移植等。

DCM 的病程长短各异，一旦发生充血性心力衰竭则预后不良。死亡原因多为心力衰竭、严重心律失常和血栓栓塞，不少患者猝死。以往认为症状出现后 5 年生存率在 40％左右，近年来，随着治疗手段的进步，存活率有明显提高。对预后影响不良的因素：①年龄＞55 岁；②心胸比例＞0.55；③明显心力衰竭，心脏指数＜2.5 L/(min・m²)，左心室舒张末压＞2.7 kPa(20 mmHg)，LVEF＜0.30，肺动脉楔压(PCWP)＞2.7 kPa(20 mmHg)；④心脏重量/容积比减少；⑤血浆肾上腺素、心房利钠肽、肾素水平增高，心肌活检示有明显的组织学异常；⑥左心室内传导阻滞、复杂性室性心律失常。

（刘　倩）

第四节　肥厚型心肌病

肥厚型心肌病（HCM）是最常见的遗传性心血管病，目前发现引起 HCM 的致病基因有 13 个，均为编码肌原纤维粗、细肌丝蛋白的基因，这些蛋白参与心脏的结构、收缩或调节功能。美国调查显示年轻人的发病率达 0.2％，阜外心血管病医院的研究调查发现成年人群的发病率达 0.08％，HCM 是一种原发于心肌的疾病，有猝死的危险性，猝死原因主要是心室颤动。45％的 HCM 患者存在猝死危险因素。在美国 HCM 是运动相关性猝死的最常见的原因。常发生于平素健康的年轻人（包括运动员）。

一、临床特点

从毫无症状到心脏性猝死跨度很大。HCM 的症状大多开始于 30 岁以前，见于各个年龄段：婴儿期、儿童期、成年期等，偶见于老年患者，男女患病比例无明显差异。年轻的患者多无或者仅有轻微的临床症状，然而已经出现明显的左心室肥厚。主要临床症状有呼吸困难、胸痛、心慌、乏力、头晕，甚至晕厥，15％～25％的 HCM 至少发生过一次晕厥。

心源性猝死（SCD）是 HCM 最为严重的并发症，并有可能是其第一临床表现。HCM 是青少年和运动员猝死的主要原因。SCD 常见于 10～35 岁年轻、无其他异常的患者和运动员，相反心力衰竭死亡多发生于中老年患者，HCM 有关的房颤导致的中风则几乎都见于老年患者。SCD 的危险性随年龄增长而逐渐下降，但不会消失，直至晚年仍会出现。到三级医疗中心就诊的患者年死亡率为 2％～4％，儿童患者甚至高达 6％。心肌缺血、心律失常、流出道梗阻等是其可能机制之一。

HCM 扩张相为 HCM 终末阶段表现之一，10％～15％的患者出现左心室的扩张，肌肉组织缺失和纤维替代是其机制之一，后者是由供应心肌的小动脉的病变而引起的心肌缺血所致。HCM 进展为扩张相其他机制：透壁心肌梗死、酗酒和乙醇消融术后左心室几何形状扭曲等，遗传因素也可能参与其中。有人认为 HCM 扩张相是 HCM 合并 DCM，也有人认为这种观点不正确，应该是 HCM 的不同发展阶段。

大多数 HCM 患者无明显的体征。约 1/4 的患者可出现由于左心室流出道梗阻引发的收缩期杂音,该杂音出现于胸骨左缘,此杂音的一个典型特征是它依赖于心室容积,降低后负荷及静脉回流的生理学和药理学措施能增强杂音的程度(如 Valsalva 动作的站立位、吸入亚硝酸异戊酯),而增强后负荷及静脉回流的干预则能减低杂音(如 Valsalva 动作的下蹲位、应用肾上腺素)。这对梗阻性肥厚型心肌病的用药有重要意义。大多数存在明显左心室流出道压力阶差的患者还出现二尖瓣反流。极少数情况下,在肺部可闻及收缩期杂音,这是由于右心室流出道梗阻所致。

根据血流动力学和心肌肥厚的部位等不同,HCM 可分为不同的类型。

(一)根据血流动力学的不同分型

根据血流动力学的不同,临床上将 HCM 分两型。

1.非梗阻性 HCM

无论是在静息时还是在受激惹时,左心室流出道(LVOT)均无压力阶差出现[超声心动图检查 LVOT 压力阶差不超过 4.0 kPa(30 mmHg)]。

2.梗阻性 HCM(HOCM)

主要表现为 LVOT 梗阻和左心室中腔的梗阻,可能主要与肥厚的部位有关。一般情况下所说的梗阻性 HCM 主要指 LVOT 梗阻。另外根据左心室流出道梗阻的变化情况,可分为静息梗阻型——该型患者静息时即存在左心室流出道压力阶差[超声心动图检查 LVOT 压力阶差超过 4.0 kPa(30 mmHg)];隐匿梗阻型——该型患者在静息时不存在 LVOT 压力阶差,但在受激惹后,如吸入亚硝酸异戊酯、期前收缩后等即出现 LVOT 压力阶差[超声心动图检查 LVOT 压力阶差超过 4.0 kPa(30 mmHg)]。这是临床上最常用的分型,有利于指导治疗措施的选择。

(二)根据肥厚的部位分型

根据肥厚的部位,HCM 分为以下三型。

1.心室间隔肥厚

此型最多见,其中 1/3 累及心室间隔基底部,构成主动脉瓣下狭窄,1/3 为整个心室间隔肥厚,1/3 肥厚的室间隔延长至乳头肌。心室间隔常与左心室后壁厚度之比>1.3,称为"不对称性 HCM"。

2.心尖肥厚

肥厚主要局限于左心室的心尖部,这种类型的肥厚多见于亚洲尤其是日本和中国香港,占所有 HCM 患者的 25～40%,而欧美人群少见。

3.全心肥厚

约 5% 的 HCM 表现为心室的弥漫性肥厚,这种类型的肥厚难以与继发性心肌肥厚鉴别。

其他非常少见的还有腱索或乳头肌 HCM、单心室或者单心房 HCM。

(三)根据家族史和遗传学规律分型

根据家族史和遗传学规律,HCM 可分为两种类型。

1.家族性 HCM(FHCM)

60%～70% 的 HCM 患者呈家族性聚集,我们称之为 FHCM,绝大部分的家族性 HCM 为常染色体显性遗传性疾病,父母双方有一方携带致病的遗传缺陷,后代就有 50% 的机会继承这个遗传缺陷。

2.散发性 HCM

对于无家族性聚集的 HCM 患者我们称之为散发性 HCM。该分型有利于指导遗传学分析。

HCM 的诊断和分型主要依靠以下几种检查方法。

(1)超声心动图检查:超声心动图检查是诊断 HCM 极为重要的无创性方法,更重要的是可以根据各种测量数据,将 HCM 做进一步的分型,以利于临床诊治。超声心动图检查对于心尖部和非典型部位的诊断灵敏度差。

(2)心电图检查:80%以上的 HCM 患者的心电图有 ST-T 改变,大多数患者冠状动脉正常,少数心尖部局限性心肌肥厚的患者由于冠状动脉异常而有巨大倒置的 T 波;约 60%的患者有左心室肥大;有异常 Q 波的存在于 I、aVL、V₅、V₆ 导联,大多是深而不宽的 Q 波,反映不对称性室间隔肥厚;部分患者合并预激综合征。心电图变化较早,且较为灵敏,但特异性差。

(3)动态心电图:24 小时动态心电图能够明确心律失常,尤其是室性心动过速,指导 HCM 的危险分层。

(4)运动试验:根据运动中血压的变化有助于危险分层。

(5)X 线检查:X 线检查没有明显的特点,可能见到左心室增大,也可能在正常范围。可见肺部淤血,但严重肺水肿少见。

(6)心脏磁共振:其敏感性高于超声心动图,但费用较高,对于诊断特殊部位的肥厚和不典型的肥厚最为灵敏。尤其近年来发现延迟显像可以明确心肌纤维化。

(7)基因诊断:基因诊断有望成为新的诊断标准的重要依据。但目前仅在大的医疗中心中开展,临床上尚未大规模应用。

(8)其他检查:核素心肌扫描可显示心肌肥厚的部位和程度。心肌活检是诊断 HCM 的金标准之一,但目前我国临床中少有开展。

二、诊断标准——不断在完善但仍有缺陷

美国心脏病基金会(ACCF)和美国心脏学会(AHA)发表了肥厚型心肌病诊断与治疗指南,进一步明确了肥厚型心肌病是一种不明原因的以左心室肥厚为特征的疾病,且不伴有心室腔扩大,除外了其他引起心脏肥厚的心血管或全身性疾病。基因型阳性而表型为阴性者(无明显的心肌肥厚)应高度警惕。临床上,通常认为超声提示最大左心室壁厚度≥15 mm(修订了此前国际卫生组织≥13 mm 的标准)可诊断为肥厚型心肌病,13~14 mm 为临界值,特别是伴有其他危险因素(如 HCM 家族史)。

中华心血管病杂志发表的我国心肌病诊断与治疗建议制订了 HCM 详细的诊断标准。

(一)HCM 诊断标准

(1)主要标准:①超声心动图提示左心室壁和/或室间隔厚度超过 15 mm;②组织多普勒、磁共振发现心尖、近心尖室间隔部位肥厚,心肌致密或间质排列紊乱。

(2)次要标准:①35 岁以内患者,12 导联心电图 I、aVL、V4-V6 导联 ST 下移,深对称性倒置 T 波;②二维超声室间隔和左心室壁厚 11~14 mm;③基因筛查发现已知基因突变,或新的突变位点,与 HCM 连锁。

(3)排除标准:①系统疾病,如高血压病、风湿性心脏病二尖瓣病、先天性心脏病(房间隔、室间隔缺损)及代谢性疾病伴发心肌肥厚;②运动员心脏肥厚。

临床确诊 HCM 标准:符合以下任何一项者:1 项主要标准+排除标准;1 项主要标准+次要标准 3 即阳性基因突变;1 项主要标准+排除标准 2;次要标准 2 和 3;次要标准 1 和 3。

(二)FHCM 诊断标准

除发病就诊的先证者以外,三代直系亲属中有两个或以上成员诊断 HCM 或存在相同 DNA 位点变异。

诊断 FHCM 依据如下:①依据临床表现、超声诊断的 HCM 患者,除本人(先证者)以外,三代直系亲属中有两个或以上被确定为 HCM 或 HCM 致猝死患者;②HCM 患者家族中,两个或以上的成员发现同一基因,同一位点突变,室间隔或左心室壁超过 13 mm,青少年成员 11~14 mm;③HCM 患者及三代亲属中有与先证者相同基因突变位点,伴或不伴心电图、超声心动图异常者。符合三条中任何一条均诊断为 FHCM,该家族为 FHCM 家系。

心电图诊断标准:①在至少 2 个导联上出现 Q 波时间>0.04 秒或深度超过其同一导联 R 波的 1/3;②Romhilt-Estes 计分方法判断为左心室肥厚≥4 分。诊断标准如下。①QRS 波幅:肢体导联最大的 R 波或 S 波>2.0 mV;V₁ 或者 V₂ 导联的 S 波>3.0 mV;V₅ 或 V₆ 导联 R 波>3.0 mV。具有以上任何一项者记 3 分。②出现典型的 ST-T 左心室劳损征象:ST-T 向量与 QRS 波平均向量相反,即在未合并应用洋地黄类制剂时出现记 3 分;在合并应用洋地黄类制剂时出现记 1 分。③出现左心房扩大(Vl 导联 P 波终末负电位>0.1 mV,时限>0.04 秒)时记 3 分。④电轴左偏>-30°时记 2 分。⑤QRS 波群间期>0.09 秒时记 1 分。⑥V₅ 或 V₆ 内转折时间>0.05 秒时记 1 分。

在不存在束支传导阻滞的情况下,至少 2 个导联出现复极的异常,即 T 波的倒置。

绝大部分的 HCM 为家族性,因此患者在临床就诊时,医师一般建议患者的亲属也要到医院进行检查。肥厚型心肌病诊断与治疗:美国心脏病学会/欧洲心脏病学会专家共识中提倡对 HCM 患者的一级亲属(父母和子女)和其他的家族成员进行基因突变筛查,如果当地医院不具备基因诊断技术,也应该每年对有血缘关系的青春期的家系成员(12~18 岁)进行体格检查、12 导联心电图和超声心动图检查。而对 18 岁以上的成年家系成员即使临床表现正常,也应该每 5 年进行一次检查,因为有些基因突变所导致的 HCM 在成年后发病,也就是说呈年龄依赖性。而对 12 岁以下的儿童不建议进行常规检查,除非其家族患者危险性较高或者本人从事竞技性的体育运动。通过家族筛查发现的 HCM 患者,应该每 1.0~1.5 年进行一次临床检查,评定其危险性,有任何不适时应随时就诊。

原发性 HCM 的临床诊断并不难,凡是原因不明的心肌肥厚,不论是全心肥大还是局限性肥大,经超声心动图、心电图、心室造影等检查证实的患者,符合上述诊断标准可诊断。心室间隔增厚与左心室游离壁的厚度之比>1.3 的患者,并不一定为原发性非对称性 HCM 的必需条件。临床中可见有些高血压性心脏病患者比值>1.3,所以有人提出室间隔增厚与左心室游离壁的厚度之比>1.5,甚至>1.8 时才能诊断 HCM。HCM 应和以下几种疾病相鉴别。①高血压病引起的心肌肥厚:有长期的高血压病史,常伴有眼底、肾功能等动脉硬化的临床指征。心脏超声检查没有 HCM 的特征表现,尽管有少部分患者可能有心室间隔增厚与左心室游离壁的厚度之比>1.3,但不伴有其他 HCM 的超声特点。目前指南认为对于 HCM 合并高血压的患者,认为有肌小节基因突变或左心室的厚度显著增厚大于 25 mm 或伴有 SAM 现象、左心室流出道梗阻(LVOT)者可协助诊断肥厚型心肌病。②冠心病:冠心病患者年龄多 40 岁以上,有冠心病的易患因素,如高血压病、高脂血症、长期吸烟、糖尿病等。冠心病患者的心室间隔可以增厚,很少见,但可能有室壁阶段性运动异常而且也没有 HCM 的超声心动图特征。③主动脉瓣狭窄:该病为瓣膜本身受累,继发出现心肌肥厚,超声心动图可以明确病变特点及部位。④心肌淀粉样变性:

心肌淀粉样变性导致的心肌肥厚从传统的检查手段难以与 HCM 鉴别,但一般情况下淀粉样变性患者除心肌受累外,心外器官或者组织受累更为常见,心肌或者腹壁脂肪活检是最为可靠的确诊手段。

此外,在肥厚型心肌病的终末期,需要与扩张型心肌病相鉴别。其他如先天性心室间隔缺损、动脉导管未闭等疾病都各有特点,借助超声心动图、心电图、心导管等技术,可以和 HCM 相鉴别。

三、危险分层

预防猝死是关键。尽管 HCM 的猝死易发生于年轻人(<30 岁),但也可以发生于中年或更大年龄的患者,因此,年龄较大的患者并不能排除猝死的可能性。对所有 HCM 患者,特别是 <60 岁的患者应该进行完善的、动态的危险分层评估,包括详细询问病史和家族史及体格检查、12 导联 ECG、二维超声心动图、Holter ECG 监测及运动试验。危险分层应该根据时间和临床变化动态分析。HCM 的表现如左心室流出道梗阻、诱发性心肌缺血、心房颤动尽管队列分析不是猝死的独立危险因素,但可能增加某些患者的危险性。电生理检查心室程序刺激不作为 HCM 的常规检查,因为,其诱发的室性心动过速为非特异性的。实验室基因分型对患者进行危险分层,目前还未常规用于临床,在研究中心也受到很大限制。

O'Mahony 等评估了美国心脏病学会和欧洲心脏病学会关于肥厚性心脏病危险分层和猝死预防策略,发现非持续性室性心动过速、左心室极度肥厚、猝死家族史、不明原因的晕厥和运动时出现血压异常反应 5 个危险因素中,危险因素越多,猝死风险越大。

四、治疗注意事项

HCM 治疗的目标是降低疾病的危险性,缓解症状,控制并发症。

应避免劳累、情绪波动等,禁止参加竞技性的体育运动和突然的剧烈的活动,许多患者在登楼梯或者赶公共汽车时突然晕厥或猝死,这时应宜更加慎重。建议戒烟戒酒,饮酒往往能够使流出道梗阻加重或者激惹静息状态下没有流出道梗阻的患者出现梗阻。体形肥胖的患者应该减肥。禁止使用加强心肌收缩力的药如洋地黄类、异丙肾上腺素及减轻心脏负荷的药物如硝酸甘油等,因能使左心室流出道梗阻加重。

非梗阻型 HCM 的治疗没有特异性,晚期心脏移植是有效的手段之一。而梗阻型的 HCM 可选择的治疗方法较多。对无症状的 HCM 患者是否用药存在分歧,部分学者主张无症状不用药。

(一)药物治疗

1.β 受体阻滞剂

β 受体阻滞剂是治疗 HOCM 的一线药物,该类药物能使心肌收缩力减弱,减缓收缩期二尖瓣前向运动和减轻流出道梗阻,减少心肌氧耗,增加舒张期心室扩张,而且能减慢心率,延长舒张期,增加心每搏输出量和心肌有效灌注时间,同时本身有抗心律失常作用。初始用药有效率为 60%～80%。使用 β 受体阻滞剂通常从小剂量开始,根据心率、左心室流出道压差逐渐调整剂量至最大耐受剂量,以能最大限度改善临床症状而又不引起心率过慢、血压过低为原则。常用的有普萘洛尔、美托洛尔等。

2.钙通道阻滞剂

钙通道阻滞剂是 β 受体阻滞剂的替代用药,该药阻断钙通道,减少钙内流,降低心肌收缩力,改善心肌的顺应性有利于心脏的舒张。代表药物维拉帕米。常用维拉帕米 240～480 mg/d,顿服或分次口服,可使症状长期缓解;近年来还常用硫氮䓬酮 30～60 mg,每天 3 次口服,有良好的效果。但对于严重流出道梗阻的患者使用钙通道阻滞剂需要慎重。

3.抗心律失常药

主要用于控制快速室性心律失常与心房颤动,常用胺碘酮治疗,不仅能减少恶性心律失常,还可以缓解症状,使心绞痛发作减少。开始从 200 毫克/次,每天 3～4 次口服,5～7 天后心率减慢后,改为每天100～200 mg维持。另外胺碘酮也能和普萘洛尔联合使用,具有缓解心绞痛的优点,但剂量宜适当减少。

4.丙吡胺

丙吡胺为 Ia 类抗心律失常的药物,用于梗阻型 HCM 能够有效地降低流出道的压差,缓解梗阻,减轻患者的不适。日用量 300～600 mg。对于不能耐受 β 受体阻滞剂或者维拉帕米的患者,丙吡胺是有效的选择之一。在 HCM 合并房颤时,丙吡胺可与 β 受体阻滞剂合用。使用此药物时注意监测 QT 间期。丙吡胺具有较强的负性肌力作用,合并心力衰竭时慎用。HCM 患者伴前列腺肥大者不用或慎用。

5.其他

螺内酯、辛伐他汀等药物能够逆转 HCM 心肌纤维化和心肌肥厚,改善心脏功能,有可能成为治疗 HCM 的有效药物,但目前尚缺乏一定规模的临床试验支持。

(二)外科手术治疗

外科手术是治疗内科治疗无效的梗阻型 HCM 的"金"方法,治疗效果较好,病死率较低1%～2%。适应证为药物治疗无效、症状明显、LVOT 压差静息时≥4.0 kPa(30 mmHg)或应激时≥6.7 kPa(50 mmHg),且室间隔心肌极度肥厚、能够耐受手术。手术目的是使 LVOT 增宽,消除二尖瓣收缩期前移和间隔与二尖瓣的接触(SAM 征),手术有效率为 70%～80%。最常用的手术方式是经主动脉途径的室间隔心肌切开或部分切除术(Morrow 术),对于二尖瓣前叶明显冗长的患者可同时行二尖瓣前叶缝折术,以减少术后 SAM 征持续存在的可能。目前,外科治疗已经进展为"RPR"修复术式即切除-折叠-松解,对一些前室间隔上段厚度≤18 mm、手术切除易于导致室间隔穿孔或不适当的血流动力学改变者、心室腔中部梗阻、Morrow 术后仍持续有严重症状和 LVOT 梗阻者及二尖瓣本身病变伴严重二尖瓣反流(如二尖瓣脱垂)者,则需行二尖瓣置换术。手术可明显减少 LVOT 压差及二尖瓣关闭不全症状。主要并发症包括完全性房室传导阻滞、室间隔缺损和主动脉瓣反流等。

(三)经皮经腔间隔心肌消融术(PTSMA)

经皮经腔间隔心肌消融术是通过导管将乙醇注入前降支的一条或多条间隔支中,造成相应肥厚部分的心肌梗死,使室间隔基底部变薄,减轻左心室流出道压差和梗阻的方法,又称乙醇消融术。从 15 年前开展到目前为止,全世界超过 3 000 例的患者接受了这种治疗措施,中短期的研究显示该方法能够有效地降低流出道压差,改善症状和增加活动耐量,但是,效果不及外科手术。我国目前有数十家医院能够开展此类治疗。

1.适应证

超声心动图证实符合 HOCM 的诊断标准,梗阻位于主动脉瓣下而非心室中部或其他部位,室间隔厚度≥15 mm;有明显的临床症状,如明显劳累性气短、心绞痛、晕厥等;药物治疗效果不佳,或不能耐受药物不良反应;导管测压显示 LVOT 压力阶差静息时≥6.7 kPa(50 mmHg),或 LVOTG 静息时在 4.0～6.7 kPa(30～50 mmHg),应激时≥9.3 kPa(70 mmHg)。若有明显晕厥(需除外其他原因)等临床症状,压差可适当放宽,心脏血管解剖适于行 PTSMA。

2.非适应证

非梗阻型肥厚性心肌病;合并必须进行心脏外科手术的疾病,如严重二尖瓣病变、冠状动脉三支病交等;无或仅有轻微临床症状,即使 LVOT 压差高也不应进行 PTSMA 治疗;不能确定靶间隔支或球囊在间隔支固定不确切。年龄虽无限制,但原则上对年幼及高龄患者应更慎重,权衡利弊后再决定是否行 PTSMA 治疗。

PTSMA 并发症:①治疗相关死亡率在 2%～4%;②高度或三度房室传导阻,需要安装起搏器治疗,占 2%～10%;③束支传导阻滞:发生率可达 50%,以右束支为主;④非控制性心肌梗死:与前降支撕裂、乙醇泄漏、注入部位不当等有关;⑤急性二尖瓣关闭不全,需要急诊外科手术治疗。

PTSMA 虽是很有潜力的治疗方法,但有关经验和长期安全性随访资料均有限。因为毕竟是造成了局部的心肌瘢痕,所以术中、术后均会有室性心律失常发生的可能,建议最好局限于一些有经验的医院和专家,以便将治疗危险性降到最低,避免造成不必要的心肌损伤和医源性心律失常。

(四)安置 DDD 型永久起搏器

植入双腔 DDD 起搏器对有严重症状的梗阻型 HCM 可能有用,但其确切的疗效仍有待证实。美国心脏病学会/欧洲心脏病学会专家共识中仍建议把安置 DDD 型永久起搏器作为外科手术的替代措施。缓解梗阻的机制推测与心室电极放置于右心室心尖部,左心室壁收缩方式发生变化,收缩时二尖瓣向室间隔移位减少所致。有研究发现,永久起搏缓解梗阻的效果与安慰组相同。因此不鼓励置入双腔起搏器作为药物难治性 HCM 患者的首选方案。

(五)心源性猝死的预防

埋藏式心脏复律除颤器(ICD)是预防 HCM 猝死最有效的治疗措施。有几项研究支持这种观点,包括一个 HCM 高危患者多中心前瞻性研究。3 年中 ICDs 在近 25% 的患者中有效终止了致命性心律失常,无论左心室肥厚的特点如何。置入 ICD 每年有 11% 用于二级预防,约 5% 用于一级预防。初次适时放电的平均年龄为 40 岁,为较年轻的 HCM 患者,有 1/4 发生于致命性心律失常。临床上推荐有一个或多个危险因素的患者预防性安装 ICD(如有猝死家族史的患者),作为一级预防。有些调查(大多在欧洲)存在局限性,在考虑安装 ICD 前,患者需要具备 2 个或 2 个以上危险因素。然而,许多尚不够安装 ICD 指征的仅有一个危险因素的 HCM 患者但仍然存在猝死的危险性。如 LV 显著肥厚(≥30 mm),即使没有严重心律失常,仍是未来发生猝死的独立危险因素。对于这样的患者临床上需要慎重考虑。

目前发现 β 受体阻滞剂、钙通道阻滞剂和 I-A 类抗心律失常药(如奎尼丁、普鲁卡因胺)对预防猝死无效。小剂量胺碘酮能有效改善 HCM 患者的生存率,但是应该监测药物的毒性作用。

(刘　倩)

第五节 限制型心肌病

一、概述

限制型心肌病(RCM)是以心肌僵硬度增加导致舒张功能异常为特征,表现为限制性充盈障碍的心肌病。RCM 常常难以界定,因为,RCM 病理表现很宽泛,按照 ESC 的分类,定义为单侧或双侧心室舒张容积正常或减小,收缩容积正常或减小,室壁厚度正常,传统意义上的收缩功能正常,但是,实际上,收缩功能很少正常。

RCM 准确的发病率未知,但是,可能是较少见的类型,RCM 可以是特发、家族性或者系统性疾病的表现,特别是淀粉样变,结节病,类癌心脏病,硬皮病和蒽环类药物的毒性。家族性 RCM 常呈常染色体显性遗传,有些为 TNI 基因突变,有些是其他基因突变。结蛋白基因突变引起的家族性 RCM 常常合并传导阻滞和骨骼肌受累。常染色体隐性遗传很少见,如 HFE 基因突变引起的血色病或糖原贮积病,或 X-连锁遗传引起的安德森-法布里病。RCM 也可以由心内膜病变引起,如纤维化、弹力纤维增生症及血栓形成损害了舒张功能。这些疾病可以进一步分类,如嗜酸性粒细胞增多心内膜心肌疾病,感染、药物和营养因素造成的称为获得性心内膜心肌纤维化。

二、临床特征和辅助检查

限制性心肌病的特征包括双房扩大,心室不大或缩小,室壁厚度正常,心室舒张功能异常。其临床表现无特异性,可有呼吸困难、心悸、乏力,严重者还会出现水肿、端坐呼吸、少尿及消化道淤血的症状。体格检查可见血压偏低、脉压小、颈静脉曲张、Kussmaul 征阳性(吸气时静脉压升高)。心脏浊音界扩大、心律失常、可闻第三、四心音。当合并有二、三尖瓣关闭不全时,常会听到二、三尖瓣收缩期反流性杂音。双肺可闻湿啰音。肝脏肿大,有时会有腹水。双下肢水肿。

(一)心电图检查

可见低电压、ST-T 改变、异常 Q 波等。可出现各种心律失常包括窦性心动过速、心房颤动、心房扑动、室性期前收缩、束支传导阻滞等改变。

(二)X 线检查

可见到心房扩大和心包积液导致的心影扩大,少数可见心内膜钙化影。并可显示肺淤血和胸腔积液的情况。合并右心房扩大者心影可呈球形。

(三)超声心动图检查

常见双心房明显扩大,心室壁厚度正常或增厚,有时可见左心室心尖部内膜回声增强,甚至血栓使心尖部心腔闭塞。多普勒血流图可见舒张期快速充盈突然中止;舒张中、晚期心室内径无继续扩大,A 峰减低,E/A 比值增大。

(四)心导管检查

这是鉴别 RCM 和缩窄性心包炎的重要方法。半数病例心室压力曲线可出现与缩窄性心包炎相似的典型"平方根"形改变和右心房压升高及 Y 谷深陷。但 RCM 患者左、右心室舒张压差值常超过 0.7 kPa(5 mmHg),右心室收缩压常＞6.7 kPa(50 mmHg)。左心室造影可见心室腔缩小,心尖部钝角化,可有附壁血栓及二尖瓣关闭不全。左心室外形光滑但僵硬,心室收缩功能基本正常。

(五)心脏核磁共振(CMR)

这是鉴别 RCM 和缩窄性心包炎最准确的无创伤性检查手段。RCM 典型的 CMR 表现为心房增大,心室正常,心脏轮廓正常。相反,慢性缩窄性心包炎心腔呈管状或向内缩陷。RCM 的心室肌常常增厚,但是,慢性缩窄性心包炎则正常。RCM 心包正常,但是,缩窄性心包炎心包常常增厚。缩窄性心包炎的钙化区常表现为低信号。RCM 可见到心包积液。延迟增强显像可以发现炎症和纤维化病灶。

CMR 检查已经成为诊断心内膜下心肌纤维化的重要手段。实际上可以反映组织学特点。CMR 可以确定疾病的发展阶段,在疾病的早期类固醇形成期就可以发现,继而早期治疗,防止发展成为纤维化期。心内膜下心肌渗出病变可见 T_2 相呈高信号或在心尖部和流入道内膜和内膜下 STIR 信号增强。随着疾病的进展,可见到心内膜下血栓影像在 GRE 和 SSFP 序列表现为低信号。当纤维化形成期表现为心内膜下增强显像。

(六)心内膜心肌活检

它是确诊 RCM 的重要手段。根据心内膜心肌病变的不同阶段可有坏死、血栓形成、纤维化三种病理改变。心内膜可附有血栓,血栓内偶有嗜酸性粒细胞;心内膜可呈炎症、坏死、肉芽肿、纤维化等多种改变;心肌细胞可发生变性坏死并可伴间质性纤维化改变。

三、诊断要点

(1)心室腔和收缩功能正常或接近正常。

(2)舒张功能障碍,心室压力曲线呈舒张早期快速下陷,而中晚期升高,呈平台状。

(3)特征性病理改变,如心内膜心肌纤维化、嗜酸性粒细胞增多性心内膜炎、心脏淀粉样变和硬皮病等,可确诊。

四、几种与之易混淆的疾病

(一)缩窄性心包炎

(1)有活动性心包炎的病史。

(2)奇脉。

(3)心电图无房室传导障碍。

(4)CT 或 MRI 显示心包增厚。

(5)胸部 X 线有心包钙化。

(6)超声心动图显示房室间隔切迹,并可见心室运动协调性降低。

(7)心室压力曲线的特点为左右心室充盈压几乎相等,差值＜0.7 kPa(5 mmHg)。

(8)心内膜心肌活检无淀粉样变或其他心肌浸润性疾病表现。

(二)肥厚型心肌病

肥厚型心肌病时心室肌可呈对称性或非对称性增厚,心室舒张期顺应性降低,同样表现为心室舒张功能异常。常出现呼吸困难、胸痛、晕厥。但是,超声心动图显示病变主要累及室间隔,没有 RCM 特有的舒张早期快速充盈和舒张中、晚期缓慢充盈的特点,有助于鉴别。但是,限制型心肌病和肥厚型心肌病之间存在灰色地带。特别是有些限制性心肌病如淀粉样变性的患者也存在心肌肥厚。

(三)缺血性心肌病和高血压性心肌肥厚

两种情况时均可有不同程度的心肌纤维化改变,且均有心室顺应性降低、舒张末压升高及心排血量减少等,与 RCM 表现相似,但缺血性心肌病有明确的冠状动脉病变证据,冠状动脉造影可确诊;高血压性心肌肥厚多有长期血压升高及左心功能不全的病史;此外,两者在临床上均以左心受累和左心功能不全为特征,而 RCM 则常以慢性右心衰竭表现更为突出。

(四)肝硬化

本病还应与肝硬化腹水、下肢水肿鉴别。

五、治疗

药物疗效有限,严重者手术可以获益。总的来说,限制性心肌病预后较差。尽管有报道药物治疗可以减轻心肌的渗出和心腔缩小,但是,药物治疗效果有限。有些患者可以从外科手术中获益包括心内膜切除术和瓣膜置换术。术后 10 年生存率为 68%。

(一)病因治疗

对于那些有明确原因的限制型心肌病,应首先治疗其原发病。如对嗜酸性粒细胞增多综合征的患者,嗜酸性粒细胞增多症是该病的始动因素,造成心内膜及心内膜下心肌细胞炎症、坏死、附壁血栓形成、栓塞等继发性改变。因此,治疗嗜酸性粒细胞增多症对于控制病情的进展十分重要。糖皮质激素(泼尼松)、细胞毒药物等,能够有效地减少嗜酸性粒细胞,阻止内膜心肌纤维化的进展。据报道,可以提高生存率。一些与遗传有关的酶缺乏导致的限制型心肌病,还可进行酶替代治疗及基因治疗。

(二)对症治疗

1.降低心室充盈压

利尿剂和血管扩张剂可以有效地降低前负荷,减轻肺循环和体循环淤血,降低心室充盈压,减轻症状,改善患者生活质量和活动耐量,但不能改善患者的长期预后。但应当注意,限制型心肌病患者的心肌僵硬度增加,血压变化受心室充盈压的变化影响较大,过度的减轻前负荷会造成心排血量下降,血压下降,病情恶化,故应根据患者情况,酌情使用。β 受体阻滞剂能够减慢心率,延长心室充盈时间,降低心肌耗氧量,有利于改善心室舒张功能,可以作为辅助治疗药物,但在限制型心肌病治疗中的作用并不肯定。

2.以舒张功能受限为主

洋地黄类药物无明显疗效,但房颤时,可以用来控制心室率。对于房颤亦可以使用胺碘酮转复,并口服预防。但抗心律失常药物对于预防限制型心肌病患者的猝死无效,亦可置入 ICD 治疗。

(3)抗凝治疗:本病易发生附壁血栓和栓塞,可给予抗凝或抗血小板治疗。

(三)外科治疗

对于严重的心内膜心肌纤维化可行心内膜剥脱术,切除纤维性心内膜。伴有瓣膜反流者可行人工瓣膜置换术。对于有附壁血栓者行血栓切除术。手术死亡率为 20%。对于特发性或家族性限制性心肌病伴有顽固性心力衰竭者可考虑行心脏移植。有研究显示儿童限制型心肌病患者即使没有明显的心力衰竭症状，仍有较大的猝死风险，因此主张对诊断明确的患儿应早期进行心脏移植，可改善预后。

（张　璇）

第六节　未定型心肌病

未定型心肌病（unclassified cardiomyopathy，UCM）是指不适合归类于扩张型心肌病、肥厚型心肌病、限制型心肌病和右心室心肌病等类型的心肌病，如弹性纤维增生症、非致密性心肌病、线粒体受累、心室扩张甚轻而收缩功能减弱等。

一、心室肌致密化不全

心室肌致密化不全（noncompaction of ventricular myocardium，NVM）是一种先天性心室肌发育不全性心肌病，主要特征为左心室和/或右心室，腔内存在大量粗大突起的肌小梁及深陷隐窝，常伴或不伴有心功能不全、心律失常及血栓栓塞。德国的 Engberding 等通过心血管造影和二维超声检查首次发现一成年女性患者左心室肌发育异常，心肌肌束间如海绵状的血液窦状隙持续存在；德国的 Goebel 等提出此类患者病变可能为一种新型疾病，从而引起人们关注。随着类似病例的不断发现，研究者们曾一度将此病称为"海绵样心肌病"，直至美国的 Chin 等将其正式命名为"心室肌致密化不全"。

（一）病因

NVM 病因迄今不明，儿童病例多呈家族性。近年基因学研究认为，它可能与 Xq28 染色体上的 G415 基因突变有关，另有报道基因 RKBP12、11p15、LMNA 等也可能与本病相关。通常在胚胎早期，心肌为由心肌纤维形成的肌小梁和深陷的小梁间隙（即隐窝）交织成的"海绵"样网状结构，其中小梁间隙与心室腔相通，血液通过此通道供应心肌。胚胎发育 4～6 周后，心肌逐渐致密化，大部分隐窝压缩成毛细血管，形成冠状动脉微循环系统。心肌致密化过程是从心外膜向心内膜、从基底部向心尖部进行的，在此过程中，若某区域心肌致密化停止，将造成相应区域的致密化心肌减少，而由多个粗大的肌小梁取代，导致心肌供血失常，影响心肌收缩功能；而粗大的肌小梁又可使心室壁顺应性下降、舒张功能障碍。另外，心肌结构的变异、血流的紊乱易致心律失常和附壁血栓形成，甚至发生猝死。

（二）病理

病理学特征为心室腔内有大量粗大突起的肌小梁和与心室腔交通的深陷隐窝，组织学表现为隐窝表面覆以内皮细胞并与心外膜相延续。随着病程进展，心脏逐渐扩大，类似于 DCM，发展到此阶段仍然可见扩大的心室腔内有大量粗大突起肌小梁和与心室腔交通深陷的隐窝，在心脏超声检查中应当注意这种病变的识别。

（三）临床表现

本病起病隐匿,有些患者出生即发病,有些直至中年时才出现症状,也有终身无症状者。病程的进展由非致密化心肌范围和慢性缺血程度决定,临床表现为进行性收缩和/或舒张功能障碍、各种类型的心律失常(以快速室性心律失常多见)和系统性血栓栓塞,少数患儿病例可伴有面部畸形,前额突出、低位耳和高颚弓等。

（四）诊断

由于其临床表现无特异性,冠状动脉造影显示正常,X线和心电图检查很难将其与DCM鉴别,而超声心动图则可显示本病心室肌的异常结构特征与功能。

Jenni等总结提出以下超声心动图诊断标准:①心室壁异常增厚并呈现两层结构,即薄且致密的心外膜层和厚而非致密的心内膜层,后者由粗大突起的肌小梁和小梁间的隐窝构成,且隐窝与左心室腔交通而具有连续性。成人非致密化的心内膜层最大厚度/致密化的心外膜层厚度＞0.2,幼儿则＞1.4(心脏收缩末期胸骨旁短轴)。②主要受累心室肌(＞80％)为心尖部、心室下壁和侧壁。③小梁间的深陷隐窝充满直接来自左心室腔的血液(彩色多普勒显示),但不与冠状动脉循环交通。④排除其他先天性或获得性心脏病的存在。

少数DCM患者和正常心脏心室腔内也可能存在粗大的肌小梁(通常不超过3个),此时若无高质量的超声心动图识别,可通过磁共振成像提供更清晰的形态结构和更高的空间分辨率,心血管造影也可明确诊断。此外,这些影像学检查还可有助本病与肥厚型心肌病、心律失常型心肌病、心脏肿瘤和心室附壁血栓的鉴别。

NVM在成年人多因心力衰竭就诊时,超声心动图检查表现为左心室扩大,薄且致密的心外膜层和厚而非致密的心内膜层,后者由粗大突起的肌小梁和小梁间的隐窝构成,隐窝与左心室腔交通具有连续性,主要累及心尖部、心室下壁和侧壁,小梁间的深陷隐窝充满直接来自左心室腔的血液。在诊断扩张型心肌病时应当注意病因诊断与鉴别诊断。

（五）治疗与预后

目前尚无有效治疗方法。目前主要针对心力衰竭、各种心律失常和血栓栓塞等各种并发症治疗。药物可选用β受体阻滞剂和血管紧张素转化酶抑制药等抗心力衰竭;同时可使用辅酶Q_{10}和B族维生素等改善心肌能量代谢;应用阿司匹林或华法林行抗栓治疗;必要时安置ICD控制恶性室性心律失常。Oechslin等对34例有症状成人NVM患者随访(44±39)个月,18例(53％)因心力衰竭住院,12例(35％)死亡(心力衰竭死亡和猝死各6例),14例(41％)出现室性心律失常,8例(24％)发生血栓栓塞事件,提示本病预后不良。关注超声心动图对NVM特征性病变的识别,提高本病早期诊断水平,有助于延缓患者寿命。由于本病为心室肌发育不良,心脏移植是终末阶段的主要治疗方法。

二、线粒体病累及心脏

线粒体病是指编码线粒体基因出现致病突变或与线粒体疾病相关的核DNA损害,导致ATP电子传递链酶的缺陷,ATP产生障碍,线粒体的形态发生改变而出现的一组多系统疾病。该疾病主要累及神经肌肉系统,心肌组织也是最易受累的组织之一。患者在心脏表现为心肌病,包括肥厚型心肌病、扩张型心肌病及左心室致密化不全。例如,一例16岁男性线粒体病患者,主要表现为显著的LVH、心肌酶水平持续升高、静息及运动时乳酸及丙酮酸水平增高,乳酸与丙酮酸比值＞20,肌肉与心肌活检显示心肌纤维间大量异型的线粒体堆积,见图 8-1。

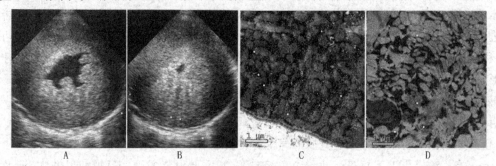

A　　　　　B　　　　　C　　　　　D

图 8-1　线粒体病累及心肌

二维超声心动图切面:A.左心室大小无明显增大,左心室后壁 3.4 cm,侧壁 3.2 cm;B.左心室在收缩末期几乎闭塞,内径 1.2 cm。透射电镜:C.股四头肌活检,骨骼肌肌膜下肌原纤维间大量异型线粒体堆积,糖原含量增多;D.心内膜心肌活检,心肌细胞肌纤维排列紊乱粗细不等,肌原纤维间也可见大量异型线粒体堆积,糖原含量增多

（张　燕）

第七节　右心室心肌病

这是近年来提出的另一种原因不明的心肌病。Fontaine 首先报道右心室心肌病,以后欧洲等地及我国都有病例报道,目前,已逐渐受到临床医师的重视。

一、病因

本病病因尚未阐明。有人认为是先天性右心室发育异常所致,在一组大系列的报道中,约 35％的病例是家族性的,家系调查呈常染色体显性遗传。也有人认为,本病并非发生在新生儿和婴儿,患者的心肌萎缩并非胚胎发生异常所致,可能是后天获得的疾病。化学性毒素,特别是病毒感染都被提出过为致病因素。

二、病理生理

病理所见均来自尸检报告。右心室心肌部分或全部缺如,由纤维、脂肪组织代替,肌小梁变平,心壁变薄,心内膜可贴近心外膜。病变广泛地累及右心室,更多地集中在三尖瓣和肺动脉瓣下及心尖部。镜下见心肌灶性坏死和退行性变,伴有纤维组织增生和脂肪浸润,坏死心肌细胞周围有单核细胞浸润,但并不多见。

心肌病变使右心室心肌收缩力明显减弱,每搏输出量减低,右心室收缩末期和舒张末期容量增多,射血分数减少,右心室腔扩大,以后发生右心衰竭,部分患者发生起源于右心室的室性心律失常,多为折返机制引起,可致猝死。

三、临床表现

由于病情轻重不同,临床表现差异很大。80％病例发生在 7~40 岁,未见新生儿或婴儿的报道。轻者心脏不增大,也无症状,死后尸检才发现患本病;也有心脏增大但症状不明显,仅在活动时感觉心悸不适,在体格检查或尸检时才被发现。重者心脏增大,发生室性心律失常,可因反复出现室性心动过速而多次晕厥以致猝死。也有以猝死为首发表现的患者。无论有无心律失常,本病患者均发生右心衰竭,在病变广泛的患者中尤为如此,心力衰竭前常有乏力,易疲劳等不适。

本病体征不多,近半数患者体检无异常发现,部分患者肺动脉瓣区第二心音呈固定分裂,很少听到病理性杂音,偶可闻及右心室奔马律。右心室显著增大者,心浊音界增大,心前区可隆起,有室性心律失常者听诊或触诊脉搏时可以发现。

四、实验室检查

(一)X线检查

可见心影正常或增大。右心室已经增大的患者,X线检查未必能显示心影的增大,有时可呈球形。

(二)心电图检查

胸导联T波倒置,多局限于V1至V3导联,亦可波及V4~V6导联。可有右束支传导阻滞,但不多见。出现室性心律失常者,其室早或室速的QRS波群多呈左束支传导阻滞,偶有呈右束支传导阻滞者,后者反映左心室受累。病变累及其他部位的患者也可出现窦性或房性心律失常和窦房或房室传导阻滞。严重者发生心室颤动。心脏不增大也无症状的患者,运动试验常有诱发室性心动过速的可能。

(三)超声心动图检查

可见右心室扩大或局限性扩张,伴随运动幅度减低,肌小梁排列紊乱;右心室射血分数减低。而左心室功能正常。

(四)心导管检查和选择性心血管造影

多数患者右心房和右心室压在正常范围,少数患者右心室舒张压增高,右心房α波压力读数增高。右心室造影见心腔扩大,肌小梁消失,室壁活动减弱或室壁节段性运动异常,甚至呈室壁瘤样突出。

(五)心内膜心肌活体组织检查

可见心肌组织变性坏死、纤维化、脂肪浸润和单核细胞浸润等,该项检查对心脏不增大、无明显症状或仅有室性心动过速发作的患者,诊断价值更大。

五、诊断和鉴别论断

主要依据右心室扩大,发生右心衰竭或晕厥、有室性期前收缩动或室性心动过速、右胸导联心电图T波倒置、室速发作时心电图QRS波群呈左束支传导阻滞型、超声心动图、放射性核素或选择性心血管造影检查示右心室扩大、右心室收缩力减弱或节段性运动异常、左心室功能正常,心内膜心肌活检有助于进一步确诊。凡有不明原因的晕厥或阵发性心动过速患者,宜考虑本病可能,并做进一步检查以确诊。鉴别诊断要注意排除冠状动脉粥样硬化性心脏病和其他类型的心肌病和右心室明显受累的疾病,尤其是三尖瓣病变等。

六、治疗

在心功能代偿期中,宜避免劳累和呼吸道感染以预防发生心力衰竭。有室性心律失常的患者,宜避免剧烈的运动、焦虑或过度兴奋,因为这些情况可导致血中儿茶酚胺浓度的增高而诱发室性心动过速。对有频发的室性期前收缩者应予抗心律失常药物治疗。β受体阻滞剂及胺碘酮的有效率各为33％,如联合使用两种药,有效率可达83％。通过心脏电生理检查诱发室性心律失常来选择药物,疗效会更好。药物治疗无效时,通过电生理检查确定室性心律失常的起源部位,可施行手术切除或分离病灶,也可用直流电击、射频波。发生心室颤动时应立即进行电除颤和其他心肺复苏的措施。

（郭　帅）

第八节　围生期心肌病

围生期心肌病是指在妊娠末期或产后5个月内,首次发生以累及心肌为主的一种心脏病,以往曾称产后心脏病。其临床表现为呼吸困难、血痰、肝大、水肿等心力衰竭症状,类似于扩张型心肌病。

一、定义

围生期心肌病是一种以充血性心力衰竭为主要表现的心肌病,但是围生期心肌病与妊娠伴发心力衰竭不是同一概念。Demakis等提出围生期心肌病的诊断标准:①心力衰竭发生在产前1个月或产后5个月内;②缺乏确定的心力衰竭原因;③在产前1个月之前缺乏心脏病证据;④超声心动图证实左心室收缩功能损害。在诊断围生期心肌病时,必须排除其他与围生期心力衰竭有关的原因,如感染性、中毒性、代谢性疾病,缺血性和瓣膜性心脏病及妊娠晚期并发症,包括妊娠毒血症、羊膜腔动脉或肺动脉栓塞。

二、流行病学

围生期心肌病发病率尚未明确,发病率占分娩者的1/15 000～1/1 300。Cunningham等回顾分析106 000例孕妇,发现初诊为围生期心肌病28例,其中21例(75％)先前有潜在的疾病,如高血压、二尖瓣狭窄、甲状腺毒症、感染或先兆子痫。Burch等对初诊34例围生期心肌病进行回顾性分析,其中11例是败血症,18例有贫血,23例有妊娠中毒症。由于上述回顾性分析均提示围生期心肌病诊断不够严谨,故认为围生期心肌病发病率可能低于1/15 000。

三、病因及危险因素

(一)围生期心肌病的危险因素

围生期心肌病多见于30岁以上孕妇,并且以多产妇发病率为高。最初认为,营养不良与本病的发生有关,但是在许多营养良好的妇女中也发生围生期心肌病。双胞胎妊娠妇女发生围生期心肌病的危险性更高(7％～10％),其他危险因素包括妊娠中毒症、产后高血压、母亲有可卡因恶习、病毒感染或硒缺乏。

(二)围生期心肌病的病因

围生期心肌病作为一个独特病种,资料主要来源于流行病学,病因尚不明确,其发病因素可能是多方面的。本病发生在妊娠分娩期前后的年轻妇女,然而,在年轻妇女中,特发性扩张型心肌病罕见。目前,多数学者认为,本病心肌病变可能为病毒感染。Melvin 提出心肌炎作为围生期心肌病的病因,因在围生期心肌病患者右心室心内膜心肌中发现有弥漫性淋巴细胞浸润和大量肌细胞水肿、坏死及纤维化。之后 Midei 再次强调围生期心力衰竭的发生与心肌炎有关,对 18 例围生期心肌病患者进行心内膜心肌活检,其中 14 例(78%)是心肌炎,4 例有慢性心力衰竭症状的围生期心肌病患者中 3 例心肌活检标本表现为持续性心肌炎,而 5 例心力衰竭改善患者的心肌活检,4 例结果阴性。O'Connell 以心肌活检诊断心肌炎将本病与特发性扩张型心肌病比较,发现围生期心肌病心肌炎的发生率(29%)比特发性扩张型心肌病(9%)更高。最近,Rizeq 报道本病与特发性扩张型心肌病比较,围生期心肌病患者心肌炎发生率很低(8.8%)。在病毒与围生期心肌病关系的研究中,Cenac 用补体结合试验检测 38 例围生期心肌病患者血中肠病毒,并设置同等条件的对照组,结果两组柯萨奇病毒和埃可病毒检出率没有差别。

目前,心肌炎与围生期心肌病发病学的关系还不能确立,尚需进一步研究。有人试图用免疫学机制来解释围生期心肌病的病因,但目前尚缺乏母亲或胎儿免疫应答的证据。Cenac 报道一组尼日尔围生期心肌病患者没有自身体液免疫的证据。有关围生期心肌病免疫学也有待继续研究。

四、病理

围生期心肌病患者的心脏扩大,心肌呈苍白色,常见心室腔附壁血栓,心脏没有明显结构损坏,心内膜增厚和心包积液不常见。显微镜检查心肌纤维肥大,肌纤维变性,纤维化,心肌间质水肿,偶见淋巴细胞浸润。

五、临床表现

围生期心肌病 78% 起病发生于产后 0～4 个月,9% 发生在产前 1 个月,其他时间起病约 13%。围生期心肌病的症状:劳力性呼吸困难,端坐呼吸、夜间阵发性呼吸困难,疲劳,心悸,咳嗽、咯血,胸痛,腹痛。

体征:颈静脉充盈,心脏增大,病理性第三心音,P_2 亢进,二尖瓣、三尖瓣反流性杂音、肺部啰音、水肿、腹水、心律失常、栓塞、肝大。

六、辅助检查

(一)心电图检查

大多数患者表现为窦性心动过速,极少数表现为心房颤动,肢体导联低电压,左心室肥厚。常有非特异性 ST-T 波改变,偶见前间壁 Q 波,PR 间期和 QRS 时限延长,束支阻滞。

(二)X 线胸片检查

心脏扩大和双侧少量胸腔积液。

(三)超声心动图检查

左心室扩大和左心室收缩功能损害,室壁局部收缩增厚不均匀,二尖瓣反流,左心房扩大,少量心包积液。

(四)心内膜心肌活检

有助于排除心肌感染性病因。

(五)血清学检查

可行细菌培养和病毒培养,柯萨奇 B 病毒抗体测定。

七、诊断与鉴别诊断

妊娠末期或产后 5 个月内,首次发生以累及心肌为主的心脏病,其临床表现为呼吸困难、血痰、肝大、水肿等心力衰竭症状,可以诊断围生期心肌病。围生期心肌病与扩张型心肌病的鉴别,围生期心肌病的临床表现与扩张型心肌病一样,主要表现为充血性心力衰竭,但栓塞现象较常见。心电图、超声心动图和X线胸片检查均为非特异性变化,对两种疾病的鉴别诊断没有意义。血清抗心肌自身抗体检查对扩张型心肌病诊断有重要价值,也有助于与围生期心肌病鉴别。肠病毒 RNA 在扩张型心肌病心肌检出率为30％～49％,CVB-IgM 在 7％～33％扩张型心肌病患者血清中持续存在。心内膜心肌病原学检查、血清病原学和免疫学检查对围生期心肌病与扩张型心肌病的诊断与鉴别诊断价值还需要进一步研究。

八、治疗

本病的治疗与其他心脏病引起的充血性心力衰竭相似,主要是应用地高辛、利尿剂、限制钠盐和减轻后负荷。地高辛的作用是增加心室肌收缩和减慢心房颤动的心室率,通过胎盘屏障治疗子宫内胎儿过速性心律失常,还可以通过乳汁分泌,但婴儿摄入剂量非常小,对婴儿没有不良影响。由于围生期心肌病患者对地高辛特别敏感,宜小剂量使用。利尿剂应用是心力衰竭治疗的基础,可以缓解呼吸困难症状。血管扩张药治疗减轻后负荷,降低左心室舒张末压,增加心排血量。血管紧张素转换酶抑制药(ACEI)可以延长非妊娠心力衰竭患者的生命。然而,卡托普利与动物和人类产期病死率增加有关,故不宜应用。ACEI 通过乳汁分泌,对新生儿较安全。最近资料认为,ACEI 对胎儿有危险。

围生期心肌病栓塞发生率为 53％,妊娠晚期凝血因子Ⅱ、Ⅶ、Ⅷ和纤维蛋白原浓度增加,血小板黏附性增加,这种高凝状态可以持续到产后 4～6 周。产期患者可以短期选用肝素抗凝治疗。卧床休息易导致静脉血栓形成,最近不主张围生期心肌病患者长期卧床,应进行适当的主动或被动的肢体活动。

心脏移植已在围生期心肌病患者中成功地进行,对难治性围生期心肌病是一线生机。

九、预后

围生期心肌病可因心力衰竭进行性恶化而死亡,也可因肺栓塞或室性心律失常而猝死。多数围生期心肌病患者经过临床治疗得以恢复,心脏大小可恢复正常;少数患者遗留心脏扩大,可在数年内死于心力衰竭或猝死。

(王　超)

第九节　　酒精性心肌病

长期过度饮酒可以引起心力衰竭、高血压、脑血管意外、心律失常和猝死,过量饮酒是西方国家非缺血性扩张型心肌病的第二大病因。据统计,成年人中有一定的酒量者约占 2/3,过量饮酒者在 1/10 以上。与扩张型心肌病相比,酒精性心肌病若能够早期发现并及早戒酒,可以逆转或中止左心室功能减退。

一、发病机制与病理变化

过度饮酒对心肌损害有 3 种途径：①乙醇或其毒性产物对心肌的直接毒性作用；②营养不良，最常见为维生素 B_1 缺乏，引起脚气病性心脏病；③可能与乙醇添加剂（如钴）的毒性有关。乙醇经过肠道吸收后，在肝乙醇脱氢酶作用下，乙醇转化为乙醛，再经乙醛脱氢酶转换为醋酸盐，进入柠檬酸循环，继续氧化分解为 CO_2 和 H_2O。乙醛是导致酒精中毒的主要中间代谢产物。乙醇和乙醛可以干扰细胞功能，涉及 Ca^{2+} 的转运和结合、线粒体的呼吸、心肌脂代谢、心肌蛋白合成及肌纤维的 ATP 酶活性等方面。乙醇通过抑制钙与肌丝之间的相互作用，干扰离体乳头肌的兴奋-收缩偶联，降低心肌收缩性。乙醇的代谢产物在心肌内蓄积还可以干扰心肌的脂代谢。

酒精性心肌病的心脏病变为非特异性改变。大体解剖及镜检与扩张型心肌病相似。酒精性心肌病的心脏可见血管壁水肿和心肌内冠状动脉周围纤维化，因而推测其心肌损害由心肌壁内小冠状动脉缺血所引起。据一组 30 例有多年饮酒史猝死病例的报道，其中 17 例临死时血液内乙醇浓度增高，与醉酒致死者相比，这些患者心室肥厚、局灶性心肌纤维化和心肌坏死及单核细胞浸润更为突出。50% 无症状的酒精性心肌病患者有心室肥厚，多数患者早期左心室壁增厚，不伴有心肌收缩功能减退，左心室舒张期末内径仍正常；晚期心室内径增大，室壁无增厚。但是无论心室内径有无增大，所有患者左心室舒张末压均有不同程度增高。

乙醇、乙醛不仅可以促使 α 受体张力增高、交感神经兴奋、心率增快、血管收缩，还可能引起心电生理紊乱，心肌细胞膜变性和膜电位改变，尤其同时伴有低血镁和/或低血钾时，可以导致 Ca^{2+} 运转失调，引起除极延缓和复极不均性传导减慢，成为折返和自律性电生理异常的基础。

二、临床表现

酒精性心肌病常见于 30～55 岁的男性，通常都有 10 年以上过度饮酒史。患者的营养状况因其生活条件而异，可伴有酒精性肝硬化和周围血管疾病。患者首次就诊的症状差异颇大，包括胸痛、心悸、晕厥或栓塞等表现。症状一般为隐匿性，有些患者可出现急性左心衰竭。疾病早期表现为酒后感到心悸、胸部不适或晕厥，阵发性心房颤动是早期常见表现之一。随着病情进展，心排血量降低，乏力、肢软最为常见。当患者发生心力衰竭时，表现为劳力性或夜间阵发性呼吸困难、气短和端坐呼吸。体循环栓塞多因左心室或左心房附壁血栓脱落引起，常在大量饮酒后发生。年轻的酒精性心肌病患者猝死可能由室颤所致。

体征主要包括心脏扩大、窦性心动过速、舒张压增高、脉压减小，常伴有室性或房性奔马律。乳头肌功能失调时，心尖区可出现收缩期吹风样杂音。当发生慢性心力衰竭时，可出现肺动脉高压症。右心衰竭表现轻重不一，多表现为颈静脉曲张和周围水肿。患者常合并有骨骼肌疾病，肌无力症状与心脏表现平行。

在心力衰竭早期，心脏中度扩大，如果不伴乳头肌功能失调所引起的二尖瓣关闭不全，经过治疗肺淤血可获得缓解，心脏大小也有可能恢复正常。

三、辅助检查

(一)心电图
常为酒精性心肌病临床前期的唯一表现，多呈非特异性改变。对嗜酒者定期进行心电图普查,有助于本病的早期发现。一度房室传导阻滞、室内传导阻滞、左心室肥厚、心前区导联 R 波逐渐减低和复极异常是常见的心电图改变。Q-T 延长占无心力衰竭患者的 42.8%。ST 段和 T 波改变非常多见,一般在停止饮酒后可恢复正常。最常见的心律失常是心房扑动、心房颤动和室性期前收缩。饮酒也可在无酒精性心肌病者中诱发心房颤动和心房扑动,另外低血钾、低血镁也参与诱发心律失常。猝死患者可能是心室颤动所致。

(二)胸部 X 线检查

无心力衰竭症状期,17.2%的嗜酒患者胸部 X 线显示心脏扩大,对于长期嗜酒者定期进行 X 线胸片普查,也有助于对本病的早期诊断。胸部 X 线常见表现为心影普遍性增大,合并心力衰竭患者可合并有肺淤血或肺水肿征。晚期患者多有心脏显著扩大、肺淤血和肺动脉高压表现,胸腔积液也常见。

(三)超声心动图检查

超声心动图检查是诊断酒精性心肌病的主要手段。亚临床期,多数患者可有左心室容量增加,室间隔和左心室后壁轻度增厚,左心房内径增大。心力衰竭患者则表现为心脏不同程度扩大,室壁活动减弱,心室功能减退,如左心室射血分数和左心室周径缩短率降低等。酒精性心肌病的心肌异常声学表现为左心室心肌内散在异常斑点状回声,该征象在伴有左心功能异常的饮酒者中检出率达85.7%,而心功能正常的饮酒者为 37.5%($P<0.05$),无饮酒史对照组无此征象。

(四)血流动力学检查

与扩张型心肌病大致相同。较低的心脏指数和较高的左心房压力常提示病情较重。

四、诊断

酒精性心肌病的诊断:①符合扩张型心肌病的诊断标准;②长期过量饮酒(WHO 标准:女性 >40 g/d,男性>80 g/d,饮酒 5 年以上);③既往无其他心脏病病史;④疾病发现早期戒酒 6 个月后,扩张型心肌病临床状态可得到缓解。饮酒是导致心功能损害的独立原因,建议戒酒 6 个月后再进行临床状态评价。

酒精性心肌病患者常伴有高血压,因为大量饮酒可以引起高血压发病率的增加,二者鉴别诊断主要依据病史。如果高血压的病程难以解释短期内发生的心脏扩大,则应考虑酒精性心肌病的诊断;高血压达到诊断标准的患者,也可以同时诊断高血压病。由于酒精性心肌病常合并有酒精性肝硬化,当患者的腹水难以控制时,除了考虑心力衰竭伴发心源性肝硬化外,还要注意酒精性肝硬化原因。

五、治疗

酒精性心肌病的治疗关键在于早期诊断、立即戒酒。如果出现心功能不全的临床表现仍然持续饮酒,将失去治愈的机会。因本病有维生素 B_1 缺乏的证据,除了戒酒外,可以应用维生素 B_1 20~60 mg,每天3 次。因乙醇、乙醛干扰心肌细胞膜的 Ca^{2+} 的转运,钙通道阻滞剂,如地尔硫䓬、尼群地平可以试用。辅酶 Q_{10} 每天 10~20 mg,因乙醇、乙醛影响线粒体的呼吸,每天 3 次。本病心力衰竭的治疗与扩张型心肌病相同。

六、预后

酒精性心肌病确诊后仍然持续饮酒,预后不良,40%~60%的患者在 3~6 年死亡。据法国对一组心力衰竭入院的 108 例患者的观察,42 例被诊断为酒精性心肌病,其中 2/3 患者在 3 年内死亡;而非酒精性心肌病患者 3 年内死亡仅占 1/3。另一组 64 例嗜酒患者随访 4 年,戒酒患者 4 年死亡率为 9%,而持续饮酒患者的病死率达 57%。日本报道 10 例酒精性心肌病患者戒酒后 10 年生存率可达 100%。因此,酒精性心肌病患者早期诊断、立即戒酒,预后较好;戒酒对病程的影响可能与心肌损害的程度有关,心肌损害程度轻者预后更好。

(王　超)

第十节　感染性心内膜炎

感染性心内膜炎(infectiveendocarditis,IE)为心脏内膜表面微生物感染导致的炎症反应。IE 最常累及的部位是心脏瓣膜,包括自体瓣膜和人工瓣膜,也可累及心房或心室的内膜面。近年来随着诊断及治疗技术的进步,IE 的致死率和致残率显著下降,但诊断或治疗不及时的患者,死亡率仍然很高。

一、流行病学

由于疾病自身的特点及诊断的特殊性,很难对 IE 进行注册或前瞻性研究,没有准确的患病率数字。每年的发病率为 1.9/10 万～6.2/10 万。近年来,随着人口老龄化、抗生素滥用、先天性心脏病存活年龄延长及心导管和外科手术患者的增多,IE 的发病率呈增加的趋势。

二、病因与诱因

(一)患者因素

1.瓣膜性心脏病

瓣膜性心脏病是 IE 最常见的基础病。近年来,随着风湿性心脏病发病率的下降,风湿性心脏瓣膜病在 IE 基础病中所占的比例已明显下降,占 6%～23%。与此对应,随着人口老龄化,退行性心脏瓣膜病所占的比例日益升高,尤其是主动脉瓣和二尖瓣关闭不全。

2.先天性心脏病

由于介入封堵和外科手术技术的进步,成人先天性心脏病患者越来越多,在此基础上发生的 IE 也较前增加,室间隔缺损、法洛四联症和主动脉缩窄是最常见的原因。主动脉瓣二叶钙化也是诱发 IE 的重要危险因素。

3.人工瓣膜

人工瓣膜置换者发生 IE 的危险是自体瓣膜的 5～10 倍,术后 6 个月内危险性最高,之后在较低的水平维持。

4.既往 IE 病史

既往 IE 病史是再次感染的明确危险因素。

5.近期接受可能引起菌血症的诊疗操作

各种经口腔(如拔牙)、气管、食管、胆道、尿道或阴道的诊疗操作及血液透析等,均是 IE 的诱发因素。

6.体内存在促非细菌性血栓性赘生物形成的因素

如白血病、肝硬化、癌症、炎性肠病和系统性红斑狼疮等可导致血液高凝状态的疾病,也可增加 IE 的危险。

7.自身免疫缺陷

自身免疫缺陷包括体液免疫缺陷和细胞免疫缺陷,如人类免疫缺陷病毒(HIV)。

8.静脉药物滥用

静脉药物滥用者发生 IE 的危险可升高 12 倍。赘生物常位于血流从高压腔经病变瓣口或先天缺损至低压腔产生高速射流和湍流的下游,如二尖瓣关闭不全的瓣叶心房面、主动脉瓣关闭不全的瓣叶心室面和室间隔缺损的间隔右心室侧,可能与这些部位的压力下降及内膜灌注减少,有利于微生物沉积和生长有关。高速射流冲击心脏或大血管内膜可致局部损伤,如二尖瓣反流面对的左心房壁、主动脉瓣反流面对的二尖瓣前叶腱索和乳头肌及动脉导管未闭射流面对的肺动脉壁,也容易发生 IE。在压差较小的部位,如房间隔缺损、大室间隔缺损、血流缓慢(如心房颤动或心力衰竭)及瓣膜狭窄的患者,则较少发生 IE。

(二)病原微生物

近年来,导致 IE 的病原微生物谱也发生了很大变化。金黄色葡萄球菌感染明显增多,同时也是静脉药物滥用患者的主要致病菌;而草绿色链球菌感染明显减少。凝固酶阴性的葡萄球菌以往是自体瓣膜心内膜炎的次要致病菌,现在是人工瓣膜心内膜炎和院内感染性心内膜炎的重要致病菌。此外,铜绿假单胞菌、革兰阴性杆菌及真菌等以往较少见的病原微生物,也日渐增多。

三、病理

IE 特征性的病理表现是在病变处形成赘生物,由血小板、纤维蛋白、病原微生物、炎性细胞和少量坏死组织构成,病原微生物常包裹在赘生物内部。

(一)心脏局部表现

1.赘生物本身的影响

大的赘生物可造成瓣口机械性狭窄,赘生物还可导致瓣膜或瓣周结构破坏,如瓣叶破损、穿孔或腱索断裂,引起瓣膜关闭不全,急性者最终可发生猝死或心力衰竭。人工瓣膜患者还可导致瓣周漏和瓣膜功能不全。

2.感染灶局部扩散

局部扩散产生瓣环或心肌脓肿、传导组织破坏、乳头肌断裂、室间隔穿孔和化脓性心包炎等。

(二)赘生物脱落造成栓塞

1.右心 IE

右心赘生物脱落可造成肺动脉栓塞、肺炎或肺脓肿。

2.左心 IE

左心赘生物脱落可造成体循环动脉栓塞,如脑动脉、肾动脉、脾动脉、冠状动脉及肠系膜动脉等,导致相应组织的缺血坏死和/或脓肿;还可能导致局部动脉管壁破坏,形成动脉瘤。

(三)菌血症

感染灶持续存在或赘生物内的病原微生物释放入血,形成菌血症或败血症,导致全身感染。

（四）自身免疫反应

病原菌长期释放抗原入血，可激活自身免疫反应，形成免疫复合物，沉积在不同部位导致相应组织的病变，如肾小球肾炎（免疫复合物沉积在肾小球基底膜）、关节炎、皮肤或黏膜出血（小血管炎，发生漏出性出血）等。

四、分类

既往习惯按病程分类，目前更倾向于按疾病的活动状态、诊断类型、瓣膜类型、解剖部位和病原微生物进行分类。

（一）按病程分类

分为急性 IE（病程＜6 周）和亚急性 IE（病程＞6 周）。急性 IE 多发生在正常心瓣膜，起病急骤，病情凶险，预后不佳，有发生猝死的危险；病原微生物以金黄色葡萄球菌为主，细菌毒力强，菌血症症状明显，赘生物容易碎裂或脱落。亚急性 IE 多发生在有基础病的心瓣膜，起病隐匿，经积极治疗预后较好；病原微生物主要是条件性致病菌，如溶血性链球菌、凝固酶阴性的葡萄球菌及革兰阴性杆菌等，这些病原微生物毒力相对较弱，菌血症症状不明显，赘生物碎裂或脱落的比例较急性 IE 低。

（二）按疾病的活动状态分类

按疾病的活动状态分为活动期和愈合期，这种分类对外科手术治疗非常重要。活动期包括术前血培养阳性及发热，术中取血培养阳性，术中发现病变组织形态呈炎症活动状态，或在抗生素疗程完成之前进行手术。术后 1 年以上再次出现 IE，通常认为是复发。

（三）按诊断类型分类

按诊断类型分为明确诊断（definite IE）、疑似诊断（suspected IE）和可能诊断（possible IE）。

（四）按瓣膜类型分类

按瓣膜类型分为自体瓣膜 IE 和人工瓣膜 IE。

（五）按解剖部位分类

按解剖部位分为二尖瓣 IE、主动脉瓣 IE 及室壁 IE 等。

（六）按病原微生物分类

按照病原微生物血培养结果分为金黄色葡萄球菌性 IE、溶血性链球菌性 IE、真菌性 IE 等。

五、临床表现

（一）全身感染中毒表现

发热是 IE 最常见的症状，除有些老年或心、肾衰竭的重症患者外，几乎均有发热，与病原微生物释放入血有关。亚急性者起病隐匿，体温一般＜39 ℃，午后和晚上高，可伴有全身不适、肌痛/关节痛、乏力、食欲缺乏或体重减轻等非特异性症状。急性者起病急骤，呈暴发性败血症过程，通常高热伴有寒战。其他全身感染中毒表现还包括脾大、贫血和杵状指，主要见于亚急性者。

（二）心脏表现

心脏的表现主要为新出现杂音或杂音性质、强度较前改变，瓣膜损害导致的新的或增强的杂音通常为关闭不全的杂音，尤以主动脉瓣关闭不全多见。但新出现杂音或杂音改变不是 IE 的必备表现。

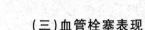

（三）血管栓塞表现

血管栓塞表现为相应组织的缺血坏死和/或脓肿。

（四）自身免疫反应的表现

自身免疫反应主要表现为肾小球肾炎、关节炎、皮肤或黏膜出血等，非特异性，不常见。皮肤或黏膜的表现具有提示性，包括以下几种：①瘀点，可见于任何部位；②指/趾甲下线状出血；③Roth斑，为视网膜的卵圆形出血斑，中心呈白色，多见于亚急性者；④Osler结节，为指/趾垫出现的豌豆大小红色或紫色痛性结节，多见于亚急性者；⑤Janeway损害，为手掌或足底处直径1～4 mm无痛性出血性红斑，多见于急性者。

六、辅助检查

（一）血培养

血培养是明确致病菌最主要的实验室方法，并为抗生素的选择提供可靠的依据。为了提高血培养的阳性率，应注意以下几个环节。

（1）采血频次：多次血培养有助于提高阳性率，建议至少送检3次，每次采血时间间隔至少1小时。

（2）采血量：每次取血5～10 mL，已使用抗生素的患者取血量不宜过多，否则血液中的抗生素不能被培养液稀释。

（3）采血时间：有人建议取血时间以寒战或体温骤升时为佳，但IE的菌血症是持续的，研究发现，体温与血培养阳性率之间没有显著相关性，因此不需要专门在发热时取血。高热时大部分细菌被吞噬细胞吞噬，反而影响了培养效果。

（4）采血部位：前瞻性研究表明，无论病原微生物是哪一种，静脉血培养阳性率均显著高于动脉血。因此，静脉血培养阴性的患者没有必要再采集动脉血培养。每次采血应更换穿刺部位，皮肤应严格消毒。

（5）培养和分离技术：所有怀疑IE的患者，应同时做需氧菌培养和厌氧菌培养；人工瓣膜置换术后、长时间留置静脉导管或导尿管及静脉药物滥用患者，应加做真菌培养。结果阴性时应延长培养时间，并使用特殊分离技术。

（6）采血之前已使用抗生素患者的处理：如果临床高度怀疑IE而患者已使用了抗生素治疗，应谨慎评估，病情允许时可以暂停用药数天后再次培养。

（二）超声心动图检查

所有临床上怀疑IE的患者均应接受超声心动图检查，首选经胸超声心动图（TTE）；如果TTE结果阴性，而临床高度怀疑IE，应加做经食管超声心动图（TEE）；TEE结果阴性，而仍高度怀疑，2～7天后应重复TEE检查。如果是有经验的超声医师，且超声机器性能良好，多次TEE检查结果阴性基本可以排除IE诊断。

超声心动图诊断IE的主要证据包括赘生物，附着于瓣膜、心腔内膜面或心内植入物的致密回声团块影，可活动，用其他解剖学因素无法解释；脓肿或瘘；新出现的人工瓣膜部分裂开。

临床怀疑IE的患者，其中约50%经TTE可检出赘生物。在人工瓣膜，TTE的诊断价值通常不大。TEE又效弥补了这一不足，其诊断赘生物的敏感度为88%～100%，特异度为91%～100%。

（三）其他检查

IE患者可出现血白细胞计数升高，核左移；红细胞沉降率及C反应蛋白升高；高丙种球蛋白血症,循环中出现免疫复合物,类风湿因子升高,血清补体降低;贫血,血清铁及血清铁结合力下降;尿中出现蛋白和红细胞等。心电图和胸部 X 线片检查也可能有相应的变化,但均不具有特异性。

七、诊断和鉴别诊断

(一)诊断

首先应根据患者的临床表现筛选出疑似病例。

1.高度怀疑

(1)新出现杂音或杂音性质、强度较前改变。

(2)来源不明的栓塞事件。

(3)感染源不明的败血症。

(4)血尿、肾小球肾炎或怀疑肾梗死。

(5)发热伴以下任何一项:①心内有植入物;②有 IE 的易患因素;③新出现的室性心律失常或传导障碍;④首次出现充血性心力衰竭的临床表现;⑤血培养阳性(为 IE 的典型病原微生物);⑥皮肤或黏膜表现;⑦多发或多变的浸润性肺感染;⑧感染源不明的外周(肾、脾和脊柱)脓肿。

2.低度怀疑

发热,不伴有以上任何一项。对于疑似病例应立即进行超声心动图和血培养检查。

Durack 及其同事提出了 Duke 标准,给 IE 的诊断提供了重要参考。后来经不断完善形成了目前的 Duke 标准修订版,包括 2 项主要标准和 6 项次要标准。具备 2 项主要标准,或 1 项主要标准＋3 项次要标准,或 5 项次要标准为明确诊断;具备 1 项主要标准＋1 项次要标准,或 3 项次要标准为疑似诊断。

(1)主要标准:①血培养阳性,2 次血培养结果一致,均为典型的 IE 病原微生物如溶血性链球菌、牛链球菌、HACEK 菌、无原发灶的社区获得性金黄色葡萄球菌或肠球菌。连续多次血培养阳性,且为同一病原微生物,这种情况包括:至少 2 次血培养阳性,且间隔时间＞12 小时;3 次血培养均阳性或≥4 次血培养中的多数均阳性,且首次与末次血培养间隔时间至少 1 小时。②心内膜受累证据,超声心动图阳性发现赘生物,附着于瓣膜、心腔内膜面或心内植入物的致密回声团块影,可活动,用其他解剖学因素无法解释;脓肿或瘘;新出现的人工瓣膜部分裂开。

(2)次要标准:①存在易患因素,如基础心脏病或静脉药物滥用。②发热,体温＞38 ℃。③血管栓塞表现,主要动脉栓塞、感染性肺梗死、霉菌性动脉瘤、颅内出血、结膜出血及 Janeway 损害。④自身免疫反应的表现,肾小球肾炎、Osler 结节、Roth 斑及类风湿因子阳性。⑤病原微生物证据,血培养阳性,但不符合主要标准;或有 IE 病原微生物的血清学证据。⑥超声心动图证据,超声心动图符合 IE 表现,但不符合主要标准。

(二)鉴别诊断

IE 需要和以下疾病鉴别:心脏肿瘤、系统性红斑狼疮、Marantic 心内膜炎、抗磷脂综合征、类癌综合征、高心排血量肾细胞癌、血栓性血小板减少性紫癜及败血症等。

八、治疗

(一)治疗原则

(1)早期应用:连续采集 3～5 次血培养后即可开始经验性治疗,不必等待血培养结果。对于病情平稳的患者可延迟治疗 24～48 小时,对预后没有影响。

（2）充分用药：使用杀菌性而非抑菌性抗生素，大剂量，长疗程，旨在完全杀灭包裹在赘生物内的病原微生物。

（3）静脉给药为主：保持较高的血药浓度。

（4）病原微生物不明确的经验性治疗：急性者首选对金黄色葡萄球菌、链球菌和革兰阴性杆菌均有效的广谱抗生素，亚急性者首选对大多数链球菌（包括肠球菌）有效的广谱抗生素。

（5）病原微生物明确的针对性治疗：应根据药物敏感试验的结果选择针对性的抗生素，有条件时应测定最小抑菌浓度（minimum inhibitory concentration，MIC）以判定病原微生物对抗生素的敏感程度。

（6）部分患者需要外科手术治疗。

（二）病原微生物不明确的经验性治疗

治疗应基于临床及病原学证据。病原微生物未明确的患者，如果病情平稳，可在血培养3～5次后立即开始经验性治疗；如果过去的8天内患者已使用了抗生素治疗，可在病情允许的情况下延迟24～48小时再进行血培养，然后采取经验性治疗。《欧洲心脏协会（ESC）指南》推荐的方案以万古霉素和庆大霉素为基础。我国庆大霉素的耐药率较高，而且庆大霉素的肾毒性大，多选用阿米卡星（丁胺卡那霉素）替代庆大霉素，0.4～0.6 g分次静脉给药或肌内注射。万古霉素费用较高，也可选用青霉素类，如青霉素320万～400万 U静脉给药，每4～6小时1次；或萘夫西林2 g静脉给药或静脉给药，每4小时1次。

病原微生物未明确的治疗流程图见图8-2，经验性治疗方案见表8-1。

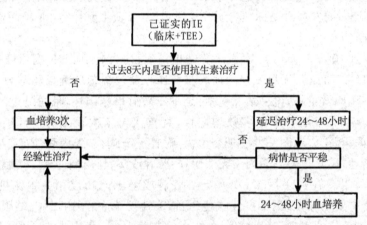

图 8-2　病原微生物未明确的治疗流程

表 8-1　经验性治疗方案

	药物	剂量	疗程
自体瓣膜 IE	万古霉素	15.0 mg/kg 静脉给药，每 12 小时一次	4～6 周
	＋庆大霉素	1.0 mg/kg 静脉给药，每 8 小时一次	2 周
人工瓣膜 IE	万古霉素	15.0 mg/kg 静脉给药，每 12 小时一次	4～6 周
	＋利福平	300～450 mg 口服，每 8 小时一次	4～6 周
	＋庆大霉素	1.0 mg/kg 静脉给药，每 8 小时一次	2 周

注：* 每天最大剂量 2 g，需要监测药物浓度，必要时可加用氨苄西林。

(三)病原微生物明确的针对性治疗

1.链球菌感染性心内膜炎

根据药物的敏感性程度选用青霉素、头孢曲松、万古霉素或替考拉宁。

(1)自体瓣膜 IE 且对青霉素完全敏感的链球菌感染(MIC≤0.1 mg/L):年龄≤65 岁,血清肌酐正常的患者,给予青霉素 1 200 万～2 000 万 U/24 h,分 4～6 次静脉给药,疗程 4 周;加庆大霉素 3 mg/(kg·d)(最大剂量 240 mg/24 h),分 2～3 次静脉给药,疗程 2 周。年龄＞65 岁,或血清肌酐升高的患者,根据肾功能调整青霉素的剂量,或使用头孢曲松 2 g/24 h,每天 1 次静脉给药,疗程均为 4 周。对青霉素和头孢菌素过敏的患者使用万古霉素 3 mg/(kg·d),每天 2 次静脉给药,疗程 4 周。

(2)自体瓣膜 IE 且对青霉素部分敏感的链球菌感染(MIC 0.1～0.5 mg/L)或人工瓣膜 IE:青霉素 2 000 万～2 400 万 U/24 h,分 4～6 次静脉给药,或使用头孢曲松 2 g/24 h,每天 1 次静脉给药,疗程均为4 周;加庆大霉素 3 mg/(kg·d),分 2～3 次静脉给药,疗程 2 周;之后继续使用头孢曲松 2 g/24 h,每天 1 次静脉给药,疗程 2 周。对这类患者也可单独选用万古霉素,3 mg/(kg·d),每天 2 次静脉给药,疗程 4 周。

(3)对青霉素耐药的链球菌感染(MIC＞0.5 mg/L):治疗同肠球菌。

替考拉宁可作为万古霉素的替代选择,推荐用法为 10 mg/kg 静脉给药,每天 2 次,9 次以后改为每天 1 次,疗程 4 周。

2.葡萄球菌感染性心内膜炎

葡萄球菌感染性心内膜炎约占所有 IE 患者的 1/3,病情危重,有致死危险。90％的致病菌为金黄色葡萄球菌,其余 10％为凝固酶阴性的葡萄球菌。

(1)自体瓣膜 IE 的治疗方案有以下几种。①对甲氧西林(新青霉素)敏感的金黄色葡萄球菌(methicillin-susceptible staphylococcus aureus,MSSA)感染:苯唑西林 8～12 g/24 h,分 4 次静脉给药,疗程 4 周(静脉药物滥用患者用药 2 周);加庆大霉素 24 小时 3 mg/kg(最大剂量 240 mg/24 h),分 3 次静脉给药,疗程 3～5 天。②对青霉素过敏患者 MSSA 感染:万古霉素 3 mg/(kg·d),每天 2 次静脉给药,疗程4～6 周;加庆大霉素 3 mg/(kg·d)(最大剂量 240 mg/24 h),分 3 次静脉给药,疗程 3～5 天。③对甲氧西林耐药的金黄色葡萄球菌(methicillin-resistant staphylococcus aureus,MRSA)感染:万古霉素 30 mg/(kg·d),每天 2 次静脉给药,疗程 6 周。

(2)人工瓣膜 IE 的治疗方案有以下几点。①MSSA 感染:苯唑西林 8～12 g/24 h,分 4 次静脉给药,加利福平 900 mg/24 h,分 3 次静脉给药,疗程均为 6～8 周;再加庆大霉素 3 mg/(kg·d)(最大剂量240 mg/24 h),分 3 次静脉给药,疗程 2 周。②MRSA 及凝固酶阴性的葡萄球菌感染:万古霉素30 mg/(kg·d),每天 2 次静脉给药,疗程 6 周;加利福平 300 mg/24 h,分 3 次静脉给药,再加庆大霉素 3 mg/(kg·d)(最大剂量 240 mg/24 h),分 3 次静脉给药,疗程均为 6～8 周。

3.肠球菌及青霉素耐药的链球菌感染性心内膜炎

与一般的链球菌不同,多数肠球菌对包括青霉素、头孢菌素、克林霉素和大环内酯类抗生素在内的许多抗生素耐药。甲氧嘧啶-磺胺异噁唑及新一代喹诺酮类抗生素的疗效也不确定。

(1)青霉素 MIC≤8 mg/L,庆大霉素 MIC＜500 mg/L:青霉素 1 600 万～2 000 万 U/24 h,分4～6 次静脉给药,疗程 4 周;加庆大霉素 3 mg/(kg·d)(最大剂量 240 mg/24 h),分 2 次静脉给药,疗程 4 周。

(2)青霉素过敏或青霉素/庆大霉素部分敏感的肠球菌感染:万古霉素 30 mg/(kg·d),每天 2 次静脉给药,加庆大霉素 3 mg/(kg·d),分 2 次静脉给药,疗程均 6 周。

(3)青霉素耐药菌株(MIC>8 mg/L)感染:万古霉素 30 mg/(kg·d),每天 2 次静脉给药,加庆大霉素 3 mg/(kg·d),分 2 次静脉给药,疗程均 6 周。

(4)万古霉素耐药或部分敏感菌株(MIC 4~16 mg/L)或庆大霉素高度耐药菌株感染:需要寻求微生物学家的帮助,如果抗生素治疗失败,应及早考虑瓣膜置换。

4.革兰阴性菌感染性心内膜炎

约 10% 自体瓣膜 IE 和 15% 人工瓣膜 IE,尤其是瓣膜置换术后 1 年发生者多由革兰阴性菌感染所致。其中 HACEK 菌属最常见,包括嗜血杆菌、放线杆菌、心杆菌、埃肯菌和金氏杆菌。常用治疗方案为头孢曲松 2 g/24 h 静脉给药,每天 1 次,自体瓣膜 IE 疗程 4 周,人工瓣膜 IE 疗程 6 周。也可选用氨苄西林 12 g/24 h,分 3~4 次静脉给药,加庆大霉素 3 mg/(kg·d),分 2~3 次静脉给药。

5.立克次体感染性心内膜炎

立克次体感染性心内膜炎可导致 Q 热,治疗选用多西环素(强力霉素)100 mg,静脉给药,每 12 小时 1 次,加利福平。为预防复发,多数患者需要进行瓣膜置换。由于立克次体寄生在细胞内,因此术后抗生素治疗还需要至少 1 年,甚至终身。

6.真菌感染性心内膜炎

近年来,真菌感染性心内膜炎有增加趋势,尤其是念珠菌属感染。由于单独使用抗真菌药物死亡率较高,而手术的死亡率下降,因此真菌感染性心内膜炎首选外科手术治疗。药物治疗可选用两性霉素 B 或其脂质体,1 mg/kg,每天 1 次,连续静脉滴注有助减少不良反应。

(四)外科手术治疗

手术指征包括以下几点。

(1)急性瓣膜功能不全造成血流动力学不稳定或充血性心力衰竭。

(2)有瓣周感染扩散的证据。

(3)正确使用抗生素治疗 7~10 天后,感染仍然持续。

(4)病原微生物对抗生素反应不佳,如真菌、立克次体、布鲁杆菌、里昂葡萄球菌、对庆大霉素高度耐药的肠球菌、革兰阴性菌等。

(5)使用抗生素治疗前或治疗后 1 周内,超声心动图探测到赘生物直径>10 mm,可以活动。

(6)正确使用抗生素治疗后,仍有栓塞事件复发。

(7)赘生物造成血流机械性梗阻。

(8)早期人工瓣膜 IE。

九、预后

影响预后的因素不仅包括患者的自身情况及病原微生物的毒力,还与诊断和治疗是否正确、及时有关。总体而言,住院患者出院后的长期预后尚可(10 年生存率 81%),其中部分开始给予药物治疗的患者后期仍需要手术治疗。既往有 IE 病史的患者,再次感染的风险较高。人工瓣膜 IE 患者的长期预后较自体瓣膜 IE 患者差。

(刘 倩)

第九章 心包疾病

第一节 心包炎

一、急性心包炎

急性心包炎是一种以心包膜急性炎症病变为特点的临床综合征。

(一)病因

(1)急性非特异性。

(2)感染:细菌(包括结核分枝杆菌)、病毒、真菌、寄生虫、立克次体。

(3)肿瘤:原发性、继发性。

(4)自身免疫和结缔组织病:风湿热及其他结缔组织病如系统性红斑狼疮、结节性动脉炎、类风湿关节炎等;心脏损伤后(心肌梗死后综合征、心包切开后综合征)、血清病。

(5)内分泌、代谢异常:尿毒症、黏液性水肿、胆固醇性、痛风。

(6)邻近器官疾病:急性心肌梗死、胸膜炎。

(7)先天性异常:心包缺损、心包囊肿。

(8)其他:外伤、放射治疗(简称放疗)、药物等。

(二)病理

急性心包炎根据病理变化可分为纤维蛋白性和渗液性心包炎。心包渗出液体无明显增加时为急性纤维蛋白性心包炎,渗出液增多时称渗液性心包炎。渗液可分为浆液纤维蛋白性、浆液血性、化脓性和出血性几种,多为浆液纤维蛋白性。液体量 $100\sim500$ mL,也可多至 $2\sim3$ L。心包渗液一般在数周至数月内吸收,但也可发生脏层和壁层的粘连。增厚而逐渐形成慢性心包炎。

(三)诊断

1.症状

(1)胸痛:心前区呈锐痛或钝痛,随体位改变、深呼吸、吞咽而加剧,常放射到左肩、背部或上腹部。病毒性者多伴胸膜炎,心前区疼痛剧烈。

(2)呼吸困难:是心包渗液时最突出的症状。在心脏压塞时,可有端坐呼吸、呼吸浅而快、身

175

躯前倾、发绀等。

(3)全身症状:随病变而异。结核性者起病缓慢,低热、乏力、食欲缺乏等。化脓性者起病急,高热及中毒症状严重。病毒性者常有上呼吸道感染及其他病毒感染的表现。

2.体征

(1)心包摩擦音:是纤维蛋白性心包炎的重要体征,呈抓刮样音调,粗糙,以胸骨左缘第3、4肋间及剑突下最显著,前倾坐位较易听到。心包摩擦音是一种由心房、心室收缩和心室舒张早期3个成分所组成的三相摩擦音,也可仅有心室收缩早期所组成的双相摩擦音。心包渗液增多时消失,但如心包两层之间仍有摩擦,则仍可听到摩擦音。

(2)心包积液引起的相应体征:心包积液在300 mL以上者心浊音界向两侧扩大,且随体位而改变。平卧时心底浊音区增宽,坐位时下界增宽,心尖冲动减弱或消失,或位于心浊音界左缘之内侧,心音遥远,心率快。大量心包积液可压迫左肺引起左下肺不张,于左肩胛下叩诊浊音,并可听到支气管呼吸音,即左肺受压征(Ewart征)。如积液迅速积聚,可发生急性心脏压塞。患者气促加剧、面色苍白、发绀、心排血量显著下降,产生休克。若不及时解除心脏压塞,可迅速致死;如积液较慢,可形成慢性心脏压塞,表现为发绀、颈静脉曲张、肝大、腹水、皮下水肿、脉压小,常有奇脉。

(四)辅助检查

1.化验检查

感染性者常有白细胞计数增加及血沉增快等炎性反应。

2.X线检查

一般渗液>200 mL时可出现心影;向两侧扩大,积液多时心影呈烧瓶状,心脏搏动减弱或消失,肺野清晰。

3.心电图检查

主要由心外膜下心肌受累而引起。

(1)常规12导联(除aVR及V_1外)皆出现ST抬高,呈弓背向下。

(2)一天至数天后ST段回到基线,出现T波低平以至倒置。

(3)T波改变持续数周至数月,逐渐恢复正常,有时保留轻度异常。

(4)心包积液时可有QRS波群低电压。

(5)心脏压塞或大量渗液时可见电交替。

(6)无病理性Q波。

4.超声心动图检查

M型超声心动图中,右心室前壁与胸壁之间或左心室后壁之后与肺组织之间均可见液性暗区。二维超声心动图中很容易见有液性暗区,且有助于观察心包积液量的演变。

5.放射性核素心腔扫描

用^{99m}Tc肌内注射后进行心脏血池扫描,正常人心血池扫描图示心影大小与X线心影基本相符,心包积液时心血池扫描心影正常而X线心影明显增大。两者心影横径的比值小于0.75。

6.心包穿刺

(1)证实心包积液的存在,检查其外观和进行有关的实验室检查,如细菌培养,寻找肿瘤细胞,渗液的细胞分类,解除心脏压塞症状等。

(2)心包腔内注入抗生素,化疗药物。心包穿刺主要指征是心脏压塞和未能明确病因的渗液性心包炎。

7.心包活检

心包活检主要指征为病因不明确而持续时间较长的心包积液,可以通过心包组织学、细菌学等检查以明确病因。

(五)鉴别诊断

1.心脏扩大

心包积液与心脏扩大的鉴别见表9-1。

表 9-1　心包积液与心脏扩大的鉴别

项目	心包积液	心脏扩大
心尖冲动	不明显或于心浊音内侧	与心浊音界一致
奇脉	常有	无
心音及杂音	第一心音远,一般无杂音(风湿性例外)	心音较清晰,常有杂音或奔马律
X线检查	心影呈三角形,肺野清晰	心影呈球形,肺野淤血
心电图	QT间期多正常或缩短或有电交替	QT间期延长,心肌病变者常伴有室内阻滞,左心室肥大,心律失常多见
超声心动图	有心包积液征象,心腔大小正常	无心包积液征象,心腔多扩大
放射性核素扫描	心腔扫描大小正常,而X线片心影大	心腔大小与X线片心影大体一致
心包穿刺	见心包积液	不宜心包穿刺

2.急性心肌梗死

心包炎者年龄较轻,胸痛之同时体温、白细胞即升高、血沉加快;而急性心肌梗死常在发病后期48～72小时出现体温、白细胞计数升高、血沉加快。此外,心包炎时多数导联ST段抬高,且弓背向下,无对应导联ST段压低,ST段恢复等电位线后T波才开始倒置,亦无Q波。心肌酶谱仅轻度升高且持续时间较长。

3.早期复极综合征

本综合征心电图中抬高的ST段与急性心包炎早期的心电图改变易混淆,前者属正常变异。以下有助于鉴别,早期复极时ST段抬高很少超过2 mm,在aVR及V_1导联中ST段常不压低,运动后抬高的ST段可转为正常,在观察过程中不伴有T波演变。

(六)治疗

1.一般对症治疗

患者卧床休息,直至疼痛及发热等症状消退;解除心脏压迫和对症处理,疼痛剧烈时可给予镇痛剂如阿司匹林325 mg,每4小时一次,吲哚美辛(消炎痛)25 mg,每4小时一次等。心包积液量多时,行心包穿刺抽液以解除压迫症状。

2.心包穿刺

心包穿刺以解除心脏压塞症状和减轻大量渗液引起的压迫症状,并向心脏内注入治疗药物。

3.心包切开引流

心包切开引流用于心包穿刺引流不畅的化脓性心包炎。

4.心包切除术

心包切除术主要指征为急性非特异性心包炎有反复发作,以致长期致残。

（七）常见几种不同病因的急性心包炎

1.急性非特异性心包炎

急性非特异性心包炎是一种浆液纤维蛋白性心包炎，病因尚未完全肯定。病毒感染和感染后发生变态反应可能是主要病因，起病前1～8周常有呼吸道感染史。

（1）临床表现：起病多急骤，表现为心前区或胸骨后疼痛，为剧烈的刀割样痛，也可有压榨痛或闷痛。有发热，体温在于4小时内达39℃或更高，为稽留热或弛张热。其他症状有呼吸困难、咳嗽、无力、食欲缺乏等。心包摩擦音是最重要的体征。心包渗液少量至中等量，很少发生心脏压塞。部分患者合并肺炎或胸膜炎。

（2）实验室检查：白细胞计数正常或中度升高，心包积液呈草黄色或血性，以淋巴细胞居多，心包液细菌培养阴性。X线检查示有心影增大或伴有肺浸润或胸膜炎改变。心电图有急性心包炎表现。病毒所致者，血清或心包积液的补体结合实验效价常增高。

（3）治疗：本病能自愈，但可多次反复发作。无特异性治疗方法，以对症治疗为主，如休息，止痛剂给予水杨酸钠制剂或吲哚美辛，肾上腺皮质激素可抑制本病急性期，如有反复发作，应考虑心包切除。

2.结核性心包炎

5％～10％的结核患者发生结核性心包炎，占所有急性心包炎的7％～10％，在缩窄性心包炎的比例更大。结核性心包炎常由纵隔淋巴结结核、肺或胸膜结核直接蔓延而来，或经淋巴、血行播散而侵入心包。

（1）临床表现：①起病缓慢，不规则发热；②胸痛不明显，心包摩擦音较少见，心包积液量较多，易致心脏压塞；③病程长，易演变为慢性缩窄性心包炎。

（2）实验室检查：①心包积液多呈血性，积液内淋巴细胞占多数；②涂片、培养及动物接种有时可发现结核分枝杆菌；③结核菌素试验阳性对本病诊断有一定帮助。

（3）治疗：①急性期卧床，增加营养；②抗结核治疗一般用链霉素、异烟肼及对氨基水杨酸钠联合治疗，疗程1.5～2年，也可用异烟肼5 mg/（kg·d）、乙胺丁醇25 mg/（kg·d）及利福平10 mg/（kg·d）联合治疗；③常用肾上腺皮质激素4～6周，逐渐停药，减少渗出或粘连；④有心脏压塞征象者，应进行心包穿刺，抽液后可向心包腔内注入链霉素及激素；⑤若出现亚急性渗液缩窄性心包炎表现或有心包缩窄趋势者，应尽早做心包切除。

3.化脓性心包炎

化脓性心包炎主要致病菌为葡萄球菌、革兰阳性杆菌、肺炎球菌等。多为邻近的胸内感染直接蔓延如肺炎、脓胸、纵隔炎等，也可由血行细菌播散，如败血症等，或心包穿刺性损伤带入细菌。偶可因膈下脓肿或肝脓肿蔓延而来。

（1）临床表现：为高热伴严重毒血症，胸痛，心包摩擦音，部分患者可出现心脏压塞。发病后2～12周易发展为缩窄性心包炎。

（2）实验室检查：白细胞总数明显升高，血和心包液细菌培养阳性，心包液呈脓性，中性粒细胞占多数。

（3）治疗：①针对病原菌选择抗生素，抗生素用量要足，并在感染被控制后维持2周；②应早做心包切开引流。

4.肿瘤性心包炎

心包的原发性肿瘤主要为间皮瘤，且较少见。转移性肿瘤较多见，主要来自支气管和乳房的肿瘤,淋巴瘤和白血病也可侵犯心包。

（1）临床表现：为心包摩擦音、心包渗液的体征,渗液为血性,渗液抽走后又迅速产生,可引起心脏压塞。预后极差。

（2）实验室检查：心包渗液中寻找肿瘤细胞可以确诊。

（3）治疗：包括用心包穿刺术、心包切开术,甚至心包切除术以解除心脏压塞及心包内滴注抗癌药。

5.急性心肌梗死并发心包炎

透壁性心肌梗死累及心包时可引起心包炎,多呈纤维蛋白性,偶有少量渗液。临床发生率7％～16％,常在梗死后2～4小时发生,出现胸痛及短暂而局限的心包摩擦音,心电图显示 ST 段再度升高,但无与心肌梗死部位方向相反的导联 ST 段压低。治疗以对症处理为主,予以吲哚美辛、阿司匹林等,偶需要用肾上腺皮质激素。

6.心脏损伤后综合征

心脏损伤后综合征包括心包切开术后综合征、心脏创伤后综合征及心肌梗死后综合征,一般症状于心脏损伤后2～3周或数月出现,反复发作,每次发作1～4周,可能为自身免疫性疾病,也可能与病毒感染有关。

（1）临床表现：有发热、胸痛、心包炎、胸膜炎渗液和肺炎等。白细胞计数总数增高,血沉加快,半数患者有心包摩擦音,也可有心包渗液。症状有自限性,预后良好,但易复发,每次1周至数周。心包压塞常见。

（2）治疗：并有心包积液或胸腔积液者,需穿刺抽液。发热胸痛者可用吲哚美辛,重症患者可予以肾上腺皮质激素,有较好效果。

7.风湿性心包炎

风湿性心包炎为风湿性全心炎的一部分,常伴有其他风湿病的临床表现,胸痛及心包摩擦音多见,心脏可有杂音,心包积液量少,多呈草绿色。抗链"O"滴定度及血清黏蛋白增高,血沉增快,抗风湿治疗有效。愈后可有心包粘连,一般不发展为缩窄性心包炎。

8.尿毒症性心包炎

尿毒症性心包炎是急、慢性肾功能不全的晚期并发症,发生率为40％～50％,通常为纤维蛋白性,少数为浆液纤维蛋白性或血性,机制不明。

（1）临床表现：一般无症状,或有发热、胸痛。心包摩擦音多见,如心包积液量多也可导致心脏压塞。

（2）治疗：除按肾衰竭处理外,对无症状且未充分透析者应加强血液透析,对疑出血性心包炎者应采用局部肝素化或改行腹膜透析,以防心脏压塞。如经充分透析,心包积液反见增多者应暂停透析。对心包炎可给予吲哚美辛25 mg,每天3次,部分患者可奏效。对大量心包积液者应予心包穿刺引流,或留置导管作持续引流24～72小时,并向心包注入不易吸收的肾上腺皮质激素——羟氟烯索50 mg 也有效。若上述治疗仍不能解除心脏压塞,应考虑做心包胸膜开窗术。已发展成为亚急性或慢性心包炎者,在尿毒症基本控制以后,应考虑心包切除术。

9.放射性心包炎

约5％接受4 000 rad 照射的胸部或纵隔肿瘤患者,数月或数年后可患放射性心包炎,尤以霍奇金病中发病率为高。通常表现为急性纤维蛋白性心包炎、心包积液、亚急性渗出缩窄性心包炎或慢性缩窄性心包炎。心肌、心内膜也可受损,发展为纤维化,也可伴发肺炎及胸膜炎。放疗所致心包积液可予激素治疗,有心脏压塞者应做心包穿刺。若出现反复心脏压塞或缩窄性心包炎,应施行心包切除。

10.胆固醇性心包炎

胆固醇性心包炎常见于甲状腺功能减退、类风湿关节炎、结核病或其他原因所致高胆固醇血症,也可发生于特发性(非特异性)心包炎。发生机制未明,可能是心包表面细胞坏死,释放出细胞内胆固醇;或心包积血,红细胞溶解,释放出胆固醇;也可能因心包炎影响,减少了心包淋巴引流,使胆固醇的回吸收减少所致。心包渗液中胆固醇含量高,可有胆固醇结晶析出,胆固醇可刺激心包,使渗液增加,心包增厚。临床上表现为缓慢发展的非缩窄性大量积液(除非是血性积液),心包积液浑浊而闪光,但也可澄清。胆固醇结晶使渗液呈金黄色。治疗应针对病因,多数患者需做心包切除。由黏液水肿所致者给予甲状腺片,从小剂量开始,每天15 mg,以后每1～2周增加15～30 mg,平均每天量为120～180 mg,待症状改善,基础代谢正常后减量维持之。

二、慢性心包炎

急性心包炎以后,可在心包上留下瘢痕粘连和钙质沉着。多数患者只有轻微的疤痕形成和疏松的或局部的粘连,心包无明显的增厚,不影响心脏的功能,称为慢性粘连性心包炎。部分患者心包渗液长期存在,形成慢性渗出性心包炎,主要表现为心包积液,预后良好。少数患者由于形成坚厚的瘢痕组织,心包失去伸缩性,明显地影响心脏的收缩和舒张功能,称为缩窄性心包炎,它包括典型的慢性缩窄性心包炎和在心包渗液的同时已发生心包缩窄的亚急性渗液性缩窄性心包炎,后者在临床上既有心包填塞又有心包缩窄的表现,并最终演变为典型的慢性缩窄性心包炎。

(一)病因

部分由结核性、化脓性和非特异性心包炎引起,也见于心包外伤后或类风湿关节炎的患者。有许多缩窄性心包炎患者虽经心包病理组织检查也不能确定其病因。心包肿瘤和放疗也偶可引起本病。

(二)发病机制及病理改变

在慢性缩窄性心包炎中,心包脏层和壁层广泛粘连增厚和钙化,心包腔闭塞成为一个纤维瘢痕组织外壳,紧紧包住和压迫整个心脏和大血管根部,也可以局限在心脏表面的某些部位,如在房室沟或主动脉根部形成环状缩窄。在心室尤其在右心室表面,疤痕往往更坚厚,常为0.2～2 cm或更厚。在多数患者中,瘢痕组织主要由致密的胶原纤维构成,呈斑点状或片状玻璃样变性,因此不能找到提示原发病变的特征性变化。有些患者则心包内尚可找到结核性或化脓性的肉芽组织。

由于时常发现外有纤维层包裹、内为浓缩血液成分和体液存在,提示心包内出血是形成心包缩窄的重要因素。心脏外形正常或较小,心包病变常累及贴近其下的心肌。缩窄的心包影响心脏的活动和代谢,有时导致心肌萎缩、纤维变性、脂肪浸润和钙化。

(三)临床表现

缩窄性心包炎的起病常隐袭。心包缩窄的表现出现于急性心包炎后数月至数十年,一般为2～4年。在缩窄发展的早期,体征常比症状显著,即使在后期,已有明显的循环功能不全的患者也可能仅有轻微的症状。

1.症状

劳累后呼吸困难常为缩窄性心包炎的最早期症状,是由于心排血量相对固定,在活动时不能相应增加所致。后期可因大量的胸腔积液、腹水将膈抬高和肺部充血,以致休息时也发生呼吸困难,甚至出现端坐呼吸。大量腹水和肿大的肝脏压迫腹内脏器,产生腹部膨胀感。此外可有乏力、食欲缺乏、眩晕、衰弱、心悸、咳嗽、上腹疼痛、水肿等。

2.体征

(1)心脏本身的表现:心浊音界正常或稍增大。心尖冲动减弱或消失,心音轻而远,这些表现与心脏活动受限制和心排血量减少有关。第二心音的肺动脉瓣成分可增强。部分患者在胸骨左缘第 3、4 肋间可听到一个在第二心音后 0.1 秒左右的舒张早期额外音(心包叩击音),性质与急性心包炎有心脏压塞时相似。心率常较快。心律一般是窦性,可出现期前收缩、心房颤动、心房扑动等异位心律。

(2)心脏受压的表现:颈静脉曲张、肝大、腹水、胸腔积液、下肢水肿等与心脏舒张受阻,使心排血量减少,导致水、钠潴留,从而使血容量增加,以及静脉回流受阻使静脉压升高有关。缩窄性心包炎常有大量腹水,而且较皮下水肿出现得早,与一般心力衰竭有所不同。一些患者可发生胸腔积量,有时出现奇脉,心排血量减少使动脉收缩压降低,静脉淤血,反射性引起周围小动脉痉挛使舒张压升高,因此脉压变小。

(四)影像、心电图及导管检查

1.X 线检查

心脏阴影大小正常或稍大,心影增大可能由于心包增厚或伴有心包积液,左右心缘正常弧弓消失,呈平直僵硬,心脏搏动减弱,上腔静脉明显增宽,部分患者心包有钙化呈蛋壳状,此外,可见心房增大。

2.心电图检查

多数有低电压,窦性心动过速,少数可有房颤,多个导联 T 波平坦或倒置。有时 P 波增宽或增高呈"二尖瓣型 P 波"或"肺型 P 波"表现,左、右心房扩大,也可有右心室肥厚。

3.超声心动图检查

可见右心室前壁或左心室后壁振幅变小,如同时有心包积液,则可发现心包壁层增厚程度。

4.心导管检查

右心房平均压升高,压力曲线呈"M"形或"W"形,右心室压力升高,压力曲线呈舒张早期低垂及舒张晚期高原、的图形,肺毛细楔嵌压也升高。

(五)诊断

有急性心包炎病史,伴有体、肺循环淤血的症状和体征,而无明显心脏增大,脉压小,有奇脉,X 线显示心包钙化,诊断并不困难。

(六)鉴别诊断

本病应与肝硬化门静脉高压症及充血性心力衰竭相鉴别。肝硬化有腹水及下肢水肿,但无静脉压增高及颈静脉曲张等。充血性心力衰竭者多有心脏瓣膜病的特征性杂音及明显心脏扩大而无奇脉,超声心动图及 X 线检查有助鉴别。

限制型心肌病的血流动力学改变与缩窄性心包炎相似,故其临床表现与钙化的缩窄性心包炎极为相似,很难鉴别,其鉴别要点可参见表 9-2。

表 9-2　缩窄性心包炎和限制性心肌病的鉴别

鉴别项目	缩窄性心包炎	限制型心肌病
疲劳和呼吸困难	逐渐发生,后来明显	一开始就明显
吸气时颈静脉曲张	有	无
心尖冲动	常不明显	常扪及
奇脉	常有	无
二尖瓣与三尖瓣关闭不全杂音	无	常有
舒张期杂音	在第二心音之后较早出现,较响,为舒张早期额外音(心包叩击音)	在第二心音之后较迟出现,较轻,为第三心音,常可听到第四六心音
X线	心脏轻度增大,常见心包钙化	心脏常明显增大,无心包钙化,可有心内膜钙化
心电图	QRS波群低电压和广泛性T波改变,可有心房颤动或提示左心房肥大的P波改变	可有波群低电压和广泛性T波改变,有时出现异常Q波,常有房室和心室内传导阻滞(特别是左束支传到阻滞)和心室肥大劳损,也有心房颤动
收缩时间间期测定	正常	异常(PEP延长,LVET缩短,PEP/LVET比值增大)
超声心电图		
心房显著扩大	不常见	常见
舒张早期二尖瓣血流速率	有明显的呼吸变化	随呼吸变化极小
彼此相反的心室充盈	有	无
血流动力学检查		
左、右心室舒张末期压	相等,相差≤0.7 kPa(5 mmHg)	>0.7 kPa(5 mmHg)
右心室收缩压	≤0.7 kPa(5 mmHg)	>6.7 kPa(50 mmHg)
右心室舒张末期压	大于1/3右心室收缩压	<1/3右心室收缩压
计算机化断层显像	心包增厚	心包正常
心内膜心肌活组织检查	正常	异常
洋地黄治疗反应	静脉压不变	静脉压下降

(七)治疗

应及早施行心包剥离术。如病程过久,心肌常有萎缩和纤维变性,影响手术的效果。因此,只要临床表现为心脏进行性受压,用单纯心包渗液不能解释,或在心包渗液吸收过程中心脏受压重征象越来越明显,或在进行心包腔注气术时发现壁层心包显著增厚,或磁共振显像显示心包增厚和缩窄,如心包感染已基本控制,就应及早争取手术。结核性心包炎患者应在结核活动已静止后考虑手术,以免过早手术造成结核的播散。如结核尚未稳定,但心脏受压症状明显加剧时,可在积极抗结核治疗下进行手术。手术中心包应尽量剥离,尤其两心室的心包必须彻底剥离。因心脏长期受到束缚,心肌常有萎缩和纤维变性,所以,手术后心脏负担不应立即过重,应逐渐增加活动量。静脉补液必须谨慎,否则会导致急性肺水肿。由于萎缩的心肌恢复较慢,因此,手术成功的患者常在术后 4～6 个月才逐渐出现疗效。

手术前应改善患者一般情况,严格休息,低盐饮食,使用利尿剂或抽除胸腔积液和腹水,必要时给以少量多次输血。有心力衰竭或心房颤动的患者可适应应用洋地黄类药物。

(八)预后

如能及早进行心包的彻底剥离手术,大部分患者可获满意的效果。少数患者因病程较久,有明显心肌萎缩和心源性肝硬化等严重病变,则预后较差。

(邢彦麟)

第二节 心 包 缩 窄

心包缩窄是多种心包疾病的最终结果,表现为心包纤维化、钙化、粘连和增厚,导致各房室充盈障碍,类似于右心衰竭的临床表现。

由于心包缩窄,心脏舒张期充盈受限,舒张终末期压力升高,容量减少,尽管收缩功能正常,但每搏量降低,心排血量减少,然而,由于代偿性心率增快,心排血量降低不明显,因此,与心力衰竭比较右心房压升高明显,而心排血量降低较少,右心房压可为 0.13～0.26 kPa(0.98～1.96 mmHg)。由于右心房压力升高,体循环淤血,静脉压升高。

在欧美和日本,心包缩窄的主要病因为特发性心包炎,在南非和一些热带国家,结核性仍是最常见的病因,我国结核性缩窄性心包炎,约占缩窄性心包炎病因的 40%。心包缩窄的其他病因主要包括心脏手术后、接受血液透析的慢性肾衰竭、结缔组织病和肿瘤浸润。化脓性心包炎引流不畅可发展为缩窄性心包炎,亦可是真菌感染和寄生虫感染的并发症。偶可见于心肌梗死、心包切开术后综合征及石棉沉着病引起的心包炎后。

一、心包缩窄的病理生理

增厚致密的心包较坚硬并固缩压迫心脏,限制了两侧心脏于舒张期充分扩张,使舒张期回心血量减少,每搏输出量因之而下降。每搏输出量减少必然造成输血量减少,故血压一般偏低,机体为了维持一定的输血量,必须增加心室率而达代偿目的。心排血量减少也导致肾血流量不足,使肾脏水钠潴留增多,循环血容量增加。另外静脉血液回流障碍,因此出现静脉压力升高,其升高的程度常较心力衰竭时更为明显,故临床上出现颈静脉曲张、肝大、腹水、胸腔积液、下肢水肿等体征。因左心室受缩窄心包的影响可出现肺循环淤血,临床上有呼吸困难等症状。

心包缩窄时,血流动力学改变主要来自大静脉和心房受压抑或来自心室收缩的结果,在过去曾有不同意见,目前认为是心室受压的结果,实验动物心脏全部受缩窄后,仅解除心房的瘢痕组织,血流动力学并无改善,而将心室部分疤痕解除后,则有明显改善;另外右心室受压后即可产生体循环静脉高压的表现。因此临床上行心包剥脱术时,应剥除心室部位的增厚心包。

二、心包缩窄的临床特征

心包缩窄形成的时间长短不一,通常将急性心包炎发生后 1 年内演变为心包缩窄者称急性缩窄,1 年以上者称为慢性缩窄。演变过程有 3 种形式:①持续型,急性心包炎经治疗后在数天内其全身反应和症状,如发热胸痛等可逐渐缓解,甚至完全消失,但肝大、颈静脉曲张等静脉瘀血体征不减反而加重,故在这类患者中很难确定急性期和缩窄期的界限,这与渗液在吸收的同时,心包增厚和缩窄形成几乎同时存在有关,因此难以区分两期的界限;②间歇型,心包炎急性期的症状和体征可在一定时间完全消退,患者以为病变痊愈,但数月后重新出现心包缩窄的症状和体征,这与心包的反应较慢,在较长时间内形成缩窄有关;③缓起型,这类患者急性心包炎的临床表现较轻甚至无病史,但有渐进性疲乏无力、腹胀、下肢水肿等症状,在1~2年出现心包缩窄。

(一)症状

心包缩窄的主要症状为腹胀、下肢水肿,这与静脉压增高有关,虽有呼吸困难或端坐呼吸,其并非由于心功能不全所致,而是由于腹水或胸腔积液压迫所致。此外患者常诉疲乏、食欲缺乏、上腹部胀痛等。

(二)体征

(1)血压低,脉搏快,1/3出现奇脉,30%并心房颤动。

(2)静脉压明显升高,即使利尿后静脉压仍保持较高水平。颈静脉曲张,吸气时更明显(Kussmaul 征),扩张的颈静脉舒张早期突然塌陷(Freidreich 征)。Kussmaul 征和 Freidreich 征均属非特异性体征,心脏压塞和任何原因的严重右心衰竭,皆可见到。

(3)心脏视诊见收缩期心尖回缩,舒张早期心尖冲动。触诊有舒张期搏动撞击感。叩诊浊音界正常或稍扩大。胸骨左缘第 3、4 肋间听到心包叩击音,无杂音。

(4)其他体征,如黄疸、肺底湿啰音、肝大、腹水比下肢水肿更明显,与肝硬化相似。

(三)辅助检查

1.颈静脉搏动图检查

见 X(心房主动扩张)和 Y(右心房血向右心室排空,相当于右心室突发而短促的充盈期)波槽明显加深,以 Y 降支变化最明显。

2.心电图检查

胸导联 QRS 波呈低电压,P 波双峰,T 波浅倒,如倒置较深表示心包受累严重,缩窄累及右心室流出道致使右心室肥厚,心房颤动通常见于重症者。广泛心包钙化可见宽 Q 波。

3.胸部 X 线检查

心影正常或稍扩大,心脏边缘不规则、僵硬。透视下见心脏搏动减弱或消失。上腔静脉充血使上纵隔影增宽,心房扩大,心包钙化者占 40%,在心脏侧位观察房室沟、右心前缘和纵隔有钙化阴影,但心包钙化不一定有缩窄。肺无明显充血,如有充血征示左心受累。50%患者见胸腔积液。

4.超声心动图检查

M 型和二维超声心动图表现均属非特异性变化。M 型超声心动图表现为左心室壁舒张中晚期回声运动平坦;二尖瓣舒张早期快速开放(DE 速加快);舒张期关闭斜率(EF 斜率)加快;室间隔在心房充盈期过渡向前运动,肺动脉瓣过早开放。

二维超声心动图表现心室腔受限变小,心房正常或稍大,心包膜回声增强,下腔静脉扩张,心脏外形固定,房室瓣活动度大,当快速到缓慢充盈过渡期,见到心室充盈突然停止。吸气时回心血量增加,因右心室舒张受限使房、室间隔被推向左侧。

5.CT 或 MRI 检查

心包膜增厚比超声心动图更清晰,厚度可达 5 mm,右心室畸形。左心室后壁纤维化增厚,上下腔静脉和肝静脉也见特征性改变。

6.心导管检查

通过左、右心导管同时记录到上腔静脉压、右心房平均压、肺毛细血管楔压、肺动脉舒张压，左、右心室压力升高，升高水平大致相等。左、右心室升高，升高水平大致相等。左、右心室升高的舒张压相差不超过 0.8 kPa(6 mmHg)。右心房压力曲线 a、v 波振幅增高，x、y 波加深形成"M"型"W"型。右心室压力曲线，舒张早期迅速下陷接近基线，随后上升维持高平原波呈"平方根"样符号，高平原波时压力常超过右心室收缩压的 25％，约等于右心房平均压。肺动脉收缩压小于 6.7 kPa(50 mmHg)。

三、心包缩窄的诊断与鉴别诊断

(一)心包缩窄的诊断依据

心包疾病病史，结合颈静脉曲张、肝大、腹水，但心界不大，心音遥远伴有心包叩击音，可初步建立心包缩窄的诊断。再经胸部 X 线检查发现心包钙化，心电图表现为低电压和 T 波改变则可确定诊断。对不典型病例行心导管检查，可获得心腔内压力曲线以协助诊断。

(二)心包缩窄的鉴别诊断

1.肝硬化门静脉高压伴腹水

患者虽有肝大、腹水和水肿，与缩窄性心包炎表现相似，但无颈静脉曲张和周围静脉压升高现象，无奇脉，心尖冲动正常；食管钡透显示食管静脉曲张；肝功能损害及低蛋白血症。

2.肺心病

右心衰竭时颈静脉曲张、肝大、腹水、水肿，与缩窄性心包炎鉴别。肺心病有慢性呼吸道疾病史；休息状态下仍有呼吸困难；两肺湿啰音；吸气时颈静脉下陷，Kussmaul 征阴性；血气分析低氧血症及代偿或非代偿性呼吸性酸中毒；心电图右心室肥厚；胸部 X 线片见肺纹理粗乱或肺淤血，右下肺动脉段增宽，心影往往扩大等，可与心包缩窄鉴别。

3.心脏瓣膜疾病

局限性心包缩窄由于缩窄部位局限于房室沟和大血管出入口可产生与瓣膜病及腔静脉阻塞病相似的体征。如缩窄局限于左心房室沟，形成外压性房室口通道狭窄，体征及血流动力学变化酷似二尖瓣狭窄。风湿性心脏病二尖瓣狭窄可有风湿热史而无心包炎病史。心脏杂音存在时间较久。超声心动图示二尖瓣增厚或城墙样改变，瓣膜活动受限与左心室后壁呈同向运动。胸部 X 线检查，心脏搏动正常无心包钙化。心导管检查，心包缩窄有特征性的压力曲线，再结合心血管造影有助于与先天性或后天获得性瓣膜病鉴别。

4.心力衰竭

患者往往有心脏瓣膜病或其他类型心脏病，虽有颈静脉曲张和静脉压升高，但 Kussmaul 征阴性；心脏扩大或伴有心脏瓣膜病变的杂音；且下肢水肿较腹水明显均可帮助鉴别。

5.限制型心肌病

原发性或继发性限制型心肌病由于心内膜和心肌受浸润或纤维瘢痕化，心肌顺应性丧失引起心室舒张期充盈受限。血流动力学和临床表现与缩窄性心包炎相似，鉴别诊断极为困难。因两者治疗方法，预后截然不同，故鉴别诊断很重要，确实难以鉴别时可采用开胸探查明确诊断。

四、心包缩窄的治疗

心包剥离术是治疗心包缩窄的有效方法，术后存活者 90％症状明显改善，恢复劳动力。故目前主张早期手术,即在临床上心包感染基本上已控制时就可施行手术,过迟手术患者心肌常有萎缩及纤维变性,手术虽成功但因心肌病变致术后情况改善不多,甚至因变性的心肌不能适应进入心脏血流的增多而发生心力衰竭,此外过迟手术也因一般情况不佳会增加患者手术的危险性。内科疗法主要是减轻患者症状及手术前准备。患者术前数周应休息,进低盐饮食,有贫血或低蛋白血症者可小量输血或给予清蛋白。腹水较多者可适量放水和给予利尿剂,除非有快速心房颤动一般不给予洋地黄制剂。术前 1~2 天开始用青霉素,结核病例术前数天就应开始用抗结核药。

(邢彦麟)

第三节 心包积液

一、急性心包炎所致心包积液

(一)病因

急性心包炎是由心包脏层和壁层急性炎症引起的综合征。临床特征包括胸痛、心包摩擦音和一系列异常心电图变化。急性心包炎临床表现具有隐袭性,极易漏诊。急性心包炎的病因较多,可来自心包本身疾病,也可为全身性疾病的一部分,临床上以结核性、非特异性、肿瘤性者为多见,全身性疾病如系统性红斑狼疮、尿毒症等病变易累及心包引起心包炎。

(二)病理

急性心包炎根据病理变化,可分为纤维蛋白性亦即干性心包炎和渗液性心包炎。后者可为浆液纤维蛋白性、浆液血性、化脓性等不同类型,急性纤维蛋白性心包炎时,心包的壁层和脏层有纤维蛋白、白细胞和少量内皮细胞构成的渗出物,渗出物可局限于一处,或布满整个心脏表面,但渗出物量一般不很大,若其中液体量增加,则转变为浆液纤维蛋白性渗液,其量可增至 2~3 L。其外观通常为黄而清的液体,有时因有白细胞及脱落的内皮细胞而变浑浊,若红细胞含量多则呈血色,为浆液血性渗液。渗液性质可随不同的病因而各具特色,结核心包炎,为纤维蛋白性或浆液血性,量较大,存在时间长,可达数月或更久,渗液吸收后心包脏层和壁层可增厚、粘连而形成缩窄性心包炎;化脓性心包炎渗液含有大量多形核白细胞,成为稠厚的脓液;肿瘤引起的渗液多为血性,红细胞较多伴肿瘤细胞。急性心包炎时心外膜下心肌也可受累,如范围较广可称之为心肌心包炎。若心包炎的病变严重,炎症可波及纵隔、横膈及胸膜。心包积液一般在数周至数月内吸收,但可伴随发生壁层与脏层的粘连、增厚及缩窄,也可在较短时间内大量聚集产生心脏压塞。

(三)病理生理

急性纤维蛋白性心包炎不会影响血流动力学,若渗出性心包炎渗液量大,可使心包腔内压力升高,导致血流动力学发生相应变化。当心包腔内压力高至一定程度,心室舒张充盈受限,引起体循环静脉压、肺静脉压增高,心排血量减少等心脏受压症状,称为心脏压塞。心脏压塞的发生与心包积液量的大小,积液的性质,积液蓄积的速度,心包的柔韧性及心肌功能等多种因素有关。大量渗液固然可使心包内压大幅上升,引起心脏压塞症状和体征,然而短期内快速增长的少量浆液,即使仅有 200~300 mL 也可造成心脏舒张功能障碍,产生心脏压塞。

(四)临床表现

1.症状

可出现全身症状,如发热、出汗、乏力、焦虑等。最主要的症状为胸痛,尤以急性非特异性心包炎和感染性心包炎时多见;缓慢发展的结核性心包炎或肿瘤性心包炎则不明显。心包炎时胸痛轻重不等,有的疼痛性质较尖锐,位于心前区,可放射至颈部、左肩、左臂、左肩胛骨,有时也可下达上腹部,这类疼痛除心包受累外,胸膜也被波及,所以是胸膜性疼痛,和呼吸运动有关,常因咳嗽或深呼吸而加重。有的是一种沉重的压榨样胸骨后疼痛,与心绞痛或心肌梗死相似,可能与冠状动脉内心神经输入纤维受刺激有关。也有少数患者胸痛可随着每次心脏跳动而发生,以心脏左缘及左肩部明显。上述不同类型的胸痛有时可同时存在。

2.体征

急性纤维蛋白性心包炎的典型体征是心包摩擦音,在心前区可听到心脏收缩期和舒张期都有的双相声音(它不出现在心音之后),往往盖过心音,较表浅,是因心包表面有纤维蛋白渗出,在心脏搏动时不光滑的心包与心脏间的摩擦所致。双相来回粗糙的摩擦音有时需与主动脉瓣的收缩期、舒张期杂音相区别。有时摩擦音很轻而多被漏诊。它持续时间长短不等,有的持续数小时,但可重新出现,也有持续数天或数周之久,结核性心包炎持续时间较长,尿毒症心包炎持续时间较短。如出现渗液,心包摩擦音可消失。

3.辅助检查

(1)实验室检查:结果取决于致病因素。一般都有白细胞计数增加,红细胞沉降率加速等炎症性反应。心包穿刺液的实验室检查,有助于病因学诊断。结核性心包炎渗液,常为血性,比重高,蛋白阳性,可找到结核分枝杆菌。肿瘤心包积液除为血性外尚可找到肿瘤细胞。因此心包渗液都应行穿刺液的常规化验。

(2)心电图检查:急性心包炎因累及心包脏层下的心肌和心包渗液的影响,可出现一系列心电图变化。①ST 段和 T 波改变:与心外膜下心肌缺血、损伤和复极延迟有关;急性心包炎的 ST-T 呈现动态变化,可分 4 个阶段。ST 段呈弓背向下抬高,T 波振幅增高,急性心包炎一般为弥漫性病变,上述改变可出现于除 aVR 和 V_1 外的所有导联,持续 2 天～2 周,V_6 的 $J/T \geq 0.25$;几天后 ST 段回复到等电位线,T 波低平;T 波呈对称型倒置并达最大深度,无对应导联相反的改变(除 aVR 和 V_1 直立外),可持续数周、数月或长期存在;T 波恢复直立,一般在 3 个月内;病变较轻或局限时可有不典型改变,出现部分导联的 ST 段、T 波的改变和仅有 ST 段或 T 波改变。②PR段移位:除 aVR 和 V_1 导联外,PR 段压低,提示心包膜下心房肌受损。③QRS 波低电压和电交替。④心律失常:窦性心动过速多见,部分发生房性心律失常,如房性期前收缩、房性心动过速、心房扑动或心房纤颤,在风湿性心包炎时可出现不同程度的房室传导阻滞。

(3)其他:X 线、超声心动图、磁共振成像等检查对渗出性心包炎有重要价值。

(五)诊断和鉴别诊断

急性心包炎的诊断可依据症状、体征、X 线和超声心动图做出诊断,有明显胸痛伴全身反应如发热等症状时要考虑到本病的可能,若听到心包摩擦音则诊断可肯定,但心包摩擦音延续时间长短不一,故应反复观察以免漏诊。患者有呼吸困难、心动过速、心浊音界扩大及静脉瘀血征象时,应想到心包渗液的可能,经 X 线和超声心动图检查一般都能确立诊断。如怀疑急性心包炎,检查发现心电图异常表现者,应注意和早期复极综合征、急性心肌缺血相鉴别。不同病因的心包炎临床表现有所不同,治疗也不同,因此,急性心包炎诊断确立后,尚需进一步明确病因,为治疗提供方向,至于不同病因所致心包炎的临床特点详后。

(六)治疗

急性心包炎的治疗包括病因治疗和对症治疗。患者应卧床休息,胸痛者可给予吲哚美辛,阿司匹林,必要时可用吗啡类药物和糖皮质类激素;有急性心脏压塞时,行心包穿刺术以解除压迫症状。化脓性心包炎除用抗生素外,一般需行心包引流术。全身性疾病引起者则根据原发病进行治疗。少数病例反复发生心包渗液可考虑心包切除术。

二、慢性和复发性心包炎所致心包积液

慢性心包炎(病史3个月以上)包括渗出性、粘连性和缩窄性心包炎,重要的是对炎性渗出和非炎性心包积液(心力衰竭时)的鉴别,其临床表现与慢性心脏压塞及残余心包炎症的程度有关,通常仅有胸痛、心悸和疲乏等轻微症状。

慢性心包炎的临床诊断类似于急性心包炎,对病因明确者治疗成功率高,如结核、弓形体病、黏液水肿、自身免疫性疾病和全身性疾病,对症治疗方面同急性心包炎,同样,心包穿刺可用于诊断和治疗目的,对自身反应性心包炎,心包内滴注非吸收性皮质激素晶体非常有效。慢性心包炎若频繁复发,心包胸膜穿通术和经皮球囊心包切开术可能适用,一旦出现大量心包积液,应考虑行心包切除术。

复发性心包炎包括如下。

(一)间断型

未经治疗,存在无症状期,后者可长可短。

(二)持续型

抗炎药治疗中断导致复发。

导致复发的机制如下:①自身免疫性心包炎患者抗炎药或皮质激素的剂量和/或疗程不足;②早期皮质激素治疗使心包组织病毒DNA/RNA复制增多,导致病毒抗原暴露增加;③再感染;④结缔组织病恶化。复发性心包炎的特征性表现为心前区疼痛,其他临床表现包括发热、心包摩擦音、呼吸困难及血沉增快,也可出现心电图的异常变化,很少出现心脏压塞或心包缩窄。

复发性心包炎患者应限制剧烈运动,饮食治疗同急性心包炎。老年患者应避免使用吲哚美辛,因其可减少冠状动脉血流。秋水仙碱与微管蛋白结合,抑制细胞核有丝分裂及多形核细胞功能,干扰细胞间胶原移动,因而对复发性心包炎有效,尤其在非甾体抗炎药和皮质激素无效时,推荐剂量为2 mg,1~2天,随后1 mg/d。用皮质激素时,应避免剂量不足和撤药太快,推荐方案为泼尼松1.0~1.5 mg/kg,至少用1个月,撤药时间不少于3个月,如撤药期间症状复发,返回前次剂量2~3周后,再开始逐渐减量,撤药行将结束时,建议加用消炎药秋水仙碱或NSAID,皮质激素疗效不佳时,可加用硫唑嘌呤或环磷酰胺。药物疗效不佳、症状严重且复发率高者,在停用激素数周后方可考虑心包切除术,心包切除术后再复发者可能系心包切除不完全所致。

三、不伴心脏压塞的心包积液

(一)病因

正常心包腔有20~50 mL液体,为血浆的超滤液,大于50 mL称为心包积液,分为漏出液和渗出液。渗出液包括浆液纤维蛋白性(蛋白浓度2~5 g/dL、化脓性、浆液血性(血细胞比容约10%)、血性(血细胞比容>10%)。另外还有胆固醇及乳糜性积液。渗出性心包积液常见于急性

非特异性心包炎、结核、肿瘤、放疗及创伤等。药物和结缔组织病、心包切开术后综合征和Dressler综合征等也占一定比例。艾滋病是新出现的心包积液的原因。

(二)诊断

1.临床表现

心包积液的症状和体征与积液增长速度、积液量和心包伸展特性有关。少量心包积液,增长速度慢,心包腔内压力升高不显著,可无任何症状。大量心包积液压迫周围组织和器官可产生各种症状,如呼吸困难、咳嗽、吞咽困难、声音嘶哑、呃逆等。心包积液少于150 mL可无阳性体征。积液量多时,心浊音界向两侧扩大;心底部浊音界卧位时增宽,坐位时缩小,呈三角形;心尖冲动消失;听诊心音低而遥远或有心包摩擦音;左肩胛角下触觉语颤增强、叩诊呈浊音、可闻及支气管呼吸音,称为Ewart征,为心包积液压迫左下肺叶所致。

2.超声心动图检查

超声心动图检查对心包积液诊断极有价值,积液超过50 mL即可发现,小量心包积液以M型超声心动图像较清晰。由于心脏形状很不规则,心包积液分布也不均匀很难精确计算,为临床需要分为小、中和大量心包积液。二维超声心动图检查,少量积液的液性暗区在左心室后外侧壁及心尖;中量积液扩展到后壁,暗区大于1 cm,特别在收缩期;大量心包积液右心室前壁见暗区,右心房受压,在心动周期中暗区围绕心脏。超声心动图检查可提示心包有无粘连,有无分隔性积液,还能观察到心包厚度及心内结构,心脏大小,确定心包穿刺位置。

3.胸部X线检查

心包积液在250～300 mL时,心影可在正常范围,中至大量心包积液时心影普遍向两侧扩大,心脏正常弧度消失,上腔静脉影增宽,主动脉影变短,呈烧瓶状,心脏搏动明显减弱,肺野清晰。

4.实验室检查

心包液实验室检查包括生物化学、细菌学、细胞学和免疫学等。

5.CT和MR检查

CT扫描很容易发现心包积液,少于50 mL液体均可检出。正常心包厚度在CT上测量上限为4 mm,大于4 mm为异常。仰卧位CT扫描时,少量的心包积液位于左心室与右心房之后外侧。心上隐窝扩张是心包积液的一个重要征象,较大量积液形成带状水样密度影包围心脏,积液约在200 mL以上。渗出液与血性积液密度较高,似软组织密度。CT不能区分良性还是恶性病变积液。

MR和CT一样对少量心包积液和局限性心包积液的检出很有价值。右心室前壁液体厚度大于5 mm显示中等量积液。非出血性的心包积液在T_1加权像大多为均匀低信号,而慢性肾功能不全、外伤、结核性心包炎,在心包腔某些区域呈中信号或不均匀高信号,提示含高蛋白及细胞成分液体。信号强度增加区域表示炎性渗出物伴大量纤维物质。血性积液或心包积血,根据含血液成分的多少,呈中或高信号。恶性肿瘤所致心包积液为不均匀中或高混杂信号。

四、心脏压塞

心脏压塞是指心包腔内心包积液量增加到压迫心脏使心脏舒张期充盈障碍,心室舒张压升高和舒张顺应性降低,心排血量和全身有效循环血量减少。临床表现取决于心包积液增长的速度、心包顺应性和心肌功能。增长速度快,心包来不及适应性伸展,即使积液量为100 mL,足使心包腔内压力突然上升至 26.7 kPa(200 mmHg)以上,引起急性心脏压塞。急性心脏压塞可在几分钟或 1～2 小时发生,此时静脉压不能代偿性升高来维持有效血液循环,而是通过增加射血分数至 70%～80%(正常 50%),增加心率及周围小动脉收缩 3 种代偿机制,保证心、脑、肾脏的灌注。如心包积液增长速度缓慢,心包逐渐扩张适应积液量的增加,超过 2 000 mL 时才出现心脏压塞,表现为亚急性或慢性心脏压塞。结核性或肿瘤性心包炎伴严重脱水血容量不足的患者,当心包腔和右心房压均衡上升至 0.7～2.0 kPa(5～15 mmHg)就可引起心室充盈受限,每搏输出量下降,而出现所谓的低压性心脏压塞。

(一)症状

呼吸困难,端坐呼吸或前倾坐位,口唇发绀,全身冷汗,严重者出现烦躁不安,精神恍惚。

(二)体征

(1)血压下降,心率增快及脉压变小:心包积液使心排血量降低,心率代偿性增快以维持心排血量和动脉压,保证心、脑、肾脏灌注,同时,外围小动脉阻力增加,结果脉压缩小。

(2)颈静脉曲张,呈现 Kussmaul 征象,即吸气时颈静脉充盈更明显,其产生机制为右心房不能接纳吸气时静脉回心血量。急性心脏压塞、颈部过短、循环血容量不足时可无颈静脉曲张或 Kussmaul 征象。

(3)奇脉:吸气时桡动脉搏动减弱或消失。因吸气时心包腔内压力下降,回心血量增多,但心脏受束缚,不能相应扩张,导致室间隔左移使左心室充盈减少,收缩期血压下降。用袖带测血压检查奇脉,吸气时收缩压下降大于 1.3 kPa(10 mmHg)[正常人吸气收缩压下降小于 1.3 kPa(10 mmHg)],同时肱动脉处听诊,吸气时动脉音比呼气时减弱或消失。检查奇脉不应令患者深呼吸,深呼吸如同 Valsalva 动作,可使脉搏减弱而做出错误的判断。奇脉也见于其他疾病,如阻塞性呼吸道疾病、心源性休克、限制型心肌病、肥胖、高度腹水或妊娠者。

(4)心尖冲动不明显,心音遥远,50%可闻及心包摩擦音。

(5)肝大,腹水,体循环瘀血征象:见于亚急性或慢性心脏压塞。通过代偿机制使肾脏对水钠的重吸收增多,以增加有效循环血量,而血液大部分滞留在体循环的静脉系统,再加之不同程度的静脉收缩,导致静脉压进一步升高。

(三)辅助检查检查

(1)心电图检查:QRS 波振幅降低,P、QRS、T 波出现电交替时应考虑心脏压塞。若呼吸频率过快,而影响 QRS 电轴变化,常出现假性 QRS 电交替现象。

(2)心导管检查:心包腔内压力升高,使心脏在整个心动周期过程中持续受压,心房、心室及肺动脉压升高,舒张充盈不足,每搏输出量降低。血流动力学特征为肺毛细血管楔压、肺动脉舒张压、右心室舒张末压与右心房压相等;每搏输出量降低;同时记录心包内、右心、左心压力显示心包内、右心房、右心室和左心室舒张末压几乎相等,压力升高一般>2.0 kPa(15 mmHg)。但需注意下列情况:①当心脏压塞时伴有严重低血容量的患者中,心包内压和右心房压力相等但只有轻升高;②若在心脏压塞前左心室舒张压已经升高,此时心包内压力和右心压力升高仍相等,但低于左心室舒张末压;③肺动脉和右心室收缩压一般低于 6.7 kPa(50 mmHg),并伴有脉压变小,反映了每搏量的降低;④重度心脏压塞,右心室收缩压只稍高于右心室舒张压。

(3)超声心动图检查:右心房舒张期塌陷,右心室舒张早期塌陷,左心房塌陷。吸气时通过三尖瓣血流速度增加,而二尖瓣血流速度降低>15%。吸气时右心室内径增大而左心室内径缩小。二尖瓣 EF 斜率下降。下腔静脉瘀血,内径随呼吸的正常变化消失。左心室假性肥厚。心脏摆动。心包腔见大量液性暗区。

（四）治疗

心包穿刺或心外科手术排出心包积液,解除心脏压塞是最主要的治疗方法。在紧急情况下某些支持疗法也有一定的治疗作用。静脉输液有助于中心静脉压升高,促进心室充盈,维持心排血量。此外,静脉滴注异丙基肾上腺素和多巴酚丁胺是维持心脏压塞时血液循环的有效药物,它可增强心肌收缩力、扩张周围小动脉、缩小心脏体积以减轻心脏压塞,增加心排血量。心脏压塞时避免使用β受体阻滞剂,也不宜单独使用血管扩张剂。

前期的心包穿刺是在没有超声心动图检查和血流动力学监测下进行的盲目的床边穿刺,危及生命的并发症和死亡的发生率高达20%。目前依据二维超声心动图检查选择穿刺部位,心电监护下心包穿刺,可降低并发症发生率。有人推荐联合进行右心导管检查、动脉压监测和心包穿刺引流和测压,可以评价压塞解除是否充分,可以彻底引流无分隔的心包液体;可以了解存在右心房压高的其他原因,在血流动力学监测和透视下行心包穿刺,增加了操作的安全性。心包穿刺时最好使用三通接头,接于18号穿刺针上。三通接头侧管与压力传感器相连,后端连接含有1%利多卡因的注射器,之后可用于抽吸心包积液。穿刺针针座或近端可以经一金属夹与心电图胸导联相连,观察穿刺是否太深损伤心外膜。但必须保证心电图机或心电图监护仪接地以免漏电引起心室纤颤。

心包穿刺部位以剑突下最常用,患者取半卧位20°～30°,背部可垫枕使剑突隆起,穿刺点定在剑突下约5cm和中线左旁1cm处。穿刺针与皮肤成锐角,进针后针头向上略向后沿胸骨后推进。此处穿刺优点为肺脏、胸膜不遮盖心脏,穿刺针不穿过胸腔;不会损伤乳内动脉;心包后下方的积液易抽取,但穿刺针需穿过致密组织,如用力较大可能进针过深而撕裂右心室、右心房或冠状动脉。左第5肋间也是常用的穿刺部位。取坐位于心浊音界内1～2cm,二维超声心动图定位。穿刺向内、后,按定位方向进针。因左侧心肌较厚,穿通心肌机会少,但针头需经胸腔可使心包积液流入胸腔。若同时伴有左胸腔积液,心包穿刺抽取液体不易辨别液体来源于何处。少量心包积液选此点行心包穿刺不易成功,且有刺伤心肌危险。

五、不同病因所致的急性心包积液

（一）感染性心包积液

1.特发性（非特异性或病毒性）心包炎

急性特发性心包炎在国外占心包炎的首位,国内近年有渐增趋向。病因尚不十分清楚,可能是病毒直接侵入感染或感染后自身免疫反应。在这类心包炎患者中,曾有学者分离出柯萨奇B、埃可8型病毒。目前即使在医疗技术先进的国家,对心包液、血液、咽部分泌物和粪便等进行病毒分离和培养,提供病原诊断的可能性仍不大。推测临床上许多特发性心包炎就是病毒性心包炎,因此急性特发性心包炎亦有称之为急性非特异性心包炎或病毒性心包炎。另因此病预后良好,又有学者将其称为急性心包炎。

（1）病理:早期表现呈急性炎症反应,中性粒细胞浸润,纤维蛋白沉积是急性纤维蛋白性或干性心包炎。心包脏层与壁层表面出现含有灰黄色的纤维蛋白、白细胞及内皮细胞组成的渗出物,呈条团块及微细颗粒状,毛茸茸的样子。炎症反应可累及心外膜下心肌,或心包与心外膜之间、心包与邻近的胸骨和胸膜之间发生炎症性反应至纤维粘连。心包炎症进一步发展,液体渗出增加呈渗出性心包炎。

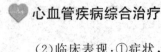

(2)临床表现：①症状，本病多见于男性青壮年，儿童与老年人也有发生。半数以上病例在发病前1～8周曾有上呼吸道感染。前驱症状有发热和肌痛。典型"心包痛"的症状是突然剧烈心前区疼痛，部位和性质多变，常局限于胸骨后和左心前区，可放射至斜方肌、颈部及上肢。咳嗽、深呼吸、吞咽动作、躯体转动时疼痛加剧，前倾坐位疼痛缓解。偶有疼痛局限于上腹部，酷似"急腹症"。若疼痛性质呈压榨感并放射至左上肢又酷似"急性心肌梗死"。有时又与胸膜炎疼痛相似。一般症状持续数天至数周。呼吸与体位变化疼痛加重易与急性肺梗死胸痛相混淆，然而急性肺动脉栓塞后数天，4%患者会并发急性心包炎，应予注意。心包的痛觉神经经膈神经入胸椎第4、5节的脊髓。心包只有壁层前壁，相当于左侧第5、6肋间处对痛敏感。疼痛除心包壁层反应外，心包周围组织和胸膜炎症反应及心包积液心包膜伸展等原因，均可引起胸痛。呼吸困难表现为呼吸浅速，以减轻心包和胸膜疼痛。发热或大量心包积液压迫邻近支气管和肺实质或并发肺炎，呼吸困难加重。②体征，心包摩擦音是急性心包炎特有的体征。由于心包膜壁层与心外膜炎症性纤维蛋白渗出，表面粗糙在心脏跳动时两者相互摩擦而产生。听诊时有似搔抓、刮擦高频声音，似近在耳旁，心前区胸骨左缘和心尖部摩擦音最清楚，最好取呼吸暂停或前俯坐位，采用膜式听诊器加压听诊。大多数心包摩擦音与呼吸周期无关，但有时吸气状态下声音较响。心包摩擦音由3个时相成分组成，包括心房收缩(收缩期前)、心室舒张快速充盈期和心室收缩。心室收缩期成分，是心包摩擦音最响的成分。心包摩擦音由三相成分组成占58%～60%，双相24%，单相仅有心室收缩成分者占10%～15%，且多在心包炎早期和消退期听到。单相和双相心包摩擦音，需排除器质性心脏病、纵隔嘎吱音和听诊器接触皮肤的人工摩擦音。

(3)辅助检查：①心电图检查，典型心电图变化分4个阶段。第1阶段，在起病几小时或数天之内，除对应的aVR、V_1导联ST段常压低外，其他所有导联ST段抬高呈凹形，一般<0.5 mV，部分病例可见P-R段压低，约1周内消失；第2阶段，ST和P-R段回到正常基线，T波低平；第3阶段，在原有ST抬高导联中T波倒置，不伴有R波降低和病理性Q波；第4阶段，可能在发病后数周、数月，T波恢复正常或因发展至慢性心包炎使T波持久倒置。当心包炎心外膜下心肌受损或心包膜不同部位的炎症恢复过程不一致，心电图呈不典型变化，如只有ST段抬高或T波变化；局限性ST和T波改变；一份心电图可同时出现心包炎演变过程中不同阶段的ST和T波变化。如心电图见有一度房室传导阻滞或束支传导阻滞，则提示合并广泛性心肌炎症。②胸部X线检查，急性纤维蛋白性心包炎阶段或心包积液在250 mL以下，心影不增大，即使有血流动力学异常，胸部X线检查也可正常。③血白细胞正常或增多，分类以淋巴细胞为主。血沉增快，心肌酶谱正常，但当炎症扩展到心外膜下心肌时酶谱水平可升高。

(4)鉴别诊断：①急性心肌梗死，急性心包炎早期易与之混淆。发病后24～36小时，依临床经过，一系列特征性心电图改变和心肌酶升高可鉴别。②急性主动脉夹层，主动脉夹层发生心包积血，呈血性心包炎时可误诊为急性特发性心包炎，通过超声心动图、CT或MRI检查可获得正确诊断。

(5)治疗：本病自然病程一般为2～6周，多数患者可自愈，急性期卧床休息，密切观察心包积液的增长情况，出现心脏压塞即行心包穿刺。胸痛给予止痛药，阿司匹林0.9 mg，每天4次或非甾体抗炎药，如吲哚美辛75 mg/d、布洛芬600～1 200 mg/d。经上述治疗数天后仍有剧烈胸痛，心包积液量增多或出现血性心包积液倾向，在排除合并感染后采用激素治疗，泼尼松40～60 mg/d。症状一旦缓解即迅速逐渐减量和停用。急性特发性心包炎治疗后，头数周或数月内可复发，复发率达25%。少数慢性复发性心包炎需用小剂量泼尼松5～10 mg/d，维持治疗数周甚至半年。病情进展至心包缩窄时,可行心包切除术。

2.结核性心包炎

研究表明,结核病患者中约 4% 引起急性心包炎,其中 7% 发生心脏压塞,6% 发展成心包缩窄,在我国结核病是心包炎的主要原因。患者多通过肺门、纵隔、支气管、胸骨等处直接蔓延,也可通过血行途径将病菌播散至心包,常是急性起病,亚急性发展。急性期心包纤维蛋白沉积伴有浆液血性渗出主要含有白细胞,1～2 周后以淋巴细胞为主,蛋白浓度超过 2.5 g/dL。结核性心包积液的产生可能由于对结核分枝杆菌蛋白的高敏反应。亚急性期心包炎呈现肉芽肿性炎症并有内皮组织细胞,朗格汉斯细胞及干酪样坏死。心包渗液或心包组织中也可出现极低浓度的结核分枝杆菌,与脏、壁层心包增厚伴成纤维细胞增生使两层粘连,若同时伴有渗出,即成慢性或粘连期,此种渗出缩窄性心包炎不常见。其后心包腔内无渗液而心包钙化,部分发展为缩窄性心包炎。

(1)临床表现:有全身性疾病的一般症状及心包炎表现,常有发热、胸痛、心悸、咳嗽、呼吸困难、食欲缺乏、消瘦乏力及盗汗等,心界扩大、心音遥远、心动过速,偶有心包摩擦音。40%～50% 并胸腔积液,大量者可致心脏压塞,出现颈静脉曲张、奇脉、端坐呼吸、肝大、下肢水肿。

(2)诊断:绝对证据应是心包渗液或心包膜病检证实有结核分枝杆菌,但阳性率极低(包括培养)。其他如体内任何部位查结核分枝杆菌或干酪性坏死肉芽肿组织学证据,即可高度提示为结核性心包炎。结核菌素皮试强阳性或抗结核治疗有效,仅是间接依据。聚合酶联反应(PCR)技术检测结核菌 DNA 的方法尚待进一步完善。

(3)治疗:确诊或怀疑结核性心包炎患者,能排除病因(如病毒、恶性肿瘤、结缔组织病等者)可予抗结核治疗。三联抗结核化疗:异烟肼 300 mg/d,利福平 600 mg/d 与链霉素 1 g/d 或乙胺丁醇 15 mg/(kg·d),治疗 9 个月可以达满意疗效。①抗结核治疗中仍有心包渗出或心包炎复发,可加用肾上腺皮质激素如泼尼松 40～60 mg/d。可减少心包穿刺次数、降低死亡率,但不能减少缩窄性心包炎的发生。②外科治疗:心包缩窄、心脏压塞或渗出缩窄心包炎均是手术切除心包的指征、争取及早进行。

3.细菌性(化脓性)心包炎

化脓性心包炎自抗感染药物使用后,较以往减少,主要致病菌由肺炎球菌、溶血性链球转为葡萄球菌及革兰阴性杆菌、沙门杆菌属、流感嗜血杆菌和其他少见病原体。通常感染由邻近胸、膈下疾病直接蔓延或血行传播。当前成年人化脓性心包炎与胸外科术后或创伤后感染、感染性心内膜炎有关。

(1)临床表现:化脓性心包炎发病开始为感染所致的高热、寒战、盗汗和呼吸困难。多数无"心包痛"。心包摩擦音占半数以下,心动过速几乎都有,易被漏诊,颈静脉曲张和奇脉是主要的心包受累依据,且预示将发生心脏压塞。

(2)诊断:根据病史、体检再结合辅助检查白细胞升高、胸部 X 线示心影扩大,纵隔增宽。ECG 示 ST-T 呈心包炎特征改变,交替电压显示有心脏压塞可能。P-R 延长、房室分离或束支传导阻滞。心包液检查多核白细胞增多、可有脓球,葡萄糖定量水平降低,蛋白含量增加,乳酸脱氢酶(LDH)明显增高。对高度怀疑患者应迅速作超声心动图检查确定是否心包积液或判断有无产气菌感染所形成的粘连所致的小腔积液。

(3)治疗:使用足量抗生素外,应行心包切开引流,必须彻底引流,大剂量抗生素控制感染后维持 2 周。

4.真菌性心包炎

(1)病因:组织胞浆菌是真菌性心包炎最常见的病因,多见于美国。年青者和健康人由于吸入鸟或蝙蝠粪便中的孢子而患病。在城市则与挖掘或建筑物爆破有关。球孢子菌性心包炎与吸入来自土壤与灰尘的衣原体孢子有关。其他真菌感染引起心包炎包括曲菌、酵母菌、白念珠菌等。引起真菌感染传播的危险因素,包括毒瘾者、免疫功能低下、接受广谱抗生素治疗或心脏手术恢复期。

(2)病理解剖:组织胞浆菌性心包炎,心包液增长迅速、量大,可为浆液性或血性,蛋白量增加,多形核白细胞增加。其他病原真菌性心包炎,渗液增长较慢。组织胞浆菌和其他真菌性心包炎,心包渗出液偶尔可机化,心包增厚,心包缩窄和钙化。

(3)临床表现:几乎所有组织胞浆菌心包炎患者都有呼吸道疾病、明显的"心包痛"及典型心电图改变。胸片异常,95%心影增大,胸腔积液和2/3患者胸腔内淋巴结肿大。组织胞浆菌心包炎典型表现为急性自限性播散感染,40%以上患者有血流动力学变化或心脏压塞症状,罕见发生严重长期播散感染,如发热、贫血、白细胞计数下降、肺炎-胸腔综合征、肝大、脑膜炎、心肌炎或心内膜炎等症状不常见。严重播散感染多半在婴幼儿、老年男性和应用免疫抑制剂者。

(4)诊断:组织胞浆菌心包炎诊断依据:①永久居住或旅行至流行病区;②青年人或健康成年人,疑心包炎时,补体结合滴定度升高至少1:32;③免疫扩散试验阳性。多数患者滴定度并不进行性升高,因为心包炎通常发生在轻或无症状肺炎后,则第1次测定时滴度已升高。组织胞浆菌素皮试对诊断没有帮助。组织胞浆菌心包炎多发生在严重播散性感染情况下,必须与结节病、结核、霍奇金病及布氏菌病鉴别。组织胞浆菌进行性播散时,组织学检查和培养是重要的,可从肝、骨髓、溃疡渗出液或痰接种于萨布罗骨髓、溃疡渗出液或痰接种于萨布罗琼脂培养基或荷兰猪,随后传代培养。

球孢子菌感染是一局限性或播散性疾病。一般为良性,有时少数发展为急性的播散性致死性的真菌病。此病常发生在美国圣华金山谷,后又在南美、非洲发现。本病不经人传染,多因吸入孢子后感染。本病不易由流行区带至其他非流行区,因非流行区不具备流行区的条件。诊断球孢子菌性心包炎依据:①有接触流行病区尘土的病史;②有球孢子菌播散至肺和其他器官的特征性临床表现;③感染早期血清学检查沉淀反应、补体结合试验阳性;④活体组织病理检查见特征性的小体。球孢子菌素皮试往往阴性。明确诊断要根据萨布罗琼脂培养鉴定。

其他真菌性心包炎如怀疑由其他真菌引起的心包炎,应做相应的补体结合试验。念珠菌性心包炎对血清学检查和沉淀试验不敏感,也不具有特异性,心包膜活检见真菌感染的特征和心包渗液培养有真菌生长,对诊断念珠菌心包炎有重要意义。

(5)治疗:组织胞浆菌心包炎一般属良性,在2周内缓解,不需要两性霉素B治疗,可用非固醇类消炎药治疗胸痛、发热、心包摩擦音和渗出。大量心包积液至心脏压塞,则需紧急心包穿刺或心包切开引流。心包钙化缩窄不常见。若同时伴有全身严重感染播散可静脉注射两性霉素B。非组织胞浆菌心包炎生产诊断较罕见,不会自然缓解,多死于原发病或真菌性心包炎及心肌受累。心包炎伴有球孢子菌播散,曲菌病、芽生菌病时的药物治疗可用两性霉素B静脉注射。南美型芽生菌病尚需用氨苯磺胺。伴有真菌败血症和播散感染的念珠菌性心包炎用两性霉素B治疗并心包切开引流。许多非组织胞浆菌的真菌性心包炎,慢性心包炎真菌感染能发展为严重性心包炎,慢性心包炎真菌感染能发展为严重的心包缩窄,而心脏压塞并不常见,因此,心包切开引流是常用的治疗方法。心包内注射抗真菌药不一定有帮助。长时间应用两性霉素B常伴随严重毒性反应,故强调组织学检查或培养后获得正确诊断的重要性。伊氏放线菌病和星形诺卡菌属真菌与细菌中间类型,这类病原体可引起无痛性感染,也可由胸腔、腹腔或颜面脓肿侵入心包,发展至心脏压塞和慢性缩窄性心包。

5.寄生虫性心包炎

寄生虫性心包炎极为少见。肠溶组织阿米巴可通过血源性播散或肝脓肿破入心包而引起心包炎。文献已报告100例棘球蚴引起的心包炎,它常由入侵部位蔓延至心包或在心肌形成的囊肿破入心包腔而引起心包炎。

(二)非感染性心包积液

1.急性心肌梗死后综合征(Dressler综合征)

急性心肌梗死后综合征,多发生于急性心肌梗死后数周至数月,最常见是2～3周。急性起病伴发热、心包炎和胸膜炎。估计Dressler综合征发生率约40%。近年发生率有显著下降。急性心肌梗死溶栓治疗成功再灌注者中,Dressler综合征极罕见。其发生机制尚不完全清楚,可能是机体对坏死心肌组织的一种自身免疫反应,因Dressler综合征患者血中可测到抗心肌抗体;抑或是心肌梗死处血液渗入心包腔引起心外膜迟发免疫反应;也可能由于心肌梗死创伤激活心脏内静止或潜在的病毒。临床表现需与急性心肌梗死、早期心包炎、梗死延展和梗死后心绞痛相鉴别。

(1)病理解剖:心包膜呈非特异性炎症改变、纤维蛋白沉着。与梗死早期心包炎不同,早期心包炎,心包膜炎症改变仅覆盖在梗死灶局部范围,Dressler综合征病理改变呈弥漫性。

(2)临床表现:急性心肌梗死后数周至数月内偶见于1年后发病,可反复发作。急性起病,常见症状为发热、全身不适、心前区疼痛和胸痛。疼痛性质与程度有时易误诊再梗或梗死后心绞痛。查体可闻及心包摩擦音,有时可听到胸膜摩擦音,持续2周。心包积液少至中等量,大量心包积液心脏压塞少见。心包积液为浆液性或浆液血性,偶为血性积液。血化验检查白细胞增多,血沉增快,胸部X线片心影扩大,单侧(常为左侧)或双侧胸腔积液,有时可见肺内渗出阴影。超声心动图检查示心包积液。而心肌梗死后可有1/4患者出现少量心包积液,且临床无症状,但并非Dressler综合征。心电图表现除原有的心肌梗死,ST-T改变外,部分患者有急性心包炎典型ST-T改变。

(3)鉴别诊断:①急性心肌梗死早期心包炎,多于梗死后1周内发生,常为前壁和广泛前壁心肌梗死,扩展到心外膜引起局限性心包炎。急性心肌梗死头48小时即可听到心包摩擦音,持续2～3天,超过3天提示预后不良。②心肌梗死延展或再梗死(Dressler综合征),具有特征性"心包痛",与呼吸,体位有关,对硝酸甘油治疗无反应;心电图无新Q波出现;CK-MB无明显上升,有时心包炎症浸润心外膜下心肌,使CK-MB轻度升高。③心肌梗死后长期抗凝治疗继发血性心包积液,胸部X线片发现心包积液,肺部浸润性阴影,少数有咯血症状者,还需与肺炎和肺梗死相鉴别。

(4)治疗:Dressler综合征是自限性疾病,易复发,预后良好。突发的严重心包炎应住院观察,以防发生心脏压塞。发热、胸痛应予卧床休息,常用阿司匹林或非甾体抗炎药治疗。Dressler综合征为中等或大量心包积液或复发者,可短期内用肾上腺皮质激素治疗,如泼尼松40 mg/d,3～5天后快速减量至5～10 mg/d,维持治疗至症状消失,血沉恢复正常为止。有报道秋水仙碱可治愈Dressler综合征复发性激素依赖性心包炎,其效果有待进一步证实。患Dressler综合征后停用抗凝剂,以免发生心包腔内出血。心脏压塞即行心包穿刺。Dressler综合征引起缩窄性心包炎则行心包切除术。

2.肿瘤性心包积液

(1)病理解剖:尸解资料肿瘤性心包炎占心包病的5%～10%。肺癌、乳腺癌、白血病、霍奇金病和非霍奇金淋巴瘤占恶性心包炎的80%,除此之外还包括胃肠道癌肿、卵巢癌、宫颈癌、肉瘤、平滑肌肉瘤、多发性骨髓瘤、纵隔畸胎瘤、胸腺瘤和黑色素瘤。①原发性心包肿瘤:原发性心包恶性肿瘤罕见,以间皮瘤占优势,其次为良性局限性纤维间皮瘤、恶性纤维肉瘤、血管肉瘤、脂肪瘤和脂肪肉瘤、良性和原发性恶性畸胎瘤。原发性心包肿瘤罕见,偶有与先天性疾病,如结节性硬化症并存报告。分泌儿茶酚胺嗜铬细胞瘤,也是罕见的原发性心包肿瘤。在一些艾滋病患者中,由于卡波西肉瘤和心脏淋巴瘤,引起心包膜和心脏恶性肿瘤病例数增多。感染艾滋病病毒早期可出现心脏压塞,必须与化脓性心包炎及心恶性肿瘤鉴别,以排除这些疾病。②心包转移肿瘤:癌肿转移途径有纵隔恶性肿瘤扩散和附着到心包;肿瘤小结由血行或淋巴播散沉积于心包;肿瘤弥漫性浸润心包;原发性心包肿瘤,心包膜局部浸润。大多数病例,心外膜和心肌不受累。③肿瘤性心包积液:肿瘤性心包炎渗液呈现浆液血性,发展迅速,可致急性或亚急性心脏压塞。心包肿瘤如肉瘤、间皮瘤和黑色素瘤,能侵蚀心室腔和心包腔内血管,引起急性心包扩张和意外的致死性心脏压塞。心包增厚和心包腔内渗液(渗出-缩窄性心包炎)或肿瘤生长把整个心脏包裹,形成缩窄性心包炎。④纵隔肿瘤并发心包积液:并非均为恶性,纵隔淋巴瘤和霍奇金病常出现无症状心包渗液,这些暂时性心包渗液,推测可能是淋巴回流障碍的结果。纵隔胸腺瘤和原发性心脏肿瘤也可并发暂时性心包积液。

(2)临床表现:肿瘤心包炎可无症状仅在尸解时发现。在不明原因的急性心包炎中,估计肿瘤病因占5%。心脏压塞有时是某些癌肿、白血病,或原发性心包肿瘤的首发症状。呼吸困难是恶性心包炎常见症状,其次包括胸痛、咳嗽、胸廓畸形和咯血。心音遥远和偶可闻及心包摩擦音。大多数患者是在心脏压塞、颈静脉曲张、奇脉及低血压时而被确诊。

(3)辅助检查。胸部X线90%以上有胸腔积液、心脏扩大、纵隔增宽、肺门肿块或偶见心脏阴影轮廓呈不规则结节状。

(4)心电图检查:心电图呈非特异性改变。心动过速、ST-T改变、QRS低电压和偶见心房纤颤。有些患者的心电图呈持续心动过速、心包炎早期心电图表现。心电图出现房室传导障碍,暗示肿瘤已浸润心肌和心脏传导系统。

(5)诊断和鉴别诊断:癌肿患者并发心包炎并非均是癌肿疾病本身所引起,如放疗后心包炎,免疫抑制剂治疗诱发结核性或真菌性心包炎。有少数报告,静脉注射化疗药物多柔比星(阿霉素)、柔红霉素时发生急性心包炎。

肿瘤性心包炎心脏压塞,必须与癌肿患者因其他原因出现的颈静脉曲张、肝大、周围水肿相鉴别。引起这些症状重要原因如下:①多柔比星的心肌毒性或原有心脏病者,左右心功能不全进行性加重;②上腔静脉阻塞;③肝肿瘤门静脉高压;④肿瘤播散至肺微血管继发性肺动脉高压。

超声心动图检查可帮助探测心包腔中不规则肿块。CT和MRI检查除可显示心包积液外,还能了解肿瘤位置与心包膜、纵隔和肺之间关系。

心包穿刺和心导管:超声心动图检查发现大量心包积液疑有心脏压塞的癌肿患者,采用心包穿刺留置导管同时联用,可以鉴别:①上腔静脉阻塞,可能同时并存肿瘤性心包炎,心脏压塞,致面部水肿,颈静脉扩张。心导管还能协助区分;②发绀、低氧血症和肺血管阻力升高,不一定是心脏压塞特征。当心包穿刺后,患者的低氧血症和持续性呼吸困难仍存在,强有力支持肺微血管肿瘤(肿瘤性淋巴炎肺播散)。在右心导管肺毛细血管嵌顿处取血样标本,进行细胞学检查能获得诊断的证据。

由于心包积液外观不能区别心包炎的原因是肿瘤性、放射性抑或是特异性病因,需要精细的心包积液细胞学检查鉴别。细胞学检查结果对85%的恶性肿瘤心包炎可提供诊断依据。癌肿性心包炎,假阴性细胞学是不常见,但不包含淋巴瘤和间皮瘤。对怀疑肿瘤性心包炎者,心包积液检查应包括癌胚抗原以提高诊断的阳性率。假如细胞学检查结果阴性,可能要求切开心包进行活检。心包活检的标本要够大,能对90%以上病例提供组织学诊断,如标本太小可有假阴性诊断。对危急患者切开心包活检有一定危险,值得注意。经皮光导心包腔镜活检是一种新的介入检查方法,可用于怀疑心包腔肿瘤者。

(6)预后:肺癌和乳腺癌是肿瘤性心包炎心脏压塞最常见原因。肿瘤性心包炎自然史根据原发恶性肿瘤疾病类型而决定。两组统计分析,恶性肿瘤心脏压塞经治疗患者的自然史,平均生存4个月,25%生存1年。乳腺癌致肿瘤性心包炎预后明显好于肺癌或其他转移癌性心包炎。有学者报告肺癌患者的心包炎心脏压塞外科治疗,平均生存期仅3.5个月,相反乳腺癌平均生存9月,有幸者最长生存5年以上。

(7)治疗:肿瘤性心包积液根据患者具体情况而定,如有无心脏压塞的临床表现,有无特异性有效的治疗和恶性肿瘤病程的阶段。终末期衰竭患者,通过治疗改变预后是无希望的,在这种情况下,诊断顺序要简化,治疗目的是减轻症状,改善最后数天或数周的生活质量。90%~100%肿瘤性心包炎心脏压塞者,采用心包穿刺留置导管方法抽取心包积液,能有效地缓解相关症状,出现并发症风险低(<2%)。若心脏压塞复发,可在局麻下行剑突下心包切开术,缓解症状成功率高,并发症发生率低。左侧开胸部分心包切开术(开窗术)与剑突下心包切开术相比,无更多的优点,现已少用。

一种经皮球囊心包切开术,对恶性肿瘤心包积液处理是一种有前途的新技术。有用此种方法治疗50例大量心包积液和心脏压塞的经验。并发症包括2%冠状动脉撕裂,12%发热,胸腔积液需行胸腔穿刺或放置引流者占16%。虽然,早期并发症发生率高,但对恶性心包积液的处理,尚无循证医学证据证实经皮球囊心包切开术的效果优于导管心包穿刺术或剑突下心包切开术。

已接受有效的化疗和激素治疗的恶性肿瘤患者,其无症状性心包积液可用超声心动图动态观察心包积液进展情况。大量心包积液和心脏压塞,除心包穿刺抽液外可并用药物治疗如四环素和其他化学制剂注入心包腔内,目的是使心包膜硬化和心包腔闭合。与导管心包腔穿刺和剑突下心包切开抽液比较,至今没有使人信服的证据证实心包腔内滴注药物能改善预后。心包腔内滴入药物的不良反应包括胸痛、恶心、高热,房性心律失常和迅速发展成心包缩窄。

对放疗敏感的肿瘤,放疗是一个重要的选择。大约一半恶性心包炎是对放疗敏感的肿瘤引发,对这种治疗有反应。一组16例乳腺癌患者并恶性心包积液,11例放疗后明显改善。7例白血病或淋巴瘤继发性恶性心包积液,放疗6例改善。

1/4恶性心包积液患者很可能生存时间少于1年。在癌肿者伴有复发性心包积液和心包缩窄,如对系统性抗癌治疗有潜在反应或期望生存时间延长1年以上,可考虑外科广泛心包切除术。

3.尿毒症性心包炎

可分为尿毒症性心包炎和透析后心包炎,由于透析疗法的进展,发生率较前明显降低。其发病多为综合因素:尿素氮等毒性物质所致包膜化学性炎症;营养不良免疫功能低下,频发细菌、病毒感染极易波及心包；患者血小板功能和凝血功能障碍、纤溶活性降低，导致出血性心包炎或出血纤维性心包炎，增加心脏压塞的危险；免疫功能异常；容量超负荷；患者甲状旁腺功能亢进，钙盐增加，沉积心包；伴有高尿酸血症、低蛋白血症，也增加其发生。

(1)临床表现：持续心前区疼痛，随体位变化而加剧、发热等。心包摩擦音、血压下降。心界扩大、肝大、奇脉等心脏压塞症状。如临床无典型心前区疼痛及心包摩擦音、仅靠超声心动图检查难以诊断尿毒症心包炎。

(2)治疗：血液透析是有效的治疗措施，应尽早进行。尽量减少肝素用量、避免出血致心脏压塞，必要时行无肝素透析或作体外肝素化法。积液量大者可行心包穿刺或心导管心包腔内引流术，放液后心包腔内注入甲泼尼龙 60～100 mg 可助炎症吸收。若心脏压塞持续存在或反复出现心包积液，上述治疗无效或已发展至心包缩窄可行心包切除术。

4.放射性心包炎

(1)病因：放射性心包炎是乳腺癌、霍奇金病和非霍奇金淋巴瘤放疗的严重并发症。放疗对心肌和心包的损伤取决于：①放疗的剂量；②治疗次数和治疗时间；③放疗照射区所包括心脏的容积；④^{60}Co 与直线加速器比较，^{60}Co 照射量分布不均匀。

霍奇金病放疗过程中 60% 心影在照射野内，经 4 周剂量小于 4 000 rad 治疗，放射性心包炎发生率 5%～7%，超过此剂量放射性心包炎发生率急速上升。当整个心包膜暴露在照射野内，心包炎发生率为 20%。若隆突下用防护垫保护心脏，发生率可降至 2.5%。

乳腺癌放疗，在照射野内心脏容积少于 30%，可耐受 6 周以上，6 000 rad 治疗，放射性心包炎发生率小于 5%。

目前认为放射性心包炎多发生在放疗后数年，临床表现呈慢性心包积液或缩窄性心包炎。

(2)病理解剖：放射性心包炎表现为纤维蛋白沉积和心包膜纤维化。急性炎症阶段心包积液可以是浆液性、浆液血性或血性，蛋白和淋巴细胞成分增多。初期炎症反应性渗液可以自然消退，若浓稠的纤维蛋白渗液继续增多，使心包粘连、心包膜增厚和心包小血管增殖则形成慢性渗出性心包积液、缩窄性心包炎及放疗常引起的渗出-缩窄性心包炎。放疗有时可损伤心肌，致心肌间质纤维化、瓣膜增厚、主动脉瓣关闭不全、主动脉炎、不同程度房室传导阻滞，心肌内小动脉纤维变性增厚，可伴有心内膜纤维化或弹力纤维增生、心肌纤维化，亦可发展成限制型心肌病，与放疗后缩窄性心包炎并存。

(3)临床表现：少数表现为急性心包炎症状，发热、心前区痛、食欲减退、全身不适，心包摩擦音和心电图异常。迟发性心包炎常在放疗后 4 个月至 20 年，最常见在 12 个月内，出现急性非特异性心包炎或无症状性心包积液和胸腔积液，在数月或数年内逐渐消退。约 50% 患者呈慢性大量心包积液，伴有不同程度心脏压塞，病程长者可出现心包缩窄的临床表现。

(4)诊断及鉴别诊断：放射性心包炎常与原有的恶性肿瘤所引起的心包炎相混淆。肿瘤转移或浸润的心包炎常为大量心包积液、心脏压塞。心包积液细胞学检查，85% 病例能确定原发灶。若霍奇金病临床治愈数年后心包炎、心包积液症状仍存在，则放射损害比恶性肿瘤转移的可能性更大。放疗可诱发甲状腺功能减退，而发生心包积液，发生率约 25%。病毒感染所致而发生心包炎均需与放射性心包炎相鉴别。

(5)治疗：放疗后无症状心包积液，定期随访，不需特殊治疗。大量心包积液、心脏压塞或为明确诊断进行组织学检查需做心包穿刺术。严重顽固疼痛和威胁生命的心包积液可用激素治疗。反复大量心包积液，严重渗出-缩窄性心包炎行心包切除术，手术死亡率 21%，而非特异性缩窄性心包炎手术死亡率则为 8%,明显低于放射性心包炎。术后随访 5 年生存率 5%,而其他病因心包切除术,5 年随访生存率 83%。

5.风湿性心包炎

早期心包炎最常见病因是急性风湿热,它与严重的风湿性心内膜炎多并存。目前,风湿性心包炎不常见,发生率为 5%~10%。风湿性心包炎为自限性心包炎,可自然消退,发展为慢性钙化缩窄性心包炎极罕见。

(1)病理解剖:风湿性心包炎特点为浆液纤维蛋白或脓性渗液。急性活动期 IgG、IgM 和补体沉着在心包膜表面,但心包炎发病机制是免疫机制或是单纯的非特异性炎症反应尚不清楚。

(2)临床表现及诊断:风湿性心包炎常发生在急性风湿热初期,无临床症状或有典型心前区痛和急性风湿热的其他症状,如发热、全身不适和关节痛。出现心包炎常表示有弥漫性全心炎。风湿性心包炎诊断依据包括胸痛、心包摩擦音或超声心动图显示出心包积液,结合 Jones 修正的急性风湿热临床诊断标准和 A 族溶血性链球菌感染证据。儿童风湿性心包炎并不少见,所以对心包炎患儿应迅速查找急性风湿热的相关证据。

儿童或青年人出现心包炎、发热、关节痛和皮疹等,应与病毒疹、莱姆病、感染性心内膜炎、青年型类风湿关节炎、系统性红斑狼疮、克罗恩病、Henoch-Schonlein 紫癜或镰状细胞危象相鉴别。

(3)治疗:按急性风湿热治疗,包括卧床休息,注射青霉素,若发生心力衰竭时加用地高辛。胸痛者可给予阿司匹林 600 mg,每天 3~4 次,也可用激素治疗。少量或中等量心包积液常可自然退,不需要进行心包穿刺抽液,除非为了明确急性风湿热的诊断。

6.系统性红斑狼疮性心包炎

系统性红斑狼疮性心包炎多发生在疾病活动期,是该病最常见的心血管系统表现。临床发生率为 20%~45%。超声心动图检查发现异常的百分率更高。尸解检出率为 43%~100%,平均 62%,心包炎多为纤维蛋白性或渗出性。心包液可能是血浆性或肉眼血性。蛋白含量高,葡萄糖量正常或减少,白细胞计数小于 10×10^9/L,补体水平低、偶可发现红斑狼疮细胞。

心脏压塞发生率小于 10%,发展为缩窄性心包炎者罕见。有时心脏压塞是红斑狼疮首发症状。红斑狼疮心包炎可伴有心肌炎、心内膜炎,传导系统炎症和冠状动脉炎,偶可引起心肌梗死。

(1)临床表现:红斑狼疮患者出现胸痛,心包摩擦音或 X 线检查心影增大,心电图呈急性心包炎的特点。因心包炎常发生在疾病活动期,常与肾炎同时并存,其血清补体明显升高,抗核抗体阳性和血沉增加,可查到红斑狼疮细胞。红斑狼疮患者,用免疫抑制药物、激素和细胞毒性制剂治疗过程中,若超声心动图发现新近心包积液,胸部 X 线检查心影增大,胸腔积液和肺实质性浸润,需细心的体格检查、血培养、结核菌素皮试以排除并发化脓性、真菌性或结核性心包炎。

(2)治疗:针对原发病治疗,如激素和免疫抑制剂。可采用中到大剂量糖皮质激素类药物。如泼尼松 1.0~1.5 mg/(kg·d),1~5 天内不见症状好转,可考虑在原剂量上增加 10% 剂量,待病情缓解,减少用量,泼尼松 15 mg/d 或隔天 30 mg 维持治疗,一般为 6~12 个月。大量心包积液心脏压塞时行心包穿刺术,反复出现心包积液和发展成缩窄性心包炎,可选择心包切除术。

7.类风湿心包炎

尸检发现,50% 类风湿关节炎患者合并陈旧性纤维蛋白粘连性心包炎。生前诊断为 10%~25%,表现为一过性或大量心包积液心包炎征象。50% 慢性类风湿关节炎者,超声心动图检查可显示有心包积液。心包炎多见于严重类风湿关节炎,包括关节强直、畸形、皮下类风湿结节、肺炎和类风湿因子阳性。偶尔,血清类风湿因子阴性患者亦可发生类风湿性全心炎。

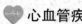

成人类风湿性心包炎能引致心脏压塞和渗出性缩窄心包炎及缩窄性心包炎。成人 Still 病、约 6% 青年型类风湿关节炎，可出现心包炎心脏压塞。心包炎同时伴有心肌炎的发生率以男性为主。

(1)病理解剖：心包膜典型病理改变为心包血管炎，非特异性纤维素性增厚粘连，偶见类风湿结节。心包渗液呈浆液性或血性，蛋白超过 5 g/dL，葡萄糖小于 45 mg/dL，胆固醇水平升高，白细胞计数在(20～90)×10^9/L，类风湿因子阳性，补体活性减低、心包膜见 CD8$^+$ T 细胞浸润。当类风湿结节侵犯心肌、心瓣膜时，能引致主动脉瓣、二尖瓣关闭不全。

(2)临床表现：关节肿胀僵痛、发热、心前区痛和心包摩擦音、胸膜炎。胸部 X 线检查心影扩大，65% 患者出现单侧或双侧胸腔积液。心电图表现为非特异性 ST-T 改变、房室传导阻滞。超声心动图检查几乎一半患者有心包增厚和积液。虽然类风湿性心包炎是自限性和良性的，但 3%～25% 患者突然出现心脏压塞或因免疫复合物沉着在心包膜上而发展为渗出-缩窄性或缩窄性心包炎，且男性多于女性。

(3)治疗：有症状的心包炎者可用阿司匹林 0.6～1.0，每天 3～4 次，或非甾体抗炎药如吲哚美辛 25 mg，每天 2～3 次。大量心包积液、心脏压塞行心包穿刺术，4%～20% 患者需心包切除术，使血流动力学得到最大的改善。

8.心包切开术后综合征

心包切开术后综合征是指心脏手术一周后出现发热、心包炎、胸膜炎。此综合征首先发生在风湿性心脏病二尖瓣手术患者，认为是风湿热的复发，随后，在非风湿性心脏病的患者进行心脏手术后也会出现这一综合征。在埋藏式心脏起搏器起搏导管引起心脏穿孔、胸部钝挫伤、心外膜植入心脏起搏器及冠状动脉成形术导致冠状动脉穿孔时，可同样出现心包切开术后综合征的临床特征。

心包切开术后综合征发病率在 10%～40%，儿童发病率高于成人。有报道预激综合征心脏外科手术治疗导致本综合征的发生率为 31%。

同 Dressler 综合征类似，心包切开术后综合征被假设为心肌自身的免疫反应，可能同一种新的或再活化的病毒感染有关。Engle 及其同事曾用实验证明，进行过心包切开术的某些患者其血浆中出现抗心肌抗体，效价水平同综合征发病率呈正比关系。约 70% 心包切开术后综合征患者血浆抗心肌病毒抗体效价升高，而无此综合征患者仅 8% 升高，抗心肌抗体阴性，这暗示，病毒感染可能是个触发或随意因素。在 2 岁以下进行心脏手术的儿童中，患心包切开术后综合征甚为罕见。这一发现，说明同各种病毒暴露的时间有关，或是对经由胎盘的保护性抗体有关。

(1)病理解剖：心包切开术后综合征，心包组织无特异性改变，心包操作和积血可能引起心包粘连，心包膜增厚，偶有纤维化心包腔闭合，导致缩窄性心包炎。心包膜产生的组织型纤维蛋白溶酶原激活素，在心脏手术拖长时间，伴随心包间皮损伤和炎症时，分泌激活素减少影响心包纤维蛋白的溶解，导致术后心包炎和心包粘连。心包积液呈稻草黄色、粉红色或血性，其蛋白含量大于 4.5 g/dL，白细胞计数(0.3～8.0)×10^9/L。

(2)临床表现：通常在心脏手术后 2～3 周急性起病，其特征为发热、乏力和胸痛。有些病例手术后一周内即持续发热。胸痛是急性心包炎的特征，胸痛性质类似胸膜炎。其他非特异性的炎症表现包括血沉加快，多形核白细胞升高。几乎所有患者在心脏手术后头几天可闻及心包摩擦音，大多数于 1 周内消失而不发生此综合征。X 线检查约 1/3 的患者左侧或双侧胸腔积液，1/10 患者有肺浸润，半数患者有短暂性的心影扩大。心电图表现为非特异性 ST-T 改变和阵发性房性心动过速。超声心动图可提示心包积液存在和心脏压塞的证据。心脏手术后心包渗血极为普遍,术后 10 天内有 56％～84％患者有心包积液。诊断心包切开术后综合征需与术后其他原因,包括感染引起发热相鉴别。

(3)治疗:心包切开术后综合征有自限性,但长期迁延可致残。发热和胸痛可用阿司匹林或非甾体抗炎药加以缓解。用药后 48 小时内无效可使用激素治疗。手术后头 6 个月此综合征多有复发。约 1％成年人心脏手术后平均 49 天发生心脏压塞,同时伴有发热、心包摩擦音及典型"心包痛"。抗凝治疗与心包切开术后综合征伴发心脏压塞无关。心脏压塞行心包穿刺处理,反复的心脏压塞需要进行心包切除术。发生缩窄性心包炎罕见,多出现在心包切除术后综合征后的数月至数年。

9.创伤性心包炎

创伤性心包炎除贯通伤和非贯通伤,其他外伤性心包炎的重要原因,包括食管癌、食管腐蚀或 Boerhaave 综合征突发食管破裂,食管内容物流入心包腔或为食管胃切除术后的并发症。意外事件,吞咽牙签或鱼骨致食管穿孔而发生心脏压塞和迟发缩窄性心包炎。食管破裂外伤性心包炎,常伴随严重糜烂性心包炎症和感染。食管破裂或穿孔可发展成食管心包瘘。上述病情,虽有内科治疗瘘管可以自然闭合报道,也常需外科立即手术,但死亡率高。心包炎也可继发于胰腺炎,此时心包积液淀粉酶含量高,而心脏压塞或胰腺心包瘘罕见。急性酒精性胰腺炎,心包积液发生率明显高于对照组(47％比 11％)。恶性疾病或胃、胆管、大肠和气管外科手术并发溃疡形成,可致心包瘘管。

心包外伤也可出现不常见的外伤性症状,包括心脏通过心包裂口形成心脏疝或心脏半脱位所引发心血管虚脱和心包内膈疝。心脏疝能被 CT 和 MRI 所诊断。左肺根部切除术和部分心包切除术可发生在胸心脏疝。脐疝手法复位引起肠祥心包内疝罕见,超声心动图可提供诊断。

10.心脏手术及心导管术后心包积血

心脏外科术后或心导管检查、安装起搏器过程中或术后并发心包积血,可导致急性心脏压塞和慢性缩窄性心包炎。一组报道 510 例进行心脏外科手术后连续发病者,其中 2％在术后 1～30 天内(平均 8 天)发生心脏压塞。心脏外科手术后至少有一半患者,可用超声心动探测出小量心包积液,大量心包积液心脏压塞常见于服抗凝药者,且比服用阿司匹林患者多 10 倍。术后心脏压塞占心脏外科术后不明原因低血压病例的 10％,会与血容量不足或心力衰竭相混淆,右心室压缩继发肝充血可能误诊术后肝炎等。

床旁作食管超声检查是鉴别术后完全性或局限性心脏压塞的必不可少的诊断工具。两者在临床和超声心动图上的心脏压塞表现是有区别的。对心脏周围或大面积局限性心包积液的处理可用二维超声心动图引导下作经皮导管心包穿刺术。对心脏后壁局部心包积液或局部血栓的患者,应在手术室内作外科心包切开清除处理。Friedrich 等在 6 年中连续观察 11 845 例,心导管操作时心脏穿孔和急性心脏压塞发生率,二尖瓣球囊成形术时心脏穿孔占 4.2％,主动脉瓣球囊成形术占 0.01％,对这类患者实施心包穿刺术半数有效,而其余患者则要外科手术修补穿孔。经静脉的右心室内膜心肌活检,心脏穿孔和/或心脏压塞发生占 1.5％,冠状动脉成形术 0.02％,冠状动脉内支架植入较少见。引起心包积血和心脏压塞其他原因,包括胸骨骨穿,食管镜,和纵隔镜检查。近年来报道,食管静脉曲张用内镜硬化治疗也是引起急性心包积血和随后发展为心包炎和心脏压塞的原因。植入螺旋固定心房电极的起搏器约 5％发生急性心包炎并伴有心包积液,需要抗感染治疗。

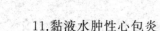

11.黏液水肿性心包炎

黏液水肿患者常并发心肌病,1/3并心包积液、胸腔积液和腹水。心包积液机制可能是水钠潴留,淋巴液引流缓慢和毛细血管外渗蛋白增加。心包积液常呈清或淡黄色,偶尔像黏液胶状物。积液所含蛋白和胆固醇浓度升高,少量白细胞或红细胞。黏液水肿患者心包积液增长速度很缓慢,容量可达5～6 L,虽已压迫心脏,但仍无代偿性心动过速和其他心脏压塞症状,胸部透视时意外发现心脏明显扩大。曾有报道巨舌可作为甲状腺功能减退和心包积液静脉压升高的特征。大量心包积液患者,常是甲状腺功能减退特征,尤其是婴儿和老年患者,往往心包积液是唯一的体征。纵隔放疗后,患者出现心包积液应考虑为甲状腺功能减退的表现,有报道25％妇女在放疗中可诱发甲状腺功能紊乱。甲状腺替代治疗,已恢复具有正常甲状腺功能数月后,黏液水肿心包积液会缓慢减少最终消失。

12.胆固醇性心包炎

胆固醇心包炎是由于心包损伤伴胆固醇结晶沉积和对炎症反应的单核细胞,包括泡沫细胞、巨噬细胞浸润而形成。心包腔内出现胆固醇结晶是慢性炎症表现。心包积液典型特征,包括微小胆固醇结晶,像闪闪发光的金子。心包积液中胆固醇增多机制不清,可能原因:①心包表面细胞坏死放出细胞的胆固醇;②红细胞溶解释放出胆固醇;③心包炎减少了淋巴引流,减少胆固醇的吸收,产生胆固醇结晶;④一些胆固醇心包炎患者,心包积液的胆固醇量与血浆胆固醇含量相似,心包腔内高胆固醇可能是单纯渗出物。

大多数胆固醇心包炎常缺乏明确的基础疾病。治疗包括确定伴有的任何因素如结核病、风湿病或黏液性水肿高胆固醇血症。胆固醇心包炎心包积液容量大,发展缓慢,心脏压塞并发症少见。当大量心包积液引起呼吸困难和胸痛,或发展成缩窄性心包炎的可进行心包切除术。

13.乳糜性心包积液

特发性乳糜性心包积液罕见,常是由于胸导管阻塞,其原因可以为外科手术或外伤致胸导管破裂或因肿瘤阻塞淋巴管。胸导管阻塞,使正常的淋巴回流系统受阻,结果乳糜通过淋巴引流反流心包。多数患者无症状,心包积液缓慢增加,多在胸部X线和超声心动图检查时发现。损伤的胸导管和心包腔之间的淋巴引流,可凭借^{99m}Tc硫黄锑胶体放射核素淋巴管造影发现。心包积液常似乳白色牛奶,含有高胆固醇及甘油三酯,蛋白含量高于35 g/L,用苏丹Ⅲ号脂肪染剂染色,显微镜下见到细微脂肪滴。

乳糜心包积液发生心脏压塞和缩窄性心包炎罕见。有报道心脏手术后并发乳糜性心包积液可致心脏压塞。对有症状的乳糜性心包积液患者的处理,尽可能减少复发,包括限制摄入含丰富甘油三酯的食物,如不成功可考虑胸导管手术,切开心包壁排出乳糜液和防止再蓄积。

14.妊娠与心包积液

没有证据表明妊娠会影响心包疾病的易感性,但是,许多孕妇在妊娠后3个月出现小至中量心包积液,罕见心脏压塞,由于妊娠期血容量增加,可使原来隐伏的心包缩窄表现出来。妊娠期的急性心包炎心电图须与正常妊娠状态下心电图上轻微的ST-T改变相鉴别。妊娠期大多数心包疾病的处理与非妊娠者类似,值得注意的是,大剂量阿司匹林可使胎儿动脉导管提早闭合,秋水仙碱也应禁用。心包切开术或心包切除术并不增加随后妊娠的风险,必要时可以进行。妊娠20周后,可通过超声心动图检出胎儿心包液,深度在2 mm以内为正常,如心包液过多,应考虑到胎儿水肿、溶血、低蛋白血症、免疫系统疾病、母婴传播的支原体或其他感染和肿瘤形成的可能。

(邢彦麟)

第十章 心脏瓣膜病

第一节 二尖瓣狭窄

一、病因与病理

(一)风湿热

虽然近年来风湿性心脏瓣膜病的发生率逐年降低,但仍是临床上二尖瓣狭窄(mitral stenosis,MS)的常见病因。风湿性心脏瓣膜病患者中约 25％为单纯二尖瓣狭窄,40％为二尖瓣狭窄并二尖瓣关闭不全。其中女性患者占 2/3。一般而言,从急性风湿热发作到形成重度二尖瓣狭窄,至少需 2 年,在温带气候大多数患者能保持十年以上的无症状期。风湿热反复多次发作者易罹患二尖瓣狭窄。

风湿性二尖瓣损害,早期病理变化为瓣膜交界处和基底部发生水肿、炎症及赘生物形成,随后由于纤维蛋白的沉积和纤维性变,发生瓣叶交界处粘连、融合,瓣膜增粗、硬化、钙化,腱索缩短并相互粘连,限制瓣膜的活动与开放,致使瓣口狭窄,与鱼嘴或钮孔相似。一般后瓣病变程度较前瓣重,后瓣显著增厚、变硬、钙化、缩短,甚至完全丧失活动能力,而前瓣仍能上下活动者并不罕见。

(二)二尖瓣环及环下区钙化

常见于老年人退行性变。尸检发现,50 岁以上人群中约 10％有二尖瓣环钙化,其中糖尿病患者尤为多见,女性比男性多 2～3 倍,超过 90 岁的女性患者二尖瓣环钙化率高达 40％。偶见于年轻人,可能与合并马方综合征或钙代谢异常有关。

瓣环钙化可影响二尖瓣的正常启闭,引起狭窄和/或关闭不全。钙化通常局限于二尖瓣的瓣环处,多累及后瓣。然而,最近研究表明,老年人二尖瓣环钙化,其钙质沉着主要发生于二尖瓣环的前方及后方,而非真正的瓣环处,钙化延伸至膜部室间隔或希氏束及束支时,可引起心脏传导功能障碍。

(三)先天性发育异常

单纯先天性二尖瓣狭窄甚为少见。

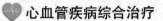

(四)其他罕见病因

如结缔组织病、恶性类癌瘤、多发性骨髓瘤等。

二、病理生理

正常人二尖瓣开放时瓣口面积为 4~6 cm²，当瓣口面积小于 2.5 cm² 时，才会出现不同程度的临床症状。临床上根据瓣口面积缩小程度不同，将二尖瓣狭窄分为轻度(2.5~1.5 cm²)、中度(1.5~1.0 cm²)、重度(<1.0 cm²)狭窄。根据二尖瓣狭窄程度和代偿状态分为以下三期(图 10-1)。

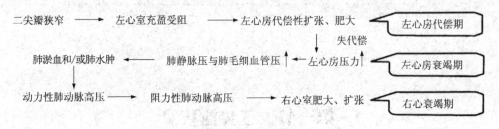

图 10-1　二尖瓣狭窄血流动力学图解

(一)左心房代偿期

轻度二尖瓣狭窄时，只需在心室快速充盈期、心房收缩期存在压力梯度，血液便可由左心房充盈左心室。因此左心房发生代偿性扩张及肥大以增强收缩力，延缓左心房压力的升高。此期内，临床上可在心尖区闻及典型的舒张中、晚期递减型杂音，收缩期前增强(左心房收缩引起)。患者无症状，心功能完全代偿，但有二尖瓣狭窄的体征(心尖区舒张期杂音)和超声心动图改变。

(二)左心房衰竭期

随着二尖瓣狭窄程度的加重，左心房代偿性扩张、肥大及收缩力增强难以克服瓣口狭窄所致血流动力学障碍时，房室压力梯度必须存在于整个心室舒张期，房室压力阶差为 2.7 kPa(20 mmHg)，才能维持安静时心排血量，因此左心房压力升高。由于左心房与肺静脉之间无瓣膜存在，当左心房压力升至3.3~4.0 kPa(25~30 mmHg)时，肺静脉与肺毛细血管压力亦升至 3.3~4.0 kPa(25~30 mmHg)，超过血液胶体渗透压水平，引起肺毛细血管渗出。若肺毛细血管渗出速度超过肺淋巴管引流速度，可引起肺顺应性下降，发生呼吸功能障碍和低氧血症，同时，血浆及血细胞渗入肺泡内，可引起急性肺水肿，出现急性左心房衰竭表现。本期患者可出现劳力性呼吸困难，甚至端坐呼吸、夜间阵发性呼吸困难，听诊肺底可有湿啰音，胸部 X 线检查常有肺淤血和/或肺水肿征象。

(三)右心衰竭期

长期肺淤血可使肺顺应性下降。早期，由于肺静脉压力升高，可反射性引起肺小动脉痉挛、收缩，肺动脉被动性充血而致动力性肺动脉高压，尚可逆转。晚期，因肺小动脉长期收缩、缺氧，致内膜增生、中层肥厚，肺血管阻力进一步增高，加重肺动脉高压。肺动脉高压虽然对肺毛细血管起着保护作用，但明显增加了右心负荷，使右心室壁肥大、右心腔扩大，最终引起右心衰竭。此时，肺淤血和左心衰竭的症状反而减轻。

三、临床表现

(一)症状

1.呼吸困难和乏力

当二尖瓣狭窄进入左心房衰竭期时,可产生不同程度的呼吸困难和乏力,是二尖瓣狭窄的主要症状。前者为肺淤血所引起,后者是心排血量减少所致。早期仅在劳动、剧烈运动或用力时出现呼吸困难,休息即可缓解,常不引起患者注意。随狭窄程度的加重,日常生活甚至静息时也感气促,夜间喜高枕,甚至不能平卧,须采取半卧位或端坐呼吸,上述症状常因感染(尤其是呼吸道感染)、心动过速、情绪激动、心房颤动诱发或加剧。

2.心悸

心慌和心前区不适是二尖瓣狭窄的常见早期症状。早期与偶发的房性期前收缩有关,后期发生心房颤动时心慌常是患者就诊的主要原因。自律性或折返活动引起的房性期前收缩,可刺激左心房易损期而引起心房颤动,由阵发性逐渐发展为持续性。而心房颤动又可引起心房肌的弥漫性萎缩。导致心房增大及不应期、传导速度更加不一致,最终导致不可逆心房颤动。快心室率心房颤动时,心室舒张期缩短,左心室充盈减少,左心房压力升高,可诱发急性肺水肿的发生。

3.胸痛

15%的患者主诉胸痛,其产生原因如下:①心排血量下降,引起冠状动脉供血不足,或伴冠状动脉粥样硬化和/或冠状动脉栓塞。②右心室压力升高,冠状动脉灌注受阻,致右心室缺血。③肺动脉栓塞,常见于右心衰竭患者。

4.咯血

咯血发生于10%患者。二尖瓣狭窄并发的咯血有如下几种。

(1)突然出血:出血量大,有时称为肺卒中,却很少危及生命。因为大出血后,静脉压下降,出血可自动停止。此种咯血是由于突然升高的左心房和肺静脉压,传至薄而扩张的支气管静脉壁使其破裂所致,一般发生于病程早期。晚期,因肺动脉压力升高,肺循环血流量有所减少,该出血情况反而少见。

(2)痰中带血:二尖瓣狭窄患者,因支气管水肿罹患支气管炎的机会增多,若支气管黏膜下层微血管破裂,则痰中带有血丝。

(3)粉红色泡沫痰:急性肺水肿的特征性表现,是肺泡毛细血管破裂,血液、血浆与空气互相混合的缘故。

(4)暗红色血液痰:病程晚期,周围静脉血栓脱落引起肺栓塞时的表现。

5.血栓栓塞

左心房附壁血栓脱落引起动脉栓塞,是二尖瓣狭窄常见的并发症。在抗凝治疗和手术治疗时代前,二尖瓣病变患者中,约1/4死亡继发于栓塞,其中80%见于心房颤动患者。若为窦性心律,则应考虑一过性心房颤动及潜在感染性心内膜炎的可能。35岁以上的患者合并心房颤动,尤其伴有心排血量减少和左心耳扩大时是形成栓子的最危险时期,主张接受预防性抗凝治疗。

6.吞咽困难、声嘶

增大的左心房压迫食管,扩张的左肺动脉压迫左喉返神经所致。

7.感染性心内膜炎

增厚、钙化的瓣膜少发。

8.其他

肝大、体静脉压增高、水肿、腹水,均为重度二尖瓣狭窄伴肺血管阻力增高及右心衰竭的症状。

(二)体征

重度二尖瓣狭窄患者常有"二尖瓣面容"-双颧呈绀红色。右心室肥大时,心前区可扪及抬举性搏动。

1.二尖瓣狭窄的心脏体征

(1)心尖冲动正常或不明显。

(2)心尖区 S_1 亢进是二尖瓣狭窄的重要特点之一,二尖瓣狭窄时,左心房压力升高,舒张末期左心房室压力阶差仍较大,且左心室舒张期充盈量减少,二尖瓣前叶处于心室腔较低位置,心室收缩时,瓣叶突然快速关闭,可产生亢进的拍击样 S_1。S_1 亢进且脆,说明二尖瓣前叶活动尚好,若 S_1 亢进且闷,则提示前叶活动受限。

(3)开瓣音亦称二尖瓣开放拍击音,由二尖瓣瓣尖完成开放动作后瓣叶突然绷紧而引起,发生在二尖瓣穹隆进入左心室的运动突然停止之际。

(4)心尖部舒张中、晚期递减型隆隆样杂音,收缩期前增强,是诊断二尖瓣狭窄的重要体征。心室舒张二尖瓣开放的瞬间,左心房室压力梯度最大,产生杂音最响,随着左心房血液充盈到左心室,房室压力梯度逐渐变小,杂音响度亦逐渐减轻,最后左心房收缩将 15%～25% 的血液灌注于左心室,产生杂音的收缩期前增强部分。心房颤动患者,杂音收缩期前增强部分消失。但据 Criley 氏报道,此时若左心房压力超过左心室压力 1.3 kPa(10 mmHg) 或更高,则可有收缩期前增强部分。

二尖瓣狭窄的舒张期杂音于左侧卧位最易听到,对于杂音较轻者,可嘱运动、咳嗽、用力呼气或吸入亚硝酸异戊酯等方法使杂音增强。拟诊二尖瓣狭窄而又听不到舒张期杂音时,可嘱患者轻微运动(仰卧起坐 10 次)后左侧卧位,或左侧卧位后再深呼吸或干咳数声,杂音可于最初 10 个心动周期内出现。杂音响度还与瓣口狭窄程度及通过瓣口的血流量和血流速度有关。在一定限度内,狭窄愈重,杂音愈响,但若狭窄超过某一范围,以致在左心室形成漩涡不明显或不引起漩涡,反而使杂音减轻或消失,后者即所谓的"无声性二尖瓣狭窄"。

2.肺动脉高压和右心室肥大的体征

(1)胸骨左缘扪及抬举性搏动。

(2)P_2 亢进、S_2 分裂,肺动脉高压可引起 S_2 的肺动脉瓣成分亢进,肺动脉压进一步升高时,右心室排血时间延长,S_2 分裂。

(3)肺动脉扩张,于胸骨左上缘可闻及短的收缩期喷射性杂音和递减型高调哈气性舒张早期杂音(Graham Steell 杂音)。

(4)右心室肥大伴三尖瓣关闭不全时,胸骨左缘四五肋间有全收缩期吹风样杂音,吸气时增强。

四、辅助检查

(一)心电图检查

中、重度二尖瓣狭窄,可显示特征性改变。左心房肥大(P 波时限大于 0.12 秒,并呈双峰波形,即所谓"二尖瓣型 P 波"(图 10-2),是二尖瓣狭窄的主要心电图特征,可见于 90% 的显著二尖瓣狭窄伴窦性心律者。心房颤动时,V_1 导联颤动波幅超过 0.1 mV,也提示存在心房肥大。

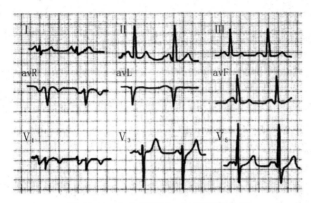

图 10-2 左心房肥大:二尖瓣型 P 波

右心室收缩压低于 9.3 kPa(70 mmHg)时右心室肥大少见;介于 9.3～13.3 kPa(70～100 mmHg)时,约 50%患者可有右心室肥大的心电图表现;超过 13.3 kPa(100 mmHg)时,右心室肥大的心电图表现一定出现(图 10-3)。

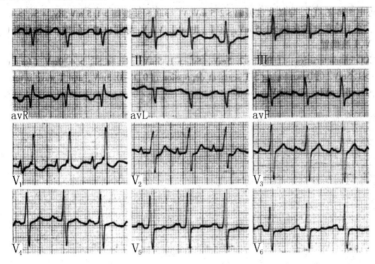

图 10-3 左心房肥大,右心室肥大

心律失常在二尖瓣狭窄患者早期可表现为房性期前收缩,频发和多源房性期前收缩往往是心房颤动的先兆,左心房肥大的患者容易出现心房颤动。

(二)X 线检查

轻度二尖瓣狭窄心影可正常。

左心房肥大时,正位片可见增大的左心房在右心室影后面形成一密度增高的圆形阴影,使右心室心影内有双重影。食管吞钡检查,在正位和侧位分别可见食管向右向后移位。

肺动脉高压和右心室肥大时,正位片示心影呈"梨形",即"二尖瓣型"心,尚可见左主支气管上抬。肺部表现主要为肺淤血,肺门阴影加深。由于肺静脉血流重新分布,常呈肺上部血管阴影增多而下部减少。肺淋巴管扩张,在正位及左前斜位可见右肺外下野及肋膈角附近有水平走向的纹状影,即 Kerley B 线,偶见 Kerley A 线(肺上叶向肺门斜行走行的纹状影)。此外,长期肺淤血尚可引起肺野内含铁血黄素沉积点状影。

严重二尖瓣狭窄和老年性瓣环及环下区钙化者,胸片相应部位可见钙化影。

(三)超声心动图(UCG)检查

UCG 是诊断二尖瓣狭窄较有价值的无创伤性检查方法,有助于了解二尖瓣的解剖和功能情况。

1.M 型 UCG

(1)直接征象:二尖瓣前叶活动曲线和 EF 斜率减慢,双峰消失,前后叶同向运动,形成所谓"城墙样"图形。

(2)间接征象:左心房肥大,肺动脉增宽,右心房、右心室肥大。

2.二维 UCG

(1)直接征象:二尖瓣叶增厚,回声增强,活动僵硬,甚至钙化,二尖瓣舒张期开放受限,瓣口狭窄,交界处粘连。

(2)间接征象:瓣下结构钙化,左心房附壁血栓。

3.多普勒 UCG

二尖瓣口可测及舒张期高速射流频谱,左心室内可有湍流频谱,测定跨二尖瓣压力阶差可判定狭窄的严重程度。彩色多普勒检查可显示舒张期二尖瓣口高速射流束及多色镶嵌的反流束。

4.经食管 UCG

采用高频探头,直接在左心房后方探查,此法在探查左心房血栓方面更敏感,可达 90%。

(四)心导管检查

仅在决定是否行二尖瓣球囊扩张术或外科手术治疗前,需要精确测量二尖瓣口面积及跨瓣压差时才做心导管检查。

(五)其他检查

抗链球菌溶血素 O(ASO)滴度 1:400 以上、血沉加快、C 反应蛋白阳性等,尤见于风湿活动患者。长期肝淤血患者可有肝功能指标异常。

二尖瓣狭窄的临床表现及实验室检查与血流动力学变化密切相关,血流动力学发展的每一阶段,均可引起相应的临床表现及实验室检查结果。

五、并发症

(一)心房颤动

见于晚期患者,左心房肥大是心房颤动持续存在的解剖学基础。出现心房颤动后,心尖区舒张期隆隆样杂音可减轻,且收缩期前增强消失。心房颤动早期可能是阵发性的,随着病程发展多转为持续性心房颤动。

(二)栓塞

多见于心房颤动患者,以脑梗死多见,栓子也可到达全身其他部位。

(三)急性肺水肿

这是重度二尖瓣狭窄严重而紧急的并发症,病死率高。往往由于剧烈体育活动、情绪激动、感染、妊娠或分娩、快心室率心房颤动等诱发,可导致左心室舒张充盈期缩短,左心房压升高,进一步引起肺毛细血管压升高,致使血浆渗透到组织间隙或肺泡,引起急性肺水肿。患者突发呼吸困难、不能平卧、发绀、大汗、咳嗽及咯粉红色泡沫样浆液痰,双肺布满湿啰音,严重者可昏迷或死亡。

(四)充血性心力衰竭

晚期50%~75%患者发生右心充血性心力衰竭,是此病常见的并发症及主要致死原因。呼吸道感染为心力衰竭常见诱因,年轻女性妊娠、分娩常为主要诱因。临床上主要表现为肝区疼痛、食欲缺乏、黄疸、水肿、尿少等症状,体检有颈静脉曲张、肝大、腹水及下肢水肿等。

(五)呼吸道感染

二尖瓣狭窄患者,常有肺静脉高压、肺淤血,因此易合并支气管炎、肺炎。

(六)感染性心内膜炎

单纯二尖瓣狭窄较少发生。风湿性瓣膜病患者在行牙科手术或其他能引起菌血症的手术时,应行抗生素预防治疗。

六、诊断与鉴别诊断

根据临床表现,结合有关实验室检查,尤其是超声心动图检查多能做出诊断。但应与其他引起心尖部舒张期杂音的疾病相鉴别(表10-1)。

表10-1 其他疾病引起的心尖部舒张期杂音特点

疾病	杂音特点
相对性二尖瓣狭窄	严重的二尖瓣关闭不全左向右分流的先天性心脏病,如VSD,PDA等此杂音的产生是由于血容量增加,致二尖瓣相对狭窄所致
三尖瓣狭窄	慢性肺心病患者,由于右心室肥大,心脏顺时针转位可在心尖部听到三尖瓣相对性狭窄所致的杂音
左心房黏液瘤	左心房黏液瘤部分堵塞二尖瓣口所致,与体位有关

七、治疗

狭窄程度轻无明显临床症状者,无须治疗,应适当避免剧烈运动,风湿热后遗症者应预防风湿热复发。有症状的二尖瓣患者,应予以积极治疗。

(一)内科治疗

1.一般治疗

适当休息,限制钠盐入量(2 g/d),使用利尿剂,通过减轻心脏前负荷改善肺淤血症状。

(1)急性肺水肿的处理:洋地黄的应用需谨慎,因洋地黄可增强右心室收缩力,有可能使右心室射入肺动脉内的血量增多,导致肺水肿的加重,但可应用常规负荷量的1/2~2/3,其目的是减慢心率而非增加心肌收缩力,以延长舒张期,改善左心室充盈,提高左心室每搏输出量。适合于合并快心室率心房颤动和室上性心动过速者。

(2)栓塞性并发症的处理:有体循环栓塞而不能手术治疗的患者,可口服抗凝剂,如华法林等。对于有栓塞危险的患者,包括心房颤动、40岁以上伴巨大左心房者,也应接受口服抗凝药治疗。

(3)心律失常的处理:快心室率心房颤动应尽快设法减慢心室率,可使用洋地黄类药物,若疗效不满意,可联合应用地尔硫䓬、维拉帕米或β受体阻滞剂。对于轻度二尖瓣狭窄患者不伴巨大左心房,心房颤动<6个月,可考虑药物复律或电复律治疗。

2.介入治疗

经皮球囊二尖瓣成形术(PBMV)是治疗二尖瓣狭窄划时代的进展,患者无须开胸手术,痛苦小，康复快，且具有成功率高、疗效好的特点。

(1)PBMV 的适应证：①中、重度单纯二尖瓣狭窄，瓣叶柔软，无明显钙化，心功能Ⅱ、Ⅲ级是 PBMV 最理想的适应证；轻度二尖瓣狭窄有症状者亦可考虑；心功能Ⅳ级者需待病情改善，能平卧时才考虑。②瓣叶轻、中度钙化并非禁忌，但若严重钙化且与腱索、乳头肌融合者，易并发二尖瓣关闭不全，因此宜做瓣膜置换手术。③合并慢性心房颤动患者，心腔内必须无血栓。④合并重度肺动脉高压，不宜外科手术者。⑤合并轻度二尖瓣关闭不全，左心室无明显肥大者。⑥合并轻度主动脉瓣狭窄或关闭不全，左心室无明显肥大者。

(2)PBMV 禁忌证：①合并中度以上二尖瓣关闭不全。②心腔内有血栓形成。③严重钙化，尤其瓣下装置病变者。④风湿活动。⑤合并感染性心内膜炎。⑥妊娠期，因放射线可影响胎儿，除非心功能Ⅳ级危及母子生命安全。⑦全身情况差或合并其他严重疾病。⑧合并中度以上的主动脉瓣狭窄和/或关闭不全。

(二)外科治疗

目的在于解除瓣口狭窄，增加左心每搏输出量，改善肺血液循环。

(1)手术指征：凡诊断明确，心功能Ⅱ级以上，瓣口面积小于 1.2 cm² 而无明显禁忌证者，均适合手术治疗。严重二尖瓣狭窄并发急性肺水肿患者，如内科治疗效果不佳，可行急诊二尖瓣扩张术。

(2)手术方式：包括闭式二尖瓣分离术、直视二尖瓣分离术、瓣膜修补术或人工瓣膜替换术。

八、预后

疾病的进程差异很大，从数年至数十年不等。预后主要取决于狭窄程度及心脏肥大程度，是否多瓣膜损害及介入、手术治疗的可能性等。

一般而言，首次急性风湿热发作后，患者可保持 10～20 年无症状。然而，出现症状后如不积极进行治疗，其后 5 年内病情进展非常迅速。研究表明，有症状的二尖瓣狭窄患者 5 年死亡率为 20％，10 年死亡率为 40％。

(邢彦麟)

第二节　二尖瓣关闭不全

一、病因

二尖瓣关闭不全(mitral incompetence，MI)严格来说不是一种原发病而是一种临床综合征。任何引起二尖瓣复合装置包括二尖瓣环、瓣膜、腱索、乳头肌病变的因素都可导致二尖瓣关闭不全，其诊断容易但确定病因难。按病程进展的速度和病程的长短可分为急性和慢性。

(一)慢性病变

慢性二尖瓣关闭不全进展缓慢、病程较长，病因包括以下几点。

(1)风湿性心脏病：在不发达国家风湿性心脏病引起者占首位，其中半数以上合并二尖瓣狭窄。

(2)退行性变:在发达国家,二尖瓣脱垂为最多见原因;二尖瓣黏液样退行性变、二尖瓣环及环下区钙化等退行性变也是常见原因。

(3)冠心病:常见于心肌梗死致乳头肌功能不全。

(4)其他少见原因:先天性畸形、系统性红斑狼疮、风湿性关节炎、心内膜心肌纤维化等。

(二)急性病变

急性二尖瓣关闭不全进展快、病情严重、病程短,病因包括以下几点。

(1)腱索断裂:可由感染性心内膜炎、二尖瓣脱垂、急性风湿热及外伤等原因引起。

(2)乳头肌坏死或断裂:常见于急性心肌梗死致乳头肌缺血坏死而牵拉作用减弱。

(3)瓣膜毁损或破裂:多见于感染性心内膜炎。

(4)心瓣膜替换术后人工瓣膜裂开。

二、病理生理

由于风湿性炎症使二尖瓣瓣膜纤维化、增厚、萎缩、僵硬、畸形,甚至累及腱索和乳头肌使之变粗、粘连、融合缩短,致使瓣膜在心室收缩期不能正常关闭,血液由左心室向左心房反流,病程长者尚可见钙质沉着。

(一)慢性病变

慢性二尖瓣关闭不全者,依病程进展可分为左心室代偿期、左心室失代偿期和右心衰竭期3个阶段(图10-4)。

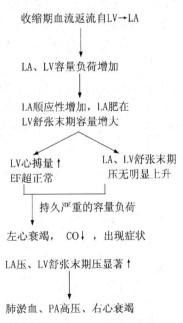

图10-4 慢性二尖瓣关闭不全血流动力学图解

二尖瓣关闭不全时,在心室收缩期左心室内的血流存在两条去路,即通过主动脉瓣流向主动脉和通过关闭不全的二尖瓣流向左心房。这样,在左心房舒张期,左心房血液来源除通过四条肺静脉回流外,还包括左心室反流的血液而使其容量和压力负荷增加。由于左心房顺应性好,在反流血液的冲击下,左心房肥大,缓解了左心房压力的增加,且在心室舒张期,左心房血液迅速注入左心室而使容量负荷迅速下降,延缓了左心房压力的上升,这实际上是左心房的一种代偿机制,体积增大而压力正常(图 10-5),可使肺静脉与肺毛细血管压长期维持正常。与急性二尖瓣关闭不全相比,肺淤血发生晚、较轻,患者主述乏力而呼吸困难。

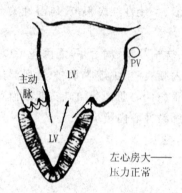

图 10-5　慢性二尖瓣关闭不全

对于左心室,在心室收缩期由于反流,使得在舒张期时由左心房流入左心室的血液除了正常肺循环回流外还包括反流的部分,从而增加了左心室的容量负荷。早期左心室顺应性好,代偿性扩大而使左心室舒张末期压力上升不明显,且收缩时左心室压力迅速下降,减轻了室壁紧张度和能耗而有利于代偿。左心室这种完善的代偿机制,可在相当长时间(大于 20 年)无明显左心房肥大和肺淤血,左心排血量维持正常而无临床症状。但一旦出现临床症状说明病程已到一定阶段,心排血量迅速下降而致头昏、困倦、乏力,迅速出现左心衰竭、肺水肿、肺动脉高压和右心衰竭,心功能达Ⅳ级,成为难治性心力衰竭,病死率高,患者出现呼吸困难、体循环淤血症状。

(二)急性病变

急性二尖瓣关闭不全早期反流量大,进展迅速,左心房、左心室容量和压力负荷迅速增加,没有经过充分的代偿即出现急性左心衰竭,使得心排血量迅速下降,心室压力上升,左心房及肺静脉压迅速上升,导致肺淤血和肺间质水肿。患者早期即出现呼吸困难、咯血等左心衰竭和肺淤血症状,病程进展迅速,多较快死于急性左心衰竭。由于来不及代偿,左心房、左心室肥大不明显(图 10-6、图 10-7),X 线检查示左心房、左心室大小正常,反流严重者可见肺淤血和肺间质水肿征象。

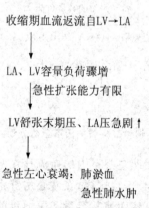

图 10-6　急性二尖瓣关闭不全血流动力学图解

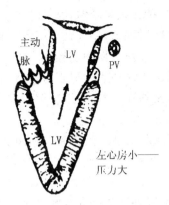

图 10-7　急性二尖瓣关闭不全

三、临床表现

(一)症状

1.慢性病变

患者由于左心良好的代偿功能而使病情有无症状期长,有症状期短的特点。

(1)代偿期:左心代偿功能良好,心排血量维持正常,左心房压力及肺静脉压也无明显上升,患者可多年没有明显症状,偶有因左心室舒张末期容量增加而引起的心悸。

(2)失代偿期:患者无症状期长,通常情况下,从初次感染风湿热到出现明显二尖瓣关闭不全的症状,时间可长达 20 年之久。但一旦出现临床症状即说明已进入失代偿期。随着左心功能的失代偿,心排血量迅速下降,患者出现疲劳、头昏、乏力等症状。左心室舒张末期压力迅速上升,左心房、肺静脉及肺毛细血管压上升,引起肺淤血及间质水肿,出现劳力性呼吸困难,开始为重体力劳动或剧烈运动时出现,随着左心衰竭的加重,出现夜间阵发性呼吸困难及端坐呼吸等。

(3)右心衰竭期:肺淤血及肺水肿使肺小动脉痉挛硬化而出现肺动脉高压,继而引起右心衰竭,患者出现体循环淤血症状,如肝大、上腹胀痛、下肢水肿等。

2.急性病变

轻度二尖瓣反流仅有轻度劳力性呼吸困难。严重反流,病情常短期内迅速加重,患者出现呼吸困难,不能平卧,咯粉红色泡沫痰等急性肺水肿症状,随后可出现肺动脉高压及右心衰竭征象。处理不及时,则心排血量迅速下降出现休克,患者常迅速死亡。

(二)体征

1.慢性病变

(1)代偿期:①心尖冲动,呈高动力型,左心室肥大时向左下移位。②心音,瓣叶缩短所致的重度关闭不全(如风湿性心脏病),S_1 常减弱。S_2 分裂,代偿期无肺动脉高压时,由于左心室射血时间缩短,主动脉提前关闭,产生 S_2 分裂,吸气时明显;失代偿产生肺动脉高压后,肺动脉瓣延迟关闭可加重 S_2 分裂。心尖区可闻及 S_3,大约出现在第二心音后 $0.10\sim0.18$ 秒,是中重度二尖瓣关闭不全的特征性体征,卧位时明显,其产生是由于血液大量快速流入左心室使之充盈过度,引起肥大的左心室壁振动所致。③心脏杂音,心尖区全收缩期吹风样杂音,是二尖瓣关闭不全的典型体征。其强度取决于瓣膜损害程度、反流量及左心房室压差,可以是整个收缩期强度均等,也可以是收缩中期最强,然后减弱。杂音在左心衰竭致反流量小时可减弱,在吸气时由于膈下降,心脏顺时针转位,回左心血流量减少,杂音相应减弱,呼气时相反。

杂音一般音调高、粗糙、呈吹风样、时限长,累及腱索或乳头肌时呈乐音样。其传导与前后瓣的解剖位置结构和血液反流方向有关,在前交界和前瓣损害时,血液反流至左心房的左后方,杂音可向左腋下和左肩胛间区传导;后交界区和后瓣损害时,血液冲击左心房的右前方,杂音可传导至肺动脉瓣区和主动脉瓣区;前后瓣均损害时,血液反流至左心房前方和左右侧,杂音向整个心前区和左肩胛间部传导。

心尖区舒张中期杂音,系由于发生相对性二尖瓣狭窄所致。通过变形的二尖瓣口血液的速度和流量增加,产生一短促、低调的舒张中期杂音,多在 S_3 之后,无舒张晚期增强,S_3 和它的出现提示二尖瓣关闭不全为中至重度。

(2)失代偿期(左心衰竭期):心前区可触及弥散性搏动,心尖区可闻及舒张期奔马律,全收缩期杂音减弱。

(3)右心衰竭期:三尖瓣区可闻及收缩期吹风样杂音。由于右心衰竭,体静脉血回流障碍产生体循环淤血,患者可有颈静脉曲张、搏动,肝大,肝颈静脉回流征阳性,腹水及下垂性水肿等。

2.急性病变

患者迅速出现左心衰竭,甚至出现肺水肿或心源性休克,常迅速死亡。

四、辅助检查

(一)心电图检查

病情轻者无明显异常,重者 P 波延长,可有双峰,同时左心室肥大、电轴左偏,病程长者心房颤动较常见。急性者,心电图可正常,窦性心动过速常见。

(二)X 线检查

慢性二尖瓣关闭不全早期,左心房、左心室形态正常,晚期左心房、左心室显著增大且与病变严重程度成比例,有不同程度肺淤血及间质水肿,严重者有巨大左心房,肺动脉高压和右心衰竭征象。偶可见瓣膜瓣环钙化,随心脏上下运动,透视可见收缩时左心房膨胀性扩大。

急性者心脏大小正常,反流严重者可有肺淤血及间质水肿征象,1～2 周左心房、左心室开始扩大,一年还存活者,其左心房、左心室扩大已达慢性患者程度。

(三)超声心动图检查

(1)M 型 UCC:急性者心脏大小正常,慢性者可见左心房、左心室肥大,左心房后壁与室间隔运动幅度增强。

(2)二维 UCG 检查:可确定左心室容量负荷,评价左心室功能和确定大多数病因,可见瓣膜关闭不全,有裂隙,瓣膜增厚变形、回声增强,左心房、左心室肥厚,肺动脉增宽。

(3)多普勒 UCG 检查:可见收缩期血液反流,并可测定反流速度,估计反流量。

(四)心导管检查

一般没有必要,但可评估心功能和二尖瓣关闭不全的程度,确定大多数病因。

五、并发症

急性者较快出现急性左心衰竭,慢性者与二尖瓣狭窄相似,以左心衰竭为主,但出现晚,一旦出现则进展迅速。感染性心内膜炎较常发生(>20%),体循环栓塞少见,常由感染性心内膜炎引起,心房颤动发生率高达 75%,此时栓塞较常见。

六、诊断与鉴别诊断

(一)诊断

根据典型的心尖区全收缩期吹风样杂音伴有左心房、左心室肥大,诊断应不困难。但应结合起病急缓、患者年龄、病情严重程度、房室肥大情况及相应辅助检查来确定诊断及明确病因。

(二)鉴别诊断

1.相对性二尖瓣关闭不全

由扩大的左心室及二尖瓣环所致,但瓣叶本身活动度好,无增厚、粘连等。杂音柔和,多出现在收缩中晚期。常有高血压、各种原因的主动脉瓣关闭不全或扩张型心肌病、心肌炎、贫血等病因。

2.二尖瓣脱垂

可出现收缩中期喀喇音-收缩晚期杂音综合征。喀喇音是由于收缩中期,拉长的腱索在二尖瓣脱垂到极点时骤然拉紧,瓣膜活动突然停止所致。杂音是由于收缩晚期,瓣叶明显突向左心房,不能正常闭合所致。轻度脱垂时可仅有喀喇音,较重时喀喇音和杂音均有,严重时可只有杂音而无喀喇音。

3.生理性杂音

杂音一般为1～2级,柔和,短促,位于心尖和胸骨左缘。二尖瓣关闭不全的临床表现及实验室检查与血流动力学变化密切相关,血流动力学发展的每一阶段,均可引起相应的临床表现及实验室检查结果。

七、治疗

(一)内科治疗

急性者一旦确诊,经药物改善症状后应立即采取人工瓣膜置换术,以防止变为慢性而影响预后,积极的内科治疗仅为手术争取时间。

慢性患者由于长期无症状,一般仅需定期随访,避免过度的体力劳动及剧烈运动,限制钠盐摄入,保护心功能,对风心病患者积极预防链球菌感染与风湿活动及感染性心内膜炎。如出现心功能不全的症状,应合理应用利尿剂、ACE抑制剂、洋地黄、β受体阻滞剂和醛固酮受体阻滞剂。血管扩张剂,特别是减轻后负荷的血管扩张剂,通过降低左心室射血阻力,可减少反流量,增加前向心排血量,从而产生有益的血流动力学作用。慢性患者可用ACE抑制剂,急性者可用硝普钠、硝酸甘油或酚妥拉明静脉滴注。洋地黄类药物宜用于心功能Ⅱ、Ⅲ、Ⅳ级的患者,对伴有快心室率心房颤动者更有效。晚期的心力衰竭患者可用抗凝药物防止血栓栓塞。

(二)外科治疗

人工瓣膜替换术是几乎所有二尖瓣关闭不全病例的首选治疗。对慢性患者,应在左心室功能尚未严重损害和不可逆改变之前考虑手术,过分推迟可增加手术死亡率和并发症。手术指征为:①心功能Ⅲ～Ⅳ级,Ⅲ级为理想指征,Ⅳ级死亡率高,预后差,内科疗法准备后应行手术。②心功能Ⅱ级或以下,缺乏症状者,若心脏进行性肥大,左心功能下降,应行手术。③EF>50%,左心室舒张末期直径<8.0 cm,收缩末期直径<5.0 cm,心排指数>2.0 L/(min·m²),左心室舒张末压<1.6 kPa(12 mmHg),收缩末容积指数<50 mL/m²患者,适于手术,效果好。④中度以上二尖瓣反流。

八、预后

慢性二尖瓣关闭不全患者代偿期较长,可达 20 年。一旦失代偿,病情进展迅速,心功能恶化,成为难治性心力衰竭。

内科治疗后 5 年生存率为 80％,10 年生存率近 60％,而心功能Ⅳ级患者,内科治疗 5 年生存率仅 45％。

急性二尖瓣关闭不全患者多较快死于急性左心衰竭。

（邢彦麟）

第三节　三尖瓣狭窄

一、病因

三尖瓣狭窄较少见,几乎均由风湿病所致,小部分病因有三尖瓣闭锁、右心房肿瘤。临床特征为症状进展迅速,类癌综合征常同时伴有三尖瓣反流;偶尔,右心室流出道梗阻可由心包缩窄、心外肿瘤及赘生物引起。

风湿性三尖瓣狭窄几乎均同时伴有二尖瓣病变,在多数患者中主动脉瓣亦可受累。

二、病理生理

风湿性二尖瓣狭窄的病理变化与二尖瓣狭窄相似,腱索有融合和缩短,瓣叶尖端融合,形成一隔膜样孔隙。

当运动或吸气使三尖瓣血流量增加时及当呼气使三尖瓣血流减少时,右心房和右心室的舒张期压力阶差即增大。若平均舒张期压力阶差超过 0.7 kPa(5 mmHg)时,即足以使平均右心房压升高而引起体静脉淤血,表现为颈静脉充盈、肝大、腹水和水肿等体征。

三、临床表现

(一)症状
三尖瓣狭窄致低心排血量可引起疲乏,体静脉淤血可引起恶心呕吐、食欲缺乏等消化道症状及全身不适感,由于颈静脉搏动的巨大"a"波,使患者感到颈部有搏动感。

(二)体征
主要体征为胸骨左下缘低调隆隆样舒张中晚期杂音,也可伴舒张期震颤,可有开瓣拍击音。增加体静脉回流方法可使之更明显,呼气及 Valsalva 动作使之减弱。

四、辅助检查

(一)X 线检查
主要表现为右心房明显扩大,下腔静脉和奇静脉扩张,但无肺动脉扩张。

<<<<<<<<

(二)心电图检查

示Ⅱ、V_1导电压增高;由于多数二尖瓣狭窄患者同时合并有二尖瓣狭窄,故心电图也常提示双侧心房肥大。

(三)超声心动图检查

其变化与二尖瓣狭窄时观察到的相似,M型超声心动图常显示瓣叶增厚,前叶的EF斜率减慢,舒张期与隔瓣提示矛盾运动、三尖瓣钙化和增厚;二维超声心动图对诊断三尖瓣狭窄较有帮助,其特征为舒张期瓣叶呈圆顶状,增厚、瓣叶活动受限。

五、诊断及鉴别诊断

根据典型杂音、心房扩大及体循环淤血的症状和体征,一般即可做出诊断,对诊断有困难者可行右心导管检查,若三尖瓣平均跨瓣舒张压差低于0.3 kPa(2 mmHg),即可诊断为三尖瓣狭窄。应注意与右心房黏液瘤、缩窄性心包炎等疾病相鉴别。

六、治疗

限制钠盐摄入及应用利尿剂,可改善体循环淤血的症状和体征;如狭窄显著,可行三尖瓣分离术或经皮球囊扩张瓣膜成形术。

(邢彦麟)

第四节　三尖瓣关闭不全

一、病因

三尖瓣关闭不全多为功能性,常继发于左心脏瓣膜病变致肺动脉高压和右心室扩张,器质性病变者多见于风湿性心脏病,常为联合瓣膜病变。单纯性三尖瓣关闭不全非常少见,见于先天性三尖瓣发育不良、外伤、右心感染性心内膜炎等。

二、病理生理

先天性三尖瓣关闭不全可有以下病变:①瓣叶发育不全或缺如。②腱索、乳头肌发育不全、缺如或延长。③瓣叶、腱索发育尚可,瓣环过大。

后天性单独的三尖瓣关闭不全可发生于类癌综合征。

三尖瓣关闭不全引起的病理变化与二尖瓣关闭不全相似,但代偿期较长;病情若逐渐进展,最终可导致右心室、右心房肥大,右心室衰竭。如肺动脉高压显著,则病情发展较快。

三、临床表现

(一)症状

二尖瓣关闭不全合并肺动脉高压时,才出现心排血量减少和体循环淤血的症状。三尖瓣关闭不全合并二尖瓣疾病者,肺淤血的症状可由于三尖瓣关闭不全的发展而减轻,但乏力和其他心排血量减少的症状可更为加重。

(二)体征

主要体征为胸骨左下缘全收缩期杂音,吸气及压肝后可增强;如不伴肺动脉高压,杂音难以闻及。反流量很大时,有第三心音及三尖瓣区低调舒张中期杂音。颈静脉脉波图 V 波(又称回流波,为右心室收缩时,血液回到右心房及大静脉所致)增大;可扪及肝脏搏动。瓣膜脱垂时,在三尖瓣区可闻及非喷射性喀喇音。其淤血体征与右心衰竭相同。

四、辅助检查

(一)X 线检查

可见右心室、右心房增大。右心房压升高者,可见奇静脉扩张和胸腔积液;有腹水者,横膈上抬。透视时可看到右心房收缩期搏动。

(二)心电图检查

无特征性改变。可示右心室肥厚、劳损右心房肥大;并常有右束支传导阻滞。

(三)超声心动图检查

可见右心室、右心房增大,上下腔静脉增宽及搏动;二维超声心动图声学造影可证实反流,多普勒可判断反流程度。

五、诊断及鉴别诊断

根据典型杂音,右心室、右心房增大及体循环淤血的症状及体征,一般不难做出诊断。应与二尖瓣关闭不全、低位室间隔缺损相鉴别。超声心动图声学造影及多普勒可确诊,并可帮助做出病因诊断。

六、治疗

(1)针对病因的治疗。

(2)由于右心压力低,三尖瓣口血流缓慢,易产生血栓,且三尖瓣置换有较高的手术病死率并且远期存活率低,一般尽量采用三尖瓣成形术来纠正三尖瓣关闭不全。如单纯瓣环扩大、瓣叶病变轻、外伤性乳头肌断裂等可行三尖瓣成形术治疗。成形方法包括瓣环成形术和瓣膜成形术。

(邢彦麟)

第五节　肺动脉瓣关闭不全

一、病理生理

因原发性或继发性肺动脉高压,肺动脉瓣环性损伤引起的器质性肺动脉瓣关闭不全相对较少。肺动脉瓣关闭不全者,由于反流发生于低压低阻力的肺循环,故血流动力学改变通常不严重。若瓣口反流量增大可致右心室容量负荷增加。肺动脉瓣关闭不全的基本血流动力学改变是舒张期肺动脉瓣反流使右心室容量负荷增大,严重时引起右心室扩大、肥厚,最后导致右心衰竭。伴发肺动脉高压、出现急性反流或反流程度严重者,病情发展较快。

二、临床表现

(一)症状

肺动脉瓣关闭不全患者,在未发生右心衰竭前,临床上无症状。严重反流引起右心衰竭时,可有腹胀、尿少、水肿等症状。

(二)体征

1.视诊

胸骨左缘第 2 肋间隙可见肺动脉收缩期搏动。

2.触诊

胸骨左缘第 2 肋间隙可扪及肺动脉收缩期搏动,有时可伴收缩或舒张期震颤。胸骨左下缘可扪及右心室高动力性收缩期搏动。

3.叩诊

心界向右扩大。

4.听诊

(1)胸骨左缘第 2～4 肋间隙有随第二心音后立即开始的舒张早期叹气性高调递减型杂音,吸气时增强,称为 Graham Steell 杂音,系继发于肺动脉高压所致。

(2)合并肺动脉高压时,肺动脉瓣区第二心音亢进、分裂。反流量大时,三尖瓣区可闻及收缩期杂音,也可能有收缩期前低调杂音(右 Austin-Flint 杂音)。如瓣膜活动度好,可听到肺动脉喷射音。肺动脉高压者,第二心音肺动脉瓣成分增强。由于右心室每搏输出量增多,射血时间延长,第二心音呈宽分裂。有每搏输出量增多致已扩大的肺动脉突然扩张产生收缩期喷射音,在胸骨左缘第 2 肋间隙最明显。胸骨左缘第 4 肋间隙常有右心室第三、四心音,吸气时增强。

三、辅助检查

(一)X 线检查

右心室增大,伴肺动脉高压时有肺动脉段凸出,肺门阴影增宽,尤其是右下肺动脉增宽(>10 mm),胸透可见肺门动脉搏动。

(二)心电图检查

继发于肺动脉高压者可有右束支传导阻滞和/或右心室肥厚图形。

(三)超声心动图检查

1.M 型超声检查

主要呈右心室舒张期容量负荷改变。

2.二维超声检查

可明确病因。

3.彩色超声检查

多普勒右心室流出道内,于舒张期可测得源于肺动脉口的逆向血流束。

四、诊断和鉴别诊断

根据肺动脉瓣区舒张早期杂音,吸气时增强,可做出肺动脉瓣关闭不全的诊断。多普勒超声可明确诊断并可帮助与主动脉瓣关闭不全的鉴别。

五、治疗

继发于肺动脉高压的肺动脉瓣关闭不全者,主要应治疗其原发病。对原发于瓣膜的病变应进行病因治疗。如反流量大或右心室容量负荷进行性加重者,可施行人工心脏瓣膜置换术。

（邢彦麟）

第十一章　先天性心脏病

第一节　法洛四联症

在发绀型先天性心脏病中,法洛四联症最多见。发病率约占先天性心脏病的10%,占发绀型先心病的50%。由于法洛四联症的解剖变化很大,可以极其严重伴有肺动脉闭锁和大量的侧支血管,也可仅为室间隔缺损伴流出道或肺动脉瓣轻度狭窄,因此其手术疗效和结果有较大差异。目前一般法洛四联症的手术治疗死亡率已降至5%以下,如不伴有肺动脉瓣缺如或完全性房室通道等,其死亡率低于2%。

一、病理解剖

法洛四联症意味其心脏有4种畸形,包括室间隔缺损、主动脉骑跨、右心室流出道梗阻和右心室肥厚。这些畸形的基此病理改变是由于漏斗部的圆锥隔向前和向左移位引起的(图11-1)。

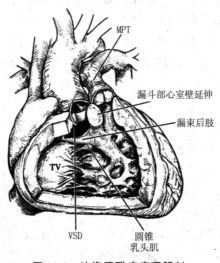

图 11-1　法洛四联症病理解剖

（一）室间隔缺损

非限制性的缺损，由漏斗隔及隔束左移对位不良引起，因此可称为连接不良型室间隔缺损。室间隔缺损上缘为移位的漏斗隔的前部；室间隔缺损的后缘与三尖瓣隔前瓣叶相邻；其下缘为隔束的后肢，而前缘为隔束的前肢。传导束穿行于缺损的后下缘。虽然室间隔缺损通常位于主动脉下，但当漏斗隔缺如或发育不完善时，缺损可向肺动脉部位延伸，或形成肺动脉瓣下缺损。

（二）主动脉骑跨

主动脉根部向右移位，使主动脉起源于左、右心室之间。主动脉与二尖瓣纤维连接总是存在，即使在极度骑跨的病例也是如此。当主动脉进一步骑跨，瓣下形成圆锥时被认为右心室双出口。法洛四联症的主动脉骑跨程度不同，但对手术的意义不是很大。

（三）右心室流出道梗阻

由于漏斗隔发育不良，漏斗部向前、向左移位引起右心室流出道梗阻。从漏斗隔向右心室游离壁延伸的异常肌束也可造成梗阻。肺动脉瓣环一般小于正常，肺动脉瓣叶常增厚且与肺动脉壁粘连，二瓣畸形多见，仅有少量病例肺动脉瓣狭窄成为流出道最窄部位。梗阻也可发生在肺动脉左、右分支的任何水平，有时可见一侧分支发育不良。左肺动脉可以缺如，而起源于动脉导管。也有局限性左右肺动脉开口狭窄。

（四）右心室肥厚

随着年龄增长，右心室肥厚进行性加重，包括调节束和心室内异常肌束的肥厚。增粗进一步加剧右心室梗阻，使右心室压力增高，甚至超过左心室压力，患者发绀加剧，出现缺氧发作。右心室肥厚晚期使心肌纤维化，影响右心室舒张功能。

并发畸形包括以下几种。①肺动脉瓣缺如：大约5％法洛四联症病例伴肺动脉瓣缺如。右心室流出道梗阻位于狭窄的肺动脉瓣环，常有严重肺动脉瓣反流。瘤样扩张的肺动脉干和左、右肺动脉分支可压迫支气管分支。②冠状动脉畸形：5％病例伴冠状动脉畸形，最多见为左前降支起源于右冠状动脉，横跨右心室流出道，右心室流出道切口易造成其损伤。其次为双左前降支，室间隔的下半由右冠状动脉供应，上半由左冠状动脉供应，且存在粗大右心室圆锥支。右冠状动脉起源于左主冠状动脉横跨右心室流出道较少见。临床上还见过冠状动脉行走于心肌层内，如粗大圆锥支行走在右心室流出道肌层内，流出道切口时，往往损伤冠状动脉。

法洛四联症主要伴随畸形最多见的为房间隔缺损、动脉导管未闭、完全房室间隔缺损和多发室间隔缺损。其他少见的还有左上腔静脉残存、左前冠状动脉异常起源和左、右肺动脉异常起源等。

二、病理生理

法洛四联症的发绀程度取决于右心室流出道的梗阻。出生时发绀不明显，随年龄增长，由于右心室漏斗部肥厚的进展，到6～12个月时，发绀才趋向明显。这时漏斗部水平的梗阻较为突出，由于肺循环血流的极度减少和心室水平右向左分流增加使低含氧血大量流入主动脉，导致体循环血氧饱和度降低，临床就出现发绀，这些病例可发生缺氧发作。缺氧发作的病理生理为右心室流出道继发性痉挛。在法洛四联症伴肺动脉狭窄时外周肺动脉可发育不良，但通常肺动脉分支大小尚可。肺动脉分支外观显小主要因为肺循环内压力和流量的降低。这些病例持续发绀是由于肺血流的梗阻较恒定。

三、临床表现

(一)症状

发绀为法洛四联症病例的主要症状,常表现在唇、指(趾)甲、耳垂、鼻尖、口腔黏膜等毛细血管丰富的部位。出生时发绀多不明显,出生后3～6个月(有的在1岁后)渐明显,并随年龄增长及肺动脉狭窄加重而发绀越重。20%～70%患婴有缺氧发作病史,发作频繁时期多是出生后6～18个月,发作一般与发绀的严重程度无关,即发绀严重者也可不发作,发绀轻者也可出现频繁的发作。发作时表现为起病突然,阵发性呼吸加深加快,伴发绀明显加重,杂音减弱或消失,重者最后发生昏厥、痉挛或脑血管意外。缺氧发作的机制是激动刺激右心室流出道的心肌使之发生痉挛与收缩,从而使右心室流出道完全堵塞所致。蹲踞在1～2岁患儿下地行走时开始出现,至8～10岁自知控制后不再蹲踞,蹲踞现象在其他畸形中也少见,发绀伴蹲踞者多可诊断为法洛四联症。

(二)体征

心前区略饱满,心尖冲动一般不移位,胸骨左缘可扪及右心室肥厚的右心抬举感。收缩期杂音来源于流出道梗阻,室缺多不发出杂音,杂音越响、越长,说明狭窄越轻,右心室到肺动脉血流量也越多,发绀也越轻;反之杂音越短促与柔和,说明狭窄越重,右向左分流也越多,肺动脉的血流量也越少,发绀也重。缺氧发作时杂音消失。第一心音正常。由于主动脉关闭音掩盖了原本轻柔的肺动脉关闭音,因此,第二心音往往单一。在有较大侧支血管供血时,患儿背部和两侧肺野可闻及连续性杂音。肺动脉瓣缺如病例常伴呼吸窘迫症状,且可闻及肺动脉反流的舒张期杂音。较年长患儿可见杵状指(趾)。

四、辅助检查

(一)心电图检查

心电图检查表现为右心室肥厚。与新生儿期的正常右心室肥厚一致,在3～4个月龄前不能清楚地反映出任何畸形。电轴右偏同样存在,而左心室肥厚仅见于由分流或侧支血管引起的肺血流过多病例。其他异常心电图少见。

(二)胸片检查

右心室肥厚引起心尖上翘和肺动脉干狭窄使心脏左上缘凹陷形成靴型心。心脏大、小基本正常,肺动脉段相对凹陷。当侧支血管较多时,外周肺纹理常紊乱和不规整。肺血流不对称多见于左、右肺动脉狭窄或左、右肺动脉无汇合。25%病例提示右位主动脉弓。

(三)多普勒超声心动图检查

超声心动图检查能很好地显示对位不良型室间隔缺损,主动脉骑跨和右心室流出道梗阻。冠状动脉开口和大的分支有时也能显示。外周肺动脉显示需要心脏导管检查。目前国内大部分医院根据超声心动图检查直接手术。

(四)心导管和心血管造影检查

心血管造影检查可较好显示右心室流出道狭窄的范围,左、右肺动脉分支狭窄程度和有无汇合。主动脉造影可显示主肺动脉侧支血管。与横膈水平降主动脉的比较可估测肺动脉瓣环和肺动脉干及其分支的大小,以决定手术方案。左心室功能通常正常,但在长期缺氧或存在由手术建立的体肺分流、明显主肺动脉侧支血管、主动脉瓣反流等造成的慢性容量负荷过度时,左心室功能可能受到影响。长期发绀或肺血流过多病例,需行肺血管阻力和肺动脉压力测定以估测是否存在肺动脉高压。导管通过右流出道的刺激会促成缺氧发作,因此在导管检查中不要轻易尝试,因为血流动力学参数并不重要,右心室压力总与左心室相等且肺动脉压力肯定较低。

五、诊断

法洛四联症的诊断:在临床上一般出生后 6 个月逐渐出现发绀、气促,当开始走步后出现蹲踞。体格检查胸骨左缘第 2～4 肋间可有喷射性收缩期杂音伴肺动脉第二音减弱。心电图提示电轴右偏,右心室肥厚,X 线肺野缺血,肺动脉段凹陷,心影不大或呈靴形,通过超声及心血管造影可以确诊。

六、鉴别诊断

(一)完全性大动脉错位

出生后即严重发绀,呼吸急促,出生后 1～2 周可发生充血性心力衰竭,X 线提示肺充血,心影增大有时呈蛋形,一般无右位主动脉弓,上纵隔阴影较狭窄。法洛四联症除严重型或肺动脉闭锁者外,一般发绀出生后数月始出现,不发生心力衰竭,X 线提示肺缺血,心影不大,可有右位主动脉弓,上纵隔阴影多增宽。

(二)肺动脉瓣狭窄伴心房水平有右向左分流

此病较少出现蹲踞现象,听诊左侧第 2 肋间有粗糙喷射性收缩期杂音及收缩期喀喇音伴震颤。心影可大,肺动脉总干有狭窄后扩张,心电图示右心室严重肥厚伴劳损的 ST-T 段压低现象,超声心动图可以确诊。

(三)右心室双出口伴肺动脉瓣狭窄

临床症状与法洛四联症极相似,此病较少蹲踞,喷射性收缩期杂音较法洛四联症更粗长些,X 线提示大心脏,超声心动图与心血管造影才能确诊。

(四)完全性房室间隔缺损伴肺动脉瓣狭窄

此型常伴二尖瓣和三尖瓣畸形,临床上可出现二尖瓣关闭不全的反流性杂音并传至腋下部。心影扩大,右心房亦大,心电图多示电轴左偏伴 P-R 延长及右心室肥厚。左心室造影可见二尖瓣向前及向下移位,伴左心室流出道狭窄伸长的鹅颈征。此病亦可称法洛四联症伴房室隔缺损。

七、治疗

早期由于法洛四联症的手术死亡率较高,一般主张 1 岁左右行根治手术。如严重缺氧可以行姑息性手术,如体、肺动脉分流术或右心室流出道补片扩大术。随着婴幼儿心脏外科的飞速发展,手术操作技术,体外循环转流方法和术后监护水平的不断提高,手术年龄趋向小年龄化。早期手术的优越性在于减少右心室继发性肥厚,否则右心室在长期高阻力下心肌纤维化和心室顺应性降低,甚至到晚期左心室功能也受到影响。同时法洛四联症的肺血流减少,使肺血管发育受到影响,导致肺内气体交换的毛细血管床和肺泡的比例减少。在出生最初几年肺组织继续发育,但如手术年龄超过此阶段,将导致肺组织气体交换的面积减少。

波士顿儿童医院提出 4～6 周手术,除以上理由外,认为法洛四联症出生后大部分患儿的动脉导管存在,而动脉导管组织随着出生后逐渐收缩关闭,引起左肺动脉狭窄或闭锁,因此在此前手术可以保证左侧肺血流不影响其今后的发育,虽然大部分患儿需要右心室流出道跨瓣补片扩大,但与大年龄组比较无统计上差异。

目前主张在 6 个月时手术,如无明显缺氧和发绀,生长发育不受影响,也可在 1 岁左右手术。这样既不影响肺血管床发育,防止右心室肥厚心肌纤维化,也可提高婴幼儿手术耐受性,提高手术成功率。

(一)根治手术

1.切口

胸部正中切口,常规建立体外循环。

2.术中探查

充分游离主肺动脉及左、右肺动脉,探查左、右肺动脉大小。

3.经心室途径修复法洛四联症的方法

大多数病例采用心室途径修复法洛四联症。与经心房途径相比,它可不过多切除肌肉的情况下扩大漏斗部,过分切除肌肉可能导致广泛的心内膜瘢痕形成。在没有过分牵拉三尖瓣环的情况下良好暴露 VSD,避免了三尖瓣的牵拉损伤及传导束的损伤(图 11-2)。

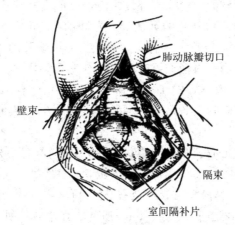

图 11-2　经心室途径修复法洛四联症的方法

在体外循环降温期间。游离肺动脉分支区域,包括左肺动脉起始部和主肺动脉。通常有动脉韧带存在,如果存在动脉导管未闭,应当在体外循环开始后立即结扎。测量主肺动脉和肺动脉瓣环的直径,肺动脉瓣环和主肺动脉小于正常的 2～3 个标准差是跨环补片的适应证。

在降温期间确定右心室流出道切口位置,切口应尽量远离大的冠状动脉分支。保存向心脏顶端延伸的右冠状动脉的主要分支是极其重要的。如果切口要跨过瓣环,切口应当沿着主肺动脉向上弯曲,要远离右肺动脉起始部。如果左肺动脉起始部有超过轻微的狭窄,切口应当向这一狭窄区域延伸至少 3 mm 或 4 mm。

限制漏斗部心室切口的长度很重要,切口的长度由圆锥隔的长度决定,法洛四联症患者的圆锥隔长度变化相当大。如果圆锥隔发育不良或缺如,切口的长度应当限制在 5～6 mm 范围之内。切口不该超过调节束和右心室游离壁连接处,即三尖瓣前乳头肌起源处。

离断壁束和隔束在圆锥隔的融合,一般只需要切断圆锥隔的壁束。切口尽量离开上述融合点,保留 VSD 的心内膜缝合面,因为缝线缝在切断的肌肉上时很容易撕脱。心内膜为 VSD 的缝线提供支持,关闭 VSD 时缝线缝合部位的心内膜都不能破坏,否则易产生术后残余分流。

保留调节束尤其重要。它连接前游离壁到后室间隔,是右心室的中流砥柱作用。儿童的调节束或许十分肥大，能造成右心室流出道阻塞。这种情况下调节束应当部分但不是完全切除。在较大儿童，连接隔束的室间隔表面可能有异常的肌肉束，也应当切除。新生儿和小婴儿很少有肌束需要切除。单纯肌束的切除是很有效的。

室间隔缺损可以选择间断缝合或连续缝合技术。间断缝合应用 5/0 双头针带垫片缝线，每一针间断缝合后进行牵拉可以暴露下一针缝合的位置。当圆锥乳头肌沿顺时针方向行走时，缝线应位于 VSD 下缘下大约 2 mm 的位置。虽然传导束没有像膜部 VSD 和流入道 VSD 暴露良好，但它的位置靠近 VSD 的后下缘。缝合 VSD 后下角时仍应当小心。利用三尖瓣和主动脉瓣之间存在纤维连接，通过三尖瓣隔瓣的右心房面放置缝线，垫片位于右心房侧。三尖瓣腱索相当纤细，尽量避免挂住腱索影响术后三尖瓣功能。

连续缝合采用 5/0 Prolene 双头针带垫片缝线，第 1 针缝合的位置大约在 3 点处，穿过室缺补片后，将补片推入室缺位置后打结，然后先顺时针方向缝合，在室缺后下缘传导束部位，沿室缺边缘右心室面进针，较浅不要穿到左心室面，因为传导束走在室间隔的左心室面。到三尖瓣隔瓣时穿出至右心房侧，然后缝合另一头，向上沿室缺上缘至主动脉瓣环，到三尖瓣隔瓣后穿出打结。

流出遭切口补片扩大或跨瓣补片扩大，补片的前端要剪成椭圆形，而不是三角形，这非常重要，否则将导致补片远端狭窄。用补片的远端扩大左肺动脉，用补片的末端扩大心室切开后下端。应用 6/0 或 5/0 的 Prolene 线连续缝合。一般从切开肺动脉的左侧、距顶端 1 cm 处开始缝合。补片应当有足够的宽度，当有血液充盈时肺动脉有正常的外观。为了检查补片是否有足够的宽度，放置一个有相同于扩大直径的 Hegar 扩张器以防止缝合缩小，在瓣环水平尤其重要。在心室切开的顶端，缝线应在补片上有足够的宽度，这样补片与心室的缝合处鼓起防止心室切口处残余梗阻。

开放主动脉阻断钳后，通过右上肺静脉置入左心房测压管，置心外膜临时起搏导线，通过在右心室漏斗部放置肺动脉测压管，连续缝合右心房切口。术后第 1 天拔出肺动脉测压管，在拔出导管时，持续观察肺动脉压力，从肺动脉拉回至右心室，可以测量残余的右心室流出道压力阶差。

在撤离体外循环前，多巴胺 5 μg/(kg·min) 通常是有益的。如果患儿不能撤离体外循环，几乎总是有一定程度的残余解剖问题。复温结束后按常规脱离体外循环并评估血流动力学，测定 RV/LV 收缩压比值，是否存在严重流出道梗阻。如 RV/LV 收缩压比值大于 0.7 而未置跨瓣补片，则重新开始体外循环置入跨瓣补片；如已置跨瓣补片，需排除肺动脉分支狭窄、外周肺动脉发育不良、残余室缺或残留漏斗部梗阻等原因。排除这些情况存在时，一般右心室高压耐受性较好，可预计 24~48 小时后压力会渐渐消退。右心室压力的上升常因动力性右心室流出道梗阻，特别是在三尖瓣路径未行流出道补片病例。

4.经右心房途径修复法洛四联症的方法

完全通过右心房径路时，先处理流出道梗阻，注意室缺前缘和主动脉瓣位置并仔细辨认漏斗隔的壁束范围，示指抵于心外右心室游离壁处有助显露。一般只要离断壁束，不需要处理隔束，仅切开肥厚梗阻的异常肌束即可。流出道通畅后可经三尖瓣行肺动脉瓣膜交界切开，如显露不佳，可行肺动脉干直切口完成肺动脉瓣膜交界切开（图 11-3）。

室间隔缺损采用连续或间断缝合，方法和经心室途径修复法洛四联症的方法相同。

（二）姑息手术

1.体-肺动脉分流术

目前应用最多的是改良 Blalock-Taussig 分流术。改良 Blalock-Taussig 分流建在主动脉弓的对侧(无名动脉的同侧)，使锁骨下动脉较易达到肺动脉而不造成扭结。由于新生儿锁骨下动脉细小，多数医师在新生儿期行改良 B-T 分流时，在无名动脉和肺动脉间置入聚四氟乙烯人造血管。管道直径一般 4 mm,太大易造成充血性心力衰竭。

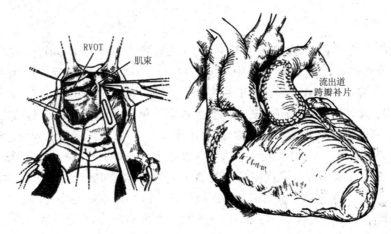

图 11-3　经右心房途径修复法洛四联症的方法

改良 B-T 分流的一大优点是可在任何一侧进行而不用考虑主动脉弓部血管有无异常,由于根治时拆除方便,常选右侧径路。近年来采用胸骨正中切口进路,必要时在体外循环下进行,使手术的成功率进一步提高。

2.右心室流出道补片扩大术

肺动脉重度发育不良病例可保留室间隔缺损行右心室流出道补片扩大术。此手术可保持对称的肺动脉血流,同时避免了体-肺动脉分流时可能造成的肺动脉扭曲。然而,多数法洛四联症伴肺动脉狭窄病例,肺动脉发育不良是由本身缺乏肺动脉血流引起,对增加肺血流术式的反应迅速,因此,保留室缺时肺血流突然增多可造成严重的充血性心力衰竭和肺水肿。无肺动脉汇合病例,需行一期肺动脉汇合手术,可同时行右心室流出道补片扩大术。

(三)术后处理

术后常规使用呼吸机辅助呼吸,充分给氧。法洛四联症根治术后应强调补充血容量的重要性,特别是对年龄稍大的患者,由于术前红细胞增多,血细胞比容高,血浆成分少,侧支循环丰富,术后血容量尤其是血浆容量会明显不足,胶体渗透压低而出现组织水肿,不利于微循环的改善。低心排血综合征是术后主要并发症和死亡原因之一,应在充分补充血容量的基础上给予强心利尿治疗,可酌情选用多巴胺、多巴酚丁胺、肾上腺素等药物,洋地黄类药物和利尿剂能明显改善心功能,应常规使用。术后可能出现室上性心动过速、室性心律失常,多和血容量不足或心功能不全有关,应针对病因治疗,洋地黄类药物常常有效。室性期前收缩也可能和低血钾有关,除积极补钾外,可加用利多卡因等对症处理。

术前慢性缺氧、肾功能减退及术中或术后肾脏缺血性损害,特别是术后发生低心排血综合征,常常并发肾衰竭,应严密观察尿量、电解质、血尿素氮(BUN)、肌酐等变化,高度重视心功能的维护和补充足够的血容量。要保持血压平稳和良好的组织灌注,必要时应按肾功能减退予以处理。

(郭　帅)

第二节 室间隔缺损

室间隔缺损为最常见的先天性心脏畸形，可单独存在，亦可与其他畸形合并发生。此病在胎儿中的检出率为 0.66%，在存活新生儿中的发生率为 0.3%，室间隔缺损是儿童最常见的先天性心脏病，约占全部先心病儿童的 50%，其中单纯性室间隔缺损约占 20%。在上海早年的文献报道的 1 085 例先心病患者中室缺占 15.5%，女性稍多于男性。随着影像设备的进步和对婴儿筛查的重视，室间隔缺损的检出率较以往增加，检出率 0.16%～5.3%。在成人中，室间隔缺损是最常见的先天性心脏缺损，占 0.3‰，约占成人先天性心血管疾病的 10%。在美国成人室间隔缺损的数量为 36.9 万。在我国成人室间隔缺损患者数量可能超过 100 万。由于室间隔缺损有比较高的自然闭合率，婴儿期室隔缺损约有 30% 可自然闭合，40% 相对缩小，其余 30% 缺损较大，多无变化。自然闭合多在出生后 7～12 个月，大部分在 3 岁前闭合，少数 3 岁以后逐渐闭合。随着缺损的缩小与闭合，杂音减弱以致消失，心电图与 X 线检查恢复正常。

此病的预后与缺损的大小及肺动脉压力有关。缺损小，肺动脉压力不高者预后良好。有肺动脉高压者预后较差。持续性肺动脉高压可引起肺血管闭塞，从而伴发艾森曼格综合征。室间隔缺损的常见并发症是亚急性细菌性心内膜炎。个别病例可伴有先天性房室传导阻滞、脑脓肿、脑栓塞等。大的室间隔缺损病程后期多并发心力衰竭，如选择适当时机介入治疗或外科手术，则预后良好。

一、病因

心管发生，心管卷曲，分隔和体、肺循环形成过程中的任何一点受到影响，均可能出现室间隔发育不全或融合不完全。与心间隔缺损有关的病因可分为 3 种类型：染色体疾病，单基因病和多基因病。

（一）染色体疾病

先心病患者染色体异常率为 5%～8%，表现为染色体的缺失和双倍体，染色体缺失见于 22q11 缺失（DiGeorge 综合征），45X 缺失（Turner 综合征）。双倍体异常见于 21-三体（唐氏综合征）。染色体异常的患者子代有发生室间隔缺损的风险。

（二）单基因病

3% 的先心病患者有单基因病。表现为基因的缺失、错义突变和重复突变。遗传规律为常染色体显性遗传、常染色体隐性遗传或 X 连锁的遗传方式。例如，Holt-Oram 综合征患者中，出现房间隔缺损合并传导异常和主动脉瓣上狭窄。Schott 等发现 NKX2.5 基因与房间隔缺损有关，通过对 Holt-Oram 家族的研究发现 TBX5 突变引起房间隔缺损和室间隔缺损。进一步的研究发现，TBX5、GATA4 和 NKX2.5 之间的相互作用，提示转录过程与室间隔缺损的发生有关。基因异常患者的子代发生先心病的危险性较高。

（三）多基因病

多基因病与许多先心病的发生有关，是环境和遗传因素作用的结果。特别在妊娠后第 5～9 周为心血管发育、演变最活跃的时期。母体在此期内感染病毒（如腮腺炎、水痘及柯萨奇病毒等)、营养不良、服用可能致畸的药物、缺氧环境及接受放疗等,均有增加发生先天性心血管畸形的危险。母体高龄,特别是接近于更年期者,婴儿患法洛四联症的危险性增加。目前尚无直接的检测方法确定无染色体病或单基因病的室间隔缺损患者下一代是否会发病。但是与正常人群相比,比预计发病率明显增高。父亲患室间隔缺损,子女发病率为 2%,母亲患室间隔缺损,子女发病率为 6%～10%。父母有室间隔缺损的患者其子女患此病的危险性比一般人高 20 倍。

二、室间隔缺损的解剖与分类

室间隔由四部分组成:膜部间隔、流入道间隔、小梁部间隔、流出道间隔或漏斗部间隔。在室间隔缺损各部位均可能出现缺损。在临床上,根据室间隔缺损产生的部位,可将其分 2 类,即膜部室间隔缺损和肌部室间隔缺损。

(一)膜周部室间隔缺损

膜部室间隔位于心室的基底部,在主动脉的右冠瓣和无冠瓣下,肌部间隔的流入道和流出道之间,前后长约 14 mm,上下约 8 mm。其形态多为多边形,其次为圆形或椭圆形。三尖瓣的隔瓣叶将膜部间隔分为房室间隔和室间隔两部分。真正的膜部室间隔缺损较少见,大部分为膜部室间隔缺损向肌部间隔延伸,形成膜周部室间隔缺损。

(二)肌部室间隔缺损

肌部室间隔为非平面的结构,可分为流入道部、小梁部和漏斗部。

1.流入道室间隔

流入道室间隔在膜部间隔的下后方,开始于房室瓣水平,终止于心尖部的腱索附着点。流入道室间隔缺损在缺损和房室瓣环之间无肌性的残缘。在流入道处肌部间隔的缺损统称为流入道型室间隔缺损。另一种分类方法是将流入道处的间隔分为房室间隔和流入道间隔。当流入道室间隔缺损合并三尖瓣和二尖瓣的畸形时,称为共同房室通道缺损。

2.小梁部室间隔缺损

小梁部室间隔是室间隔的最大部分。从膜部间隔延伸至心尖,向上延伸至圆锥间隔。小梁部的缺损统称肌部室间隔缺损,缺损边缘为肌组织。小梁部缺损的部位也可分为室间隔前部、中部、后部和心尖部。肌性室间隔的前部缺损是指位于室间隔的前部,中部室间隔缺损是位于室间隔的后部,心尖部室间隔缺损是位于相对于中部的下方。后部缺损在三尖瓣隔瓣的下方。后部缺损位于三尖瓣的隔瓣后。肌部缺损,多为心尖附近肌小梁间的缺损,有时为多发性。由于在收缩期室间隔心肌收缩,使缺损缩小,所以左向右分流较小,对心功能的影响较小,此型较少,仅占 3%。

3.圆锥部室间隔缺损

圆锥部间隔将左右心室的流出道路分开。圆锥间隔的右侧范围较大,圆锥间隔的缺损位于右心室流出道,室上嵴的上方和主、肺动脉瓣的直下,主、肺动脉瓣的纤维组织是缺损的部分边缘。少数合并主、肺动脉瓣关闭不全。此部位的室间隔缺损也称圆锥缺损或流出道,嵴上和肺动脉瓣下或动脉下缺损。据国内资料,此型约占 15%。

由于膜部室间隔与肌部室间隔紧密相邻,缺损常常发生在两者的交界区域,即缺损从膜部延伸至肌部。如膜周部室间隔缺损延伸至邻近的肌部间隔,称膜周流入道室间隔缺损,膜周肌部室间隔缺损和膜周流出道室间隔缺损。

室间隔缺损邻近三尖瓣,三尖瓣构成缺损边缘的一部分。在缺损愈合过程中,三尖瓣与缺损的边缘组织融合在一起形成膜部瘤,膜部瘤形成可以部分或完全闭合缺损。圆锥部和膜周部室间隔缺损可伴有不同程度的圆锥间隔与室间隔的其他部分对接不良,可以是向前、向后或旋转,引起半月瓣的骑跨。圆锥部缺损时,可以伴二尖瓣的骑跨。流入道型室间隔缺损可并发心房和心室的连接不良,引起房室瓣中的一个环形骑跨。在一些病例,可以有不同程度的三尖瓣腱索附着点的骑跨。

室间隔缺损的直径多在 0.1～3.0 cm。通常膜部缺损较大,而肌部缺损较小。如缺损直径 <0.5 cm,左向右的分流量很小。缺损呈圆形或椭圆形。缺损边缘和右心室面向缺损的心内膜可因血流液冲击而增厚,容易引起细菌性心内膜炎。

三、病理生理

影响室间隔缺损血流动力学的因素有室间隔缺损的大小,左右心室间的压力和肺血管的阻力。在出生时,由于左右心室间的压力接近,可以无明显分流。随着出生后左右心室间的压力增加,引起分流增加。分流量的大小取决于室间隔缺损的大小和肺血管阻力。没有肺高压和右心室流出道的梗阻,分流方向是左向右。在肺血管阻力增加或右心室流出道狭窄或肺动脉口狭窄引起右心室梗阻时,右心室压力升高,以致右心室压力与左心室压力接近或超过左心室压力。随着右心室压力的升高,分流量逐渐减少,当超过左心室压力时,出现右向左分流,导致氧饱和度降低,发绀和继发性红细胞增多,即艾森曼格综合征。此时升高的肺动脉压是不可逆转的。肌部室间隔缺损可以自发性闭合。膜周部室间隔缺损可因三尖瓣膜部瘤形成而出现解剖上的闭合。漏斗部室间隔缺损可因右冠瓣脱垂而闭合。

按室间隔缺损的大小和分流的多少,一般可分为 4 类:①轻型病例,左至右分流量小,肺动脉压正常。②缺损为 0.5～1.0 cm 大小,有中等量的左向右分流,右心室及肺动脉压力有一定程度增高。③缺损 >1.5 cm,左至右分流量大,肺循环阻力增高,右心室与肺动脉压力明显增高。④巨大缺损伴显著肺动脉高压。肺动脉压等于或高于体循环压,出现双向分流或右向分流,从而引起发绀,形成艾森曼格综合征。

Keith 按室间隔缺损的血流动力学变化,分为:①低流低阻。②高流低阻。③高流轻度高阻。④高流高阻。⑤低流高阻。⑥高阻反向流。这些分类对考虑手术与估计预后有一定的意义。

四、临床表现

(一)症状

一般与缺损大小及分流量多少有关。缺损小、分流量少的病例,通常无明显的临床症状。缺损大伴分流量大者可有发育障碍、心悸、气促、乏力、咳嗽,易患呼吸道感染。严重者可发生心力衰竭。显著肺动脉高压发生双向分流或右向左分流者,出现活动后发绀或发绀症状。

(二)体征

室间隔缺损可通过听诊检出,几乎全部病例均伴有震颤,震颤与杂音的最强点一致。典型体征为胸骨左缘第 3、4 肋间有响亮粗糙的收缩期杂音,并占据整个收缩期。此杂音在心前区广泛传布,在背部及颈部亦可听到。杂音的程度与血流速度有关,杂音的部位依赖于缺损的位置。小的缺损最响,可以伴震颤。肌部缺损杂音在胸骨左缘下部,在整个收缩期随肌肉收缩引起大小变化影响强度。嵴内或干下型室间隔缺损分流接近肺动脉瓣,杂音在胸骨左上缘最响。膜周部室间隔缺损在可闻及三尖瓣膜部瘤的收缩期喀喇音。在肺血管阻力低时,大的室间隔缺损杂音单一,在整个心脏周期中几乎无变化,并且很少伴有震颤。左向右分流量大于肺循环 60% 的病例,由于伴有二尖瓣血流增加,往往在心尖部可闻及功能性舒张期杂音。心前区触诊有左心室负荷过重的表现。肺动脉压力升高引起P_2增强。引起或合并三尖瓣反流时可以在胸骨左或右下缘闻及收缩期杂音。合并主动脉瓣关闭不全时,患者坐位前倾时,沿胸骨左缘出现舒张期递减性杂音。严重肺动脉高压病例可有肺动脉瓣区关闭振动感,P_2呈金属音性质。艾森曼格综合征患者常有发绀和杵状指,右心室抬举样冲动,肺动脉瓣第二音一般亢进或分裂。由于左向右分裂减少,原来的杂音可以减弱或消失。

(三)合并症

1.主动脉瓣关闭不全

室缺合并主动脉瓣关闭不全的发生率占室隔缺损病例的4.6%～8.2%。靠近主动脉瓣的室间隔缺损,如肺动脉瓣下型室间隔缺损(VSD)易发生主动脉瓣关闭不全。造成关闭不全的原因主要为主动脉瓣环缺乏支撑,高速的左向右分流对主动脉瓣产生吸引作用,使主动脉瓣叶(后叶或右叶尖)向下脱垂,大部分为右冠瓣。早期表现为瓣叶边缘延长,逐渐产生脱垂。随着年龄增长,脱垂的瓣叶进一步延长,最终导致关闭不全。合并主动脉脱垂的患者,除收缩期杂音外尚可听到向心尖传导的舒张期递减性杂音,测血压可见脉压增宽,并有股动脉"枪击音"等周围血管体征。

2.右心室流出道梗阻

有5%～10%的VSD并发右心室流出道梗阻。多为大室缺合并继发性漏斗部狭窄,常见于儿童。如合并肺动脉瓣狭窄,应与法洛四联症相鉴别。有的患者室间隔缺损较小,全收缩期响亮而粗糙的杂音较响,即使封闭室间隔缺损后杂音也不会明显减轻。

(四)并发症

1.肺部感染

左向右大量分流造成肺部充血,肺动脉压力升高,因而使水分向肺泡间质渗出,肺内水分和血流增加,肺的顺应性降低,而发生呼吸费力、呛咳。当合并心脏功能不全时,造成肺淤血、水肿,在此基础上,轻微的上呼吸道感染就可引起支气管炎或肺炎。如单用抗生素治疗难以见效,需同时控制心力衰竭才能缓解。肺炎与心力衰竭可反复发作,可危及患儿的生命。因此应积极治疗室间隔缺损。

2.心力衰竭

约10%的VSD患儿会发生充血性心力衰竭。主要见于大型室间隔缺损,由于大量左分流,肺循环血量增加,肺充血加剧,左、右心容量负荷加重,导致心力衰竭。表现为心搏增快、呼吸急促、频繁咳嗽、喉鸣音或哮鸣音,肝大,颈静脉曲张和水肿等。

3.肺动脉高压

大型VSD或伴发其他左向右分流的先天性心脏畸形,随着年龄增长,大量左向右分流使肺血流量超过体循环,肺动脉压力逐渐升高,肺小血管壁肌层逐渐肥厚,肺血管阻力增高,最后导致肺血管壁不可逆性病变,即艾森曼格综合征,临床出现发绀。

4.感染性心内膜炎

小型至中等大小的室间隔缺损较大型者好发感染性心内膜炎。主要发病原因是VSD产生的高速血流,冲击右心室侧心内膜,造成该处心内膜粗糙。因其他部位的细菌感染,如呼吸道感染、泌尿系统感染、扁桃体炎、牙龈炎等并发菌血症时,细菌在受损的心内膜上停留,繁殖而致病。可出现败血症症状,如持续高热、寒战、贫血、肝大、脾大、心功能不全,有时出现栓塞表现,如皮肤出血点、肺栓塞等。常见的致病菌是链球菌、葡萄球菌、肺炎球菌、革兰阴性杆菌等。抗生素治疗无效,需手术切除赘生物,清除脓肿,纠正心内畸形或更换病变瓣膜,风险很大,病死率高。

五、实验室检查

(一)X线检查

缺损小的室隔缺损,心肺X线检查可无明显改变。中度缺损者心影可有不同程度增大,一般以右心室扩大为主,肺动脉圆锥突出,肺野充血,主动脉结缩小。重度缺损时上述征象明显加重,左右心室、肺动脉圆锥及肺门血管明显扩大。待到发生肺动脉高压右向左分流综合征时,由于左向右分流减少,右向左分流增多,周围肺纹理反而减少,肺野反见清晰。

(二)心电图检查

缺损小者心电图在正常范围内。随着分流的增加,可出现左心室负荷过重和肥厚的心电图改变及左心房增大的图形。在肺动脉高压的病例,出现电轴右偏、右心室肥大、右心房肥大的心电图改变。重度缺损时可出现左、右心室肥大,右心室肥大伴劳损或 $V_{5\sim6}$ 导联深 Q 波等改变。

(三)超声检查

超声心动图检查是一项无创的检查方法,可以清晰显示回声中断和心室、心房和肺动脉主干扩大的情况。超声检查常用的切面有心尖或胸骨旁五腔心切面,心底短轴切面和左心室长轴切面。心尖五腔心切面可测量VSD边缘距主动脉瓣的距离,心底半月瓣处短轴切面可初步判断膜周部VSD的位置和大小。6~9点位置为隔瓣后型、9~11点为膜周部;12~13点为嵴上型室缺;二尖瓣短轴切面可观察肌部室缺的位置,12~13点钟位置为室间隔前部VSD,9~12点为中部VSD,7~9点为流入道VSD。膜周型缺损,间隔中断见于三尖瓣隔瓣后与主动脉瓣环右缘下方区;主动脉瓣下型缺损,间隔中断恰在主动脉后半月瓣尖下方及三尖瓣的上方;肺动脉瓣下型缺损,声波中断见于流出道间隔至肺动脉瓣环,缺损口可见到1~2个主动脉瓣尖向右心室流出道突出;流入道处室间隔型缺损,声波中断可从三尖瓣纤维环起伸至肌部间隔,往往整个缺损均在三尖瓣隔瓣下。肌部型室缺有大有小,可为单发性或为多发性,位于室间隔任一部位,二维声结合彩色多普勒实时显像可提高检出率。高位较大缺损合并主动脉瓣关闭不全者,可见舒张期瓣膜脱垂情况。彩色多普勒检查可见经缺损处血液分流情况和并发主动脉瓣脱垂者舒张期血液反流情况。超声检查尚有助于发现临床漏诊的并发畸形,如左心室流出道狭窄、动脉导管未闭等。并可进行缺损的血流动力学评价,有无肺动脉压升高、右心室流出道梗阻、主动脉瓣关闭不全,瓣膜结构等情况。当经胸超声检查的显像质量差时,可以选择经食管超声检查。近年来发展起来是三维超声检查可以显示缺损的形态和与毗邻结构的关系。

(四)心导管检查

心导管检查可准确测量肺血管阻力,肺血管的反应性和分流量。评价对扩张血管药物的反应性可以指导治疗方法的选择。右心导管检查右心室血氧含量高于右心房0.9%容积,或右心室平均血氧饱和度大于右心房4%即可认为心室水平有左心室右分流存在。偶尔导管可通过缺损到达左心室。导管尚可测压和测定分流量。如肺动脉压等于或大于体循环压,且周围动脉血氧饱和度低,则提示右向左分流。一般室间隔缺损的分流量较房间隔缺损少。在进行右心导管检查时应特别注意瓣下型缺损,由于左向右分流的血流直接流入肺动脉,致肺动脉水平的血饱和度高于右心室,容易误诊为动脉导管未闭。

(五)心血管造影

彩色多普勒超声诊断单纯性室间隔缺损的敏感性达100%,准确性达98%,故室隔缺损的诊断一般不需进行造影检查。但如疑及肺动脉狭窄可行选择性右心室造影。如欲与动脉导管未闭或主、肺动脉隔缺损相鉴别,可做逆行主动脉造影。对特别疑难病例可行选择性左心室造影。心血管造影能够准确判断 VSD 的部位和其实际大小,且优于超声心动图。膜周部 VSD 的形态大致可分为囊袋形(膜部瘤型)、漏斗形、窗形和管形 4 种形态。其中漏斗形、窗形和管形形态与动脉导管未闭的造影影像相似,囊袋形室缺的形态较复杂,常突向右心室,常呈漏斗形,在左心室面较大而右心室面开口较小,右心室面可以有多个出口。嵴上型 VSD 距离主动脉瓣很近,常需要较膜部 VSD 造影采用更大角度的左侧投照体位(即左前斜位 65°～90°,加头位 20°～30°)观察时才较为清楚,造影剂自主动脉右冠窦下方直接喷入肺动脉瓣下区,肺动脉主干迅速显影,由于有主动脉瓣脱垂,造影不能确定缺损的实际大小和缺损的形态。肌部室缺一般缺损较小,造影剂往往呈线状或漏斗型喷入右心室。

(六)磁共振成像

室间隔缺损不需要磁共振成像检查,此项检查仅应用于室间隔缺损合并其他复杂畸形的患者。

六、诊断与鉴别诊断

胸骨左缘第 3、4 肋间有响亮而粗糙的收缩期杂音,X 线与心电图检查有左心室增大等改变,结合无发绀等临床表现首先应当疑及此病。一般二维和彩色多普勒超声可明确诊断。室隔缺损应与下列疾病相鉴别。

(一)房间隔缺损

杂音性质不同于室缺,容易做出诊断和鉴别。

(二)肺动脉瓣狭窄

杂音最响部位在肺动脉瓣区,呈喷射性,P_2 减弱或消失,右心室增大,肺血管影变细等。

(三)特发性肥厚性主动脉瓣下狭窄

为喷射性收缩期杂音,心电图有 Q 波,超声心动图等检查可协助诊断。

(四)其他

室缺伴主动脉瓣关闭不全需与动脉导管未闭,主、肺动脉隔缺损,主动脉窦瘤破裂等相鉴别。动脉导管未闭一般脉压较大,主动脉结增宽,呈连续性杂音,右心导管检查分流部位位于肺动脉水平可帮助诊断。主、肺动脉隔缺损杂音呈连续性,但位置较低,在肺动脉水平有分流存在,逆行主动脉造影可资区别。主动脉窦瘤破裂有突然发病的病史,杂音以舒张期为主,呈连续性,血管造影可明确诊断。

七、治疗

小的缺损不需要外科治疗或介入治疗。中等或大的室间隔缺损需要不同程度的内科治疗甚至最后选择介入治疗或外科治疗。

(一)内科治疗

需要内科治疗的情况有室间隔缺损并发心力衰竭,心律失常,肺动脉高压和感染性心内膜炎的预防等。

1.患者的评估和临床观察

通过 X 线、心电图、二维多普勒超声或心导管检查来估测患者的右心室和肺动脉压情况。

如肺动脉压大于体动脉压的一半或药物治疗难以控制的心力衰竭,宜及早手术矫治室间隔缺损。成人有左心室负荷过重应选介入治疗或外科治疗。已经进行了室间隔缺损修补的患者,需要观察主动脉瓣功能不全。术后残余分流,需要连续监护是否有左心室负荷过重和进行性主动脉瓣功能异常的情况。

2.心力衰竭的治疗

合并充血性心力衰竭者,内科治疗主要是应用强心、利尿和抗生素等药物控制心力衰竭、防止感染或纠正贫血等。近年来心力衰竭指南推荐无症状的左心室收缩功能不全的患者应用ACEI,ARB及β受体阻滞剂。目前尚无这些药物能预防或延迟心力衰竭发作的证据。对合并无症状的严重瓣膜反流应选择外科治疗而不是药物治疗。对QRS≥120毫秒,经过充分的药物治疗心功能仍为NYHAⅢ~Ⅳ级者,应用CRT可改善症状、心功能和存活率。

3.心律失常的治疗

手术与非手术的室间隔缺损患者在疾病的一定阶段可并发心律失常,影响患者的预后,也与猝死密切相关。心律失常的病因是多因素的,如心脏扩大、心肌肥厚、纤维化和低氧血症等。介入治疗放置封堵器术后,因封堵器对心室肌及传导系统的直接压迫,也可产生心律失常和传导阻滞。外科手术损伤可直接引起窦房结、房室传导系统损伤,心房和心室的瘢痕可以引起电生理的异常和心律失常。外科手术后和介入治疗术后数月和数年发生房室传导阻滞,故应重视长期随访观察。常见的心律失常有各种类型的心律失常和房室传导阻滞。非持续性室性心律失常的临床意义和预防性应用抗心律失常药物的指征尚不明了。预防性应用抗心律失常药物并不显示对无症状的先心病患者有益处。并发恶性心律失常药物治疗无效及发生过心脏骤停的成人先心病患者,应用ICD可挽救患者生命。

4.肺动脉高压的评价与治疗

肺动脉高压是指肺动脉平均压>3.3 kPa(25 mmHg)。肺动脉压是影响先心病患者预后的主要因素。肺动脉高压按肺动脉收缩压与主动脉或周围动脉收缩压的比值,可分为3级:轻度肺动脉高压的比值≤0.45;中度肺动脉高压为0.45~0.75;严重肺动脉高压为>0.75。按肺血管阻力的大小,也可以分为3级;轻度<560 dyn·s·cm^{-5}(7 Wood单位);中度为560~800 dyn·s·cm^{-5}(8~10 Wood单位);重度超过800 dyn·s·cm^{-5}(10 Wood单位)。通过急性药物试验可鉴别动力型肺动脉与阻力型肺动脉高压,常用的药物有硝酸甘油[5 μg/(kg·min)]、一氧化氮(25 ppm)、前列环素[2 ng/(kg·min)]和腺苷[50 μg/(kg·min)×15分钟]。应用药物后:①肺动脉平均压下降的绝对值超过1.3 kPa(10 mmHg)。②肺动脉平均压下降到5.3 kPa(40 mmHg)之内。③心排血量没有变化或者上升,提示是动力型肺动脉高压。如是前者可以考虑行介入治疗或外科手术,后者则主要是药物治疗。扩血管药物的应用可使部分患者降低肺动脉高压,缓解症状。目前应用的扩血管药物有伊洛前列素和内皮素受体拮抗药波生坦等,有一定的疗效。但是价格昂贵,大多数患者难以承受长期治疗。严重肺动脉高压,药物治疗无反应者,需要考虑心肺联合移植。

发生艾森曼格患者需要特别关注,常常见到的有关问题包括心律失常、心内膜炎、痛风性关节炎、咯血、肺动脉栓塞、肥大型骨关节病。明显肺动脉高压患者,当考虑行外科治疗或介入治疗时,需要行心导管检查。

5.感染性心内膜炎的预防

外科或非外科治疗的先心病患者均有患感染性心内膜炎的风险,未治疗者或术后存在残余分流者,心内膜炎是终身的危险(每年发病率 18.7/10 000),应进行适当的预防和定期随访。室缺术后 6 个月无残余分流者一般不需要预防性应用抗生素。各种进入人体的操作,包括牙科治疗、妇科和产科检查和治疗、泌尿生殖道和胃肠道介入治疗期间均需要预防性应用抗生素。甚至穿耳朵、纹身时均有发生感染性心内膜炎的危险。口腔卫生、皮肤和指甲护理也是重要的环节。心内膜炎的症状可能是轻微的,当患者有全身不适、发热时应注意排除。

6.妊娠

越来越多的复杂先心病患者和术后患者达到生育年龄,需要评价生育对母体和胎儿的风险及子代先心病的发生率。评价的项目包括详细的病史、体检、心电图、X 线胸片、心脏超声和心功能检查及瓣膜损伤、肺动脉压力。如果无创检查可疑肺动脉压力和阻力升高,需要行有创的心导管检查。通常,左向右分流和瓣膜反流无症状的年轻女性,且肺动脉压正常者可耐受妊娠。而右向左分流的患者则不能耐受。存在大的左向右分流时,妊娠可引起和加重心力衰竭。艾森曼格综合征是妊娠的禁忌证。大多数病例应推荐经阴道分娩,慎用止痛药并注意母体的位置。先心病患者在分娩时应预防性应用抗生素。

7.外科术后残余漏

残余漏是室缺外科术后常见的并发症之一。室缺术后小的残余分流对血流动力学无影响者,不需要治疗。对于直径>5 mm 的残余漏,尤其术后残余漏伴心力衰竭者需要及时行第 2 次手术修补或介入治疗。目前介入治疗较容易,可以作为首选。

(二)外科治疗

外科手术和体外循环技术的发展,降低了室间隔缺损外科治疗的死亡率。早期外科治疗的患者应用心导管检查随访,显示 80% 的闭合率。258 例中 9 例发生完全性房室传导阻滞,37 例并发一过性的心脏阻滞,168 例并发右束支传导阻滞。9 例发生心内膜炎(每年发病率11.4/10 000)。近年的研究显示残余分流发生率 31%,完全心脏阻滞的发生率为 3.1%。另一项研究显示外科治疗的患者,需要起搏治疗的发生率为 9.8/10 000 患者每年,心内膜炎的发生率为16.3/10 000患者每年。外科治疗方法的选择依据一是缺损的部位,如圆锥部间隔缺损应选择外科治疗,二是心腔的大小,心腔增大反映分流的程度,也是需要治疗的指征。三是分流量,Qp : Qs≥1.5 : 1;四是肺血管阻力,肺血管阻力增加时是外科治疗的适应证,成年患者手术的上限是肺血管阻力约在 800 dynes 或 10 Wood 单位/m²。

(三)介入治疗

Lock 等应用 Rashkind 双面伞装置封堵室间隔缺损。应用此类装置封堵先天性、外科术后和心肌梗死后室间隔穿孔的患者,因封堵装置结构上的缺陷,未能推广应用。之后国产的对称双盘状镍钛合金封堵器和进口的 Amplatzer 室间隔缺损封堵器应用于膜周部室间隔缺损的介入治疗。国内已经治疗了万余例,成功率达到 96%。因成功率高且并发症少,很快在国内推广应用。目前在国内一些大医疗中心已经成为室间隔缺损的首选治疗方法。根据目前的经验,临床上需要外科治疗,解剖上也适合行介入治疗的适应证患者,可首选介入治疗。目前介入治疗的适应证如下:①膜周型室缺。年龄通常≥3 岁;缺损上缘距主动脉瓣和三尖瓣≥2 mm。②肌部室缺。直径>5 mm。③外科手术后的残余分流,病变的适应证与膜周部室间隔缺损相同。但是,介入治疗与外科治疗一样,有一定的并发症,如房室传导阻滞、瓣膜损伤等。因此,术后仍需要长期随访观察,以便客观评价长期的疗效。

(郭　帅)

第三节　房间隔缺损

房间隔缺损（aterial septal defect，ASD）简称房缺，是指原始心房间隔在发生、吸收和融合时出现异常，左右心房之间仍残留未闭的房间孔。

一、流行病学

房间隔缺损是一种最常见的先天性心脏病，根据 Abbott 1 000 例单纯性先天性心脏病的尸体解剖，房间隔缺损居首位，占 37.4%。在我国的发病率为 0.24%～0.28%。其中男女患病比例约为 1：2，女性居多，且有家族遗传倾向。成人房缺以继发孔型多见，占 65%～75%，原发孔型占 15%～20%。

二、解剖

根据房间隔发生的部位，分为原发孔房间隔缺损和继发房间隔缺损，见图 11-4。

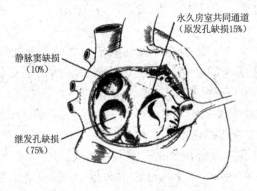

永久房室共同通道
（原发孔缺损15%）

静脉窦缺损
（10%）

继发孔缺损
（75%）

图 11-4　房间隔缺损的解剖位置

（一）原发孔型房间隔缺损

在发育的过程中，原发房间隔停止生长，不与心内膜垫融合而遗留间隙，即成为原发孔（或第 1 孔）缺损。位于心房间隔下部，其下缘缺乏心房间隔组织，而由心室间隔的上部和三尖瓣与二尖瓣组成；常伴有二尖瓣前瓣叶的裂缺，导致二尖瓣关闭不全，少数有三尖瓣隔瓣叶的裂缺。

（二）继发孔型房间隔缺损

继发孔型房间隔缺损是胚胎发育过程中，原始房间隔吸收过多，或继发性房间隔发育障碍，导致左右心房间隔存在通道所致。继发孔型房间隔缺损可分为四型：①中央型或称卵圆孔型，缺损位于卵圆窝的部位，四周有完整的房间隔结构，约占 76%；②下腔型，缺损位置较低，呈椭圆形，下缘缺如和下腔静脉入口相延续，左心房后壁构成缺损的后缘，约占 12%；③上腔型，也称静脉窦型缺损，缺损位于卵圆孔上方，上界缺如，和上腔静脉通连，约占 3.5%；④混合型，此型缺损兼有上述两种以上的缺损，缺损一般较大，约占 8.5%，见图 11-5。

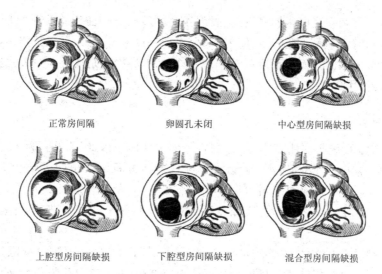

图 11-5　继发孔型房间隔缺损解剖结构分型

15%～20%的继发孔房间隔缺损可合并其他心内畸形,如肺动脉瓣狭窄、部分型肺静脉畸形引流,二尖瓣狭窄等。房间隔缺损一般不包括卵圆孔未闭,后者不存在房水平的左向右分流,而是与逆向栓塞有关。

临床上还有一类房间隔缺损,是在治疗其他疾病后遗留的缺损,为获得性房间隔缺损,如Fonton 手术后为稳定血流动力学而人为留的房间隔窗,二尖瓣球囊扩张术后遗留的房间隔缺损等。此类房间隔缺损一般在卵圆窝位置,其临床意义与继发孔房间隔缺损类似。

三、胚胎学与发病机制

约在胚胎 28 天时,在心房的顶部背侧壁正中处发出第一房间隔,其向心内膜垫方向生长,到达心内膜垫之前的孔道称第一房间孔。在第一房间孔封闭以前,第一房间隔中部变薄形成第二房间孔。在第一房间隔形成后,即胚胎第 5 周末,在其右侧发出第二房间隔,逐渐生长并覆盖第二房间隔孔。与第一房间隔不同的是,第二房间隔并不与心内膜垫发生融合而形成卵圆孔。其可被第一房间隔覆盖,覆盖卵圆孔的第一房间隔称为卵圆孔瓣。此后,胎儿期血液自左向右在房水平分流实现体循环。出生后,左心房压力增大,从而使两个房间隔合二为一,卵圆孔闭锁,成为房间隔上的卵圆窗。在原始心房分隔过程中,如果第一房间孔未闭合,或者第一房间孔处缺损,或卵圆孔过大,均可造成 ASD。

四、分子生物学

房间隔缺损发病机制正在研究中,目前对于其分子学发病机制至今并不十分清楚。近年来随着分子生物学的发展,发现越来越多的心房间隔缺损有关的基因。目前研究发现 T-BX5、NKX2.5、GATA4 转录因子与房间隔缺损的发生高度相关。除上述因子外,WNT_4、IFRD1、HCK 等基因的表达异常也与房间隔缺损的发生相关。

五、病因

房间隔缺损是由多因素的遗传和环境因素的相互作用,很难用单一原因来解释。很多情况下不能解释病因。母亲在妊娠早期患风疹、服用沙利度胺及长期酗酒都是干扰胚胎正常心血管发育的不良环境刺激。动物试验表明,缺氧、缺少或摄入过多维生素,摄入某些药物,接受离子放射线常是心脏畸形的原因。而对于遗传学,大多数房间隔缺损不是通过简单方式遗传,而是多基因、多因素的共同作用。

六、病理生理

正常情况下,左心房压力比右心房压力高约 0.667 kPa。因此,有房间隔缺损存在时,血液自左向右分流,临床无发绀出现。分流量大小与左右心房间压及房间隔缺损大小成正比,与右心室排血阻力(如合并有肺动脉瓣狭窄、肺动脉高压)高低成反比。由于左向右分流,右心容量增加,发生右心房、右心室扩大,室壁变厚,肺动脉不同程度扩张,肺循环血量增多,肺动脉压升高。

随病情发展,肺小动脉壁发生内膜增生,中膜增厚、管腔变窄,因而肺血管阻力增大,肺动脉高压从动力性的变为阻力型的,右心房、右心室压力亦增高,左向右分流量逐渐减少,病程晚期右心房压力超过左心房,心房水平发生右向左分流,形成艾森曼格综合征,出现临床发绀、心力衰竭。这种病理改变较晚,通常发生在 45 岁以后。

七、临床表现

(一)症状

根据缺损的大小及分流量的多少不同,症状轻重不一。缺损较小者,可长期没有症状,一直潜伏到老年。缺损较大者,症状出现较早,婴儿期发生充血性心力衰竭和反复发作性肺炎。一般房间隔缺损儿童易疲劳,活动后气促,心悸,可有劳力性呼吸困难。患儿容易发育不良,易发生呼吸道感染。在儿童时期,房性心律失常、肺动脉高压、肺血管栓塞和心力衰竭发生极少见。随着右心容量负荷的长期加重,病程的延长,成年后,这些情况则多见。

(二)体格检查

房间隔缺损较小者,发育不受影响。缺损较大者,可有发育迟缓、消瘦等。

心脏听诊胸骨左缘第 2、3 肋间可闻及 2～3 级收缩期吹风样杂音,性质柔和,音调较低,较少扪及收缩期震颤,肺动脉瓣区第二心音亢进,呈固定性分裂。该杂音是经肺动脉瓣血流量增加引起收缩中期肺动脉喷射性杂音。在出生后肺血管阻力正常下降后,第二心音宽分裂。由于肺动脉瓣关闭延迟,当肺动脉压力正常和肺血管阻抗降低时,呼吸使第二心音相对固定。肺动脉高压时,第二心音的分裂间隔是由于两心室电机械间隔所决定的。当左心室电机械间隔缩短和/或右心室电机械间隔延长时,则发生第二心音宽分裂。如果分流量大,使通过三尖瓣的血流量增加,可在胸骨左缘下端闻及舒张中期隆隆样杂音。伴随二尖瓣脱垂的患者,可闻及心尖区全收缩期杂音或收缩晚期杂音,向腋下传导。但收缩中期喀喇音常难闻及。此外,由于大多数患者二尖瓣反流较轻,可无左心室心前区活动过度。

随着年龄的增长,肺血管阻力不断增高,使左向右分流减少,体格检查结果改变。肺动脉瓣和三尖瓣杂音强度均减弱。第二心音的肺动脉瓣成分加强。第二心音的两个主要成分融合,肺动脉瓣关闭不全产生舒张期杂音。左向右分流,出现发绀和杵状指。

八、辅助检查

(一)心电图检查

在继发孔缺损患者心电图常提示电轴右偏,右心室增大。右胸导联 QRS 间期正常,但是呈 rSR' 或 rsR' 型。右心室收缩延迟是由于右心室容量负荷增加还是由于右束支和浦肯野纤维真正的传导延迟尚不清楚。房间隔缺损可见 PR 间期延长。延长结内传导时间可能与心房扩大和由于缺损本身引起结内传导距离增加有关。

(二)胸部 X 线片检查

缺损较小时,分流量少,X线所见可大致正常或心影轻度增大。缺损较大者,肺野充血,肺纹理增多,肺动脉段突出,在透视下有时可见到肺门舞蹈。主动脉结缩小,心脏扩大,以右心房,右心室明显,一般无左心室扩大。

(三)超声心动图检查

可以清晰显示 ASD 大小、位置、数目、残余房间隔组织的长度及厚度及与毗邻解剖结构的关系,而且还可以全面了解心内结构和血流动力学变化。经胸超声显示右心房、右心室扩大,肺动脉增宽,M 型见左心室后壁与室间隔同向运动,二维可见房间隔连续性中断,彩色多普勒显像可显示左向右分流的部位及分流量。肺动脉压可通过三尖瓣反流束的高峰血流来评估。

(四)心导管检查

一些年轻的患者如果使用非介入方法已确诊缺损存在,无须心导管检查。除此之外,可能需介入的方法来准确定量分流,测量肺血管阻力,排除冠状动脉疾病。右心导管检查重复取血标本测量血氧饱和度,证实从腔静脉到右心房血氧饱和度逐步增加。一般来说,肺动脉血氧饱和度越高分流越大;在对诊断大的分流时,其价值＞90％。肺循环和体循环的比率可通过下列公式计算:$Qp/Qs=SAO_2-MVO_2/PVO_2-PAO_2$。$SAO_2$、$MVO_2$、$PVO_2$、$PAO_2$ 分别代表大动脉、混合静脉、肺静脉、肺动脉的血氧饱和度。肺血管阻力超过体循环阻力的70％时,提示严重的肺血管疾病,最好避免外科手术。

九、诊断与鉴别诊断

诊断房间隔缺损,根据临床症状、体征、心电图检查结果、胸部 X 线片及超声心动图检查结果可得出明确诊断。尤其是超声心动图检查结果,可确定缺损类型、肺动脉压力高低及有无合并其他心内畸形等。临床上房间隔缺损还应与以下病种相鉴别。

(一)较大的室间隔缺损

因为左至右的分流量大,心电图表现与此病极为相似,可能造成误诊。但心室间隔缺损心脏听诊杂音位置较低,左心室常有增大。但在小儿患者,不易鉴别时可做右心导管检查确立诊断。

(二)特发性肺动脉高压

其体征、心电图和 X 线检查结果与此病相似,但心导管检查可发现肺动脉压明显增高而无左至右分流证据。

(三)部分肺静脉畸形

其血流动力改变与房间隔缺损极为相似,但临床上常见的是右侧肺静脉畸形引流入右心房与房间隔缺损合并存在,肺部 X 线断层摄片可见畸形肺静脉的阴影。右心导管检查有助于确诊。

(四)瓣膜型单纯肺动脉口狭窄

其体征、X线和心电图表现与此病有许多相似之处,有时可造成鉴别上的困难。但瓣膜型单纯肺动脉口狭窄时杂音较响,超声心动图见肺动脉瓣异常,右心导管检查可确诊。

十、治疗

到目前为止,房间隔缺损的治疗包括外科开胸和介入治疗2种。一般房间隔缺损一经确诊,应尽早开始接受治疗。一般介入治疗房间隔缺损的大小范围为5~36 mm。对于原发孔型房间隔缺损、静脉窦型房间隔缺损、下腔型房间隔缺损和合并有需外科手术的先天性心脏畸形,目前还不能用经介入方法进行治疗,其中,外科手术是原发孔房间隔缺损治疗的唯一选择。

King和Miller首先采用介入方法用双伞状堵塞装置关闭继发孔房间隔缺损取得成功,之后Rashikind等报道应用单盘带钩闭合器封堵继发孔型房间隔缺损获得成功。随着介入技术和封堵器的进展,越来越多的房缺患者通过介入手术得到了根治。随着介入适应证的扩大,出现心脏压塞、封堵器脱落、房室传导阻滞等一系列并发症。

外科修补继发孔房间隔缺损已应用临床多年。方法是在体外循环下,对较小缺损直接缝合,较大缺损则需补上心包片或人造补片。同时纠正合并的其他先天畸形,术后症状改善,心脏大小恢复正常。手术时机应选在儿童或少年期(5~15岁),当证实房缺存在,且分流量达肺循环40%时,或有明显症状应早期治疗。40岁以上患者手术死亡率可达5%,有显著肺动脉高压,当肺动脉压等于或高于体动脉压发生右-左分流者,不宜手术。原发孔型房缺手术修补可造成希氏束损伤或需同时修复二尖瓣,病死率较高。

十一、预后

尽管未矫治的继发孔型房间隔缺损患者通常可以生存到成年,但生存期并不能达到正常,只有50%的患者可活到40岁。40岁后每年的病死率约为6%。小的房间隔缺损(肺血流与体循环血流比率<2∶1)可能在若干年后才出现问题,当高血压和冠状动脉疾病引起左心室顺应性降低时可导致左向右分流增加、房性心律失常、潜在的左右心衰竭。另外,没有其他获得性心脏病的房间隔缺损患者可发展至左心室舒张功能异常。只有5%~10%分流量大的患者(>2∶1)可在成年时出现严重的肺动脉高压。尽管大多数成年房间隔缺损的患者有轻到中度的肺动脉高压,但到老年发展为严重肺动脉高压的比率很少。妊娠时没有肺动脉高压的房间隔缺损患者通常不会出现并发症。另一个成年房间隔缺损患者的潜在并发症(甚至包括很小的卵圆孔未闭)是逆向栓塞。房间隔缺损患者很少出现心内膜炎,通常并不主张预防性用药,除非存在损伤的高危险因素。

对于房间隔缺损患者进行治疗,无论是介入治疗还是外科治疗,均能改善患者远期预后、改善生存质量,年龄不是治疗的禁忌证。对于那些合并肺动脉高压、心律失常及那些合并缺血性心脏病、瓣膜性心脏病或高血压病的患者进行正确、及时有效的处理才是提高生存率、改善预后的关键所在。

(郭　帅)

第四节　动脉导管未闭

　　动脉导管是胎儿血液循环沟通肺动脉和降主动脉的血管,位于左肺动脉根部和降主动脉峡部之间,正常状态多于出生后短期内闭合。如未能闭合,称动脉导管未闭(PDA),见图 11-6。Gibson 根据听诊得出临床诊断,这种典型杂音,称为 Gibson 杂音,是确定动脉导管未闭诊断的最重要听诊体征。

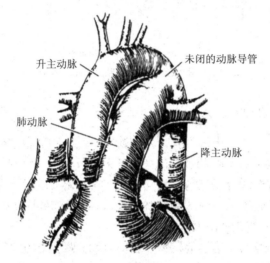

图 11-6　动脉导管未闭的解剖部位

　　动脉导管未闭是常见先天性心脏病之一,占第 3 位。其发病率在 Abbott 统计分析的先天性心脏病 1 000 例尸检中占 9.2%,在 Wood 统计 900 临床病例中占 15%。据一般估计,每 2 500～5 000 名活婴约有 1 例;早产儿有较高的发病率,体重少于 1 000 g 者可高达 80%,这与导管平滑肌减少、对氧的反应减弱和血液循环中血管舒张性前列腺素水平升高等因素有关。此病女性较男性多见,男女之比约为 1：2。约有 10% 并发心内其他畸形。

一、解剖

　　绝大多数 PDA 位于降主动脉起始部左锁骨下动脉根部对侧壁和肺总动脉分叉左肺动脉根部之间。少数右位主动脉弓的患者,导管可位于无名动脉根部对侧壁主动脉和右肺动脉之间。其主动脉端开口往往大于肺动脉端开口,形状各异,大致可分为五型(见图 11-7)。

　　(1)管状:外形如圆管或圆柱,最为常见。

　　(2)漏斗状:导管的主动脉侧往往粗大,而肺动脉侧则较狭细,因而呈漏斗状,也较多见。

　　(3)窗状:管腔较粗大但缺乏长度,酷似主肺动脉吻合口,较少见。

　　(4)哑铃状:导管中段细。主、肺动脉向两侧扩大,外形像哑铃,很少见。

　　(5)动脉瘤状:导管本身呈瘤状膨大,壁薄而脆,张力高,容易破裂,极少见。

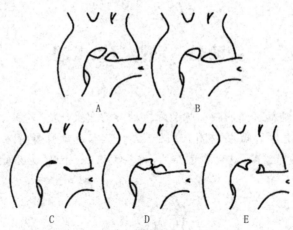

图 11-7 动脉导管未闭形状

A.管状；B.漏斗状；C.窗状；D.哑铃状；E.动脉瘤状

二、胚胎学和发病机制

胎儿的动脉导管从第 6 主动脉鳃弓背部发育而来,构成胎儿血液循环主动脉、肺动脉间的生理性通道。胎儿期肺小泡全部萎陷,不含有空气,且无呼吸活动,因而肺血管阻力很大,故右心室排出的静脉血大都不能进入肺内循环进行氧合。由于肺动脉压力高于主动脉,因此进入肺动脉的大部分血液将经动脉导管流入主动脉再经脐动脉而达胎盘,在胎盘内与母体血液进行代谢交换,然后纳入脐静脉回流入胎儿血液循环。

动脉导管的闭合分为两期。①第一期为生理闭合期。婴儿出生啼哭后第一口吸气,肺泡即膨胀,肺血管阻力随之下降,肺动脉血流开始直接进入肺,建立正常的肺循环,而不流经动脉导管,促进其闭合。动脉导管的组织学结构与两侧的主动脉、肺动脉不同,管壁主要由平滑肌而不是弹性纤维组织组成,中层含黏性物质。足月婴儿出生后血氧张力升高,作用于平滑肌,使之环形收缩,同时管壁黏性物质凝固,内膜垫突入管腔,造成血流阻滞,营养障碍和细胞分解性坏死,因而导管发生生理性闭合。一般在出生后 10~15 小时完成,但在 7~8 天有潜在性再开放的可能。②此后内膜垫弥漫性纤维增生完全封闭管腔,最终形成导管韧带。导管纤维化一般起始于肺动脉侧,向主动脉延伸,但主动脉端可以不完成,因而呈壶腹状。纤维化解剖性闭合,88％的婴儿于 8 周内完成。如闭合过程延迟,称动脉导管延期未闭。出生后 6 个月动脉导管未能闭合,将终身不能闭合,则称持续动脉导管未闭,临床上简称动脉导管未闭。

动脉导管的闭合受到许多血管活性物质,如乙酰胆碱、缓激肽、内源性儿茶酚胺等释放的影响,但主要是血氧张力和前列腺素。后两者作用相反:血氧张力的升高使导管收缩,而前列腺素则使血管舒张,且随不同妊娠期而有所改变。成熟胎儿的导管对血氧张力相当敏感,未成熟婴儿则对前列腺素反应强。这些因素复杂的相互作用是早产婴儿有较多未闭动脉导管的原因。

三、病理生理

持续性未闭动脉导管,在组织学既与两侧的大动脉不同,亦与胎儿期的动脉导管有所不同。其内膜相对较厚,有一未断裂弹力纤维层与中层分隔。在中层黏性物质中,平滑肌呈螺旋形排列,其间尚有不等量弹性物质,形成薄层,因而其管壁接近主动脉化。此外成人的动脉导管,尤其在主动脉端开口附近和近端肺动脉可有粥样硬化病变,甚至钙化斑块。长期的血流冲击,加之腔内压力增高,可使导管扩大,管壁变薄,形成动脉瘤。

如果动脉导管在出生后肺循环阻力下降时不能闭合,导管内血流方向发生逆转,产生左向右分流。非限制性动脉导管未闭患者(大量的左向右分流),常在出生后的第 1 年内发展到充血性心力衰竭。与室间隔缺损类似,成人未矫治的动脉导管未闭相对不常见。对少部分患者,肺循环阻力升高超过体循环阻力分流逆转。因为动脉导管未闭的位置低于左锁骨下动脉,头颈部血管接受氧合血,但降主动脉接受不饱和氧合血,于是出现分段性发绀,或叫差异性发绀。

当动脉导管未闭独立存在时,由于主动脉压高于肺动脉,无论收缩期或舒张期,血流均由主动脉流向肺动脉,即左向右分流,分流量可为 4～19 L,因肺循环过多可出现心力衰竭。分流的血液增加了左心负荷,发生左心扩大,晚期也发生肺动脉高压、右心室增大。合并其他缺损时有可能代替肺循环(如肺血管闭锁、室间隔不完整)或体循环(如主动脉闭锁)的血供,生存可能依赖于动脉导管永久性开放。显著肺动脉高压等于或超过动脉压时可发生右向左分流。

四、临床表现

(一)症状

与分流量有关。轻者无症状,如果 10 岁以前没有出现充血性心力衰竭,大多数患者成年后可无症状。一小部分患者在 20 岁或 30 岁时可发展到充血性心力衰竭,出现劳力性呼吸困难、胸痛、心悸、咳嗽、咯血、乏力等。若发生右向左分流,可引起发绀。

(二)体征

患者几乎无发绀,但当出现发绀和杵状指时,通常不影响上肢。下肢和左手可出现发绀和杵状指,但右手和头部无发绀。脉压增宽,脉搏无力。左心室搏动呈高动力状态,常向外侧移位。无并发症的动脉导管未闭的典型杂音在左锁骨下胸骨左缘第 2 肋间最易闻及,收缩后期杂音达到峰值,杂音为连续性机器样,贯穿第二心音,在舒张期减弱。杂音在舒张晚期或收缩早期可有一停顿,向左上胸、颈及背部传导,绝大多数伴震颤。如果分流量大造成明显的左心室容量负荷过重可出第三心音奔马律和相对性二尖瓣狭窄的舒张期杂音(与大的室间隔缺损类似)。当肺循环阻力增加分流逆转时杂音也出现变化,先是杂音的舒张成分减弱,然后是杂音的收缩成分减弱。最后杂音消失,体格检查与肺动脉高压的表现一致。肺动脉瓣区第二心音亢进但易被杂音掩盖。体循环压下降可产生水冲脉、枪击音等周围血管征。

五、辅助检查

(一)心电图检查

分流量少时心电图正常,分流量大时表现为左心房、左心室肥厚。当出现肺动脉高压、右向左分流占优势时,心电图表现为肺性 P 波,电轴右偏,右心室肥厚。

(二)放射线检查

分流量少时 X 线胸片正常。分流明显时,左心室凸出,心影扩大,肺充血。在出现肺动脉高压时,肺动脉段突出,肺门影扩大可有肺门舞蹈征,周围肺血管出现残根征。年龄较大的成人动脉导管可能出现钙化。左心室、左心房扩大,右心室也可扩大。

(三)超声心动图检查

左心室、左心房扩大,室间隔活动增强,肺总动脉增宽,二维 UCG 可显示未闭的动脉导管,彩色多普勒超声可显示动脉导管及肺动脉干内连续性高速湍流。

(四)心导管检查

肺动脉血氧含量高于右心室 0.5％容积或血氧饱和度＞20％。有时导管可从肺总动脉通过动脉导管进入主动脉。左侧位降主动脉造影时可见未闭导管。

(五)升主动脉造影检查

左侧位造影显示升主动脉和主动脉弓部增宽，降主动脉削狭，峡部内缘突出，造影剂经此处分流入肺动脉内，并显示出导管的外形、内径和长度。

六、诊断和鉴别诊断

凡在胸骨左缘第 2、3 肋间听到响亮的连续性机械样杂音伴局限性震颤，向左胸外侧、颈部或锁骨窝传导，心电图显示电轴左偏，左心室高压或肥大，X 线胸片显示心影向左下轻中度扩大，肺门充血，一般即可得出动脉管未闭的初步诊断，并可由彩色多普勒超声心动图检查加以证实。非侵入性彩色多普勒超声的诊断价值很大，即使在重度肺动脉高压、心杂音不典型甚至消失的患者中都可检查出此病，甚至合并在其他心内畸形中也可筛选出动脉导管未闭。可是超声心动图诊断尚有少数假阳性或假阴性者，因此对可疑病例需行升主动脉造影和心导管检查。升主动脉造影能进一步明确诊断。导管检查除有助于诊断外，血管阻力的测定尚有助于判别动力性或阻力性肺动脉高压，这对选择手术方法有决定性作用。

有许多从左向右分流心内畸形在胸骨左缘可听到同样的连续性机械样杂音或接近连续的双期心杂音，难以辨识。在建立动脉导管未闭诊断进行治疗前，必须予以鉴别。

(一)高位室间隔缺损合并主动脉瓣脱垂

当高位室间隔缺损较大时往往伴有主动脉瓣脱垂畸形，导致主动脉瓣关闭不全，并引起相应的体征。临床上在胸骨左缘听到双期杂音，不向上传导，但有时与连续性杂音相仿，难以区分。目前，彩色超声心动图已列入心脏病常规检查。在此病可显示主动脉瓣脱垂畸形及主动脉血流反流入左心室，同时通过室间隔缺损由左心室向右心室和肺动脉分流。为进一步明确诊断，可施行逆行升主动脉和左心室造影，前者可显示升主动脉造影剂反流入左心室，后者则示左心室造影剂通过室间隔缺损分流入右心室和肺动脉。据此不难得出鉴别诊断。

(二)主动脉窦瘤破裂

临床表现与动脉导管未闭相似，可听到性质相同的连续性心杂音，只是部位和传导方向稍有差异；破入右心室者偏下外，向心尖传导；破入右心房者偏向右侧传导。如彩色多普勒超声心动图显示主动脉窦畸形及其向室腔和肺动脉或房腔分流即可判明。再加上逆行升主动脉造影更可确立诊断。

(三)冠状动脉瘘

这种冠状动脉畸形并不多见，可听到与动脉导管未闭相同的连续性杂音伴震颤，但部位较低，且偏向内侧。多普勒彩超能显示动脉瘘口所在和其沟通的房室腔。逆行升主动脉造影更能显示扩大的病变冠状动脉主支或分支走向和瘘口。

(四)主动脉-肺动脉间隔缺损

非常少见。常与动脉导管未闭同时存在，且有相同的连续性杂音和周围血管特征，但杂音部位偏低偏内侧。仔细的超声心动图检查才能发现其分流部位在升主动脉根部。逆行升主动脉造影更易证实。

（五）冠状动脉开口异位

右冠状动脉起源于肺动脉是比较罕见的先天性心脏病。其心杂音亦为连续性，但较轻，且较表浅。多普勒超声检查有助于鉴别诊断。逆行升主动脉造影显示冠状动脉异常开口和走向及迂回曲张的侧支循环可明确诊断。

七、治疗

存活到成年且有大的未矫治的动脉导管未闭的患者通常在 30 岁左右出现充血性心力衰竭或肺动脉高压（由左向右分流和不同程度的发绀）。大多数成年肺循环阻力正常或轻度升高，<4 U的动脉导管未闭患者可无症状或仅有轻微症状，可通过外科结扎动脉导管或经皮封堵来治疗。肺循环阻力明显升高（>10 U/m²）的患者，预后差。超过 40 岁的患者大约有 15％ 可能存在动脉导管的钙化或瘤样扩张，使外科手术难度增加。外科结扎动脉导管或经皮弹簧圈或器械栓堵的病死率和致残率很低，不论未闭导管大小与分流情况如何均建议进行，因为未经治疗的病例具有心内膜炎的高危险性。以往动脉导管未闭主要采取外科手术治疗，但传统的外科手术结扎方法创伤大，住院时间长，并发症发生率高。人们一直探讨应用非开胸手术方法治疗 PDA，自 Porstman 等经心导管应用泡沫塑料塞子堵塞 PDA 成功后，通过介入方法治疗 PDA 广泛开展起来。目前先后有多种方法应用于临床，除了 Porstman 法以外，尚有 Rashkind 双面伞法、Sideris 纽扣式补片法、弹簧圈堵塞法、Amplatzer 蘑菇伞法。前 3 种方法操作复杂，并发症高，临床已不应用。目前主要应用后 2 种方法，尤其是 Amplatzer 蘑菇伞法应用最广。

八、并发症和预后

早产患儿常伴有其他早产问题，如呼吸窘迫综合征、坏死性小肠大肠炎、心室内出血等，加重了病情，故往往发生左心衰竭，内科治疗很难见效，病死率甚高。足月患儿未经治疗第一年也有 30％ 死于左心衰竭。过了婴儿期，心功能获得代偿，病死率剧减。幼儿期可无症状，分流量大者会有生长发育迟缓。Key 等报道，活至 17 岁的患者，将再有 18 年的平均寿命。过了 30 岁每年病死率为 1％，40 岁为 1.8％，以后升至 4％。在未使用抗生素的年代，40％ 死于心内膜炎，其余死于心力衰竭。据 20 世纪 80 年代 Campbell 的推算，42％ 未治疗的患者在 45 岁前死亡。能存活至成人者将发生充血性心力衰竭、肺动脉高压，严重者可有 Eisenmenger 综合征。

（郭　帅）

第十二章　冠　心　病

第一节　稳定型心绞痛

一、概述

心绞痛是由于暂时性心肌缺血引起的以胸痛为主要特征的临床综合征,是冠状动脉粥样硬化性心脏病(冠心病)的最常见表现。通常见于冠状动脉至少一支主要分支管腔直径狭窄在50%以上的患者,当应激时,冠状动脉血流不能满足心肌代谢的需要,导致心肌缺血,而引起心绞痛发作,休息或含服硝酸甘油可缓解。

稳定型心绞痛(stable angina pectoris,SAP)是指心绞痛发作的程度、频度、性质及诱发因素在数周内无显著变化的患者。心绞痛也可发生在瓣膜病(尤其是主动脉瓣病变)、肥厚型心肌病和未控制的高血压及甲状腺功能亢进、严重贫血等患者。冠状动脉"正常"者也可由于冠状动脉痉挛或内皮功能障碍等原因发生心绞痛。某些非心脏性疾病如食道、胸壁或肺部疾病也可引起类似心绞痛的症状,临床上需注意鉴别。

二、流行病学

心绞痛是基于病史的主观诊断,因此它的发病率和患病率很难进行评估,而且评估结果也会因为依据的标准不同产生差异。

一项基于欧洲社区心绞痛患病率的调查研究显示:45~54岁年龄段女性患病率为0.1%~1%,男性为2%~5%;而65~74岁年龄段女性为10%~15%,男性为10%~20%。由此可见,每百万个欧洲人中有2万~4万人罹患心绞痛。

最近的一项调查,其标准为静息或运动时胸痛发作伴有动脉造影、运动试验或心电图异常证据,研究结果证实了心绞痛的地域差异性,且其与已知的全球冠心病死亡率的分布平行。例如,心绞痛作为初始冠脉病变的发病率,贝尔法斯特是法国的2倍。

稳定型心绞痛患者有发生急性冠脉综合征的危险,如不稳定型心绞痛、非ST段抬高型心肌梗死或ST段抬高型心肌梗死。弗雷明汉研究结果显示,稳定型心绞痛的患者,两年内发生非致死性心肌梗死和充血性心脏病的概率,男性为 14.3% 和 5.5%,女性为 6.2% 和 3.8%。稳定型心绞痛的患者的预后取决于临床、功能和解剖因素,个体差别很大。

左心室功能是慢性稳定性冠脉疾病存活率最有力的预测因子。其次是冠脉狭窄的部位和严重程度。左冠状动脉主干病变最为严重,据国外统计,年病死率可高达 30% 左右。此后依次为 3 支、2 支与 1 支病变。左前降支病变一般较其他两大支严重。

三、病因和发病机制

稳定型心绞痛是一种以胸、下颌、肩、背或臂的不适感为特征的临床综合征,其典型表现为劳累、情绪波动或应激后发作,休息或服用硝酸甘油后可缓解。有些不典型的稳定型心绞痛以上腹部不适感为临床表现。威廉·赫伯登首次提出"心绞痛的概念",并将之描述为与运动有关的胸区压抑感和焦虑,不过那时还不清楚它的病因和病理机制。现在我们知道它由心肌缺血引起。心肌缺血最常见的原因是粥样硬化性冠状动脉疾病,其他原因还包括肥厚型或扩张型心肌病、动脉硬化及其他较少见的心脏疾病。

心肌供氧和需氧的不平衡产生了心肌缺血。心肌氧供取决于动脉氧饱和度、心肌氧扩散度和冠脉血流,而冠脉血流又取决于冠脉管腔横截面积和冠脉微血管的调节。管腔横截面积和微血管都受到管壁内粥样硬化斑块的影响,从而因运动时心率增快、心肌收缩增强及管壁紧张度增加导致心肌需氧增加,最终引起氧的供需不平衡。心肌缺血引起交感神经系统激活,产生心肌耗氧增加、冠状动脉收缩等一系列效应从而进一步加重缺血。缺血持续加重,导致心脏代谢紊乱、血流重分配、区域性以至整体性舒张和收缩功能障碍,心电图改变,最终引起心绞痛。缺血心肌释放的腺苷能激活心脏神经末梢的 A1 受体,是导致心绞痛(胸痛)的主要中介。

心肌缺血也可以无症状。无痛性心肌缺血可能因为缺血时间短或不甚严重,或因为心脏传入神经受损,或缺血性疼痛在脊的和脊上的部位受到抑制。患者显示出无痛性缺血表现、气短及心悸都提示心绞痛存在。

对大多数患者来说,稳定型心绞痛的病理因素是动脉粥样硬化、冠脉狭窄。正常血管床能自我调节,例如在运动时冠脉血流增加为平时的 5～6 倍。动脉粥样化斑块减少了血管腔横截面积,使得运动时冠脉血管床自我调节的能力下降,从而产生不同严重程度的缺血。若管腔径减少 >50%,当运动或应激时,冠脉血流不能满足心脏代谢需要从而导致心肌缺血。内皮功能受损也是心绞痛的病因之一。心肌桥是心绞痛的罕见病因。

用血管内超声(IVUS)观察稳定型心绞痛患者的冠状动脉斑块。发现 1/3 的患者至少有 1 个斑块破裂,6% 的患者有多个斑块破裂。合并糖尿病的患者更易发生斑块破裂。临床上应重视稳定型心绞痛患者的治疗,防止其发展为急性冠脉综合征(ACS)。

四、诊断

胸痛患者应根据年龄、性别、心血管危险因素、疼痛的特点来估计冠心病的可能性,并依据病史、体格检查、相关的无创检查及有创检查结果做出诊断及危险分层的评价。

(一)病史及体格检查

1.病史

详尽的病史是诊断心绞痛的基石。在大多数病例中,可以通过病史就能得出心绞痛的诊断。

(1)部位:典型的心绞痛部位是在胸骨后或左前胸,范围常不局限,可以放射到颈部、咽部、颌部、上腹部、肩背部、左臂及左手指侧,也可以放射至其他部位,心绞痛还可以发生在胸部以外如上腹部、咽部、颈部等。每次心绞痛发作部位往往是相似的。

(2)性质:常呈紧缩感、绞榨感、压迫感、烧灼感、胸憋、胸闷或有窒息感、沉重感,有的患者只述为胸部不适,主观感觉个体差异较大,但一般不会是针刺样疼痛,有的表现为乏力、气短。

(3)持续时间:呈阵发性发作,持续数分钟,一般不会超过 10 分钟,也不会转瞬即逝。

(4)诱发因素及缓解方式:慢性稳定型心绞痛的发作与劳力或情绪激动有关,如走快路、爬坡时诱发,停下休息即可缓解,多发生在劳力当时而不是之后。舌下含服硝酸甘油可在 2～5 分钟内迅速缓解症状。

非心绞痛的胸痛通常无上述特征,疼痛通常局限于左胸的某个部位,持续数小时甚至数天;不能被硝酸甘油缓解甚至因触诊加重。胸痛的临床分类见表 12-1,加拿大心血管学会分级法见表 12-2 所示。

表 12-1 胸痛的临床分类

分类	具体内容
1.典型心绞痛	符合下述 3 个特征
	胸骨下疼痛伴特殊性质和持续时间
	运动及情绪激动诱发
	休息或硝酸甘油缓解
2.非典型心绞痛	符合上述两个特征
3.非心性胸痛	符合上述 1 个特征或完全不符合

表 12-2 加拿大心血管学会分级法

级别	症状程度
Ⅰ级	一般体力活动不引起心绞痛,例如行走和上楼,但紧张、快速或持续用力可引起心绞痛的发作
Ⅱ级	日常体力活动稍受限制,快步行走或上楼、登高、饭后行走或上楼、寒冷或风中行走、情绪激动可发作心绞痛或仅在睡醒后数小时内发作。在正常情况下以一般速度平地步行 200 m 以上或登一层以上的楼梯受限
Ⅲ级	日常体力活动明显受限,在正常情况下以一般速度平地步行 100～200 m 或登一层楼梯时可发作心绞痛
Ⅳ级	轻微活动或休息时即可出现心绞痛症状

2.体格检查

稳定型心绞痛体检常无明显异常,心绞痛发作时可有心率增快、血压升高、焦虑、出汗,有时可闻及第四心音、第三心音或奔马律,或出现心尖部收缩期杂音,第二心音逆分裂,偶闻双肺底啰音。体检尚能发现其他相关情况,如心脏瓣膜病、心肌病等非冠状动脉粥样硬化性疾病,也可发现高血压、脂质代谢障碍所致的黄色瘤等危险因素,颈动脉杂音或周围血管病变有助于动脉粥样硬化的诊断。体检尚需注意肥胖(体重指数及腰围),有助于了解有无代谢综合征。

(二)基本实验室检查

(1)了解冠心病危险因素,空腹血糖、血脂检查,包括血总胆固醇(TC)、高密度脂蛋白胆固醇(HDL-C)、低密度脂蛋白胆固醇(LDL-C)及甘油三酯(TG)。必要时做糖耐量试验。

(2)了解有无贫血(可能诱发心绞痛),检查血红蛋白是否减少。

（3）甲状腺，必要时检查甲状腺功能。

（4）行尿常规、肝肾功能、电解质、肝炎相关抗原、人类免疫缺陷病毒（HIV）检查及梅毒血清试验，需在冠状动脉造影前进行。

（5）胸痛较明显患者，需查血心肌肌钙蛋白（cTnT 或 cTnI）、肌酸激酶（CK）及同工酶（CK-MB），以与急性冠状动脉综合征（acute coronary syndrome，ACS）相鉴别。

（三）胸部 X 线检查

胸部 X 线检查常用于可疑心脏病患者的检查，然而，对于稳定型心绞痛患者，该检查并不能提供有效特异的信息。

（四）心电图检查

1.静息心电图检查

所有可疑心绞痛患者均应常规行静息 12 导联心电图。怀疑血管痉挛的患者于疼痛发作时行心电图尤其有意义。心电图同时可以发现诸如左心室肥厚、左束支阻滞、预激、心律失常及传导障碍等情况，这些信息可发现胸痛的可能机制，并能指导治疗措施。静息心电图对危险分层也有意义。但不主张重复此项检查除非当时胸痛发作或功能分级有改变。

2.心绞痛发作时心电图检查

在胸痛发作时争取心电图检查，缓解后立即复查。静息心电图正常不能排除冠心病心绞痛的诊断，但如果有 ST-T 改变符合心肌缺血时，特别是在疼痛发作时检出，则支持心绞痛的诊断。心电图显示陈旧性心肌梗死时，则心绞痛可能性增加。静息心电图有 ST 段压低或 T 波倒置但胸痛发作时呈"假性正常化"，也有利于冠心病心绞痛的诊断。24 小时动态心电图表现如有与症状相一致 ST-T 变化，则对诊断有参考价值。

（五）核素心室造影

1.^{201}Tl 心肌显像

铊随冠脉血流被正常心肌细胞摄取，休息时铊显像所示主要见于心肌梗死后瘢痕部位。在冠状动脉供血不足部位的心肌，则明显的灌注缺损仅见于运动后缺血区。变异型心绞痛发作时心肌急性缺血区常显示特别明显的灌注缺损。

2.放射性核素心腔造影

红细胞被标记上放射性核素，得到心腔内血池显影，可测定左心室射血分数及显示室壁局部运动障碍。

3.正电子发射断层心肌显像（PET）

除可判断心肌血流灌注外，还可了解心肌代谢状况，准确评估心肌活力。

（六）负荷试验

1.心电图运动试验

（1）适应证：①有心绞痛症状怀疑冠心病，可进行运动，静息心电图无明显异常的患者，为达到诊断目的；②确定稳定型冠心病的患者心绞痛症状明显改变者；③确诊的稳定型冠心病患者用于危险分层。

（2）禁忌证：急性心肌梗死早期、未经治疗稳定的急性冠状动脉综合征、未控制的严重心律失常或高度房室传导阻滞、未控制的心力衰竭、急性肺动脉栓塞或肺梗死、主动脉夹层、已知左冠状动脉主干狭窄、重度主动脉瓣狭窄、肥厚型梗阻性心肌病、严重高血压、活动性心肌炎、心包炎、电解质异常等。

（3）方案（Burce 方案）：运动试验的阳性标准为运动中出现典型心绞痛，运动中或运动后出现 ST 段水平或下斜型下降≥1 mm（J 点后 60～80 ms），或运动中出现血压下降者。

（4）需终止运动试验的情况，包括：①出现明显症状（如胸痛、乏力、气短、跛行）；症状伴有意义的ST 段变化；②ST 段明显压低（压低＞2 mm 为终止运动相对指征；≥4 mm 为终止运动绝对指征）；③ST 段抬高≥1 mm；④出现有意义的心律失常；收缩压持续降低 1.3 kPa（10 mmHg）或血压明显升高［收缩压＞33.3 kPa（250 mmHg）或舒张压＞15.3 kPa（115 mmHg）］；⑤已达目标心率者。有上述情况一项者需终止运动试验。

2.核素负荷试验（心肌负荷显像）

（1）核素负荷试验的适应证：①静息心电图异常、LBBB、ST 段下降＞1 mm、起搏心律、预激综合征等心电图运动试验难以精确评估者；②心电图运动试验不能下结论，而冠状动脉疾病可能性较大者。

（2）药物负荷试验：包括双嘧达莫、腺苷或多巴酚丁胺药物负荷试验，用于不能运动的患者。

（七）多层 CT 或电子束 CT 扫描

多层 CT 或电子束 CT 平扫可检出冠状动脉钙化并进行积分。人群研究显示钙化与冠状动脉病变的高危人群相联系，但钙化程度与冠状动脉狭窄程度却并不相关，因此，不推荐将钙化积分常规用于心绞痛患者的诊断评价。

CT 造影为显示冠状动脉病变及形态的无创检查方法。有较高阴性预测价值，若 CT 冠状动脉造影未见狭窄病变，一般可不进行有创检查。但 CT 冠状动脉造影对狭窄病变及程度的判断仍有一定限度，特别当钙化存在时会显著影响狭窄程度的判断，而钙化在冠心病患者中相当普遍，因此，仅能作为参考。

（八）有创性检查

1.冠状动脉造影

冠状动脉造影至今仍是临床上评价冠状动脉粥样硬化和相对较为少见的非冠状动脉粥样硬化性疾病所引起的心绞痛的最精确的检查方法。对糖尿病、年龄＞65 岁老年患者、年龄＞55 岁女性的胸痛患者冠状动脉造影更有价值。

（1）适应证：①严重稳定型心绞痛（CCS 分级 3 级或以上者），特别是药物治疗不能很好缓解症状者；②无创方法评价为高危的患者，不论心绞痛严重程度如何；③心脏停搏存活者；④患者有严重的室性心律失常；⑤血管重建（PCI，CABG）的患者有早期中等或严重的心绞痛复发；⑥伴有慢性心力衰竭或左心室射血分数（LVEF）明显减低的心绞痛患者；⑦无创评价属中、高危的心绞痛患者需考虑大的非心脏手术，尤其是血管手术（如主动脉瘤修复，颈动脉内膜剥脱术，股动脉搭桥术等）。

（2）不推荐行冠状动脉造影：严重肾功能不全、造影剂过敏、精神异常不能合作者或合并其他严重疾病，血管造影的得益低于风险者。

2.冠状动脉内超声显像

血管内超声检查可较为精确地了解冠状动脉腔径，血管腔内及血管壁粥样硬化病变情况，指导介入治疗操作并评价介入治疗效果，但不是一线的检查方法，只在特殊的临床情况及为科研目的而进行。

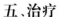

五、治疗

(一)治疗目标

1.防止心肌梗死和死亡,改善预后

防止心肌梗死和死亡,主要是减少急性血栓形成的发生率,阻止心室功能障碍的发展。上述目标需通过生活方式的改善和药物干预来实现:①减少斑块形成;②稳定斑块,减轻炎症反应,保护内皮功能;③对于已有内皮功能受损和斑块破裂,需阻止血栓形成。

2.减轻或消除症状

改善生活方式、药物干预和血管再通术均是减轻和消除症状的手段,根据患者的个体情况选择合适的治疗方法。

(二)一般治疗

1.戒烟

大量数据表明对于许多患者而言,吸烟是冠心病起源的最重要的可逆性危险因子。因此,强调戒烟是非常必要的。

2.限制饮食和酒精摄入

对确诊的冠心病患者,限制饮食是有效的干预方式。推荐食用水果、蔬菜、谷类、谷物制品、脱脂奶制品、鱼、瘦肉等,也就是所谓的"地中海饮食"。具体食用量需根据患者总胆固醇及低密度脂蛋白胆固醇来制定。超重患者应减轻体重。

适量饮酒是有益的,但大量饮酒肯定有害,尤其对于有高血压和心衰的患者。很难定义适量饮酒的酒精量,因此提倡限酒。稳定的冠心病患者可饮少量(<50 g/d)低度酒(如葡萄酒)。

3.ω-3 不饱和脂肪酸

鱼油中富含的 ω-3 不饱和脂肪酸能降低血中甘油三酯,被证实能降低近期心肌梗死患者的猝死率,同时它也有抗心律失常作用,能降低高危患者的死亡率和危险因素,可用作此类患者的二级预防。但该脂肪酸的治疗只用于高危人群,如近期心肌梗死患者,对于稳定型心绞痛伴高危因素患者较少应用。目前只提倡患者每星期至少吃一次鱼以保证该脂肪酸的正常摄入。

4.维生素和抗氧化剂

目前尚无研究证实维生素的摄入能减少冠心病患者的心血管危险因素,同样,许多大型试验也没有发现抗氧化剂能给患者带来益处。

5.积极治疗高血压,糖尿病及其他疾病

稳定型心绞痛患者也应积极治疗高血压、糖尿病、代谢综合征等疾病,因这些疾病本身有促进冠脉疾病发展的危险性。

确诊冠心病的患者血压应降至 17.3/11.3 kPa(130/85 mmHg);如合并糖尿病或肾脏疾病,血压还应降至 17.3/10.7 kPa(130/80 mmHg)。糖尿病是心血管并发症的危险因子,需多方干预。研究显示:心血管病伴 2 型糖尿病患者在应用降糖药的基础上加用吡格列酮,其非致死性心肌梗死、脑卒中(中风)和病死率减少了 16%。

6.运动

鼓励患者在可耐受范围内进行运动,运动能提高患者运动耐量、减轻症状,对减轻体重、降低血脂和血压、增加糖耐量和胰岛素敏感性都有明显效益。

7.缓解精神压力

精神压力是心绞痛发作的重要促发因素,而心绞痛的诊断又给患者带来更大的精神压力。缓解紧张情绪,适当放松可以减少药物的摄入和手术的必要。

8.开车

稳定型心绞痛患者可以允许开车,但是要限定车载重和避免商业运输。高度紧张的开车是应该避免的。

(三)急性发作时治疗

发作时应立即休息,至少应迅速停止诱发心绞痛的活动。随即舌下含服硝酸甘油以缓解症状。对初次服用硝酸甘油的患者应嘱其坐下或平卧,以防发生低血压,还有诸如头晕,头胀痛、面红等不良反应。

应告知患者,若心绞痛发作>20分钟,休息和舌下含服硝酸甘油不能缓解,应警惕发生心肌梗死并应及时就医。

(四)药物治疗

1.对症治疗,改善缺血

(1)短效硝酸酯制剂:硝酸酯类药为内皮依赖性血管扩张剂,能减少心肌需氧和改善心肌灌注,从而缓解心绞痛症状。快速起效的硝酸甘油能使发作的心绞痛迅速缓解。口服该药因肝脏首过效应,在肝内被有机硝酸酯还原酶降解,生物利用度极低。舌下给药吸收迅速完全,生物利用度高。硝酸甘油片剂暴露在空气中会变质,因而宜在开盖后3个月内使用。硝酸甘油引起剂量依赖性血管舒张不良反应,如头痛、面红等。过大剂量会导致低血压和反射性交感神经兴奋引起心动过速。对硝酸甘油无效的心绞痛患者应怀疑心肌梗死的可能。

(2)长效硝酸酯制剂:长效硝酸酯制剂能降低心绞痛发作的频率和严重程度,并能增加运动耐量。长效制剂只是对症治疗,并无研究显示它能改善预后。血管舒张不良反应如头痛、面红与短效制剂类似。其代表药有硝酸异山梨酯、单硝酸异山梨酯。当机体内硝酸酯类浓度达到并超过阈值,其对心绞痛的治疗作用减弱,缓解疼痛的作用大打折扣,即发生硝酸酯类耐药。因此,患者服用长效硝酸酯制剂时应有足够长的间歇期以保证治疗的高效。

(3)β受体阻滞剂:β受体阻滞剂能抑制心脏β-肾上腺素能受体,从而减慢心率、减弱心肌收缩力、降低血压,以减少心肌耗氧量,可以减少心绞痛发作和增加运动耐量。用药后要求静息心率降至每分钟55~60次,严重心绞痛患者如无心动过缓症状,可降至每分钟50次。只要无禁忌证,β受体阻滞剂应作为稳定型心绞痛的初始治疗药物。β受体阻滞剂能降低心肌梗死后稳定型心绞痛患者死亡和再梗死的风险。目前可用于治疗心绞痛的β受体阻滞剂有很多种,当给予足够剂量时,均能有效预防心绞痛发作。更倾向于使用选择性 β_1 受体阻滞剂,如美托洛尔、阿替洛尔及比索洛尔。同时具有 α 和 β 受体阻滞的药物,在慢性稳定型心绞痛的治疗中也有效。在有严重心动过缓和高度房室传导阻滞、窦房结功能紊乱、明显的支气管痉挛或支气管哮喘的患者,禁用β受体阻滞剂。外周血管疾病及严重抑郁是应用β受体阻滞剂的相对禁忌证。慢性肺心病的患者可小心使用高度选择性 β_1 受体阻滞剂。没有固定狭窄的冠状动脉痉挛造成的缺血,如变异性心绞痛,不宜使用β受体阻滞剂,这时钙通道阻滞剂是首选药物。推荐使用无内在拟交感活性的β受体阻滞剂。β受体阻滞剂的使用剂量应个体化,从较小剂量开始。

(4)钙通道阻滞剂:钙通道阻滞剂通过改善冠状动脉血流和减少心肌耗氧起缓解心绞痛作用,对变异性心绞痛或以冠状动脉痉挛为主的心绞痛,钙通道阻滞剂是一线药物。地尔硫草和维拉帕米能减慢房室传导,常用于伴有心房颤动或心房扑动的心绞痛患者,而不应用于已有严重心动过缓、高度房室传导阻滞和病态窦房结综合征的患者。长效钙通道阻滞剂能减少心绞痛的发作。ACTION 试验结果显示,硝苯地平控释片没有显著降低一级疗效终点(全因死亡、急性心肌梗死、顽固性心绞痛、新发心力衰竭、致残性脑卒中及外周血管成形术的联合终点)的相对危险,但对于一级疗效终点中的多个单项终点而言,硝苯地平控释片组降低达到统计学差异或有降低趋势。值得注意的是,亚组分析显示,占52%的合并高血压的冠心病患者中,一级终点相对危险下降13%。CAMELOT 试验结果显示,氨氯地平组主要终点事件(心血管性死亡、非致死性心肌梗死、冠状血管重建、由于心绞痛而入院治疗、慢性心力衰竭入院、致死或非致死性卒中及新诊断的周围血管疾病)与安慰剂组比较相对危险降低达 31%,差异有统计学意义。长期应用长效钙通道阻滞剂的安全性在ACTION及大规模降压试验 ALLHAT 及 ASCOT 试验中都得到了证实。外周水肿、便秘、心悸、面部潮红是所有钙通道阻滞剂常见的不良反应,低血压也时有发生,其他不良反应还包括头痛、头晕、虚弱无力等。当稳定型心绞痛合并心力衰竭而血压高且难于控制者必须应用长效钙通道阻滞剂时,可选择氨氯地平、硝苯地平控释片或非洛地平。

(5)钾通道开放剂:钾通道开放剂的代表药物为尼可地尔,除了抗心绞痛外,该药还有心脏保护作用。一项针对尼克地尔的试验证实稳定型心绞痛患者服用该药能显著减少主要冠脉事件的发生。但是,尚没有降低治疗后死亡率和非致死性心肌梗死发生率的研究,因此,该药的临床效益还有争议。

(6)联合用药:β受体阻滞剂和长效钙通道阻滞剂联合用药比单用一种药物更有效。此外,两药联用时,β受体阻滞剂还可减轻二氢吡啶类钙通道阻滞剂引起的反射性心动过速不良反应。非二氢吡啶类钙通道阻滞剂地尔硫䓬或维拉帕米可作为对 β 受体阻滞剂有禁忌的患者的替代治疗。但非二氢吡啶类钙通道阻滞剂和β受体阻滞剂的联合用药能使传导阻滞和心肌收缩力的减弱更明显,要特别警惕。老年人、已有心动过缓或左心室功能不良的患者应尽量避免合用。

2.改善预后的药物治疗

与稳定型心绞痛并发的疾病如糖尿病和高血压应予以积极治疗,同时还应纠正高脂血症。HMG-CoA还原酶抑制剂(他汀类药物)和血管紧张素转化酶抑制剂(ACEI)除各自的降脂和降压作用外,还能改善患者预后。对缺血性心脏病患者,还需加用抗血小板药物。

阿司匹林通过抑制血小板内环氧化酶使血栓素 A_2 合成减少,达到抑制血小板聚集的作用。其应用剂量为每天 75～150 mg。CURE 研究发现每天阿司匹林剂量若＞200 mg 或＜100 mg 反而增加心血管事件发生的风险。

所有患者如无禁忌证(活动性胃肠道出血、阿司匹林过敏或既往有阿司匹林不耐受的病史),给予阿司匹林 75～100 mg/d。不能服用阿司匹林者,则可应用氯吡格雷作为替代。

所有冠心病患者应用他汀类药物。他汀类降脂治疗减少动脉粥样硬化性心脏病并发症,可同时应用于患者的一级和二级预防。他汀类除了降脂作用外,还有抗炎作用和防血栓形成,能降低心血管危险性。血脂控制目标为:总胆固醇(TC)＜4.5 mmol/L,低密度脂蛋白胆固醇(LDL-C)至少应＜2.59 mmol/L;建议逐步调整他汀类药物剂量以达到上述目标。

ACEI 可防止左心室重塑,减少心衰发生的危险,降低病死率,如无禁忌可常规使用。在稳定型心绞痛患者中,合并糖尿病、心力衰竭或左心室收缩功能不全的高危患者应该使用 ACEI。所有冠心病患者均能从 ACEI 治疗中获益,但低危患者获益可能较小。

（五）非药物治疗（血运重建）

血运重建的主要指征：有冠脉造影指征及冠脉严重狭窄；药物治疗失败，不能满意控制症状；无创检查显示有大量的危险心肌；成功的可能性很大，死亡及并发症危险可接受；患者倾向于介入治疗，并且对这种疗法的危险充分知情。

1.冠状动脉旁路移植手术（CABG）

多年来，CABG逐渐成为治疗冠心病的最普通的手术，CABG对冠心病的治疗的价值已进行了较深入的研究。对于低危患者（年病死率＜1%）CABG并不比药物治疗给患者更多的预后获益。在比较CABG和药物治疗的临床试验的荟萃分析中，CABG可改善中危至高危患者的预后。对观察性研究及随机对照试验数据的分析表明，某些特定的冠状动脉病变解剖类型手术预后优于药物治疗，这些情况包括以下几方面：①左主干的明显狭窄；②3支主要冠状动脉近段的明显狭窄；③2支主要冠状动脉的明显狭窄，其中包括左前降支（LAD）近段的高度狭窄。

根据研究人群不同，CABG总的手术死亡率在1%～4%，目前已建立了很好的评估患者个体风险的危险分层工具。尽管左胸廓内动脉的远期通畅率很高，大隐静脉桥发生阻塞的概率仍较高。血栓阻塞可在术后早期发生，大约10%在术后1年发生，5年以后静脉桥自身会发生粥样硬化改变。静脉桥10年通畅率为50%～60%。

CABG指征：①心绞痛伴左主干病变（ⅠA）；②心绞痛伴三支血管病变，大面积缺血或心室功能差（ⅠA）；③心绞痛伴双支或3支血管病变，包括左前降支（LAD）近端严重病变（ⅠA）；④CCSⅠ～Ⅳ，多支血管病变、糖尿病（症状治疗ⅡaB）（改善预后ⅠB）；⑤CCSⅠ～Ⅳ，多支血管病变、非糖尿病（ⅠA）；⑥经药物治疗后心绞痛分级CCSⅠ～Ⅳ，单支血管病变，包括LAD近端严重病变（ⅠB）；⑦心绞痛经药物治疗分级CCSⅠ～Ⅳ，单支血管病变，不包括LAD近端严重病变（ⅡaB）；⑧心绞痛经药物治疗症状轻微（CCSⅠ），单支、双支、3支血管病变，但有大面积缺血的客观证据（ⅡbC）。

2.经皮冠状动脉介入治疗（PCI）

多年来，PCI日益普遍应用于临床，由于创伤小、恢复快、危险性相对较低，易于被医师和患者所接受。PCI的方法包括单纯球囊扩张、冠状动脉支架术、冠状动脉旋磨术、冠状动脉定向旋切术等。随着经验的积累、器械的进步特别是支架极为普遍的应用和辅助用药的发展，这一治疗技术的应用范围得到了极大的拓展。近年来，冠心病的药物治疗也获得较大发展，对于稳定型心绞痛并且冠状动脉解剖适合行PCI患者的成功率提高，手术相关的死亡风险为0.3%～1.0%。对于低危的稳定型心绞痛患者，包括强化降脂治疗在内的药物治疗在减少缺血事件方面与PCI一样有效。对于相对高危险患者及多支血管病变的稳定型心绞痛患者，PCI缓解症状更为显著，生存率获益尚不明确。

经皮冠脉血运重建的指征：①药物治疗后心绞痛CCS分级Ⅰ～Ⅳ，单支血管病变（ⅠA）；②药物治疗后心绞痛CCS分级Ⅰ～Ⅳ，多支血管病变，非糖尿病（ⅠA）；③稳定型心绞痛，经药物治疗症状轻微（CCS分级Ⅰ），为单支、双支或3支血管病变，但有大面积缺血的客观证据（ⅡbC）。

成功的PCI使狭窄的管腔狭窄程度减少至20%以下，血流达到TIMIⅢ级，心绞痛消除或显著减轻，心电图变化改善；但半年后再狭窄率为20%～30%。如不成功需行主动脉-冠脉旁路移植手术。

（杨秀秀）

第二节　不稳定型心绞痛与非 ST 段抬高型心肌梗死

不稳定型心绞痛(UA)指介于稳定型心绞痛和急性心肌梗死之间的临床状态,包括了除稳定型劳力性心绞痛以外的初发型、恶化型劳力性心绞痛和各型自发性心绞痛。它是在粥样硬化病变的基础上,发生了冠状动脉内膜下出血、斑块破裂、破损处血小板与纤维蛋白凝集形成血栓、冠状动脉痉挛及远端小血管栓塞引起的急性或亚急性心肌供氧减少所致。它是急性冠状动脉综合征(ACS)中的常见类型。若 UA 伴有血清心肌坏死标志物明显升高,此时可确立非 ST 段抬高型心肌梗死(NSTEMI)的诊断。

一、发病机制

ACS 有着共同的病理生理学基础,即在冠状动脉粥样硬化的基础上,粥样斑块松动、裂纹或破裂,使斑块内高度致血栓形成的物质暴露于血流中,引起血小板在受损表面黏附、活化、聚集,形成血栓,导致病变血管完全性或非完全性闭塞。冠脉病变的严重程度,主要取决于斑块的稳定性,与斑块的大小无直接关系。不稳定斑块具有如下特征:脂质核较大,纤维帽较薄,含大量的巨噬细胞和 T 细胞,血管平滑肌细胞含量较少。UA/NSTEMI 的特征是心肌供氧和需氧之间平衡失调,目前发现其最常见病因是心肌血流灌注减少,这是由于粥样硬化斑块破裂发生的非阻塞性血栓导致冠状动脉狭窄所致。血小板聚集和破裂斑块碎片导致的微血管栓塞,使得许多患者的心肌标志物释放。其他原因包括动力性阻塞(冠状动脉痉挛或收缩)、进行性机械性阻塞、炎症和/或感染、继发性 UA 即心肌氧耗增加或氧输送障碍的情况(包括贫血、感染、甲状腺功能亢进、心律失常、血液高黏滞状态或低血压等),实际上这 5 种病因相互关联。

近年来的研究发现,导致粥样斑块破裂的机制如下。

(1)斑块内 T 细胞通过合成细胞因子干扰素 γ 能抑制平滑肌细胞分泌间质胶原使斑块纤维帽结构变薄弱。

(2)斑块内巨噬细胞、肥大细胞可分泌基质金属蛋白酶如胶原酶、凝胶酶、基质溶解酶等,加速纤维帽胶原的降解,使纤维帽变得更易受损。

(3)冠脉管腔内压力升高、冠脉血管张力增加或痉挛、心动过速时心室过度收缩和扩张所产生的剪切力及斑块滋养血管破裂均可诱发与正常管壁交界处的斑块破裂。由于收缩压、心率、血液黏滞度、内源性组织纤溶酶原激活剂(tPA)活性、血浆肾上腺素和皮质激素水平的昼夜节律性变化一致,使每天晨起后6 时至 11 时最易诱发冠脉斑块破裂和血栓形成,由此产生了每天凌晨和上午 MI 高发的规律。

二、病理解剖

冠状动脉病变或粥样硬化斑块的慢性进展,即使可导致冠状动脉严重狭窄甚至完全闭塞,由于侧支循环的逐渐形成,通常不一定产生 MI。若冠状动脉管腔未完全闭塞,仍有血供,临床上表现为 NSTACS,即 NSTEMI 或 UA,心电图仅出现 ST 段持续压低或 T 波倒置。如果冠脉闭塞时间短,累计心肌缺血<20 分钟,组织学上无心肌坏死,也无心肌酶或其他标志物的释出,心电

图呈一过性心肌缺血改变,临床上就表现为 UA;如果冠脉严重阻塞时间较长,累计心肌缺血＞20 分钟,组织学上有心肌坏死,血清心肌坏死标志物也会异常升高,心电图上呈持续性心肌缺血改变而无 ST 段抬高和病理性 Q 波出现,临床上即可诊断为 NSTEMI 或非 Q 波型 MI。NSTEMI虽然心肌坏死面积不大,但心肌缺血范围往往不小,临床上依然很高危;这可以是冠状动脉血栓性闭塞已有早期再通,或痉挛性闭塞反复发作,或严重狭窄的基础上急性闭塞后已有充分的侧支循环建立的结果。NSTEMI 时的冠脉内附壁血栓多为白血栓;也有可能是斑块成分或血小板血栓向远端栓塞所致;偶有由破裂斑块疝出而堵塞冠脉管腔者被称为斑块灾难。

三、临床表现

UA 的临床表现一般具有以下 3 个特征之一。①静息时或夜间发生心绞痛常持续 20 分钟以上;②新近发生的心绞痛(病程在 2 个月内)且程度严重;③近期心绞痛逐渐加重(包括发作的频度、持续时间、严重程度和疼痛放射到新的部位)。发作时可有出汗、皮肤苍白湿冷、恶心、呕吐、心动过速、呼吸困难、出现第三心音或第四心音等表现。而原来可以缓解心绞痛的措施此时变得无效或不完全有效。UA 患者中约 20% 发生 NSTEMI 需通过血肌钙蛋白和心肌酶检查来判定。UA 和 NSTEMI 中很少有严重的左心室功能不全所致的低血压(心源性休克)。

UA 或 NSTEMI 的布郎威分级是根据 UA 发生的严重程度将之分为Ⅰ、Ⅱ、Ⅲ级,而根据其发生的临床环境将之分为 A、B、C 级。

(一)根据 UA 发生的严重程度

(1)Ⅰ级:初发的、严重或加剧性心绞痛。发生在就诊前 2 个月内,无静息时疼痛。每天发作 3 次或 3 次以上,或稳定型心绞痛患者心绞痛发作更频繁或更严重,持续时间更长,或诱发体力活动的阈值降低。

(2)Ⅱ级:静息型亚急性心绞痛。在就诊前 1 个月内发生过 1 次或多次静息型心绞痛,但近 48 小时内无发作。

(3)Ⅲ级:静息型急性心绞痛。在 48 小时内有 1 次或多次静息型心绞痛发作。

(二)根据发生的临床环境

(1)A 级:继发性 UA。在冠状动脉狭窄的基础上,同时伴有冠状动脉血管床以外的疾病引起心肌氧供和氧需之间平衡的不稳定,加剧心肌缺血。这些因素包括:贫血、感染、发热、低血压、快速性心律失常、甲状腺功能亢进、继发于呼吸衰竭的低氧血症。

(2)B 级:原发性 UA。无可引起或加重心绞痛发作的心脏以外的因素,且患者 2 周内未发生过 MI。这是 UA 的常见类型。

(3)C 级:MI 后 UA。在确诊 MI 后 2 周内发生的 UA。约占 MI 患者的 20%。

四、危险分层

由于不同的发病机制造成不同类型 ACS 的近、远期预后有较大的差别,因此正确识别 ACS 的高危人群并给予及时和有效的治疗可明显改善其预后,具有重要的临床意义。对于 ACS 的危险性评估遵循以下原则:首先是明确诊断,然后进行临床分类和危险分层,最终确定治疗方案。

(一)高危非 ST 段抬高型 ACS 患者的评判标准

美国心脏病学会/美国心脏病协会(ACC/AHA)将具有以下临床或心电图情况中的 1 条作为高危非 ST 段抬高型 ACS 患者的评判标准。

（1）缺血症状在 48 小时内恶化。

（2）长时间进行性静息性胸痛（＞20 分钟）。

（3）低血压，新出现杂音或杂音突然变化、心力衰竭、心动过缓或心动过速，年龄＞75 岁。

（4）心电图改变：静息型心绞痛伴一过性 ST 段改变（＞0.05 mV），新出现的束支传导阻滞，持续性室性心动过速。

（5）心肌标志物（TnI、TnT）明显增高（＞0.1 μg/L）。

（二）中度危险性 ACS 患者的评判标准

中度危险为无高度危险特征但具备下列中的 1 条。

（1）既往 MI、周围或脑血管疾病，或冠脉搭桥，既往使用阿司匹林。

（2）长时间（＞20 分钟）静息性胸痛已缓解，或过去 2 周内新发 CCS 分级Ⅲ级或Ⅳ级心绞痛，但无长时间（＞20 分钟）静息性胸痛，并有高度或中度冠状动脉疾病可能；夜间心绞痛。

（3）年龄＞70 岁。

（4）心电图改变：T 波倒置＞0.2 mV，病理性 Q 波或多个导联静息 ST 段压低＜0.1 mV。

（5）TnI 或 TnT 轻度升高（即＜0.1 μg/L，但＞0.01 μg/L）。

（三）低度危险性 ACS 患者的评判标准

低度危险性为无上述高度、中度危险特征，但有下列特征。

（1）心绞痛的频率、程度和持续时间延长，诱发胸痛阈值降低，2 周至 2 个月内新发心绞痛。

（2）胸痛期间心电图正常或无变化。

（3）心脏标志物正常：近年来，在结合上述指标的基础上，将更为敏感和特异的心肌生化标志物用于危险分层，其中最具代表性的是心肌特异性肌钙蛋白、C 反应蛋白、高敏 C 反应蛋白（HsCRP）、脑钠肽（BNP）和纤维蛋白原。

五、实验室检查和辅助检查

（一）心电图检查

应在症状出现 10 分钟内进行。UA 发作时心电图有一过性 ST 段偏移和/或 T 波倒置；如心电图变化持续 12 小时以上，则提示发生 NSTEMI。NSTEMI 时不出现病理性 Q 波，但有持续性 ST 段压低≥0.1 mV（aVR 导联和/或 V_1 导联则表现为 ST 段抬高），或伴对称性 T 波倒置，相应导联的 R 波电压进行性降低，ST 段和 T 波的这种改变常持续存在（图 12-1）。

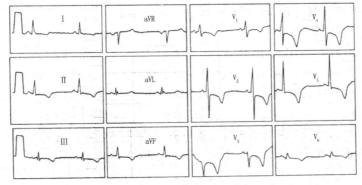

图 12-1　急性非 Q 波型心肌梗死的心电图

图示除Ⅰ、aVL、aVR 外各导联 ST 段压低伴 T 波倒置

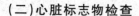

(二)心脏标志物检查

UA 时，心脏标志物一般无异常增高；NSTEMI 时，血 CK-MB 或肌钙蛋白常有明显升高。肌钙蛋白 T 或 I 及 C 反应蛋白升高是协助诊断和提示预后较差的指标。

(三)其他

需施行各种介入性治疗时，可先行选择性冠状动脉造影，必要时行血管内超声或血管镜检查，明确病变情况。

六、诊断

对年龄＞30 岁的男性和年龄＞40 岁的女性(糖尿病患者更年轻)主诉符合上述临床表现的心绞痛时应考虑 ACS，但须先与其他原因引起的疼痛相鉴别。随即进行一系列的心电图和心脏标志物的检测，以判别为 UA、NSTEMI 或是 STEMI。

七、鉴别诊断

鉴别诊断要考虑下列疾病。

(一)急性心包炎

尤其是急性非特异性心包炎，可有较剧烈而持久的心前区疼痛，心电图有 ST 段和 T 波变化。但心包炎患者在疼痛的同时或以前已有发热和血白细胞计数增高，疼痛常于深呼吸和咳嗽时加重，坐位前倾时减轻。体检可发现心包摩擦音，心电图除 aVR 外，各导联均有 ST 段弓背向下的抬高，无异常 Q 波出现。

(二)急性肺动脉栓塞

肺动脉大块栓塞常可引起胸痛、咯血、气急和休克，但有右心负荷急剧增加的表现，如发绀、肺动脉瓣区第二心音亢进、三尖瓣区出现收缩期杂音、颈静脉充盈、肝大、下肢水肿等。发热和白细胞增多出现也较早，多在 24 小时内。心电图示电轴右偏，I 导联出现 S 波或原有的 S 波加深，Ⅲ 导联出现 Q 波和 T 波倒置，aVR 导联出现高 R 波，胸导联过渡区向左移，右胸导联 T 波倒置等。血乳酸脱氢酶总值增高，但其同工酶和肌酸磷酸激酶不增高，D-二聚体可升高，其敏感性高但特异性差。放射性核素肺通气-灌注扫描、肺动脉 CT、肺动脉造影有助于诊断。

(三)急腹症

急性胰腺炎、消化性溃疡穿孔、急性胆囊炎、胆石症等，患者可有上腹部疼痛及休克，可能与 ACS 患者疼痛波及上腹部者混淆。但仔细询问病史和体格检查，不难做出鉴别。心电图检查和血清肌钙蛋白、心肌酶等测定有助于明确诊断。

(四)主动脉夹层分离

以剧烈胸痛起病，颇似 ACS。但疼痛一开始即达高峰，常放射到背、肋、腹、腰和下肢，两上肢血压及脉搏可有明显差别，少数有主动脉瓣关闭不全，可有下肢暂时性瘫痪或偏瘫。胸部X线片示主动脉增宽，主动脉 CTA 或 MRI 可见分离的夹层内膜或破口等影像。

(五)其他疾病

急性胸膜炎、自发性气胸、带状疱疹等心脏以外疾病引起的胸痛，依据特异性体征、胸部X线片和心电图特征不难鉴别。

八、预后

约 30% 的 UA 患者在发病 3 个月内发生 MI，猝死较少见，其近期死亡率低于 NSTEMI 或

STEMI。但 UA 或 NSTEMI 的远期死亡率和非致死性事件的发生率高于 STEMI,这可能与其冠状动脉病变更严重有关。

九、治疗

ACS 是内科急症,治疗结局主要受是否迅速诊断和治疗的影响,因此应及早发现,及早住院,并加强住院前的就地处理。UA 或 NSTEMI 的治疗目标是稳定斑块、治疗残余心肌缺血、进行长期的二级预防。溶栓治疗不宜用于 UA 或 NSTEMI。

(一)一般治疗

UA 或 NSTEMI 患者应住入冠心病监护病室,卧床休息至少 12 小时,给予持续心电监护。病情稳定或血运重建后症状控制,应鼓励早期活动。下肢做被动运动可防止静脉血栓形成。活动量的增加应循序渐进。应尽量对患者进行必要的解释和鼓励,使其能积极配合治疗而又解除焦虑和紧张,可以应用小剂量的镇静剂和抗焦虑药物,使患者得到充分休息和减轻心脏负担。保持大便通畅,便时避免用力,如便秘可给予缓泻剂。有明确低氧血症(动脉血氧饱和度低于92%)或存在左心室功能衰竭时才需氧疗。在最初 2～3 天饮食应以流质为主,以后随着症状减轻而逐渐增加粥、面条等及其他容易消化的半流质,宜少量多餐,钠盐和液体的摄入量应根据汗量、尿量、呕吐量及有无心力衰竭而作适当调节。

(二)抗栓治疗

抗栓治疗可预防冠状动脉内进一步血栓形成、促进内源性纤溶活性溶解血栓和减少冠状动脉狭窄程度,从而可减少事件进展的风险和预防冠状动脉完全阻塞的进程。

1.抗血小板治疗

(1)环氧化酶抑制剂:阿司匹林可降低 ACS 患者的短期和长期病死率。若无禁忌证,ACS患者入院时都应接受阿司匹林治疗,起始负荷剂量为 160～325 mg(非肠溶制剂),首剂应嚼碎,加快其吸收,以便迅速抑制血小板激活状态,以后改用小剂量维持治疗。除非对阿司匹林过敏或有其他禁忌证外,主张长期服用小剂量 75～100 mg/d 维持。

(2)二磷酸腺苷(ADP)受体拮抗剂:氯吡格雷和噻氯匹定能拮抗血小板 ADP 受体,从而抑制血小板聚集,可用于对阿司匹林不能耐受患者的长期口服治疗。氯吡格雷起始负荷剂量为300 mg,以后75 mg/d维持;噻氯匹定起效较慢,不良反应较多,已少用。对于非 ST 段抬高型ACS 患者不论是否行介入治疗,阿司匹林加氯吡格雷均为常规治疗,应联合应用 12 个月,若缺血风险超过出血风险,这种联合治疗时间可适当延长。对于放置药物支架的患者这种联合治疗时间应更长。

(3)血小板膜糖蛋白Ⅱb/Ⅲa(GPⅡb/Ⅲa)受体拮抗剂:激活的 GPⅡb/Ⅲa 受体与纤维蛋白原结合,形成在激活血小板之间的桥梁,导致血小板血栓形成。阿昔单抗是直接抑制GPⅡb/Ⅲa受体的单克隆抗体,在血小板激活起重要作用的情况下,特别是患者进行介入治疗时,该药多能有效地与血小板表面的GPⅡb/Ⅲa受体结合,从而抑制血小板的聚集;一般使用方法是先静脉注射负荷剂量 0.25 mg/kg,然后10 μg/(kg·h)静脉滴注 12～24 小时。合成的该类药物还包括替罗非班和依替巴肽。以上 3 种GPⅡb/Ⅲa受体拮抗剂静脉制剂均适用于 ACS 患者急诊 PCI(首选阿昔单抗,因目前其安全性证据最多),可明显降低急性和亚急性血栓形成的发生率,如果在PCI前 6 小时内开始应用该类药物,疗效更好。若未行 PCI,GPⅡb/Ⅲa受体拮抗剂可用于高危患者,尤其是心脏标志物升高或尽管接受合适的药物治疗症状仍持续存在或两者兼而有之的患者。

GPⅡb/Ⅲa受体拮抗剂应持续应用24～36小时,静脉滴注结束之前进行血管造影。不推荐常规联合应用GPⅡb/Ⅲa受体拮抗剂和溶栓药。近年来还合成了多种GPⅡb/Ⅲa受体拮抗剂的口服制剂,如西拉非班、珍米洛非班、拉米非班等,但其在剂量、生物利用度和安全性方面均需进一步研究。

(4)环核苷酸磷酸二酯酶抑制剂:近年来一些研究显示西洛他唑加阿司匹林与噻氯匹定加阿司匹林在介入治疗中预防急性和亚急性血栓形成方面有同等的疗效,可作为噻氯匹定的替代药物。

2.抗凝治疗

除非有禁忌证(如活动性出血或已应用链激酶或复合纤溶酶链激酶),所有患者应在抗血小板治疗的基础上常规接受抗凝治疗,抗凝治疗药物的选择应根据治疗策略及缺血和出血事件的风险。常用有的抗凝药包括普通肝素、低分子量肝素、磺达肝癸钠和比伐卢定。需紧急介入治疗者,应立即开始使用普通肝素或低分子量肝素或比伐卢定。对选择保守治疗且出血风险高的患者,应优先选择磺达肝癸钠。

(1)肝素和低分子量肝素:肝素的推荐剂量是先给予80 U/kg静脉注射,然后以18 U/(kg·h)的速度静脉滴注维持,治疗过程中需注意开始用药或调整剂量后6小时测定部分激活凝血酶时间(APTT),根据APTT调整肝素用量,使APTT控制在45～70秒。但是,肝素对富含血小板的血栓作用较小,且肝素的作用可由于肝素结合血浆蛋白而受影响。未口服阿司匹林的患者停用肝素后可能使胸痛加重,与停用肝素后引起继发性凝血酶活性增高有关。因此,肝素以逐渐停用为宜。低分子量肝素与普通肝素相比,具有更合理的抗Ⅹa因子及Ⅱa因子活性的作用,可以皮下应用,不需要实验室监测,临床观察表明,低分子量肝素较普通肝素有疗效肯定、使用方便的优点。使用低分子量肝素的参考剂量:依诺肝素40 mg、那曲肝素0.4 mL或达肝素5 000～7 500 U,皮下注射,每12小时一次,通常在急性期用5～6天。磺达肝癸钠是Ⅹa因子抑制剂,最近有研究表明在降低非ST段抬高型ACS的缺血事件方面效果和低分子量肝素相当,但出血并发症明显减少,因此安全性较好,但不能单独用于介入治疗中。

(2)直接抗凝血酶的药物:在接受介入治疗的非ST段抬高型ACS人群中,用直接抗凝血酶药物比伐卢定较联合应用肝素/低分子量肝素和GPⅡb/Ⅲa受体拮抗剂的出血并发症少,安全性更好,临床效益相当。但其远期效果尚缺乏随机双盲的对照研究。

(三)抗心肌缺血治疗

1.硝酸酯类药物

硝酸酯类药物可选择口服,舌下含服,经皮肤或经静脉给药。硝酸甘油为短效硝酸酯类,对有持续性胸部不适、高血压、急性左心衰竭的患者,在最初24～48小时的治疗中,静脉内应用有利于控制心肌缺血发作。先给予舌下含服0.3～0.6 mg,继以静脉滴注,开始5～10 μg/min,每5～10分钟增加5～10 μg,直至症状缓解或平均压降低10%但收缩压不低于12.0 kPa(90 mmHg)。目前推荐静脉应用硝酸甘油的患者症状消失24小时后,就改用口服制剂或应用皮肤贴剂。药物耐受现象可能在持续静脉应用硝酸甘油24～48小时内出现。由于在NSTEMI患者中未观察到硝酸酯类药物具有减少死亡率的临床益处,因此在长期治疗中此类药物应逐渐减量至停用。

2.镇痛剂

如硝酸酯类药物不能使疼痛迅速缓解,应立即给予吗啡,10 mg稀释成10 mL,每次

2～3 mL静脉注射。哌替啶 50～100 mg 肌内注射,必要时 1～2 小时后再注射 1 次,以后每 4～6 小时可重复应用,注意呼吸功能的抑制。给予吗啡后如出现低血压,可仰卧或静脉滴注生理盐水来维持血压,很少需要用升压药。如出现呼吸抑制,应给予纳洛酮 0.4～0.8 mg。有使用吗啡禁忌证(低血压和既往过敏史)者,可选用哌替啶替代。疼痛较轻者可用罂粟碱,30～60 mg 肌内注射或口服。

3.β受体阻滞剂

β受体阻滞剂可用于所有无禁忌证(如心动过缓、心脏传导阻滞、低血压或哮喘)的 UA 和 NSTEMI 患者,可减少心肌缺血发作和心肌梗死的发展。使用β受体阻滞剂的方案如下:①首先排除有心力衰竭、低血压[收缩压低于 12.0 kPa(90 mmHg)]、心动过缓(心率低于 60 次/分)或有房室传导阻滞(PR 间期>0.24 秒)的患者。②给予美托洛尔,静脉推注每次 5 mg,共 3 次。③每次推注后观察2～5 分钟,如果心率低于 60 次/分或收缩压低于 13.3 kPa(100 mmHg),则停止给药,静脉注射美托洛尔的总量为 15 mg。④如血流动力学稳定,末次静脉注射后 15 分钟,开始改为口服给药,每 6 小时 50 mg,持续2 天,以后渐增为 100 mg,每天 2 次。作用极短的β受体阻滞剂艾司洛尔静脉注射 50～250 μg/(kg·min),安全而有效,甚至可用于左心功能减退的患者,药物作用在停药后 20 分钟内消失,用于有β受体阻滞剂相对禁忌证,而又希望减慢心率的患者。β受体阻滞剂的剂量应调整到患者安静时心率 55～60 次/分。

4.钙通道阻滞剂

钙通道阻滞剂与β受体阻滞剂一样能有效地减轻症状。但所有的大规模临床试验表明,钙通道阻滞剂应用于 UA,不能预防 AMI 的发生或降低病死率,目前仅推荐用于全量硝酸酯和β受体阻滞剂之后仍有持续性心肌缺血的患者或对β受体阻滞剂有禁忌的患者,应选用心率减慢型的非二氢吡啶类钙通道阻滞剂。对心功能不全的患者,应用β受体阻滞剂后再加用钙通道阻滞剂应特别谨慎。

5.ACEI

近年来一些临床研究显示,对 UA 和 NSTEMI 患者,短期应用 ACEI 并不能获得更多的临床益处。但长期应用对预防再发缺血事件和死亡有益。因此除非有禁忌证(如低血压、肾衰竭、双侧肾动脉狭窄和已知的过敏),所有 UA 和 NSTEMI 患者都可选用 ACEI。

6.调脂治疗

所有 ACS 患者应在入院 24 小时之内评估空腹血脂谱。近年的研究表明,他汀类药物可以稳定斑块,改善内皮细胞功能,因此如无禁忌证,无论血基线 LDL-C 水平和饮食控制情况如何,均建议早期应用他汀类药物,使 LDL-C 水平降至<1.4 mmol/L,且较基础值下降>50%。常用的他汀类药物有辛伐他汀20～40 mg/d、普伐他汀10～40 mg/d、氟伐他汀 40～80 mg/d、阿托伐他汀 10～80 mg/d或瑞舒伐他汀 10～20 mg/d。为争取血脂达标,可联合应用胆固醇吸收抑制剂,如依折麦布(10 mg/d)、PCSK9 抑制剂(阿利西尤单抗注射液,皮下注射,一次 75 mg,每 2 周一次)等新型降脂药物。

(四)血运重建治疗

1.经皮冠状动脉介入术(PCI)

UA 和 NSTEMI 的高危患者,尤其是血流动力学不稳定、心脏标志物显著升高、顽固性或反复发作心绞痛伴有动态 ST 段改变、有心力衰竭或危及生命的心律失常者,应早期行血管造影术和 PCI。PCI 能改善预后,尤其是同时应用 GPⅡb/Ⅲa 受体拮抗剂时。对中危患者及有持续性心肌缺血证据的患者,也有早期行血管造影的指征,可以识别致病的病变、评估其他病变的范围和左心室功能。对中高危患者,PCI 或 CABG 具有明确的潜在益处。但对低危患者,不建议进行常规的介入性检查。

2.冠状动脉旁路移植术(CABG)

对经积极药物治疗而症状控制不满意及高危患者(包括持续ST 段压低、cTnT 升高等),应尽早进行冠状动脉造影,根据下列情况选择治疗措施:①严重左冠状动脉主干病变(狭窄>50%),最危及生命,应及时外科手术治疗;②有多支血管病变,且有左心室功能不全(LVEF<50%)或伴有糖尿病者,应进行 CABG;③有 2 支血管病变合并左前降支近段严重狭窄和左心室功能不全(LVEF<50%)或无创性检查显示心肌缺血的患者,建议施行 CABG;④对PCI 效果不佳或强化药物治疗后仍有缺血的患者,建议施行 CABG;⑤弥漫性冠状动脉远端病变的患者,不适合行 PCI 或 CABG。

(杨秀秀)

第三节　ST 段抬高型心肌梗死

心肌梗死(MI)是在冠状动脉病变的基础上,发生冠状动脉血供急剧减少或中断,使相应的心肌严重而持久地急性缺血所致的部分心肌急性坏死。临床表现为胸痛,急性循环功能障碍,反映心肌急性缺血、损伤和坏死一系列特征性心电图演变及血清心肌酶和心肌结构蛋白的变化。MI 的原因常是在冠状动脉粥样硬化病变的基础上继发血栓形成所致,其中 NSTEMI 前已述及,本段阐述 ST 段抬高型心肌梗死(STEMI)。其他非动脉粥样硬化的原因如冠状动脉栓塞、主动脉夹层累及冠状动脉开口、冠状动脉炎、冠状动脉先天性畸形等所导致的 MI 在此不做介绍。

一、发病情况

本病在欧美国家常见。世界卫生组织(WHO)曾报告 35 个国家每 10 万人口急性 MI 年死亡率以瑞典、爱尔兰、挪威、芬兰、英国最高,男性分别为 253.4、236.2、234.7、230.0、229.2,女性分别为 154.7、143.6、144.6、148.0、171.3。美国居中,男、女性分别为 118.3 和 90.7。我国和韩国居末2 位,男性分别为15.0 和 5.3,女性分别为 11.7 和 3.4。美国每年约有 110 万人发生心肌梗死,其中 45 万人为再梗死。本病在我国过去少见,近年逐渐增多,现患心肌梗死约 200 万人,每年新发50 万人。其中城市多于农村,各地比较以华北地区尤其是北京、天津两市最多。

近年来,虽然本病的急性期住院病死率有所下降,但对少数患者而言,此病仍然致命。

本病男性多于女性,国内资料比例为(1.9～5)：1。患病年龄在 40 岁以上者占 87%～96.5%。女性发病较男性晚 10 年,男性患病的高峰年龄为 51～60 岁,女性则为 61～70 岁,随年龄增长男女比例的差别逐渐缩小。60%～89%的患者伴有或在发病前有高血压,近半数的患者以往有心绞痛。吸烟、肥胖、糖尿病和缺少体力活动者,较易患病。

二、病理解剖

若冠状动脉管腔急性完全闭塞,血供完全停止,导致所供区域心室壁心肌透壁性坏死,临床上表现为典型的 STEMI,即传统的 Q 波型 MI。在冠状动脉闭塞后 20～30 分钟,受其供血的心肌即有少数坏死,开始了 AMI 的病理过程。1～2 小时后绝大部分心肌呈凝固性坏死,心肌间质则充血、水肿,伴多量炎性细胞浸润。以后,坏死的心肌纤维逐渐溶解,形成肌溶灶,随后渐有肉芽组织形成。坏死组织 1～2 周后开始吸收,并逐渐纤维化,在 6～8 周后进入慢性期形成瘢痕而愈合,称为陈旧性或愈合性 MI。瘢痕大者可逐渐向外凸出而形成室壁膨胀瘤。梗死附近心肌的血供随侧支循环的建立而逐渐恢复。病变可波及心包出现反应性心包炎,波及心内膜引起附壁血栓形成。在心腔内压力的作用下,坏死的心壁可破裂(心脏破裂),破裂可发生在心室游离壁、乳头肌或心室间隔处。

病理学上,MI 可分为透壁性和非透壁性(或心内膜下)。前者坏死累及心室壁全层,多由冠脉持续闭塞所致;后者坏死仅累及心内膜下或心室壁内,未达心外膜,多是冠脉短暂闭塞而迅速开通的结果。不规则片状非透壁 MI 多见于 STEMI 在未形成透壁 MI 前早期再灌注(溶栓或 PCI 治疗)成功的患者。

尸解资料表明,AMI 患者 75％以上有一支以上的冠状动脉严重狭窄;1/3～1/2 所有 3 支冠状动脉均存在有临床意义的狭窄。STEMI 发生后数小时所作的冠状动脉造影显示,90％以上的 MI 相关动脉发生完全闭塞。少数 AMI 患者冠状动脉正常,可能为血管腔内血栓的自溶、血小板一过性聚集造成闭塞或严重的持续性冠状动脉痉挛的发作使冠状动脉血流减少所致。左冠状动脉前降支闭塞最多见,可引起左心室前壁、心尖部、下侧壁、前间隔和前内乳头肌梗死;左冠状动脉回旋支闭塞可引起左心室高侧壁、膈面及左心房梗死,并可累及房室结;右冠状动脉闭塞可引起左心室膈面、后间隔及右心室梗死,并可累及窦房结和房室结。右心室及左、右心房梗死较少见。左冠状动脉主干闭塞则引起左心室广泛梗死。

MI 时冠脉内血栓既有白血栓(富含血小板),又有红血栓(富含纤维蛋白和红细胞)。STEMI 的闭塞性血栓是白、红血栓的混合物,从堵塞处向近端延伸部分为红血栓。

三、病理生理

ACS 具有共同的病理生理基础(详见“不稳定型心绞痛和非 ST 段抬高型心肌梗死”段)。STEMI 的病理生理特征是由于心肌丧失收缩功能所产生的左心室收缩功能降低、血流动力学异常和左心室重构所致。

(一)左心室功能

冠状动脉急性闭塞时相关心肌依次发生 4 种异常收缩形式:①运动同步失调,即相邻心肌节段收缩时相不一致;②收缩减弱,即心肌缩短幅度减小;③无收缩;④反常收缩,即矛盾运动,收缩期膨出。于梗死部位发生功能异常同时,正常心肌在早期出现收缩增强。由于非梗死节段发生收缩加强,使梗死区产生矛盾运动。然而,非梗死节段出现代偿性收缩运动增强,对维持左心室整体收缩功能的稳定有重要意义。若非梗死区有心肌缺血,即“远处缺血”存在,则收缩功能也可降低,主要见于非梗死区域冠脉早已闭塞,供血主要依靠此次 MI 相关冠脉者。同样,若 MI 区心肌在此次冠脉闭塞以前就已有冠脉侧支循环形成,则对于 MI 区乃至左心室整体收缩功能的保护也有重要意义。

(二)心室重塑

MI 致左心室节段和整体收缩、舒张功能降低的同时,机体启动了交感神经系统兴奋、肾素-血管紧张素-醛固酮系统激活和 Frank-Starling 等代偿机制,一方面通过增强非梗死节段的收缩功能、增快心率、代偿性增加已降低的每搏输出量(SV)和心排血量(CO),并通过左心室壁伸展和肥厚增加左心室舒张末容积(LVEDV)进一步恢复 SV 和 CO,降低升高的左心室舒张末期压(LVEDP);但另一方面,也同时开启了左心室重构的过程。

MI 发生后,左心室腔大小、形态和厚度发生变化,总称为心室重塑。重构过程反过来影响左心室功能和患者的预后。重构是左心室扩张和非梗死心肌肥厚等因素的综合结果,使心室变形(球形变)。除了梗死范围以外,另两个影响左心室扩张的重要因素是左心室负荷状态和梗死相关动脉的通畅程度。左心室压力升高有导致室壁张力增加和梗死扩张的危险,而通畅的梗死区相关动脉可加快瘢痕形成,增加梗死区组织的修复,减少梗死的扩展和心室扩张的危险。

1.梗死扩展

梗死扩展是指梗死心肌节段随后发生的面积扩大,而无梗死心肌量的增加。导致梗死扩展的原因如下。①肌束之间的滑动,致使单位容积内心肌细胞减少;②正常心肌细胞碎裂;③坏死区内组织丧失。梗死扩展的特征为梗死区不成比例的变薄和扩张。心尖部是心室最薄的部位,也是最容易受到梗死扩展损伤的区域。梗死扩展后,心力衰竭和室壁瘤等致命性并发症发生率增高,严重者可发生心室破裂。

2.心室扩大

心室心肌存活部分的扩大也与重构有重要关联。心室重塑在梗死发生后立即开始,并持续数月甚至数年。在大面积梗死的情况下,为维持每搏输出量,有功能的心肌增加了额外负荷,可能会发生代偿性肥厚,这种适应性肥厚虽能代偿梗死所致的心功能障碍,但存活的心肌最终也受损,导致心室的进一步扩张,心脏整体功能障碍,最后发生心力衰竭。心室的扩张程度与梗死范围、梗死相关动脉的开放迟早和心室非梗死区的局部肾素-血管紧张素系统的激活程度有关。心室扩大及不同部位的心肌电生理特性的不一致,使患者有患致命性心律失常的危险。

四、临床表现

按临床过程和心电图的表现,本病可分为急性期、演变期和慢性期三期,但临床症状主要出现在急性期,部分患者还有一些先兆表现。

(一)诱发因素

本病在春、冬季发病较多,与气候寒冷、气温变化大有关,常在安静或睡眠时发病,以清晨6 时至午间 12 时发病最多。大约有 1/2 的患者能查明诱发因素,如剧烈运动、过重的体力劳动、创伤、情绪激动、精神紧张或饱餐、急性失血、出血性或感染性休克,主动脉瓣狭窄、发热、心动过速等引起的心肌耗氧增加、血供减少都可能是 MI 的诱因。在变异型心绞痛患者中,反复发作的冠状动脉痉挛也可发展为 AMI。

(二)先兆

半数以上患者在发病前数天有乏力、胸部不适,活动时心悸、气急、烦躁、心绞痛等前驱症状,其中以新发生心绞痛(初发型心绞痛)或原有心绞痛加重(恶化型心绞痛)为最突出。心绞痛发作较以往频繁、性质较剧、持续较久、硝酸甘油疗效差、诱发因素不明显;疼痛时伴有恶心、呕吐、大汗和心动过速,或伴有心功能不全、严重心律失常、血压大幅度波动等;同时心电图示 ST 段一过性明显抬高(变异型心绞痛)或压低,T 波倒置或增高("假性正常化"),应警惕近期内发生 MI 的可能。发现先兆及时积极治疗,有可能使部分患者避免发生 MI。

(三)症状

随梗死的大小、部位、发展速度和原来心脏的功能情况等而轻重不同。

1.疼痛

疼痛是最先出现的症状,疼痛部位和性质与心绞痛相同,但常发生于安静或睡眠时,疼痛程度较重,范围较广,持续时间可长达数小时或数天,休息或含用硝酸甘油片多不能缓解,患者常烦躁不安、出汗、恐惧,有濒死之感。在我国,1/6～1/3的患者疼痛的性质及部位不典型,如位于上腹部,常被误认为胃溃疡穿孔或急性胰腺炎等急腹症;位于下颌或颈部,常被误认为牙病或骨关节病。部分患者无疼痛,多为糖尿病患者或老年人,一开始即表现为休克或急性心力衰竭;少数患者在整个病程中都无疼痛或其他症状,而事后才发现患过 MI。

2.全身症状

主要是发热,伴有心动过速、白细胞计数增高和血细胞沉降率增快等,由坏死物质吸收所引起。一般在疼痛发生后 24～48 小时出现,程度与梗死范围常呈正相关,体温一般在 38 ℃上下,很少超过39 ℃,持续1 周左右。

3.胃肠道症状

约 1/3 有疼痛的患者,在发病早期伴有恶心、呕吐和上腹胀痛,与迷走神经受坏死心肌刺激和心排血量降低组织灌注不足等有关;肠胀气也不少见;重症者可发生呃逆(以下壁心肌梗死多见)。

4.心律失常

见于 75%～95% 的患者,多发生于起病后 1～2 周,尤以 24 小时内最多见。各种心律失常中以室性心律失常为最多,尤其是室性期前收缩;如室性期前收缩频发(每分钟 5 次以上),成对出现,心电图上表现为多源性或落在前一心搏的易损期时,常预示即将发生室性心动过速或心室颤动。冠状动脉再灌注后可能出现加速性室性自主心律与室性心动过速,多数历时短暂,自行消失。室上性心律失常则较少,阵发性心房颤动比心房扑动和室上性心动过速更多见,多发生在心力衰竭患者中。窦性心动过速的发生率为 30%～40%,发病初期出现的窦性心动过速多为暂时性,持续性窦性心动过速是梗死面积大、心排血量降低或左心功能不全的反映。各种程度的房室传导阻滞和束支传导阻滞也较多,严重者发生完全性房室传导阻滞。发生完全性左束支传导阻滞时 MI 的心电图表现可被掩盖。前壁 MI 易发生室性心律失常。下壁(膈面)MI 易发生房室传导阻滞,其阻滞部位多在房室束以上,预后较好。前壁 MI 而发生房室传导阻滞时,往往是多个束支同时发生传导阻滞的结果,其阻滞部位在房室束以下,且常伴有休克或心力衰竭,预后较差。

5.低血压和休克

疼痛期血压下降常见,可持续数周后再上升,但常不能恢复以往的水平,未必是休克。如疼痛缓解而收缩压低于 10.7 kPa(80 mmHg),患者烦躁不安、面色苍白、皮肤湿冷、脉细而快、大汗淋漓、尿量减少(<20 mL/h)、神志迟钝甚至昏厥者,则为休克的表现。休克多在起病后数小时至 1 周内发生,见于 20% 的患者,主要是心源性,为心肌广泛(40% 以上)坏死、心排血量急剧下降所致,神经反射引起的周围血管扩张为次要的因素,有些患者还有血容量不足的因素参与。严重的休克可在数小时内致死,一般持续数小时至数天,可反复出现。

6.心力衰竭

主要是急性左心衰竭,可在起病最初数天内发生或在疼痛、休克好转阶段出现,为梗死后心脏舒缩力显著减弱或不协调所致,发生率为 20%～48%。患者出现呼吸困难、咳嗽、发绀、烦躁等,严重者可发生肺水肿或进而发生右心衰竭的表现,出现颈静脉曲张、肝肿痛和水肿等。右心室 MI 者,一开始即可出现右心衰竭的表现。

发生于 AMI 时的心力衰竭称为泵衰竭,根据临床上有无心力衰竭及其程度,常按 Killip 分级法分级:第Ⅰ级为左心衰竭代偿阶段,无心力衰竭征象,肺部无啰音,但肺楔压可升高;第Ⅱ级为轻至中度左心衰竭,肺啰音的范围小于肺野的 50%,可出现第三心音奔马律、持续性窦性心动过速、有肺淤血的 X 线表现;第Ⅲ级为重度心力衰竭,急性肺水肿,肺啰音的范围大于两肺野的 50%;第Ⅳ级为心源性休克,血压12.0 kPa(90 mmHg),少尿,皮肤湿冷、发绀,呼吸加速,脉搏快。

AMI 时,重度左心室衰竭或肺水肿与心源性休克同样是左心室排血功能障碍所引起。在血流动力学上,肺水肿是以左心室舒张末期压及左心房压与肺楔压的增高为主,而在休克则心排血量和动脉压的降低更为突出,心排血指数比左心室衰竭时更低。因此,心源性休克较左心室衰竭更严重。此两者可以不同程度合并存在,是泵衰竭的最严重阶段。

(四)血流动力学分型

AMI 时心脏的泵血功能并不能通过一般的心电图、胸片等检查而完全反映出来,及时进行血流动力学监测,能为早期诊断和及时治疗提供很重要依据。Forrester 等根据血流动力学指标肺楔压(PCWP)和心排血指数(CI)评估有无肺淤血和周围灌注不足的表现,从而将 AMI 分为4 个血流动力学亚型。

1.Ⅰ型

既无肺淤血又无周围组织灌注不足,心功能处于代偿状态。CI>2.2 L/(min・m^2),PCWP≤2.4 kPa(18 mmHg),病死率约为 3%。

2.Ⅱ型

有肺淤血,无周围组织灌注不足,为常见临床类型。CI>2.2 L/(min・m^2),PCWP>2.4 kPa(18 mmHg),病死率约为 9%。

3.Ⅲ型

有周围组织灌注不足,无肺淤血,见于右心室梗死或血容量不足者。CI≤2.2 L/(min・m^2),PCWP≤2.4 kPa(18 mmHg),病死率约为 23%。

4.Ⅳ型

兼有周围组织灌注不足与肺淤血,为最严重类型。CI≤2.2 L/(min・m^2),PCWP>2.4 kPa(18 mmHg),病死率约为 51%。

由于 AMI 时影响心脏泵血功能的因素较多,因此,Forrester 分型基本反映了血流动力学变化的状况,不能包括所有泵功能改变的特点。AMI 血流动力学紊乱的临床表现主要包括低血压状态、肺淤血、急性左心衰竭、心源性休克等状况。

(五)体征

AMI 时心脏体征可在正常范围内,体征异常者大多数无特征性:心脏可有轻至中度增大;心率增快或减慢;心尖区第一心音减弱,可出现第三心音或第四心音奔马律。前壁心肌梗死的早期,可能在心尖区和胸骨左缘之间扪及迟缓的收缩期膨出,是由心室壁反常运动所致,常在几天至几周内消失。10%~20%的患者在发病后 2~3 天出现心包摩擦音,多在 1~2 天消失,少数持续1 周以上。发生二尖瓣乳头肌功能失调者,心尖区可出现粗糙的收缩期杂音;发生心室间隔穿孔者,胸骨左下缘出现响亮的收缩期杂音,常伴震颤。右心室梗死较重者可出现颈静脉曲张,深吸气时更为明显。除发病极早期可出现一过性血压增高外,几乎所有患者在病程中都会有血压降低,起病前有高血压者,血压可降至正常;起病前无高血压者,血压可降至正常以下,且可能不再恢复到起病之前的水平。

五、并发症

并发症可分为机械性、缺血性、栓塞性和炎症性。

(一)机械性并发症

1.心室游离壁破裂

3%的 MI 患者可发生心室游离壁破裂,是心脏破裂最常见的一种,占 MI 患者死亡的 10%。心室游离壁破裂常在发病 1 周内出现,早高峰在 MI 后 24 小时内,晚高峰在 MI 后 3~5 天。早期破裂与胶原沉积前的梗死扩展有关,晚期破裂与梗死相关室壁的扩展有关。心脏破裂多发生在第 1 次 MI、前壁梗死、老年和女性患者中。其他危险因素包括 MI 急性期的高血压、既往无心绞痛和心肌梗死、缺乏侧支循环、心电图上有 Q 波、应用糖皮质激素或非甾类固醇消炎药、MI 症状出现后 14 小时以后的溶栓治疗。心室游离壁破裂的典型表现包括持续性心前区疼痛、心电图 ST-T 改变、迅速进展的血流动力学衰竭、急性心脏压塞。心室游离壁破裂也可为亚急性,即心肌梗死区不完全或逐渐破裂,形成包裹性心包积液或假性室壁瘤,患者能存活数月。

2.室间隔穿孔

室间隔穿孔比心室游离壁破裂少见,有 0.5%~2% 的 MI 患者会发生室间隔穿孔,常发生于 AMI 后 3~7 天。AMI 后,胸骨左缘突然出现粗糙的全收缩期杂音或可触及收缩期震颤,或伴有心源性休克和心力衰竭,应高度怀疑室间隔穿孔,此时应进一步作 Swan-Ganz 导管检查与超声心动图检查。

3.乳头肌功能失调或断裂

乳头肌功能失调总发生率可高达 50%,二尖瓣乳头肌因缺血、坏死等使收缩功能发生障碍,造成不同程度的二尖瓣脱垂或关闭不全,心尖区出现收缩中晚期喀喇音和吹风样收缩期杂音,第一心音可不减弱,可引起心力衰竭。轻症者可以恢复,其杂音可以消失。乳头肌断裂极少见,多发生在二尖瓣后内乳头肌,故在下壁 MI 中较为常见。后内乳头肌大多是部分断裂,可导致严重二尖瓣反流伴有明显的心力衰竭;少数完全断裂者则发生急性二尖瓣大量反流,造成严重的急性肺水肿,约 1/3 的患者迅速死亡。

4.室壁膨胀瘤

室壁膨胀瘤或称室壁瘤。绝大多数并发于 STEMI,多累及左心室心尖部,发生率为 5%~20%。为在心室腔内压力影响下,梗死部位的心室壁向外膨出而形成。见于 MI 范围较大的患者,常于起病数周后才被发现。发生较小室壁瘤的患者可无症状与体征;但发生较大室壁瘤的患者,可出现顽固性充血性心力衰竭及复发性、难治的致命性心律失常。体检可发现心浊音界扩大,心脏搏动范围较广泛或心尖抬举样搏动,可有收缩期杂音。心电图上除了有 MI 的异常 Q 波外,约 2/3 的患者同时伴有持续性 ST 段弓背向上抬高。X 线透视和摄片、超声心动图、放射性核素心脏血池显像、磁共振成像及左心室选择性造影可见局部心缘突出,搏动减弱或有反常搏动。室壁瘤按病程可分为急性和慢性室壁瘤。急性室壁瘤在 MI 后数天内形成,易发生心脏破裂和形成血栓。慢性室壁瘤多见于 MI 愈合期,由于其瘤壁为致密的纤维瘢痕所替代,所以一般不会引起破裂。

(二)缺血性并发症

1.梗死延展

梗死延展指同一梗死相关冠状动脉供血部位的 MI 范围的扩大,可表现为心内膜下 MI 转变为透壁性 MI 或 MI 范围扩大到邻近心肌,多有梗死后心绞痛和缺血范围的扩大。梗死延展多发生在 AMI 后的 2~3 周内,多数原梗死区相应导联的心电图有新的梗死性改变且 CK 或肌钙蛋白升高时间延长。

2.再梗死

再梗死指 AMI 4 周后再次发生的 MI,既可发生在原来梗死的部位,也可发生在任何其他心肌部位。如果再梗死发生在 AMI 后 4 周内,则其心肌坏死区一定受另一支病变的冠状动脉所支配。通常再梗死发生在与原梗死区不同的部位,诊断多无困难;若再梗死发生在与原梗死区相同的部位,尤其是 NSTEMI 的再梗死、反复多次的灶性梗死,常无明显的或特征性的心电图改变,可使诊断发生困难,此时迅速上升且又迅速下降的酶学指标如 CK-MB 比肌钙蛋白更有价值。CK-MB 恢复正常后又升高或超过原先水平的 50% 对再梗死具有重要的诊断价值。

(三)栓塞性并发症

MI 并发血栓栓塞主要是指心室附壁血栓或下肢静脉血栓破碎脱落所致的体循环栓塞或肺动脉栓塞。左心室附壁血栓形成在 AMI 患者中较多见,尤其在急性大面积前壁 MI 累及心尖部时,其发生率可高达 60%,而体循环栓塞并不常见,国外一般发生率在 10% 左右,我国一般在 2% 以下。附壁血栓的形成和血栓栓塞多发生在梗死后的第 1 周内。最常见的体循环栓塞为脑卒中,也可产生肾、脾或四肢等动脉栓塞;如栓子来自下肢深部静脉,则可产生肺动脉栓塞。

(四)炎症性并发症

1.早期心包炎

发生于 MI 后 1~4 天内,发生率约为 10%。早期心包炎常发生在透壁性 MI 患者中,系梗死区域心肌表面心包并发纤维素性炎症所致。临床上可出现一过性的心包摩擦音,伴有进行性加重的胸痛,疼痛随体位而改变。

2.后期心包炎(心肌梗死后综合征或 Dressier 综合征)

发病率为 1%~3%,于 MI 后数周至数月内出现,并可反复发生。其发病机制迄今尚不明确,推测为自身免疫反应所致;而 Dressler 认为它是一种变态反应,是机体对心肌坏死物质所形成的自身抗原的变态反应。临床上可表现为突然起病,发热,胸膜性胸痛,白细胞计数升高和血沉增快,心包或胸膜摩擦音可持续 2 周以上,超声心动图常可发现心包积液,少数患者可伴有少量胸腔积液或肺部浸润。

六、危险分层

STEMI 的患者具有以下任何 1 项者可被确定为高危患者。

(1)年龄>70 岁。

(2)前壁 MI。

(3)多部位 MI(指 2 个部位以上)。

(4)伴有血流动力学不稳定如低血压、窦性心动过速、严重室性心律失常、快速心房颤动、肺水肿或心源性休克等。

(5)左、右束支传导阻滞源于 AMI。

（6）既往有 MI 病史。

（7）合并糖尿病和未控制的高血压。

七、实验室和辅助检查

（一）心电图检查

虽然一些因素限制了心电图对 MI 的诊断和定位的能力，如心肌损伤的范围、梗死的时间及其位置、传导阻滞的存在、陈旧性 MI 的存在、急性心包炎、电解质浓度的变化及服用对心电有影响的药物等。然而，标准 12 导联心电图的系列观察（必要时 18 导联），仍然是临床上对 STEMI 检出和定位的有用方法。

1.特征性改变

在面向透壁心肌坏死区的导联上出现以下特征性改变：①宽而深的 Q 波（病理性Q 波）；②ST 段抬高呈弓背向上型；③T 波倒置，往往宽而深，两支对称；在背向梗死区的导联上则出现相反的改变，即R 波增高，ST 段压低，T 波直立并增高。

2.动态性改变

（1）起病数小时内，可尚无异常，或出现异常高大、两支不对称的 T 波。

（2）数小时后，ST 段明显抬高，弓背向上，与直立的 T 波连接，形成单向曲线。数小时到2 天内出现病理性 Q 波（又称Q 波型 MI），同时 R 波减低，为急性期改变。Q 波在 3～4 天稳定不变，以后70％～80％永久存在。

（3）如不进行治疗干预，ST 段抬高持续数天至 2 周左右，逐渐回到基线水平，T 波则变为平坦或倒置，是为亚急性期改变。

（4）数周至数月以后，T 波呈 V 形倒置，两支对称，波谷尖锐，为慢性期改变，T 波倒置可永久存在，也可在数月到数年内逐渐恢复（图 12-2、图 12-3）。合并束支传导阻滞尤其左束支传导阻滞时、在原来部位再次发生 AMI 时，心电图表现多不典型，不一定能反映 AMI 表现。

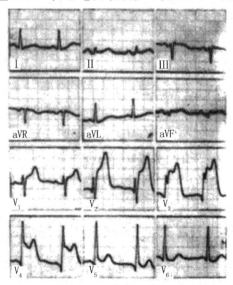

图 12-2　急性前壁心肌梗死的心电图

图示 V_3、V_4 导联 QRS 波呈 qR 型，ST 段明显抬高，V_2 导联呈 qRS 型，ST 段明显抬高，V_1 导联 ST 段亦抬高

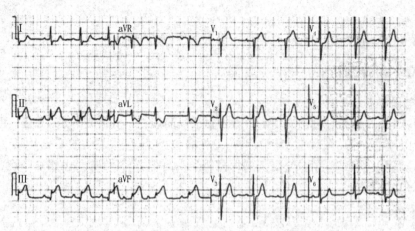

图 12-3　急性下壁心肌梗死的心电图

图示Ⅱ、Ⅲ、aVF 导联 ST 段抬高，Ⅲ导联 ORS 波呈 qR 型，Ⅰ、aVL 导联 ST 段压低

　　微型的和多发局灶型 MI，心电图中既不出现 Q 波也始终无 ST 段抬高，但有心肌坏死的血清标志物升高，属 NSTEMI 范畴。

　　3.定位和定范围

　　STEMI 的定位和定范围可根据出现特征性改变的导联数来判断(表 12-3)。

表 12-3　ST 段抬高型心肌梗死的心电图定位诊断

导联	前间隔	局限前壁	前侧壁	广泛前壁下壁*	下间壁	下侧壁	高侧壁**	正后壁***
V_1	+			+	+			
V_2	+			+	+			
V_3	+	+		+	+			
V_4		+						
aVR								
V_5		+	+	+			+	
V_6			+					
V_7			+				+	+
V_8								+
AVL	±		±	−		−	+	−
aVF				···	+			
Ⅰ	±		+	±	−	−	+	−
Ⅱ			···	···	···	+		
Ⅲ			···	···	+			

　　注：①＋，正面改变，表示典型 Q 波、ST 段抬高及 T 波倒置等变化。②－，反面改变，表示与＋相反的变化。③±，可能有正面改变。④···，可能有反面改变。

　　* 即膈面，右心室 MI 不易从心电图得到诊断，但此时 CR4R(或 V_{4R})导联的 ST 段抬高，可作为下壁 MI 扩展到右心室的参考指标。

　　* * 在 V_5、V_6、V_7 导联高 1～2 肋间处有正面改变。

　　* * * V_1、V_2、V_3 导联 R 波增高。

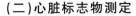

(二)心脏标志物测定

1.血清酶学检查

以往用于临床诊断 MI 的血清酶学指标包括:肌酸磷酸激酶(CK 或 CPK)及其同工酶 CK-MB、天门冬酸氨基转移酶(AST,曾称 GOT)、乳酸脱氢酶(LDH)及其同工酶,但因 AST 和 LDH 分布于全身许多器官,对 MI 的诊断特异性较差,目前临床已不推荐应用。AMI 发病后,血清酶活性随时相而变化。CK 在起病 6 小时内增高,24 小时内达高峰,3～4 天恢复正常。

CK 的同工酶 CK-MB 诊断 AMI 的敏感性和特异性均极高,分别达到 100％和 99％,在起病后 4 小时内增高,16～24 小时达高峰,3～4 天恢复正常。STEMI 静脉内溶栓治疗时,CK 及其同工酶 CK-MB 可作为阻塞的冠状动脉再通的指标之一。冠状动脉再通,心肌血流再灌注时,坏死心肌内积聚的酶被再灌注血流"冲刷",迅速进入血液循环,从而使酶峰距 STEMI 发病时间提早出现,酶峰活性水平高于阻塞冠状动脉未再通者。用血清 CK-MB 活性水平增高和峰值前移来判断 STEMI 静脉溶栓治疗后冠状动脉再通,约有 95％的敏感性和 88％的特异性。

2.心肌损伤标志物测定

在心肌坏死时,除了血清心肌酶活性的变化外,心肌内含有的一些蛋白质类物质也会从心肌组织内释放出来,并出现在外周循环血液中,因此可作为心肌损伤的判定指标。这些物质主要包括肌钙蛋白和肌红蛋白。

肌钙蛋白(Tn)是肌肉组织收缩的调节蛋白,心肌肌钙蛋白(cTn)与骨骼肌中的 Tn 在分子结构和免疫学上是不同的,因此它是心肌所独有,具有很高的特异性。cTn 共有 cTnT、cTnI、cTnC 3 个亚单位。

cTnT 在健康人血清中的浓度一般小于 0.06 ng/L。通常,在 AMI 后 3～4 小时开始升高,2～5 天达到峰值,持续 10～14 天;其动态变化过程与 MI 时间、梗死范围大小、溶栓治疗及再灌注情况有密切关系。由于血清 cTnT 的高度敏感性和良好重复性,它对早期和晚期 AMI 及 UA 患者的灶性心肌坏死均具有很高的诊断价值。

cTnI 也是一种对心肌损伤和坏死确具高度特异性的血清学指标,其正常值上限为 3.1 ng/L,在 AMI 后 4～6 小时或更早即可升高,24 小时后达到峰值,约 1 周后降至正常。

肌红蛋白在 AMI 发病后 2～3 小时内即已升高,12 小时内多达峰值,24～48 小时内恢复正常,由于其出现时间均较 cTn 和 CK-MB 早,故它是目前能用来最早诊断 AMI 的生化指标。但是肌红蛋白广泛存在于心肌和骨骼肌中,两者在免疫学上也是相同的,而且又主要经肾脏代谢清除,因而与血清酶学指标相似,也存在特异性较差的问题,如慢性肾功能不全、骨骼肌损伤时,肌红蛋白水平均会增高,此时应予以仔细鉴别。

3.其他检查

组织坏死和炎症反应的非特异性指标 AMI 发病 1 周内白细胞可增至(10～20)×10⁹/L,中性粒细胞多在 75％～90％,嗜酸性粒细胞减少或消失。血细胞沉降率增快,可持续 1～3 周,能较准确地反映坏死组织被吸收的过程。血清游离脂肪酸、C 反应蛋白在 AMI 后均增高。血清游离脂肪酸显著增高者易发生严重室性心律失常。此外,AMI 时,由于应激反应,血糖可升高,糖耐量可暂降低,2～3 周后恢复正常。STEMI 患者在发病 24～48 小时内血胆固醇保持或接近基线水平,但以后会急剧下降。因此所有 STEMI 患者应在发病 24～48 小时内测定血脂谱,超过 24～48 小时者,要在 AMI 发病 8 周后才能获得更准确的血脂结果。

(三)放射性核素心肌显影

利用坏死心肌细胞中的钙离子能结合放射性锝焦磷酸盐或坏死心肌细胞的肌凝蛋白可与其特异性抗体结合的特点,静脉注射^{99m}Tc-焦磷酸盐或^{111}In-抗肌凝蛋白单克隆抗体进行"热点"显像;利用坏死心肌血供断绝和瘢痕组织中无血管以至^{201}Tl或^{99m}Tc-MIBI不能进入细胞的特点,静脉注射这些放射性核素进行"冷点"显像;均可显示MI的部位和范围。前者主要用于急性期,后者用于慢性期。用门电路γ闪烁显像法进行放射性核素心腔造影(常用^{99m}Tc-标记的红细胞或清蛋白),可观察心室壁的运动和左心室的射血分数。有助于判断心室功能,判断梗死后造成的室壁运动失调和室壁瘤。目前多用单光子发射计算机断层显像(SPECT)来检查,新的方法正电子发射计算机断层扫描(PET)可观察心肌的代谢变化,判断心肌是否存活。如心脏标志物或心电图阳性,作诊断时不需要做心肌显像。出院前或出院后不久,症状提示ACS但心电图无诊断意义和心脏标志物正常的患者应接受负荷心肌显像检查(药物或运动负荷的放射性核素或超声心动图心肌显像)。显像异常的患者提示在以后的3~6个月发生并发症的危险增加。

(四)超声心动图检查

根据超声心动图上所见的室壁运动异常可对心肌缺血区域做出判断。在评价有胸痛而无特征性心电图变化时,超声心动图有助于除外主动脉夹层。对MI患者,床旁超声心动图对发现机械性并发症很有价值,如评估心脏整体和局部功能、乳头肌功能不全、室壁瘤和室间隔穿孔等。多巴酚丁胺负荷超声心动图检查还可用于评价心肌存活性。

(五)选择性冠状动脉造影

需施行各种介入性治疗时,可先行选择性冠状动脉造影,明确病变情况,制订治疗方案。

八、诊断和鉴别诊断

WHO的AMI诊断标准依据典型的临床表现、特征性的心电图改变、血清心肌坏死标志物水平动态改变,3项中具备2项特别是后2项即可确诊,一般并不困难。无症状的患者,诊断较困难。凡年老患者突然发生休克、严重心律失常、心力衰竭、上腹胀痛或呕吐等表现而原因未明者,或原有高血压而血压突然降低且无原因可寻者,都应想到AMI的可能。此外有较重而持续较久的胸闷或胸痛者,即使心电图无特征性改变,也应考虑本病的可能,都应先按AMI处理,并在短期内反复进行心电图观察和血清肌钙蛋白或心肌酶等测定,以确定诊断。当存在左束支传导阻滞图形时,MI的心电图诊断较困难,因它与STEMI的心电图变化相类似,此时,与QRS波同向的ST段抬高和至少2个胸导联ST段抬高>5 mm,强烈提示MI。一般来说,有疑似症状并新出现的左束支传导阻滞应按STEMI来治疗。无病理性Q波的心内膜下MI和小的透壁性或非透壁性或微型MI,鉴别诊断参见"不稳定型心绞痛和非ST段抬高型心肌梗死"段。血清肌钙蛋白和心肌酶测定的诊断价值更大。

欧洲和美国心脏病学会曾对MI制定了新的定义,将MI分为急性进展性和陈旧性两类,把血清心肌坏死标志物水平动态改变列为诊断急性进展性MI的首要和必备的条件。

(一)急性进展性MI的定义

(1)心肌坏死生化标志物典型的升高和降低,至少伴有下述情况之一:①心肌缺血症状;②心电图病理性Q波形成;③心电图ST段改变提示心肌缺血;④做过冠状动脉介入治疗,如血管成形术。

(2)病理发现AMI。

(二)陈旧性 MI 的定义

(1)系列心电图检查提示新出现的病理性 Q 波,患者可有或可不记得有任何症状,心肌坏死生化标志物已降至正常。

(2)病理发现已经或正在愈合的 MI,然后将 MI 再分为 5 种临床类型。①Ⅰ型:自发性 MI,与原发的冠状动脉事件如斑块糜烂、破裂、夹层形成等而引起的心肌缺血相关;②Ⅱ型:MI 继发于心肌的供氧和耗氧不平衡所导致的心肌缺血,如冠状动脉痉挛、冠状动脉栓塞、贫血、心律失常、高血压或低血压;③Ⅲ型:心脏性猝死,有心肌缺血的症状和新出现的 ST 段抬高或新的左束支传导阻滞,造影或尸检证实冠状动脉内有新鲜血栓,但未及采集血样之前或血液中心肌坏死生化标志物升高之前患者就已死亡;④Ⅳ型:Ⅳa 型,MI 与 PCI 相关;Ⅳb 型,MI 与支架内血栓有关,经造影或尸检证实;⑤Ⅴ型:MI 与 CABG 相关。

此外,还需与变异型心绞痛相鉴别。本病由 Prinzmetal 首先描述,心绞痛几乎都在静息时发生,常呈周期性,多发生在午夜至上午 8 时之间,常无明显诱因,历时数十秒至 30 分钟。发作时心电图显示有关导联的 ST 段短时抬高、R 波增高,相对应导联的 ST 段压低,T 波可有高尖表现(图 12-4),常并发各种心律失常。本病是冠状动脉痉挛所引起,多发生在已有冠脉狭窄的基础上,但其临床表现与冠脉狭窄程度不成正比,少数患者冠脉造影可以正常。吸烟是本病的重要危险因素,麦角新碱或过度换气试验可诱发冠脉痉挛。药物治疗以钙通道阻滞剂和硝酸酯类最有效。病情稳定后根据冠脉造影结果再定是否需要血运重建治疗。

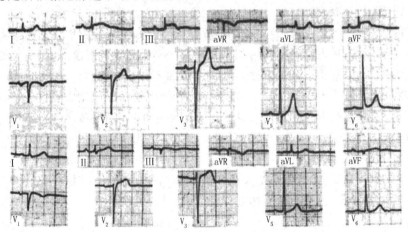

图 12-4　变异型心绞痛的心电图

上两行为心绞痛发作时,示Ⅱ、Ⅲ、aVF ST 段抬高,aVL ST 段稍压低,V_2、V_3、V_5、V_6、T 波增高。下两行心绞痛发作过后上述变化消失

九、预后

STEMI 的预后与梗死范围的大小、侧支循环产生的情况、有无其他疾病并存及治疗是否及时有关。总病死率约为 30%,住院死亡率约为 10%,发生严重心律失常、休克或心力衰竭者病死率尤高,其中休克患者病死率可高达 80%。死亡多在第 1 周内,尤其是在数小时内。出院前或出院 6 周内进行负荷心电图检查,运动耐量好不伴有心电图异常者预后良好,运动耐量差者预后不良。MI 长期预后的影响因素中主要为患者的心功能状况、梗死后心肌缺血及心律失常、梗死的次数和部位及患者的年龄、是否合并高血压和糖尿病等。AMI 再灌注治疗后梗死相关冠状动

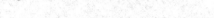
脉再通与否是影响 MI 急性期良好预后和长期预后的重要独立因素。

十、防治

治疗原则是保护和维持心脏功能,挽救濒死的心肌,防止梗死面积扩大,缩小心肌缺血范围及时处理各种并发症,防止猝死,使患者不但能度过急性期,且康复后还能保持尽可能多的有功能的心肌。

(一)一般治疗

参见"不稳定型心绞痛和非 ST 段抬高型心肌梗死"段。

(二)再灌注治疗

及早再通闭塞的冠状动脉,使心肌得到再灌注,挽救濒死的心肌或缩小心肌梗死的范围,是一种关键的治疗措施。它还可极有效地解除疼痛。

1.溶栓治疗

纤维蛋白溶解(纤溶)药物被证明能减小冠脉内血栓,早期静脉应用溶栓药物能提高 STEAMI 患者的生存率,其临床疗效已被公认,故明确诊断后应尽早用药,来院至开始用药时间应<30 分钟。而对于非 ST 段抬高型 ACS,溶栓治疗不仅无益反而有增加 AMI 的倾向,因此标准溶栓治疗目前仅用于 STEAMI 患者。

(1)溶栓治疗的适应证:①持续性胸痛超过 30 分钟,含服硝酸甘油片症状不能缓解;②相邻 2 个或更多导联 ST 段抬高>0.2 mV;③发病 6 小时以内者。若发病 6~24 小时内,患者仍有胸痛,并且 ST 段抬高导联有 R 波者,也可考虑溶栓治疗。发病至溶栓药物给予的时间是影响溶栓治疗效果的最主要因素,最近有研究认为如果在发病 3 小时内给予溶栓药物,则溶栓治疗的效果和直接 PCI 治疗效果相当,但 3 小时后进行溶栓其效果不如直接 PCI 术,且出血等并发症增加;④年龄在 70 岁以下者。对于年龄>75 岁的 AMI 患者,溶栓治疗会增加脑出血的并发症,是否溶栓治疗需权衡利弊,如患者为广泛前壁 AMI,具有很高的心源性休克和死亡的发生率,在无条件行急诊介入治疗的情况下仍应进行溶栓治疗。反之,如患者为下壁 AMI,血流动力学稳定可不进行溶栓治疗。

(2)溶栓治疗的禁忌证:①近期(14 天内)有活动性出血(胃肠道溃疡出血、咯血、痔疮出血等),做过外科手术或活体组织检查,心肺复苏术后(体外心脏按压、心内注射、气管插管),不能实施压迫的血管穿刺及外伤史者;②高血压患者血压>24.0/14.7 kPa(180/110 mmHg),或不能排除主动脉夹层分离者;③有出血性脑血管意外史,或半年内有缺血性脑血管意外(包括 TIA)史者;④对扩容和升压药无反应的休克;⑤妊娠、感染性心内膜炎、二尖瓣病变合并心房颤动且高度怀疑左心房内有血栓者;⑥糖尿病合并视网膜病变者;⑦出血性疾病或有出血倾向者,严重的肝肾功能障碍及进展性疾病(如恶性肿瘤)者。

(3)治疗步骤:①溶栓前检查血常规、血小板计数、出凝血时间、APTT 及血型,配血备用;②即刻口服阿司匹林 300 mg,以后每天 100 mg,长期服用;③进行溶栓治疗。

(4)溶栓药物:①非特异性溶栓剂,对血栓部位或体循环中纤溶系统均有作用的尿激酶(UK 或 rUK)和链激酶(SK 或 rSK);②选择性作用于血栓部位纤维蛋白的药物,有组织型纤维蛋白溶酶原激活剂(tPA)、重组型组织纤维蛋白溶酶原激活剂(r-tPA);③单链尿激酶型纤溶酶原激活剂(SCUPA)、甲氧苯基化纤溶酶原链激酶激活剂复合物(APSAC);④新的溶栓剂还有 TNK-组织型纤溶酶原激活剂(TNK-tPA)、瑞替普酶(rPA)、拉诺普酶(nPA)、葡激酶(SAK)等。

（5）给药方案：①UK，30 分钟内静脉滴注 100 万～150 万 U；或冠状动脉内注入 4 万 U，继以每分钟 0.6 万～2.4 万 U 的速度注入，血管再通后用量减半，继续注入 30～60 分钟，总量50 万 U 左右。②SK，150 万 U 静脉滴注，60 分钟内滴完；冠状动脉内给药先给 2 万 U，继以 0.2 万～0.4 万 U 注入，共 30 分钟，总量 25 万～40 万 U。对链激酶过敏者，宜于治疗前半小时用异丙嗪（非那根）25 mg 肌内注射，并与少量的地塞米松（2.5～5 mg）同时滴注，可防止其引起的寒战、发热不良反应。③r-tPA，100 mg 在 90 分钟内静脉给予，先静脉注射 15 mg，继而 30 分钟内静脉滴注 50 mg，其后 60 分钟内再给予 35 mg（国内有报道，用上述剂量的一半也能奏效）。冠状动脉内用药剂量减半。用 r-tPA 前，先用肝素 5 000 U，静脉推注；然后，700～1 000 U/h，静脉滴注 48 小时；以后改为皮下注射 7 500 U，每 12 小时 1 次，连用 3～5 天，用药前注意出血倾向。④TNK-tPA，40 mg 静脉一次性注入，无须静脉滴注。溶栓药应用期间密切注意出血倾向，并需监测 APTT 或 ACT。冠状动脉内注射药物需通过周围动脉置入导管达冠状动脉口处才能实现，因此比较费时，只宜用于介入性诊治过程中并发的冠脉内血栓栓塞；而静脉注射药物可以迅速实行，故目前多选静脉注射给药。

（6）溶栓治疗期间的辅助抗凝治疗：UK 和 SK 为非选择性的溶栓剂，故在溶栓治疗后短时间内（6～12 小时内）不存在再次血栓形成的可能，对于溶栓有效的 AMI 患者，可于溶栓治疗 6～12 小时后开始给予低分子量肝素皮下注射。对于溶栓治疗失败者，辅助抗凝治疗则无明显临床益处。r-tPA 和葡激酶等为选择性的溶栓剂，故溶栓使血管再通后仍有再次血栓形成的可能，因此在溶栓治疗前后均应给予充分的肝素治疗。溶栓前先给予 5 000 U 肝素冲击量，然后以 1 000 U/h 的肝素持续静脉滴注 24～48 小时，以出血时间延长 2 倍为基准，调整肝素用量。也可选择低分子量肝素替代普通肝素治疗，其临床疗效相同，如依诺肝素，首先静脉推注 30 mg，然后以 1 mg/kg 的剂量皮下注射，每 12 小时 1 次，用 3～5 天为宜。

（7）溶栓再通的判断指标如下：①直接指征，冠状动脉造影观察血管再通情况，冠状动脉造影所示血流情况通常采用 TIMI 分级。TIMI0 级：梗死相关冠状动脉完全闭塞，远端无造影剂通过。TIMI1 级：少量造影剂通过血管阻塞处，但远端冠状动脉不显影。TIMI2 级：梗死相关冠状动脉完全显影但与正常血管相比血流较缓慢。TIMI3 级：梗死相关冠状动脉完全显影且血流正常。根据 TIMI 分级达到 2、3 级者表明血管再通，但 2 级者通而不畅。②间接指征，心电图抬高的 ST 段于 2 小时内回降＞50％；胸痛于 2 小时内基本消失；2 小时内出现再灌注性心律失常（短暂的加速性室性自主节律，房室或束支传导阻滞突然消失，或下后壁心肌梗死的患者出现一过性窦性心动过缓、窦房传导阻滞）或低血压状态；血清 CK-MB 峰值提前出现在发病 14 小时内。

2.介入治疗

直接经皮冠状动脉介入术（PCI）是指 AMI 的患者未经溶栓治疗直接进行冠状动脉血管成形术，其中支架植入术的效果优于单纯球囊扩张术。近年试用冠脉内注射自体干细胞希望有助于心肌的修复。目前直接 PCI 已被公认为首选的最安全有效的恢复心肌再灌注的治疗手段，梗死相关血管的开通率高于药物溶栓治疗，尽早应用可恢复心肌再灌注，降低近期病死率，预防远期的心力衰竭发生，尤其对来院时发病时间已超过 3 小时或对溶栓治疗有禁忌的患者。一般要求患者到达医院至球囊扩张时间＜90 分钟。在适宜于做 PCI 的患者中，PCI 之前应给予抗血小板药和抗凝治疗。施行 PCI 的适应证还包括血流动力学不稳定、有溶栓禁忌证、恶性心律失常、需要安装经静脉临时起搏或需要反复电复律及年龄＞75 岁。溶栓治疗失败者，即胸痛或 ST 段抬高在溶栓开始后持续≥60 分钟或胸痛和 ST 段抬高复发，则应考虑做补救性 PCI，但是只有在复发起病后 90 分钟内即能开始 PCI 者获益较大,否则应重复应用溶栓药,不过重复给予溶栓药物会增加严重出血并发症。直接 PCI 后,尤其是放置支架后,可应用 GP Ⅱ b/Ⅲ a 受体拮抗剂辅助治疗,持续用 24～36 小时。直接 PCI 的开展需要有经验的介入心脏病医师、完善的心血管造影设备、抢救设施和人员配备。我国制定的《急性心肌梗死诊断和治疗指南》提出具备施行 AMI 介入治疗条件的医院应:①能在患者来院 90 分钟内施行 PTCA;②其心导管室每年施行 PTCA>100 例并有心外科待命的条件;③施术者每年独立施行 PTCA>30 例;④AMI 直接 PTCA 成功率在 90% 以上;⑤在所有送到心导管室的患者中,能完成 PTCA 者达 85%。无条件施行介入治疗的医院宜迅速将患者送到测算能在患者起病 6 小时内施行介入治疗的医院治疗。如测算转送后患者无法在 6 小时内接受 PCI,则宜就地进行溶栓治疗或溶栓后转送。

发生 STEAMI 后再灌注策略的选择需要根据发病时间、施行直接 PCI 的能力(包括时间间隔)、患者的危险性(包括出血并发症)等综合考虑。优选溶栓的情况一般包括以下几方面:①就诊早,发病≤3 小时内,且不能及时进行 PCI;②介入治疗不可行,如导管室被占用,动脉穿刺困难或不能转运到达有经验的导管室;③介入治疗不能及时进行,如就诊至球囊扩张时间>90 分钟。

优选急诊介入治疗的情况包括以下几方面:①就诊晚,发病>3 小时;②有经验丰富的导管室,就诊至球囊扩张时间<90 分钟,就诊至球囊扩张时间较就诊至溶栓时间延长<60 分钟;③高危患者,如心源性休克,Killip 分级≥Ⅲ级;④有溶栓禁忌证,包括出血风险增加及颅内出血;⑤诊断有疑问。

3.冠状动脉旁路移植术(CABG)

下列患者可考虑进行急诊 CABG:①实行了溶栓治疗或 PCI 后仍有持续的或反复的胸痛;②冠状动脉造影显示高危冠状动脉病变(左冠状动脉主干病变);③有 MI 并发症如室间隔穿孔或乳头肌功能不全所引起的严重二尖瓣反流。

(三)其他药物治疗

1.抗血小板治疗

抗血小板治疗能减少 STEMI 患者的主要心血管事件(死亡、再发致死性或非致死性 MI 和卒中)的发生,因此除非有禁忌证,所有患者应给予本项治疗。其用法见"不稳定型心绞痛和非 ST 段抬高型心肌梗死"段。

2.抗凝治疗

除非有禁忌证,所有 STEMI 患者无论是否采用溶栓治疗,都应在抗血小板治疗的基础上常规接受抗凝治疗。抗凝治疗能建立和维持梗死相关动脉的通畅,并能预防深静脉血栓形成、肺动脉栓塞及心室内血栓形成。其用法见"不稳定型心绞痛和非 ST 段抬高型心肌梗死"段。

3.硝酸酯类药物

对于有持续性胸部不适、高血压、大面积前壁 MI、急性左心衰竭的患者,在最初 24～48 小时的治疗中,静脉内应用硝酸甘油有利于控制心肌缺血发作,缩小梗死面积,降低短期甚至可能长期病死率。其用法见"不稳定型心绞痛和非 ST 段抬高型心肌梗死"段。有下壁 MI,可疑右心室梗死或明显低血压的患者[收缩压低于 12.0 kPa(90 mmHg)],尤其合并明显心动过缓或心动过速时,硝酸酯类药物能降低心室充盈压,引起血压降低和反射性心动过速,应慎用或不用。无并发症的 MI 低危患者不必常规给予硝酸甘油。

4.镇痛剂

选择用药和用法见"不稳定型心绞痛和非 ST 段抬高型心肌梗死"段。

5.β受体阻滞剂

MI发生后最初数小时内静脉注射β受体阻滞剂可通过缩小梗死面积、降低再梗死率、降低室颤的发生率和病死率而改善预后。无禁忌证的STEMI患者应在MI发病的12小时内开始β受体阻滞剂治疗。其用法见"不稳定型心绞痛和非ST段抬高型心肌梗死"段。

6.ACEI

近来大规模临床研究发现,ACEI如卡托普利、雷米普利、群多普利拉等有助于改善恢复期心肌的重构,减少AMI的病死率,减少充血性心力衰竭的发生,特别是对前壁MI、心力衰竭或心动过速的患者。因此,除非有禁忌证,所有STEMI患者都可选用ACEI。给药时应从小剂量开始,逐渐增加至目标剂量。对于高危患者,ACEI的最大益处在恢复期早期即可获得,故可在溶栓稳定后24小时以上使用,由于ACEI具有持续的临床益处,可长期应用。对于不能耐受ACEI的患者(如咳嗽反应),血管紧张素Ⅱ受体拮抗剂可能也是一种有效的选择,但目前不是MI后的一线治疗。

7.调脂治疗

见"不稳定型心绞痛和非ST段抬高型心肌梗死"段。

8.钙通道阻滞剂

非二氢吡啶类钙通道阻滞剂维拉帕米或地尔硫草用于急性期STEMI,除了能控制室上性心律失常,对减少梗死范围或心血管事件并无益处。因此不建议对STEMI患者常规应用非二氢吡啶类钙通道阻滞剂。但非二氢吡啶类钙通道阻滞剂可用于硝酸酯和β受体阻滞剂之后仍有持续性心肌缺血或心房颤动伴心室率过快的患者。血流动力学表现在KillipⅡ级以上的MI患者应避免应用非二氢吡啶类钙通道阻滞剂。

9.葡萄糖-胰岛素-钾溶液(GIK)

应用GIK能降低血浆游离脂肪酸浓度和改善心脏做功,GIK还给缺血心肌提供必要的代谢支持,对大面积MI和心源性休克患者尤为重要。氯化钾1.5 g、普通胰岛素8 U加入10%的葡萄糖液500 mL中静脉滴注,每天1~2次,1~2周为1个疗程。近年,还有建议在上述溶液中再加入硫酸镁5 g,但不主张常规补镁治疗。

(四)抗心律失常治疗

1.室性心律失常

应寻找和纠正导致室性心律失常的原因。血清钾低者推荐用氯化钾,通常可静脉滴注10 mmol/h以保持在血钾在4.0 mmol/L以上,但对于严重的低钾血症($K^+ <2.5$ mmol/L),可通过中心静脉滴注20~40 mmol/h。在MI早期静脉注射β受体阻滞剂继以口服维持,可降低室性心律失常(包括心室颤动)的发生率和无心力衰竭或低血压患者的病死率。预防性应用其他药物(如利多卡因)会增加死亡危险,故不推荐应用。室性异位搏动在心肌梗死后较常见,不需做特殊处理。非持续性(<30秒)室性心动过速在最初24~48小时常不需要治疗。多形性室速、持续性(≥3秒)单形室速或任何伴有血流动力学不稳定(如心力衰竭、低血压、胸痛)症状的室速都应给予同步心脏电复律。血流动力学稳定的室速可给予静脉注射利多卡因、普鲁卡因胺或胺碘酮等药物治疗。

(1)利多卡因:50~100 mg静脉注射(如无效,5~10分钟后可重复),控制后静脉滴注,1~3 mg/min维持(利多卡因100 mg加入5%葡萄糖液100 mL中滴注,1~3 mL/min)。情况稳定后可考虑改用口服美西律150~200 mg,每6~8小时一次维持。

(2)胺碘酮:静脉注射,首剂 75～150 mg 稀释于 20 mL 生理盐水中,于 10 分钟内注入;如有效继以1.0 mg/min维持静脉滴注 6 小时后改为 0.5 mg/min,总量<1 200 mg/d;静脉用药 2～3 天后改为口服,口服负荷量为 600～800 mg/d,7 天后酌情改为维持量 100～400 mg/d。

(3)索他洛尔:静脉注射,首剂用 1～1.5 mg/kg,用 5%葡萄糖液 20 mL 稀释,于 15 分钟内注入,疗效不明显时可再注射一剂 1.5 mg/kg,后可改为口服,160～640 mg/d。

无论血清镁是否降低,也可用硫酸镁(5 分钟内静脉注射 2 g)来治疗复杂性室性心律失常。发生心室颤动时,应立即进行非同步直流电除颤,用最合适的能量(一般 300 J),争取一次除颤成功。在无电除颤条件时可立即做胸外心脏按压和口对口人工呼吸,心腔内注射利多卡因 100～200 mg,并施行其他心脏复苏处理。急性期过后,仍有复杂性室性心律失常或非持续性室速尤其是伴有显著左心室收缩功能不全者,死亡危险增加,应考虑安装 ICD,以预防猝死。在 ICD 治疗前,应行冠状动脉造影和其他检查以了解有无复发性心肌缺血,若有则需要行 PCI 或 CABG。加速的心室自主心律一般无须处理,但如由于心房输送血液入心室的作用未能发挥而引起血流动力学失调,则可用阿托品以加快窦性心律而控制心脏搏动,仅在偶然情况下需要用人工心脏起搏或抑制异位心律的药物来治疗。

2.缓慢的窦性心律失常

除非存在低血压或心率<50 次/分,一般不需要治疗。对于伴有低血压的心动过缓(可能减少心肌灌注),可静脉注射硫酸阿托品 0.5～1.0 mg,如疗效不明显,几分钟后可重复注射。最好是多次小剂量注射,因大剂量阿托品会诱发心动过速。虽然静脉滴注异丙肾上腺素也有效,但由于它会增加心肌的氧需量和心律失常的危险,因此不推荐使用。药物无效或发生明显不良反应时也可考虑应用人工心脏起搏器。

3.房室传导阻滞

二度Ⅰ型和Ⅱ型房室传导阻滞 QRS 波不宽者及并发于下壁 MI 的三度房室传导阻滞心率>50 次/分且 QRS 波不宽者,无须处理,但应严密监护。下列情况是安置临时起搏器的指征:①二度Ⅱ型或三度房室传导阻滞 QRS 波增宽者;②二度或三度房室传导阻滞出现过心室停搏;③三度房室传导阻滞心率<50 次/分,伴有明显低血压或心力衰竭,经药物治疗效果差;④二度或三度房室传导阻滞合并频发室性心律失常。AMI 后 2～3 周进展为三度房室传导阻滞或阻滞部位在希氏束以下者应安置永久起搏器。

4.室上性快速心律失常

如窦性心动过速、频发房性期前收缩、阵发性室上性心动过速、心房扑动和心房颤动等,可选用β受体阻滞剂、洋地黄类、维拉帕米、胺碘酮等药物治疗。对后三者治疗无效时可考虑应用同步直流电复律器或人工心脏起搏器复律,尽量缩短快速心律失常持续的时间。

5.心脏停搏

立即作胸外心脏按压和人工呼吸,注射肾上腺素、异丙肾上腺素、乳酸钠和阿托品等,并施行其他心脏复苏处理。

(五)抗低血压和心源性休克治疗

根据休克纯属心源性,抑或尚有周围血管舒缩障碍,或血容量不足等因素存在,而分别处理。

1.补充血容量

约 20%的患者由于呕吐、出汗、发热、使用利尿剂和不进饮食等原因而有血容量不足,需要补充血容量来治疗,但又要防止补充过多而引起心力衰竭。可根据血流动力学监测结果来决定输液量。如中心静脉压低,在 0.49～0.98 kPa(5～10 cmH₂O),肺楔压在 0.8～1.6 kPa(6～12 mmHg)以下,心排血量低,提示血容量不足,可静脉滴注右旋糖酐-40 或 5％～10％葡萄糖液,输液后如中心静脉压上升>1.76 kPa(18 cmH₂O),肺楔压>2.4 kPa(18 mmHg),则应停止。右心室梗死时,中心静脉压的升高则未必是补充血容量的禁忌。

2.应用升压药

补充血容量,血压仍不升,而肺楔压和心排血量正常时,提示周围血管张力不足,可选用血管收缩药。①多巴胺:10～30 mg 加入 5％葡萄糖液 100 mL 中静脉滴注,也可和间羟胺同时滴注。②多巴酚丁胺:20～25 mg 溶于 5％葡萄糖液 100 mL 中,以 2.5～10 μg/(kg·min)的剂量静脉滴注,作用与多巴胺相类似,但增加心排血量的作用较强,增快心率的作用较轻,无明显扩张肾血管的作用。③间羟胺(阿拉明):10～30 mg 加入 5％葡萄糖液 100 mL 中静脉滴注,或 5～10 mg 肌内注射。但对长期服用胍乙啶或利血平的患者疗效不佳。④去甲肾上腺素:作用与间羟胺相同,但较快、较强而较短,对长期服用胍乙啶或利血平的人仍有效。0.5～1 mg(1～2 mg 重酒石酸盐)加入 5％葡萄糖液 100 mL 中静脉滴注。渗出管外易引起局部损伤及坏死,如同时加入 2.5～5 mg 酚妥拉明可减轻局部血管收缩的作用。

3.应用血管扩张剂

经上述处理,血压仍不升,而肺楔压增高,心排血量低,或周围血管显著收缩,以至四肢厥冷,并有发绀时,可用血管扩张药以减低周围循环阻力和心脏的后负荷,降低左心室射血阻力,增强收缩功能,从而增加心排血量,改善休克状态。血管扩张药要在血流动力学严密监测下谨慎应用,可选用硝酸甘油(50～100 μg/min 静脉滴注)或单硝酸异山梨酯(每次 2.5～10 mg,舌下含服或 30～100 μg/min 静脉滴注)、硝普钠(15～400 μg/min 静脉滴注)、酚妥拉明(0.25～1 mg/min 静脉滴注)等。

4.治疗休克的其他措施

包括纠正酸中毒、纠正电解质紊乱、避免脑缺血、保护肾功能,必要时应用糖皮质激素和洋地黄制剂。

上述治疗无效时可用主动脉内球囊反搏术(IABP)以增高舒张期动脉压而不增加左心室收缩期负荷,并有助于增加冠状动脉灌流,使患者获得短期的循环支持。对持续性心肌缺血、顽固性室性心律失常、血流动力学不稳定或休克的患者如存在合适的冠状动脉解剖学病变,应尽早作选择性冠状动脉造影,随即施行 PCI 或 CABG,可挽救一些患者的生命。

5.中医中药治疗

中医学用于"回阳救逆"的四逆汤(熟附子、干姜、炙甘草)、独参汤或参附汤,对治疗本病伴血压降低或休克者有一定疗效。患者如兼有阴虚表现时可用生脉散(人参、五味子、麦冬)。这些方剂均已制成针剂,紧急使用也较方便。

(六)心力衰竭治疗

心力衰竭治疗主要是治疗左心室衰竭。

治疗取决于病情的严重性。病情较轻者,给予袢利尿剂(如静脉注射呋塞米 20～40 mg,每天 1～2 次),它可降低左心室充盈压,一般即可见效。病情严重者,可应用血管扩张剂(如静脉注射硝酸甘油)以降低心脏前负荷和后负荷。治疗期间,常通过带球囊的右心导管(Swan-Ganz 导管)监测肺动脉楔压。只要体动脉收缩压持续>13.3 kPa(100 mmHg),即可用 ACEI。开始治疗最好给予小剂量的短效 ACEI(如口服卡托普利 3.125～6.250 mg,每 4～6 小时 1 次;如能耐受,则逐渐增加剂量)。一旦达到最大剂量(卡托普利的最大剂量为 50 mg,每天 3 次),即用长效 ACEI(如福辛普利、赖诺普利、雷米普利)取代作为长期应用。如心力衰竭持续在 NYHA 心功能分级Ⅱ级或Ⅱ级以上,应加用醛固酮拮抗剂(如依普利酮、螺内酯)。严重心力衰竭者给予动脉内球囊反搏可提供短期的血流动力学支持。若血管重建或外科手术修复不可行时,应考虑心脏移植。永久性左心室或双心室植入式辅助装置可用作心脏移植前的过渡;如不可能做心脏移植,左心室辅助装置有时可作为一种永久性治疗。这种装置偶可使患者康复并可 3～6 个月去除。

(七)并发症治疗

对于有附壁血栓形成者,抗凝治疗可减少栓塞的危险,如无禁忌证,治疗开始即静脉应用足量肝素,随后给予华法林 3～6 个月,使 INR 维持在 2～3。当左心室扩张伴弥漫性收缩活动减弱、存在室壁膨胀瘤或慢性心房颤动时,应长期应用抗凝药和阿司匹林。室壁膨胀瘤形成伴左心室衰竭或心律失常时可行外科切除术。AMI 时 ACEI 的应用可减轻左心室重构和降低室壁膨胀瘤的发生率。并发心室间隔穿孔、急性二尖瓣关闭不全都可导致严重的血流动力改变或心律失常,宜积极采用手术治疗,但手术应延迟至 AMI 后 6 周以上,因此时梗死心肌可得到最大程度的愈合。如血流动力学不稳定持续存在,尽管手术死亡危险很高,也宜早期进行。急性的心室游离壁破裂外科手术的成功率极低,几乎都是致命的。假性室壁瘤是左心室游离壁的不完全破裂,可通过外科手术修补。心肌梗死后综合征严重病例必须用其他非类固醇消炎药(NSAIDs)或皮质类固醇短程冲击治疗,但大剂量 NSAIDs 或皮质类固醇的应用不宜超过数天,因它们可能干扰 AMI 后心室肌的早期愈合。肩手综合征可用理疗或体疗。

(八)右心室心肌梗死的处理

治疗措施与左心室 MI 略有不同,右心室 MI 时常表现为下壁 MI 伴休克或低血压而无左心衰竭的表现,其血流动力学检查常显示中心静脉压、右心房和右心室充盈压增高,而肺楔压、左心室充盈压正常甚至下降。治疗宜补充血容量,从而增高心排血量和动脉压。在血流动力学监测下,静脉滴注输液,直到低血压得到纠治,但肺楔压如达 2.0 kPa(15 mmHg),即应停止。如此时低血压未能纠正,可用正性肌力药物。不能用硝酸酯类药和利尿剂,它们可降低前负荷(从而减少心排血量),引起严重的低血压。伴有房室传导阻滞时,可予以临时起搏。

(九)康复和出院后治疗

出院后最初 3～6 周体力活动应逐渐增加。鼓励患者恢复中等量的体力活动(步行、体操、太极拳等)。如 AMI 后 6 周仍能保持较好的心功能,则绝大多数患者都能恢复其所有正常的活动。与生活方式、年龄和心脏状况相适应的有规律的运动计划可降低缺血事件发生的风险,增强总体健康状况。对患者的生活方式提出建议,进一步控制危险因素,可改善患者的预后。

十一、出院前评估

(一)出院前的危险分层

出院前应对 MI 患者进行危险分层以决定是否需要进行介入性检查。对早期未行介入性检查而考虑进行血运重建治疗的患者,应及早评估左心室射血分数和进行负荷试验,根据负荷试验的结果发现心肌缺血者应进行心导管检查和血运重建治疗。仅有轻微或无缺血发作的患者只需给予药物治疗。

（二）左心室功能的评估

左心室功能状况是影响 ACS 预后最主要的因素之一，也是心血管事件最准确的预测因素之一。评估左心室功能包括患者症状（劳力性呼吸困难等）的评估、物理检查结果（如肺部啰音、颈静脉压升高、心脏扩大、第三心音奔马律等）及心室造影、放射性核素心室显像和超声心动图。MI 后左心室射血分数＜40％是一项比较敏感的指标。无创性检查中以核素测值最为可靠，超声心动图的测值也可作为参考。

（三）心肌存活的评估

MI 后左心室功能异常部分是由于坏死和瘢痕形成所致，部分是由存活但功能异常的心肌细胞即冬眠或顿抑心肌所致，后者通过血管重建治疗可明显改善左心室功能。因此鉴别纤维化但功能异常的心肌细胞所导致的心室功能异常具有重要的预后和治疗意义。评价心肌存活力常用的无创性检查包括核素成像和多巴酚丁胺超声心动图负荷试验等，这些检查能准确评估节段性室壁运动异常的恢复。近几年正逐渐广泛应用的正电子发射体层摄影及造影剂增强 MRI 能更准确预测心肌局部功能的恢复。

（张力鸥）

第四节　隐匿型冠心病

一、隐匿型冠心病的定义及类型

（一）定义

隐匿型冠心病即隐性心肌缺血或无症状性心肌缺血，是指病理解剖上已经有足以引起冠心病的冠状动脉粥样硬化病变，但临床上患者并无心肌缺血或其他心脏方面的症状，因而也没有被诊断过，是没有症状的隐性患者。

有的患者，过去从无冠心病的有关症状，心电图的确发现有陈旧性心肌梗死，称其为未被及时发现的心肌梗死，其意为在急性发病时未被及时诊断，后来在某些情况下发现而诊断为陈旧性心肌梗死，也叫隐性心肌梗死。有学者认为此也应属于隐匿型冠心病的一个类型。也有的患者，从来没有冠心病的有关症状而发生猝死，生前没有做过心电图或相关检查，但死后尸检证明其死因为冠心病。在过去的尸检中，也常有死于其他疾病的人，生前没有冠心病症状，尸检发现有严重的足可以诊断为冠心病的冠状动脉粥样硬化性狭窄或心肌梗死。

自 Holter 动态心电图问世以后，发现在监测过程中，心绞痛的患者，除了在心绞痛发作时心电图有 ST-T 改变的缺血型表现外，在没有心绞痛症状时也常有心肌缺血的 ST-T 的缺血型心电图表现，并将其称作无痛性心肌缺血或无症状性心肌缺血。我们认为这种无痛性心肌缺血或无症状性心肌缺血的心电图表现亦即隐匿型冠心病的表现之一。大量报告表明，冠心病有心绞痛的患者，无痛性心肌缺血的 ST-T 心电图改变占 60％～80％，心绞痛发作时的 ST-T 心电图改变仅占总 ST-T 心电图改变的20％～40％。

我国在全国第一届内科学术会议上，心血管病学组建议我国采用世界卫生组织的冠心病诊断标准，该标准中没有隐匿型冠心病的诊断。其后，在国际联合的大型研究或国内的流行学调查研究中,多采用"急性冠心病事件"即急性心肌梗死和冠心病猝死事件作为金标准。

有学者认为在临床上,隐匿型冠心病的诊断还是十分必要的。因为这一类患者随访期间急性心肌梗死率或猝死的发生率都很高。虽然单独依靠心电图诊断 ST-T 改变存在一定的假阳性或假阴性,但当前心电图或动态心电图仍是临床上最常用的诊断工具,无创、价廉、操作简便,能及时看出检查结果。在对隐匿型冠心病的长期随访观察中,他们大多数是死于冠心病。加之在尸检中,发现生前没有冠心病症状的严重冠状动脉狭窄或陈旧性心肌梗死也并非少见,我们认为临床上仍应将隐匿型冠心病列为一个重要的类型并加强防治。随着核医学、超声心动图学的发展及冠状动脉造影的广泛应用,为临床诊断隐匿型冠心病提供更多客观依据。临床上对单独依靠心电图诊断为隐匿型冠心病的患者如有疑问,可加做超声学或核医学检查,甚至做冠状动脉造影。

许多报告(包括尸检报告)显示,在猝死患者中,许多病例的死亡原因是冠心病。由于病例来源不同,这些冠心病猝死者在猝死总死亡病例中占 70%～95%,并且多数死者,死前没有冠心病病史。我们过去十几年调查的 106 例冠心病猝死的病例中,一半患者在猝死前没有冠心病病史或有关症状。猝死是其冠心病的首发症状,也是最后一个症状。这些从前没有冠心病症状而因冠心病猝死者,也属于隐匿型冠心病的一个类型。

(二)类型

1.完全无症状者的隐匿型冠心病

临床上从未出现过冠心病的有关症状,心电图或有关检查发现有心肌缺血或严重冠状动脉狭窄。

2.无痛性心肌缺血(混合型)

临床上有冠心病心绞痛症状,动态心电图监测,在心绞痛发作时,有心肌缺血的心电图表现;在非心绞痛发作的时间,也出现心肌缺血的心电图表现,这种非心绞痛发作时间出现的心肌缺血心电图表现为无痛性心肌缺血。

3.隐性心肌梗死(未被及时发现的心肌梗死)

临床上从无冠心病或心肌梗死的有关症状,心电图或有关检查发现有陈旧性心肌梗死。

二、隐匿型冠心病的患病率与发病率

(一)完全无症状者的隐匿型冠心病

之前,许多地区采用常规心电图或加运动试验调查冠心病的患病率。我国 40 岁以上人口中,冠心病的患病率在 5%左右,其中 70%～90%是完全无症状的隐匿型冠心病患者。我们曾对石家庄地区采用常规 12 导联心电图加双倍二阶梯运动试验对 40 岁以上 3 474 例城乡人口进行普查,检出冠心病 233 例,患病率为 6.71%。在检出的冠心病患者中,79.4%为无症状的隐性患者;休息心电图缺血占 33.9%;双倍二阶梯运动试验阳性占 45.4%。无症状的隐性心肌梗死患者尚未包括在内。在以后的每隔 2 年随访普查 1 次中,40 岁以上人口中,冠心病的发病率为 0.96%,这个数值比西方国家低得多,其中 80.0%是无症状的隐性患者。目前一般不采用该方法调查,但从住院急性心肌梗死的相对发病率和人群冠心病事件登记的流行学研究,均一致证明我国冠心病明显增加。

(二)无痛性心肌缺血(混合型)

自 Holter 将动态心电图监测应用于临床以来,发现冠心病心绞痛患者除了在发作心绞痛时有心肌缺血的心电图表现外,在非心绞痛发作时间也有心肌缺血的心电图表现,称无痛性心肌缺血。因这一类患者既有心绞痛时的心电图心肌缺血,又有非心绞痛发作时的心电图心肌缺血出现,称其为混合型。在同一个患者,无痛性心肌缺血的心电图出现的次数远超过心绞痛心肌缺血的次数。据报道,心绞痛患者无痛性心肌缺血心电图发生的次数,占总心肌缺血心电图发生次数的60%~80%。我国召开的心肌缺血研讨会的综合资料:对心绞痛患者进行动态心电图监测,无痛性心电图心肌缺血发生的次数占总心肌缺血心电图次数的67.4%~79.0%。表明心肌缺血心电图总次数的2/3甚至更多次数是毫无症状。人们认识到冠心病心绞痛患者出现的心肌缺血心电图表现占比例较少,还有更多次的心肌缺血心电图表现是在非心绞痛发作时出现的。同时也指出,对这类患者的治疗,单凭症状是不全面的,应当重视有症状心肌缺血和无症状心肌缺血总负荷概念。

(三)隐性心肌梗死(未被及时发现的心肌梗死)

隐性心肌梗死或被未被及时发现的心肌梗死,即是我们曾报道过的未被及时发现的心肌梗死。因为发现这些患者时,即已经将其诊断为心肌梗死了,但该患者在最初发生心肌梗死时没有症状,也没有被诊断过,后来被我们发现了,所以我们称其为"未被及时发现的心肌梗死"。在40岁以上的3 474人口普查中,检出陈旧性心肌梗死8例,患病率为0.23%,其中4例为无症状的隐性心肌梗死,占总检出人数的50.0%。有学者研究分析河北省正定心血管病防治区,每两年1次心电图普查,经心电图证实为心肌梗死者共62例,其中42例曾被诊断过急性心肌梗死,20例为无症状的隐性心肌梗死,隐性心肌梗死占总心肌梗死患者数的32.3%。

美国弗来明汉地区在每两年1次心电图普查的研究中,18年共发现259例,其中60例为隐性。每次普查,隐性心肌梗死占心肌梗死患病总数的20.5%~23.6%。他们认为这较实际数字为低,因为部分隐性心肌梗死后,在心电图普查时可能已经恢复了正常,因而发生遗漏。冰岛对9 141例40岁以上年龄人口随访4~20年,年发病率300/10万,1/3为隐性心肌梗死,女性比男性多,70岁以上老年人比65岁以下者患病率高,其预后和有症状者相似。有学者对10 059例40岁以上人群随访5年,共发生心肌梗死427例,其中170例为未被临床发现的隐性心肌梗死,占总数的40.0%。有人认为人群中每发生1例有临床症状的急性心肌梗死,很可能还有1例没有症状的隐性患者。这个估计似不为过,如马斯特(Master)收集了3组尸检证实为愈合性心肌梗死,该3组中隐性心肌梗死分别占39%、50%和52%。

有学者曾对364例住院的冠心病进行分析,隐匿型冠心病仅占5例,这5例都是因为需要做手术,在手术前进行心电图检查时发现的。学者另外分析了134例住院心肌梗死患者的资料,92例因急性心肌梗死发病住院,另有42例为陈旧性心肌梗死。其中31例过去未被诊断过心肌梗死。但仔细追问病史,多数过去有类似冠心病的症状,完全没有症状者仅有5例。按此计算,住院患者中完全没有冠心病症状的隐性心肌梗死患者,仅占住院心肌梗死总数的3.73%。隐性心肌梗死都是因其他疾病住院被发现的,大量隐性心肌梗死因为没有症状,如不做心电图或有关检查则不会发现。所以,住院患病率并不能反映自然人群中的实际患病情况。

三、隐匿型冠心病的临床意义

当前,对隐匿型冠心病的研究比较少,因此对命名和认识还不完全一致。但许多研究资料表明,各类型的隐匿型冠心病的预后并不乐观,它与各类有症状的冠心病有同等重要的意义。

（一）无症状的隐匿型冠心病

无症状的隐匿型冠心病患者散布在自然人群中,数量很大,危害也最大。因为他们没症状,多数也没有被诊断过,自己认为是一个正常的健康人,缺少警报系统。平时没有防治措施,常可在某些特殊情况下,如过度劳累、旅游、爬山、情绪激动、饮食等情况下而诱发(或者说是促发)心脏事件。长期随访研究资料表明,其心肌梗死和冠心病猝死的发病率和病死率与症状者相似。有对 1 835 例 40 岁以上人群隐匿型冠心病随访 14.5 年的报告,其冠心病死亡率增加 4～5 倍。

我们对朱河防治点普查及 3 年随访资料表明,普查时诊断为冠心病的患者(80％是隐匿型冠心病),在随访期间 11.61％死于冠心病,平均每年死亡 3.8％;非冠心病者,随访期间死于冠心病者平均每年仅0.29％,两者相差 10 倍以上。死于其他疾病者无明显差别(表 12-4)。

表 12-4　普查时诊断为冠心病者的死亡情况

普查时诊断	总例数	随访期间死亡原因及例数		
		冠心病心衰	心肌梗死	其他疾病
冠心病	112	9	4	6
非冠心病	1 882	3	8	87
显著性		$P<0.01$	$P<0.01$	$P>0.5$

从个体来说,确有一些隐匿型冠心病患者,在相当长时间继续从事原有工作并不产生症状;但就总体来说,隐匿型冠心病显然较非冠心病者危险性大。

罗布(Robb)等曾先后两次随访分析做过双倍二阶梯运动试验的病例共 3 325 例,其中阳性449 例,阴性 2 876 例。随访期间,不仅运动试验阳性者冠心病死亡率高,而且死亡率和 ST 段压低的程度密切相关,即 ST 段压低越多,死亡比率越大:

$$死亡比率=\frac{运动试验阳性冠心病病死率}{运动试验阴性冠心病病死率}$$

他们将 ST 段压低分为以下 3 级。

Ⅰ级:0.1～0.9 mm,死亡比率为 2.0。

Ⅱ级:1.0～1.9 mm,死亡比率为 3.1。

Ⅲ级:≥2.0 mm,死亡比率为 10.3。

（二）无痛性心肌缺血(混合型)

完全无症状的隐匿型冠心病,因为没有临床症状,一般并不住院治疗。自从动态心电图监测发现在心绞痛患者除了心绞痛发作时有心肌缺血的心电图变化外,在不发作心绞痛时还有更多次心肌缺血的心电图出现,此后人们对此进行了许多研究。

心肌缺血是心肌得不到足够的血液供应,它可以是因冠状动脉狭窄供血不足,也可能是心肌需氧增加,或是两者兼有。心肌缺血先是引起心脏功能性改变,继而是心肌代谢异常和电生理异常;如果此时心肌仍得不到足够的血液供应,将发生可逆性心肌损伤;此阶段如果心肌缺血仍然持续,有可能发展为不可逆的心肌损伤,即心肌坏死,或叫心肌梗死。

球囊闭塞冠状动脉研究,观察其病理生理变化,其顺序是冠状动脉堵塞→心脏舒张功能异常→收缩功能异常→血流动力学异常→心电图改变→心绞痛。该研究说明心肌缺血达到一定程度和足够时间后,才能引起心绞痛。但是,他不能解释隐性心肌梗死患者的情况,因为该患者已经达到并发生了心肌坏死,而仍没有疼痛的症状。

国内外有较多的研究,认为和个体血液中的镇痛物质水平不同有关。无痛性心肌缺血者血浆中内源性吗啡样物质水平高。国内吴林也曾报道运动前后隐匿型冠心病较相应的心绞痛者血浆内啡肽高,运动后又较运动前高。

　　其他,还有认为无痛性心肌缺血是因为个体的痛觉阈值高,或是识别痛觉的神经通道功能受损。

　　无论是怎样的解释,但都承认心肌缺血可以是没有疼痛的,或无痛性心肌缺血这个事实是存在的。无痛性心肌缺血和有心绞痛的心肌缺血应该同等对待。在临床治疗方面就不只是针对心绞痛,而是要治疗无痛性心肌缺血和有心绞痛的心肌缺血的总负荷。

(三)隐性心肌梗死

　　无症状的心肌梗死或隐性心肌梗死(未被及时发现的心肌梗死),我们过去称之为未被及时发现的心肌梗死。我们报道的无症状性心肌梗死病例都是生前在体检时做心电图时发现的陈旧性心肌梗死,在急性期未被及时发现。这类无症状的隐性心肌梗死在发现后,也是因为没有症状,也就没有警觉,一些患者在被发现后也不重视。这一类患者心血管病事件的发生率比同龄非冠心病的死亡率高 16 倍。它的预后和诊断过急性心肌梗死的患者相似。

四、隐匿型冠心病的防治

　　隐匿型冠心病占整个冠心病的 70%～90%,数量很大。上述资料多是社区人群普查得来的。由于隐匿型冠心病一般并不到医院门诊或住院治疗,所以对其防治已经超越医院的范围。鉴于它没有症状,不容易被发现,或发现了也不被重视,以致对本病失去警惕,在某种程度上来说,其预后可能更差。随着我国冠心病发病率的不断增多,隐性冠心患者的数量必将相应增加,所以对隐匿型冠心病的防治应该给予应有的重视。

(一)预防

　　预防隐匿型冠心病和预防其他类型的冠心病相同,主要是向群众宣传有关防治知识,尽可能地减少冠心病的易患因素,合理的膳食和生活制度,积极治疗和控制与冠心病相关的疾病,如高血压、血脂异常和糖尿病等。

(二)尽早发现和检出隐匿型冠心病

　　治疗的关键,首先是要检出和发现隐匿型冠心病的患者。在当前,简便易行的方法是每年(对 30 岁或 40 岁以上人口)定期做 1 次常规心电图检查,对疑似者可进一步做心电图负荷试验、24 小时动态心电图、超声学或放射性核素检查,必要时也可考虑做冠状动脉造影。将病情告诉患者,促使其知情并主动进行治疗。

(三)治疗原则

　　基于我们对隐匿型冠心病的上述认识,所以我们认为隐匿型冠心病的治疗原则上应和有症状的冠心病患者相同对待。对既有心绞痛,又有无痛性心肌缺血的患者,不能满足于单纯心绞痛的治疗,还要考虑无痛性心肌缺血心电图的总效益。

(宗爱芬)

第十三章 高 血 压

第一节 原发性高血压

原发性高血压是以体循环动脉血压升高为主要临床表现,引起心、脑、肾、血管等器官结构功能异常并导致心脑血管事件或死亡的心血管综合征,占高血压的绝大多数,通常简称为"高血压"。

一、病因

(一)遗传因素

60%的高血压患者有阳性家族史,患病率在具有亲缘关系的个体中较非亲缘关系的个体高,同卵双生子较异卵双生子高,而在同一家庭环境下具有血缘关系的兄妹较无血缘关系的兄妹高;大部分研究提示,遗传因素占高血压发病机制的35%～50%;已有研究报道过多种罕见的单基因型高血压。可能存在主要基因显性遗传和多基因关联遗传两种方式;高血压多数是多基因功能异常,其中每个基因对血压都有一小部分作用(微效基因),这些微效基因的综合作用最终导致了血压的升高。动物实验研究已成功地建立了遗传性高血压大鼠模型,繁殖几代后几乎100%发生高血压。不同个体的血压在高盐膳食和低盐膳食中也表现出一定的差异性,这也提示可能有遗传因素的影响。

(二)非遗传因素

近年来,非遗传因素的作用越来越受到重视,在大多数原发性高血压患者中,很容易发现环境(行为)对血压的影响。重要的非遗传因素如下。

1.膳食因素

日常饮食习惯明显影响高血压患病风险。高钠、低钾膳食是大多数高血压患者发病最主要的危险因素。人群中,钠盐摄入量与血压水平和高血压患病率呈正相关,而钾盐摄入量与血压水平呈负相关。我国人群研究表明,膳食钠盐摄入量平均每天增加2 g,收缩压和舒张压分别增高0.3 kPa(2 mmHg)和0.2 kPa(1.2 mmHg)。进食较少新鲜蔬菜水果会增加高血压患病风险,可能与钾盐及柠檬酸的低摄入量有关。重度饮酒人群中高血压风险升高,咖啡因可引起瞬时血压升高。

2.超重和肥胖

体重指数（BMI）及腰围是反映超重及肥胖的常用临床指标。人群中体重指数与血压水平呈正相关：体重指数每增加 3 kg/m²，高血压风险在男性增加 50%，女性增加 57%。身体脂肪的分布与高血压发生也相关：腰围男性≥90 cm 或女性≥85 cm，发生高血压的风险是腰围正常者的 4 倍以上。目前认为超过 50% 的高血压患者可能是肥胖所致。

3.其他

长期精神过度紧张、缺乏体育运动、睡眠呼吸暂停及服用避孕药物等也是高血压发病的重要危险因素。

二、发病机制

遗传因素与非遗传因素通过什么途径和环节升高血压，尚不完全清楚。已知影响动脉血压形成的因素包括心脏射血功能、循环系统内的血液充盈及外周动脉血管阻力。目前主要从以下几个方面阐述高血压的机制。

(一)交感神经系统活性亢进

各种因素使大脑皮质下神经中枢功能发生变化，各种神经递质浓度异常，最终导致交感神经系统活性亢进，血浆儿茶酚胺浓度升高。交感神经系统活性亢进可能通过多种途径升高血压，如儿茶酚胺单独的作用与儿茶酚胺对肾素释放刺激的协同作用，最终导致心排血量增加或改变正常的肾脏压力-容积关系。另外，交感神经系统分布异常在高血压发病机制方面也有重要作用，这些现象在年轻患者中更明显，越来越多的证据表明，交感神经系统亢进与心脑血管病发病率和病死率呈正相关。它可能导致了高血压患者在晨间的血压增高，引起了晨间心血管病事件的升高。

(二)肾素-血管紧张素-醛固酮系统

肾素-血管紧张素-醛固酮系统（RAAS）在调节血管张力、水电解质平衡和心血管重塑等方面都起着重要的作用。经典的 RAAS 肾小球入球动脉的球旁细胞分泌肾素，激活从肝脏产生的血管紧张素原，生成血管紧张 I（Ang I），然后经过血管紧张素转换酶（ACE）生成血管紧张素 II（Ang II）。Ang II 是 RAAS 的主要效应物质，可以作用于血管紧张素 II 受体，使小动脉收缩；并可刺激醛固酮的分泌，而醛固酮分泌增加可导致水钠潴留。另外，还可以通过交感神经末梢突触前膜的正反馈使去甲肾上腺素分泌增加。这些作用均可导致血压升高，从而参与了高血压的发病及维持。目前，针对该系统研制的降压药在高血压的治疗中发挥着重要作用。此外，该系统除上述作用外，还可能与动脉粥样硬化、心肌肥厚、血管中层硬化、细胞凋亡及心力衰竭等密切相关。

(三)肾脏钠潴留

相当多的详细证据支持钠盐在高血压发生中的作用。目前研究表明，血压随年龄升高直接与钠盐摄入水平的增加有关。给某些人短期内大量钠负荷，血管阻力和血压会上升，而限钠至 100 mmol/d，多数人血压会下降，而利尿剂的降压作用需要一个初始的排钠过程。在大多数高血压患者中，血管组织和血细胞内钠浓度升高；对有遗传倾向的动物给予钠负荷，会出现高血压。

过多的钠盐必须在肾脏被重吸收后才能引起高血压，因此肾脏在调节钠盐方面起着重要作用，研究表明老年高血压患者中盐敏感性增加，推测可能与肾小球滤钠作用下降及肾小管重吸收钠异常增高有关。另外，其他一些原因也可干扰肾单位对过多钠盐的代偿能力，进而可导致血压升高,如获得性钠泵抑制剂或其他影响钠盐转运物质的失调;一部分人群由于各种原因导致入球小动脉收缩或腔内固有狭窄而导致肾单位缺血,这些肾单位分泌的肾素明显增多,增多的肾素干扰了正常肾单位对过多钠盐的代偿能力,从而扰乱了整个血压的自身稳定性。

(四)高胰岛素血症和/或胰岛素抵抗

高血压与高胰岛素血症之间的关系已被认识了很多年,高血压患者中约有一半存在不同程度的胰岛素抵抗(IR),尤其是伴有肥胖者。近年来的一些观点认为胰岛素抵抗是2型糖尿病和高血压发生的共同病理生理基础。大多观点认为血压的升高继发于高胰岛素血症。高胰岛素血症导致的升压效应机制:一方面导致交感神经活性的增加、血管壁增厚和肾脏钠盐重吸收增加等;另一方面高胰岛素血症也可导致一氧化氮扩血管作用的缺陷,从而升高血压。

(五)其他可能的机制

(1)内皮细胞功能失调:血管内皮细胞可以产生多种调节血管收缩舒张的递质,如一氧化氮、前列环素、内皮素-1及内皮依赖性收缩因子等。当这些介质分泌失调时,可能导致血管的收缩舒张功能异常,如高血压患者对不同刺激引起的一氧化氮释放减少而导致的舒血管反应减弱;内皮素-1可引起强烈而持久的血管收缩,阻滞其受体后则引起血管舒张,但内皮素在高血压中的作用仍然需要更多研究。

(2)细胞间离子转运失调及多种血管降压激素缺陷等也可能影响血压。

三、病理

高血压的主要病理改变是小动脉的病变和靶器官损害。长期高血压引起全身小动脉病变,主要表现为小动脉中层平滑肌细胞增生和纤维化,管壁增厚和管腔狭窄,导致心、脑、肾等重要靶器官缺血,以及相关的结构和功能改变。长期高血压可促进大、中动脉粥样硬化的发生和发展。

(一)心脏

左心室肥厚是高血压所致心脏特征性的改变。长期压力超负荷和神经内分泌异常,可导致心肌细胞肥大、心肌结构异常、间质增生、左心室体积和重量增加。早期左心室以向心性肥厚为主,长期病变时心肌出现退行性变,心肌细胞萎缩伴间质纤维化,心室壁可由厚变薄,左心室腔扩大。左心室肥厚将引起一系列功能失调,包括冠状动脉血管舒张储备功能降低、左心室壁机械力减弱及左心室舒张充盈方式异常等;随着血流动力学变化,早期可出现舒张功能变化,晚期可演变为舒张或收缩功能障碍,发展为不同类型的充血性心力衰竭。高血压在导致心脏肥厚或扩大的同时,常可合并冠状动脉粥样硬化和微血管病变,最终可导致心力衰竭或严重心律失常,甚至猝死。

(二)肾

长期持续性高血压可导致肾动脉硬化及肾小球囊内压升高,造成肾实质缺血、肾小球纤维化及肾小管萎缩,并有间质纤维化;相对正常的肾单位可代偿性肥大。早期患者肾脏外观无改变,病变进展到一定程度时肾表面呈颗粒状,肾体积可随病情的发展逐渐萎缩变小,最终导致肾衰竭。

(三)脑

高血压可造成脑血管从痉挛到硬化的一系列改变,但脑血管结构较薄弱,发生硬化后更为脆弱,加之长期高血压时脑小动脉易形成微动脉瘤,易在血管痉挛、血管腔内压力波动时破裂出血;高血压易促使脑动脉粥样硬化、粥样斑块破裂可并发脑血栓形成。高血压的脑血管病变特别容易发生在大脑中动脉的豆纹动脉、基底动脉的旁正中动脉和小脑齿状核动脉,这些血管直接来自压力较高的大动脉,血管细长而且垂直穿透,容易形成微动脉瘤或闭塞性病变。此外,颅内外动脉粥样硬化的粥样斑块脱落可造成脑栓塞。

(四)视网膜

视网膜小动脉在本病初期发生痉挛,以后逐渐出现硬化,严重时发生视网膜出血和渗出及视神经盘水肿。高血压视网膜病变分为 4 期(图 13-1): Ⅰ 期和 Ⅱ 期是视网膜病变早期,Ⅲ 和 Ⅳ 期是严重高血压视网膜病变,对心血管病死率有很高的预测价值。

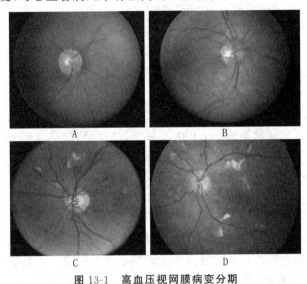

图 13-1　高血压视网膜病变分期

A. Ⅰ 期(小动脉局灶性或普遍性狭窄);B. Ⅱ 期(动静脉缩窄);

C. Ⅲ 期(出血、严重渗出);D. Ⅳ 期(视盘水肿)

四、临床表现

(一)症状

高血压被称作沉默杀手,大多数高血压患者起病隐匿、缓慢,缺乏特殊的临床表现。有的仅在健康体检或因其他疾病就医或在发生明显的心、脑、肾等靶器官损害时才被发现。临床常见症状有头痛、头昏、头胀、失眠、健忘、注意力不集中、易怒及颈项僵直等,症状与血压升高程度可不一致,上述症状在血压控制后可减轻或消失。疾病后期,患者出现高血压相关靶器官损害或并发症时,可出现相应的症状,如胸闷、气短、口渴、多尿、视野缺损、短暂性脑缺血发作等。

(二)体征

高血压体征较少,除血压升高外,体格检查听诊可有主动脉瓣区第二心音亢进、收缩期杂音或收缩早期喀喇音等。有些体征常提示继发性高血压可能,若触诊肾脏增大,同时有家族史,提示多囊肾可能;腹部听诊收缩性杂音,向腹两侧传导,提示肾动脉狭窄;心律失常、严重低钾及肌无力的患者,常考虑原发性醛固酮增多症。

(三)并发症

1.心力衰竭

长期持续性高血压使左心室超负荷,发生左心室肥厚。早期心功能改变是舒张功能降低,压力负荷增大,可演变为收缩和/或舒张功能障碍,出现不同类型的心力衰竭。同时高血压可加速动脉粥样硬化的发展,增大了心肌缺血的可能性,使高血压患者心肌梗死、猝死及心律失常发生率较高。

2.脑血管疾病

脑血管并发症是我国高血压患者最常见的并发症,也是最主要死因;主要包括短暂性脑缺血发作(TIA)、脑血栓形成、高血压脑病、脑出血及脑梗死等。高血压占脑卒中病因的50%以上,是导致脑卒中和痴呆的主要危险因素。在中老年高血压患者中,磁共振成像(MRI)上无症状脑白质病变(白质高密度)提示脑萎缩和血管性痴呆。

3.大血管疾病

高血压患者可合并主动脉夹层(远端多于近端)、腹主动脉瘤和外周血管疾病等,其中,大多数腹主动脉瘤起源肾动脉分支以下。

4.慢性肾脏疾病

高血压可引起肾功能下降和/或蛋白尿排泄增加。血清肌酐浓度升高或估算的肾小球滤过率(eGFR)降低表明肾脏功能减退;蛋白尿和蛋白尿排泄率增加则意味着肾小球滤过屏障的紊乱。高血压合并肾脏损害大大增加了心血管事件的风险。大多数高血压相关性慢性肾脏病患者在肾脏功能全面恶化需要透析前,常死于心脏病发作或者脑卒中。

五、诊断与鉴别诊断

高血压患者的诊断:①确定高血压的诊断;②排除继发性高血压的原因;③根据患者心血管危险因素、靶器官损害和伴随的临床情况评估患者的心血管风险。需要正确测量血压、仔细询问病史(包括家族史)及体格检查,安排必要的实验室检查。

(一)目前高血压的定义

在未使用降压药物的情况下,非同日3次测量血压,收缩压(SBP)≥18.7 kPa(140 mmHg)和/或舒张压(DBP)≥12.0 kPa(90 mmHg)[SBP≥18.7 kPa(140 mmHg)和DBP<12.0 kPa(90 mmHg)为单纯性收缩期高血压];患者既往有高血压,目前正在使用降压药物,血压虽然低于18.7/12.0 kPa(140/90 mmHg),也应诊断为高血压。根据血压升高水平,又进一步将高血压分为1级、2级和3级(表13-1)。

表 13-1　血压水平分类和分级

分类	收缩压(mmHg)	舒张压(mmHg)
正常血压	<120	<80
正常高值血压	120~139	80~89
高血压	≥140	≥90
1级高血压	140~159	90~99
2级高血压	160~179	100~109
3级高血压	≥180	≥110
单纯收缩期高血压	≥140	<90

注:当收缩压和舒张压分属于不同级别时,以较高的分级为准,1 mmHg=0.13 kPa。

(二)心血管疾病风险分层的指标

血压水平、心血管疾病危险因素、靶器官损害、临床并发症和糖尿病,根据这些指标,可以将患者进一步分为低危、中危、高危和很高危 4 个层次,它有助于确定启动降压治疗的时机,确立合适的血压控制目标,采用适宜的降压治疗方案,实施危险因素的综合管理等。表 13-2 为高血压患者心血管疾病风险分层标准。

表 13-2　高血压患者心血管疾病风险分层

其他危险因素和病史	高血压		
	1 级	2 级	3 级
无	低危	中危	高危
1~2 个其他危险因素	中危	中危	很高危
≥3 个其他危险因素,或靶器官损伤	高危	高危	很高危
临床并发症或合并糖尿病	很高危	很高危	很高危

六、实验室检查

(一)血压测量

1.诊室血压测量

诊室血压是指由医护人员在标准状态下测量得到的血压,是目前诊断、治疗、评估高血压常用的标准方法,准确性好。正确的诊室血压测量规范:测定前患者应坐位休息 3~5 分钟;至少测定 2 次,间隔 1~2 分钟,如果 2 次测量数值相差很大,应增加测量次数;合并心律失常,尤其是心房颤动的患者,应重复测量以改善精确度;使用标准气囊(宽 12~13 cm,长 35 cm),上臂围>32 cm 应使用大号袖带,上臂较瘦的应使用小号的袖带;无论患者体位如何,袖带应与心脏同水平;采用听诊法时,使用柯氏第 Ⅰ 音和第 Ⅴ 音(消失音)分别作为收缩压和舒张压。第 1 次应测量双侧上臂血压以发现不同,以后测量血压较高一侧;在老年人、合并糖尿病或其他可能易发生直立性低血压者第 1 次测量血压时,应测定站立后 1 分钟和 3 分钟的血压。

2.诊室外血压测量

诊室外血压通常指动态血压监测或家庭自测血压。诊室外血压是传统诊室血压的重要补充,最大的优势在于提供大量医疗环境以外的血压值,较诊室血压代表更真实的血压。

(1)家庭自测血压:可监测常态下白天血压,获得短期和长期血压信息,用于评估血压变化和降压疗效。适用于老年人、妊娠妇女、糖尿病、可疑白大衣性高血压、隐蔽性高血压和难治性高血压等,有助于提高患者治疗的依从性。

目前推荐国际标准认证的上臂式电子血压计,一般不推荐指式、手腕式电子血压计,肥胖患者或寒冷地区可用手腕式电子血压计。测量方法为每天早晨和晚上检测血压,测量后马上将结果记录在标准的日记上,连续 3~4 天,最好连续监测 7 天,在医师的指导下,剔除第 1 天监测的血压值后,取其他读数的平均值解读结果。

(2)24 小时动态血压:可监测日常生活状态下全天血压,获得多个血压参数,不仅可用于评估血压升高程度、血压晨峰、短时血压变异和昼夜节律,还有助于评估降压疗效鉴别白大衣性高血压和隐蔽性高血压,识别真性或假性顽固性高血压等。患者可通过佩戴动态血压计进行动态血压监测,通常佩戴在非优势臂上,持续 24~25 小时,以获得白天活动时和夜间睡眠时的血压值。医师指导患者动态血压测量方法及注意事项,设置定时测量,日间一般每 15~30 分钟测 1 次,夜间睡眠时 30~60 分钟测 1 次。袖带充气时,患者尽量保持安静,尤其佩带袖带的上肢。嘱咐患者提供日常活动的日记,除了服药时间,还包括饮食及夜间睡眠的时间和质量。表 13-3 为不同血压测量方法对于高血压的参考定义。

表 13-3　不同血压测量方法对于高血压的定义

分类	收缩压(mmHg)	舒张压(mmHg)
诊室血压	≥140	≥90
动态血压		
白昼血压	≥135	≥85
夜间血压	≥120	≥70
全天血压	≥130	≥80
家测血压	≥135	≥85

(二)心电图(ECG)

可诊断高血压患者是否合并左心室肥厚、左心房负荷过重及心律失常等。心电图诊断左心室肥厚的敏感性不如超声心动图,但对评估预后有帮助。心电图提示有左心室肥厚的患者病死率较对照组增高 2 倍以上;左心室肥厚并伴有复极异常图形者心血管病死率和病残率更高。心电图上出现左心房负荷过重亦提示左心受累,还可作为左心室舒张顺应性降低的间接证据。

(三)X 线胸片

心胸比率>0.5 提示心脏受累,多由于左心室肥厚和扩大,胸片上可显示为靴型心。主动脉夹层、胸主动脉及腹主动脉缩窄亦可从 X 线胸片中找到线索。

(四)超声心动图

超声心动图(UCG)能评估左右心房室结构及心脏收缩舒张功能。更为可靠地诊断左心室肥厚,其敏感性较心电图高。测定计算所得的左心室质量指数(LVMI),是一项反映左心室肥厚及其程度的较为准确的指标,与病理解剖的符合率和相关性好。如疑有颈动脉、股动脉、其他外周动脉和主动脉病变,应做血管超声检查;疑有肾脏疾病者,应做肾脏超声。

(五)脉搏波传导速度

大动脉变硬及波反射现象已被确认为是单纯收缩性高血压和老龄化脉压增加的最重要病理生理影响因素。颈动脉-股动脉脉搏波传导速度(PWV)是检查主动脉僵硬度的金标准,主动脉僵硬对高血压患者中的致死性和非致死性心血管事件具有独立预测价值。

(六)踝肱指数

踝肱指数(ABI)可采用自动化设备或连续波多普勒超声和血压测量计测量。踝肱指数低(即≤0.9)可提示外周动脉疾病,是影响高血压患者心血管预后的重要因素。

七、治疗

(一)治疗目的

大量的临床研究证据表明,抗高血压治疗可降低高血压患者心脑血管事件,尤其在高危患者中获益更大。高血压患者发生心脑血管并发症往往与血压严重程度有密切关系,因此降压治疗应该确立控制的血压目标值,同时高血压患者合并的多种危险因素也需要给予综合干预措施降低心血管风险。高血压治疗的最终目的是降低高血压患者心、脑血管事件的发生率和病死率。

(二)治疗原则

1.起始剂量

一般患者采用常规剂量;老年人及高龄老年人初始治疗时通常应采用较小的有效治疗剂量。根据需要,可考虑逐渐增加至足剂量。

2.长效降压药物

优先使用长效降压药物,以有效控制 24 小时血压,更有效预防心脑血管并发症发生。如使用中、短效制剂,则需每天 2～3 次给药,以达到平稳控制血压。

3.联合治疗

对血压≥21.3/13.3 kPa(160/100 mmHg)、高于目标血压 2.7/1.3 kPa(20/10 mmHg)的高危患者,或单药治疗未达标的高血压患者应进行联合降压治疗,包括自由联合或单片复方制剂。对血压≥18.7/12.0 kPa(140/90 mmHg)的患者,也可起始小剂量联合治疗。

4.个体化治疗

根据患者合并症的不同和药物疗效及耐受性,以及患者个人意愿或长期承受能力,选择适合患者个体的降压药物。

5.药物经济学

高血压是终身治疗,需要考虑成本/效益。

(三)高血压治疗方法

1.非药物治疗

非药物治疗主要指治疗性生活方式干预,即去除不利于身体和心理健康的行为和习惯。它不仅可以预防或延迟高血压的发生,而且还可以降低血压,提高降压药物的疗效及患者依从性,从而降低心血管风险。

(1)限盐:钠盐可显著升高血压及高血压的发病风险,所有高血压患者应尽可能减少钠盐的摄入量,建议摄盐<6 g/d。主要措施有尽可能减少烹调用盐,减少味精、酱油等含钠盐的调味品用量,少食或不食含钠盐量较高的各类加工食品。

(2)增加钙和钾盐的摄入:多食用蔬菜、低乳制品和可溶性纤维、全谷类剂植物源性蛋白(减少饱和脂肪酸和胆固醇),同时也推荐摄入水果,因为其中含有大量钙及钾盐。

(3)控制体重:超重和肥胖是导致血压升高的重要原因之一。最有效的减重措施是控制能量摄入和增加体力活动:在饮食方面要遵循平衡膳食的原则,控制高热量食物的摄入,适当控制主食用量;在运动方面,规律的、中等强度的有氧运动是控制体重的有效方法。

(4)戒烟:吸烟可引起血压和心率的骤升,血浆儿茶酚胺和血压同步改变,以及压力感受器受损都与吸烟有关。长期吸烟还可导致血管内皮损害,显著增加高血压患者发生动脉粥样硬化性疾病的风险。因此,除了对血压值的影响外,吸烟还是一个动脉粥样硬化性心血管疾病重要危险因素,戒烟是预防心脑血管疾病(包括卒中、心肌梗死和外周血管疾病)有效措施;戒烟的益处十分肯定,而且任何年龄戒烟均能获益。

(5)限制饮酒:饮酒、血压水平和高血压患病率之间呈线性相关。长期大量饮酒可导致血压升高,限制饮酒量则可显著降低高血压的发病风险。每天酒精摄入量男性不应超过 25 g,女性不应超过 15 g。不提倡高血压患者饮酒,饮酒则应少量:白酒、葡萄酒(或米酒)与啤酒的量分别少于 50 mL、100 mL、300 mL。

(6)体育锻炼:定期的体育锻炼可产生重要的治疗作用,可降低血压及改善糖代谢等。因此,

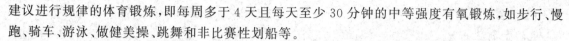

建议进行规律的体育锻炼，即每周多于 4 天且每天至少 30 分钟的中等强度有氧锻炼，如步行、慢跑、骑车、游泳、做健美操、跳舞和非比赛性划船等。

2.药物治疗

(1)常用降压药物的种类和作用特点:常用降压药物包括钙通道阻滞剂(CCB)、血管紧张素转换酶抑制剂(ACEI)、血管紧张素Ⅱ受体阻滞剂(ARB)、β受体阻滞剂及利尿剂 5 类,以及由上述药物组成的固定配比复方制剂。5 类降压药物及其固定复方制剂均可作为降压治疗的初始用药或长期维持用药。①钙通道阻滞剂(CCB):主要包括二氢吡啶类及非二氢吡啶类,临床上常用于降压的 CCB 主要是二氢吡啶类。二氢吡啶类钙通道阻滞剂有明显的周围血管舒张作用,而对心脏自律性、传导或收缩性几乎没有影响。根据药物作用持续时间,该类药物又可分为短效和长效。长效包括长半衰期药物,如氨氯地平、左旋氨氯地平;脂溶性膜控型药物,如拉西地平和乐卡地平;缓释或控释制剂,如非洛地平缓释片、硝苯地平控释片。已发现该类药物对老年高血压患者卒中的预防特别有效,在延缓颈动脉粥样硬化和降低左心室肥厚方面优于β受体阻滞剂,但心动过速与心力衰竭患者应慎用。常见不良反应包括血管扩张导致头疼、面部潮红及脚踝部水肿等。非二氢吡啶类钙通道阻滞剂主要有维拉帕米和地尔硫草,主要影响心肌收缩和传导功能,不宜在心力衰竭、窦房结传导功能低下或心脏传导阻滞患者中使用,同样是有效的抗高血压药物,它们很少引起与血管扩张有关的不良反应,如潮红和踝部水肿。②血管紧张素转化酶抑制剂(ACEI):作用机制是抑制血管紧张素转化酶从而阻断肾素血管紧张素系统发挥降压作用。尤其适用于伴慢性心力衰竭、冠状动脉缺血、糖尿病或非糖尿病肾病、蛋白尿或微量蛋白尿患者。干咳是其中一个主要不良反应,可在中断 ACEI 数周后仍存在,可用 ARB 取代;皮疹、味觉异常和白细胞减少等罕见。肾功能不全或服用钾或保钾制剂的患者有可能发生高钾血症。禁忌证为双侧肾动脉狭窄、高钾血症及妊娠妇女等。③血管紧张素Ⅱ受体抑制剂(ARB):作用机制是阻断血管紧张素Ⅱ(1 型)受体与血管紧张素受体(T_1)结合,发挥降压作用。尤其适用于应该接受 ACEI,但通常因为干咳不能耐受的患者。禁忌证同 ACEI。④β受体阻滞剂:该类药物可抑制过度激活的交感活性,尤其适用于伴快速性心律失常、冠心病(尤其是心肌梗死后)、慢性心力衰竭、交感神经活性增高及高动力状态的高血压患者。常见的不良反应是疲乏,可能增加糖尿病发病率并常伴有脂代谢紊乱。β受体阻滞剂预防卒中的效果略差,可能归因于其降低中心收缩压和脉压能力较小。老年、慢性阻塞性肺疾病、运动员、周围血管病或糖耐量异常者慎用;高度心脏传导阻滞、哮喘为禁忌证,长期应用者突然停药可发生反跳现象。$β_1$受体阻滞剂具有高心脏选择性,且脂类和糖类代谢紊乱较小及患者治疗依从性较好。⑤利尿剂:主要有噻嗪类利尿剂、袢利尿剂和保钾利尿剂等。起始降压均通过增加尿钠的排泄,并通过降低血浆容量、细胞外液容量和心排血量而发挥降压作用。低剂量的噻嗪类利尿剂对于大多数高血压患者应是药物治疗的初始选择之一。噻嗪类利尿剂常和保钾利尿剂联用,保钾利尿剂中醛固酮受体拮抗剂是比较理想的选择,后者主要用于原发性醛固酮增多症、难治性高血压。袢利尿剂用于肾功能不全或难治性高血压患者,其不良反应与剂量密切相关,故通常应采用小剂量。此外,噻嗪类利尿剂可引起尿酸升高,痛风及高尿酸血症患者慎用。⑥血管紧张素受体-脑啡肽酶抑制剂(ARNI)是近些年推出的作用于射血分数减低型心力衰竭患者的一类新型药物,包含缬沙坦和沙库巴曲 2 种成分,可同时作用于肾素-血管紧张素-醛固酮系统(RAAS)和利钠肽系统(NPS),发挥利尿、利钠、舒张血管、拮抗 RAAS 等作用。新近研究发现,ARNI 也可用于高血压治疗,对高血压及其并发症均有显著作用。⑦其他类型降压药物:包括交感神经抑制剂,如利血平、可乐定;直接血管扩张剂,如肼屈嗪；α₁受体阻滞剂，如哌唑嗪、特拉唑嗪；中药制剂等。这些药物一般情况下不作为降压治疗的首选，但在某些复方制剂或特殊情况下可以使用。

（2）降压药物选择：应根据药物作用机制及适应证，并结合患者具体情况选药。推荐参照以下原则对降压药物进行优先考虑。①一般人群（包括糖尿病患者）：初始降压治疗可选择噻嗪类利尿剂、CCB、ACEI 或 ARB。②一般黑种人（包括糖尿病患者）：初始降压治疗包括噻嗪类利尿剂或 CCB。③≥18 岁的慢性肾脏疾病患者（无论其人种及是否伴糖尿病）：初始（或增加）降压治疗应包括 ACEI 或 ARB，以改善肾脏预后。④高血压合并稳定性心绞痛患者：首选 β 受体阻滞剂，也可选用长效 CCB；急性冠脉综合征的患者，应优先使用 β 受体阻滞剂和 ACEI；陈旧性心肌梗死患者，推荐使用 ACEI、β 受体阻滞剂和醛固酮拮抗剂。⑤无症状但有心功能不全的患者：建议使用 ACEI 和 β 受体阻滞剂。

（3）药物滴定方法及联合用药推荐：药物滴定方法。以下 3 种药物治疗策略均可考虑：①在初始治疗高血压时，先选用一种降压药物，逐渐增加至最大剂量，如果血压仍不能达标则加用第二种药物。②在初始治疗高血压时，先选用一种降压药物，血压不达标时不增加该种降压药物的剂量，而是联合应用第 2 种降压药物。③若基线血压≥21.3/13.3 kPa(160/100 mmHg)，或患者血压超过目标 2.7/1.3 kPa(20/10 mmHg)，可直接启用两种药物联合治疗（自由处方联合或单片固定剂量复方制剂）。

若经上述治疗血压未能达标，应指导患者继续强化生活方式改善，同时视患者情况尝试增加药物剂量或种类（仅限于噻嗪类利尿剂、ACEI、ARB 和 CCB 4 种药物，但不建议 ACEI 与 ARB 联合应用）。经上述调整血压仍不达标时，可考虑增加其他药物（如 β 受体阻滞剂、醛固酮受体拮抗剂等）。①联合用药的意义：采用单一药物的明显优点是能够将疗效和不良反应都归因于那种药物。但任何两类高血压药物的联用可增加血压的降低幅度，并远大于增加一种药物剂量所降压的幅度。初始联合疗法的优点是，对血压值较高的患者实现目标血压的可能性更大，以及因多种治疗改变而影响患者依从性的可能性较低，其他优点包括不同种类的药物间具有生理学和药理学的协同作用，不仅有较大的血压降幅，还可能不良反应更少，并且可能提供大于单一药物所提供的益处。②利尿剂加 ACEI 或 ARB：长期使用利尿剂会可能导致交感神经系统及 RAAS 激活，联合使用 ACEI 或 ARB 后可抵消这种不良反应，增强降压效果。此外，ACEI 和 ARB 由于可使血钾水平稍上升，从而能防止利尿剂长期应用所致的电解质紊乱，尤其低血钾等不良反应。③CCB 加 ACEI 或 ARB：前者具有直接扩张动脉的作用，后者通过阻断 RAAS 和降低交感活性，既扩张动脉，又扩张静脉，故两药在扩张血管上有协调降压作用；二氢吡啶类 CCB 常见产生的踝部水肿可被 ACEI 或 ARB 消除；两药在心肾和血管保护，在抗增殖和减少蛋白尿上亦有协同作用。此外，ACEI 或 ARB 可阻断 CCB 所致反射性交感神经张力增加和心率加快的不良反应。④CCB 加 β 受体阻滞剂：前者具有扩张血管和轻度增加心排血量作用，正好抵消 β 受体阻滞剂的缩血管及降低心排血量作用；两药对心率的相反作用可使患者心率不受影响。不推荐两种 RAAS 拮抗剂的联合使用。

3.器械治疗

去肾神经术（RDN）是一种新兴技术。尽管 SYMPLICITY HTN-3 研究是一个阴性结果，但并不能因此就否定 RDN 疗法。该研究给我们提出很多临床研究上需要重视的问题，比如患者筛选标准、手术医师技术水平、RDN 仪器改进和提高等，近年来 RDN 的新器械在不断发展，有望能更可靠地阻断肾神经。SPYRAL HTN-OFF MED 研究和 SPYRAL HTN-ON MED 研究的结果表明 RDN 可以安全有效治疗未用药高血压或轻中度高血压。鉴于目前有关 RDN 治疗难治性高血压的疗效和安全性方面的证据仍不充足,因此该方法仍处于临床研究阶段。

　　其他一些器械降压治疗方法,如压力感受性反射激活疗法、髂动静脉吻合术、颈动脉体化学感受器消融、深部脑刺激术和减慢呼吸治疗等也在研究中,安全性和有效性仍不明确,是否有临床应用前景尚不清楚。

(杨秀秀)

第二节　继发性高血压

　　继发性高血压是病因明确的高血压,当查出病因并有效去除或控制病因后,作为继发症状的高血压可被治愈或明显缓解。其在高血压人群中占 5%～10%。临床常见病因为肾性、内分泌性、主动脉缩窄、阻塞性睡眠呼吸暂停低通气综合征及药物性等,由于精神心理问题而引发的高血压也时常可以见到。提高对继发性高血压的认识,及时明确病因并积极针对病因治疗将会大大降低因高血压及并发症造成的高致死及致残率。

一、肾性高血压

(一)肾实质性

肾实质性疾病是继发性高血压常见的病因,占 2%～5%。由于慢性肾小球肾炎已不太常见,高血压性肾硬化和糖尿病肾病已成为慢性肾病中最常见的原因。病因为原发或继发性肾脏实质病变,是最常见的继发性高血压之一。常见的肾脏实质性疾病包括急慢性肾小球肾炎、多囊肾、慢性肾小管间质病变、痛风性肾病、糖尿病肾病及狼疮性肾炎等,也少见于遗传性肾脏疾病(Liddle 综合征)、肾脏肿瘤等。

　　临床有时鉴别肾实质性高血压与高血压引起的肾脏损害较为困难。一般情况下,前者肾脏病变的发生常先于高血压或与其同时出现,血压水平较高且较难控制,易进展为恶性高血压,蛋白尿/血尿发生早、程度重、肾脏功能受损明显。常用的实验室检查:血尿常规、血电解质、肌酐、尿酸、血糖、血脂的测定,24 小时尿蛋白定量或蛋白尿/肌酐比值、12 小时尿沉渣检查,肾脏B 超了解肾脏大小、形态及有无肿瘤,如发现肾脏体积及形态异常,或发现肿物,则需进一步做肾脏计算机断层/磁共振以确诊并查病因;必要时应在有条件的医院行肾脏穿刺及病理学检查,这是诊断肾实质性疾病的金标准。

　　肾实质性高血压应低盐饮食(<6 g/d);大量蛋白尿及肾功能不全者,宜选择摄入高生物效价蛋白;在针对原发病进行有效的治疗同时,积极控制血压在<18.7/12.0 kPa(140/90 mmHg),有蛋白尿的患者应首选 ACEI 或 ARB 作为降压药物,必要时联合其他药物。透析及肾移植用于终末期肾病。

(二)肾血管性

肾血管性高血压是继发性高血压最常见的病因。引起肾动脉狭窄的主要原因包括动脉粥样硬化(90%),主要是出现了其他系统性动脉硬化相关临床症状的老年患者;肌纤维发育不良(不到 10%)(图 13-2),主要是健康状况较好的年轻女性,常有吸烟史;还有比较少见的多发性大动脉炎。单侧肾动脉狭窄时,患侧肾分泌肾素,激活 RAAS,导致水钠潴留。另外,健侧肾高灌注,产生压力性利尿,进一步导致 RAAS 激活,形成肾素依赖性高血压的恶性循环。双侧肾动脉狭窄时,同样存在 RAAS 激活,但无压力性利尿,因而血容量扩张使得肾素分泌抑制,因此产生容量依赖性高血压。当血容量减少时,容量依赖性高血压可再转变为肾素依赖性高血压,比如使用利尿剂治疗后容量减少,肾素再次分泌增多,可导致利尿剂抵抗性高血压。

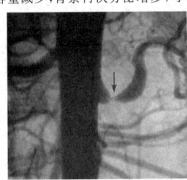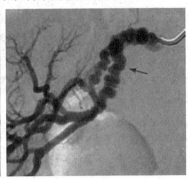

图 13-2　肾血管狭窄

左侧为动脉粥样硬化(箭头所示),右侧为肌纤维发育不良(箭头所示)

以下临床证据有助于肾血管性高血压的诊断:所有需要住院治疗的急性高血压;反复发作的"瞬时"肺水肿;腹部或肋脊角处闻及血管杂音;血压长期控制良好的高血压患者病情在近期加重;年轻患者或 50 岁以后出现的恶性高血压;不明原因低钾血症;使用 ACEI 或 ARB 类药物后产生的急进性肾衰竭;左右肾脏大小不等;全身性动脉粥样硬化疾病。

彩色多普勒超声检查是一种无创检查,为诊断肾动脉狭窄的首选方法。造影剂增强性计算机断层 X 线照相术(CTA)及磁共振血管造影(MRA)亦常用于肾动脉狭窄的检查。肌纤维发育异常产生的肾动脉狭窄往往会在肾动脉中部形成一个"串珠样"改变;而动脉硬化导致的肾动脉狭窄其病变一般在动脉近端,且不连续。侵入性肾血管造影是肾动脉狭窄诊断的金标准。

治疗方法包括药物治疗、介入治疗和手术治疗,应根据病因来选择。肌纤维发育不良性肾动脉狭窄常选用球囊血管成形术(PTCA),总体来说预后较好。对于动脉硬化性肾动脉狭窄来说,控制血压及相关动脉硬化危险因素是首选治疗手段,推荐 AECI/ARB 作为首选,但双侧肾动脉狭窄,肾功能已受损或非狭窄侧肾功能较差者禁用,此外 CCB、β 受体阻滞剂及噻嗪类利尿剂等也能用于治疗。目前,进行球囊血管成形术的指征仅包括真性药物抵抗性高血压及进行性肾衰竭(缺血性肾病)。大多数动脉硬化造成的肾血管损伤并不会导致高血压或进行性肾衰竭,而肾脏血运重建(球囊血管成形术或支架术)对于多数患者来说并无益处,反而存在一些潜在的并发症风险。

二、内分泌性高血压

内分泌组织增生或肿瘤所致的多种内分泌疾病,由于其相应激素如醛固酮、儿茶酚胺及皮质醇等分泌过度增多,导致机体血流动力学改变而使血压升高。这种由内分泌激素分泌增多而致的高血压称为内分泌性高血压,也是较常见的继发性高血压,如能切除肿瘤,去除病因,高血压可被治愈或缓解。临床常见继发性高血压如下(表 13-4)。

表 13-4　常见内分泌性高血压鉴别

病因	病史	查体	实验室检查	筛查	确诊试验
皮质醇增多症	快速的体重增加，多尿、多饮、心理障碍	典型的身体特征：向心性肥胖、满月脸、水牛背、多毛症、紫纹	高胆固醇血症、高血糖	24 小时尿游离皮质醇	小剂量地塞米松抑制试验
嗜铬细胞瘤	阵发性高血压或持续性高血压，头痛、出汗、心悸和面色苍白，嗜铬细胞瘤的阳性家族史	多发性纤维瘤可出现皮肤红斑	偶然发现肾上腺肿块	尿分离测量肾上腺素类物质或血浆游离肾上腺类物质	腹、盆部 CT 和 MRI，123 I 标记的间碘苄胍，突变基因筛查
原发性醛固酮增多症	肌无力，有早发性高血压和早发脑血管事件（＜40 岁）的家族史	心律失常（严重低钾血症时发生）	低钾血症（自发或利尿剂引起），偶然发现的肾上腺肿块	醛固酮/肾素比（纠正低钾血症、停用影响 RAA 系统的药物）	定性实验（盐负荷实验、地塞米松抑制试验）肾上腺 CT，肾上腺静脉取血

（一）原发性醛固酮增多症

原发性醛固酮增多症（PHA）通常简称原醛症，是由于肾上腺自主分泌过多醛固酮，而导致水钠潴留、高血压、低血钾和血浆肾素活性受抑制的临床综合征，常见原因是肾上腺腺瘤、单侧或双侧肾上腺增生，少见原因为腺癌和糖皮质激素可调节性醛固酮增多症。近年的报告显示该病在高血压中占 5%～15%，在难治性高血压中接近 20%。

诊断原发性醛固酮增多症的步骤分 3 步：筛查、盐负荷试验及肾上腺静脉取血（图 13-3）。筛查包括测量血浆肾素和醛固酮水平。尽管用醛固酮/肾素比率测定法来筛选所有高血压患者的前景乐观，但这种方法的应用还是有很多局限性，比率升高完全可能仅由低肾素引起。阳性结果应该基于血浆醛固酮水平升高（＞15 ng/dL）和被抑制的低肾素水平。因此，筛查仅被推荐用于以下高度可能患有原发性醛固酮增多症的高血压患者：①没有原因的难以解释的低血钾；②由利尿剂引发的严重的低钾血症，但对保钾药有抵抗；③有原发性醛固酮增多症的家族史；④对合适的治疗有抵抗，而这种抵抗又难以解释；⑤高血压患者中偶然发现的肾上腺腺瘤。

如果需检测血浆醛固酮和肾素水平的话，无论是口服还是静脉都应进行盐抑制试验以明确自主性醛固酮增多症。如果存在，则应行肾上腺静脉取样，区分单侧性的腺瘤和双侧增生，并确定需经腹腔镜手术切除的腺体。CT 或 MRI 影像学可以帮助鉴别肾上腺腺瘤和双侧肾上腺增生症（图 13-4）。

一旦诊断原发性醛固酮增多症并确立病理类型，治疗方法的选择就相当明确：单发腺瘤应通过腹腔镜行肿瘤切除术；双侧肾上腺增生的患者可予以醛固酮受体拮抗剂治疗，螺内酯或依普利酮，必要时还可给予噻嗪类利尿剂和其他降压药。腺瘤切除后，约有半数患者血压会恢复正常，而另一些尽管有所改善但仍是高血压状态，这可能与原来就存在的原发性高血压或长期继发性高血压损害引起的肾脏有关。

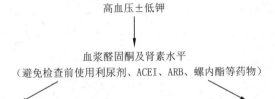

高血压±低钾

血浆醛固酮及肾素水平
（避免检查前使用利尿剂、ACEI、ARB、螺内酯等药物）

提示：肾素＜0.5 ng/（mL·h）　　　　　　排除：肾素＞0.5 ng/（mL·h）

醛固酮＞15 ng/dL　　　　　　　　　　　　醛固酮＜15 ng/dL

确诊：4小时口服2 L生理盐水后血浆醛固酮＞10 ng/dL，或盐负荷连续4天，第4天的24小时尿醛固酮＞14 μg/d（口服10～12 g NaCl，伴24小时尿钠＞200 mmol/d）
定位：CT或MRI
如果以上检查仍不能明确诊断，可行肾上腺静脉取样
治疗：单侧可手术切除，双侧或无法手术者可予螺内酯、依普利酮或阿米洛利＋氢氯噻嗪

图 13-3　原发性醛固酮增多症患者的诊断及治疗流程

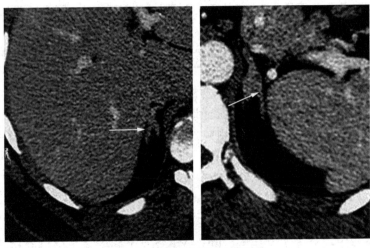

图 13-4　CT 提示的肾上腺肿块

CT 显示的左肾上腺肿块（右侧图片箭头处）与右侧肾上腺对比（左侧图片箭头处）

(二)皮质醇增多症

皮质醇增多症又称库欣综合征,是由于多种病因引起肾上腺皮质长期分泌过量皮质醇所产生的一组综合征(表 13-5)。80％的皮质醇增多症患者均有高血压,如不治疗,可引起左心室肥厚和充血性心力衰竭等,其存在时间越长,即使病因去除后血压恢复正常的可能性也越小。

表 13-5　皮质醇增多症的病因分类及相对患病率

病因分类	患病率
一、内源性皮质醇增多症	
1.ACTH 依赖性皮质醇增多症	
垂体性皮质醇增多症(库欣病)	60％～70％
异位 ACTH 综合征	15％～20％

病因分类	患病率
异位 CRH 综合征	罕见
2.ACTH 非依赖性皮质醇增多症	
肾上腺皮质腺瘤	10%～20%
肾上腺皮质腺癌	2%～3%
ACTH 非依赖性大结节增生	2%～3%
原发性色素结节性肾上腺病	罕见
二、外源性皮质醇增多症	
1.假皮质醇增多症	
大量饮酒	
抑郁症	
肥胖症	
2.药物源性皮质醇增多症	

ACTH,促肾上腺皮质激素;CRH,促皮质素释放激素。

推荐对以下人群进行皮质醇增多症的筛查:①年轻患者出现骨质疏松、高血压等与年龄不相称的临床表现;②具有皮质醇增多症的临床表现,且进行性加重,特别是有典型的症状如肌病、多血质、紫纹、瘀斑和皮肤变薄的患者;③体重增加而身高百分位下降,生长停滞的肥胖儿童;④肾上腺意外瘤患者。如果临床特点符合,则通过测定 24 小时尿游离皮质醇或血清皮质醇昼夜节律检测进行筛查。当初步检测结果异常时,则应行小剂量地塞米松抑制试验进行确诊。当存在有异常筛查结果时,多数学者建议行另一项额外的大剂量地塞米松抑制试验,即每 6 小时口服 2 mg 地塞米松共服 2 天,然后测定尿液中游离皮质醇和血浆皮质醇水平。如果皮质醇增多症是由垂体 ACTH 过度分泌所致双侧肾上腺增生,那么尿游离皮质醇与对照组 2 mg 剂量相对比将被抑制到 50% 以下,而异位 ACTH 综合征对此负反馈机制不敏感。血浆 ACTH 测定有助于区分 ACTH 依赖性和 ACTH 非依赖性皮质醇增多症。肾上腺影像学包括 B 超、CT、MRI 检查。推荐首选双侧肾上腺 CT 薄层(2～3 mm)增强扫描。对促皮质激素释放激素的反应及下颞骨岩下窦取样可用来确定皮质醇增多症的垂体病因。治疗主要采用手术、放疗及药物方法治疗基础疾病,降压治疗可采用利尿剂或与其他降压药物联用。

(三)嗜铬细胞瘤

嗜铬细胞瘤是一种少见的由肾上腺嗜铬细胞组成的分泌儿茶酚胺的肿瘤,副神经节瘤是更加罕见的发生于交感神经和迷走神经神经节细胞的一种肾上腺外肿瘤。在临床上,嗜铬细胞瘤泛指分泌儿茶酚胺的肿瘤,包括了肾上腺嗜铬细胞瘤和功能性的肾上腺外的副神经节瘤。嗜铬细胞瘤大部分是良性肿瘤。嗜铬细胞瘤可发生在所有年龄段,主要沿交感神经链分布,较少发生在迷走区域。约 15% 的嗜铬细胞瘤是肾上腺外的,即副神经节瘤。

剧烈的血压波动及发作性的临床症状,常提示嗜铬细胞瘤的可能。然而在 50% 的患者中,高血压可能是持续性的。高血压可能合并头痛、出汗、心悸等症状。在以分泌肾上腺素为主的嗜铬细胞瘤患者中,由于血容量的下降和交感反射减弱易发生直立性低血压。如果在弯腰、运动、腹部触诊、吸烟或深吸气时引起血压反复骤升并在数分钟内骤降,应高度怀疑嗜铬细胞瘤。在发作期间可测定血或尿儿茶酚胺或血、尿间羟肾上腺素类似物,主要包括血浆甲氧基肾上腺素、血浆甲氧基去甲肾上腺素和尿甲氧基肾上腺素、尿甲氧基去甲肾上腺素。应用 CT 或 MRI 进行肿瘤定位。

　　嗜铬细胞瘤多数为良性肿瘤,约 10% 的嗜铬细胞瘤为恶性。手术切除效果较好,手术前应使用 α 受体阻滞剂,手术后血压多能恢复正常。手术前或恶性病变已多处转移无法手术者,可选用 α 和 β 受体阻滞剂联合治疗。

三、主动脉缩窄

　　主动脉缩窄多数为先天性,少数由多发性大动脉炎所致。先天性主动脉缩窄可发生在胸主动脉或腹主动脉,常起源于左锁骨下动脉起始段远端或动脉导管韧带的远端。主动脉缩窄的典型特征有上臂高血压、股动脉搏动微弱或消失、背部有响亮杂音。二维超声可检测到病变,诊断需依靠主动脉造影(图 13-5)。治疗主要为介入扩张支架置入或血管手术。病变纠正后患者可能仍然有高血压,应该仔细监测并治疗。

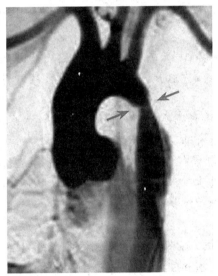

图 13-5　主动脉造影提示降主动脉缩窄

降主动脉缩窄(箭头示)

四、妊娠期高血压

　　妊娠合并高血压的患病率占孕妇的 5%～10%,妊娠合并高血压分为慢性高血压、妊娠期高血压和先兆子痫/子痫 3 类。慢性高血压指的是妊娠前即证实存在或在妊娠的前 20 周即出现的高血压;妊娠期高血压为妊娠 20 周以后发生的高血压,不伴有明显蛋白尿,妊娠结束后血压可以恢复正常;先兆子痫定义为发生在妊娠 20 周后首次出现高血压和蛋白尿,常伴有水肿与高尿酸血症,可分为轻、重度,如出现抽搐可诊断为子痫。对于妊娠高血压,非药物措施(限盐、富钾饮食、适当活动、情绪放松)是安全有效的,应作为药物治疗的基础。由于所有降压药物对胎儿的安全性均缺乏严格的临床验证,而且动物试验中发现一些药物具有致畸作用,因此,药物选择和应用受到限制。妊娠期间的降压用药不宜过于积极,治疗的主要目的是保证母子安全和妊娠的顺利进行。必要时谨慎使用降压药,常用的静脉降压药物有甲基多巴、拉贝洛尔和硫酸镁等;口服

药物包括 β 受体阻滞剂或钙通道阻滞剂。妊娠期间禁用 ACEI 或 ARB。

五、神经源性高血压

神经系统与血压调控密切相关。多种中枢和周围神经系统病变可以导致高血压。其机制主要与颅内压增高使血管舒缩中心的交感神经系统冲动增加及自主神经功能障碍有关。当今世界,社会压力大,精神心理疾病患病率大大提高,而精神心理异常可通过多种渠道导致血压升高,成为双心医学探讨的主要内容。

(一)颅内压增高与高血压

正常成人颅腔是由颅底骨和颅盖骨组成的腔体,有容纳和保护其内容物的作用。除了出入颅腔的血管系统(特别是颈静脉)及颅底孔(特别是枕骨大孔)与颅外相通外,可以把颅腔看作一个完全密闭的容器,而且由于组成颅腔的颅骨坚硬而不能扩张,所以每个人的颅腔容积是恒定的。

1.病因

(1)脑血管疾病:包括脑出血、蛛网膜下腔出血、大面积脑血栓形成、脑栓塞和颅内静脉窦血栓形成等。

(2)颅内感染性疾病:如病毒、细菌、结核、真菌等引起的脑膜炎、脑炎、脑脓肿等。

(3)颅脑损伤:如脑挫裂伤、颅内血肿、手术创伤、广泛性颅骨骨折、颅脑火器伤、外伤性蛛网膜下腔出血等。

(4)颅内占位性病变:包括各种癌瘤、脓肿、血肿、肉芽肿、囊肿、脑寄生虫等。

(5)各种原因引起的交通性和非交通性脑积水。

(6)各种原因引起的缺血缺氧代谢性脑病:如呼吸道梗阻、窒息、心搏骤停、肝性脑病、酸中毒、一氧化碳中毒、铅中毒、急性水中毒和低血糖等。

(7)未得到有效控制的癫痫持续状态。

(8)良性颅内压增高。

(9)先天性异常:如导水管的发育畸形、颅底凹陷和先天性小脑扁桃体下疝畸形等,可以造成脑脊液回流受阻,从而继发脑积水和颅内压增高狭颅症,由于颅腔狭小,限制了脑的正常发育,也常发生颅内压增高。

2.临床表现

(1)头痛:因颅内有痛觉的组织(如脑膜、血管和神经)受到压力的牵张所引起。颅内压增高引起的头痛的特点:头痛常是持续性的,伴有阵发性的加剧,常因咳嗽或打喷嚏等用力动作而加重。头痛的部位以额、颞、枕部明显;头痛的性质呈胀痛或搏动性疼痛;急性颅内压增高的患者,头痛常非常剧烈,伴烦躁不安,并常进入昏迷状态。儿童及老年人的头痛相对较成年人为少。

(2)呕吐:呕吐是头痛的伴发症状,典型表现为喷射性呕吐,一般与饮食无关,但较易发生于进食后,因此患者常常拒食,可导致失水和体重锐减,也可见非喷射性呕吐。恶心、呕吐可因肿瘤直接压迫迷走神经核或第四脑室底部而引起。有人认为是因为迷走神经核团或其神经根受到刺激所引起。脑干肿瘤起源于迷走神经核团附近者,呕吐有时是其早期唯一的症状,可造成诊断上的困难,有时可误诊为"功能性呕吐"。

(3)视盘水肿:视盘水肿是颅内压增高的特征性体征之一。它是因颅内压增高使眼底静脉回流受阻所致。与颅内压增高发生发展的时间、速度和程度有关。颅内压增高早期或急性颅内压增高时,视盘水肿可不明显,对视力影响不大。而慢性颅内压增高的患者,70%以上均有视盘水肿,如视盘边界模糊,生理凹陷不清,静脉充盈、迂曲,视盘周围火焰状出血等。此时,视力减退。随着视盘水肿的加重,可继发视神经萎缩,常伴不可逆视力减退甚至失明。

(4)意识障碍:意识障碍的病理解剖学基础是颅内压增高导致的全脑严重缺血缺氧和脑干网状结构功能受累。患者可呈谵妄、呆木、昏沉,甚至昏迷。

(5)库欣反应:指在严重颅内压增高时出现的血压上升、心率缓慢和呼吸减慢等现象。其结果是确保一定的脑灌注压,使肺泡 O_2 和 CO_2 充分交换,增加脑供氧,是机体总动员和积极代偿的表现。

(6)复视:因展神经在颅底走行较长,极易受到颅内压增高的损伤,出现单侧或双侧展神经麻痹,早期表现为复视。颅内压增高持续较久的病例,眼球外展受限,甚至使眼球完全内斜。

(7)抽搐及去大脑强直:抽搐及去大脑强直多系脑干受压所致,表现为突然意识丧失、四肢强直、颈和背部后屈,呈角弓反张状。

(8)视野缺损:后颅窝病变引起的脑室积水,第三脑室扩大压迫视交叉后部并引起蝶鞍的扩大所致。常可误诊为垂体瘤。

(9)脑疝的表现:颅内压升高到一定程度,部分脑组织发生移位,挤入硬脑膜的裂隙或枕骨大孔,压迫附近的神经、血管和脑干,产生一系列症状和体征。幕上的脑组织(颞叶的海马回、钩回)通过小脑幕切迹被挤向幕下,称为小脑幕切迹疝或颞叶钩回疝或海马沟回疝。幕下的小脑扁桃体及延髓经枕骨大孔被挤向椎管内,称为枕骨大孔疝或小脑扁桃体疝。一侧大脑半球的扣带回经镰下孔被挤入对侧分腔,称为大脑镰下疝或扣带回疝。①小脑幕切迹疝(颞叶钩回疝):同侧动眼神经麻痹,表现为眼睑下垂,瞳孔扩大,对光反射迟钝或消失,不同程度的意识障碍,生命体征变化,对侧肢体瘫痪和出现病理反射。颅内压增高表现为头痛加重,呕吐频繁,躁动不安,提示病情加重。患者逐渐出现意识障碍,由嗜睡、朦胧到浅昏迷、昏迷,对外界的刺激反应迟钝或消失,系脑干网状结构上行激活系统受累的结果。最初可有时间短暂的患侧瞳孔缩小,但多不易被发现。以后该侧瞳孔逐渐散大,对光发射迟钝、消失,说明动眼神经背侧部的副交感神经纤维已受损。晚期则双侧瞳孔散大,对光反射消失,眼球固定不动。锥体束征是由于患侧大脑脚受压,出现对侧肢体力弱或瘫痪,肌张力增高,腱反射亢进,病理反射阳性。有时由于脑干被推向对侧,使对侧大脑脚与小脑幕游离缘相挤,造成脑疝同侧的锥体束征,需注意分析,以免导致病变定侧的错误。生命体征改变表现为血压升高,脉缓有力,呼吸深慢,体温上升。到晚期,生命中枢逐渐衰竭,出现潮式或叹息样呼吸,脉频弱,血压和体温下降;最后呼吸停止,继而心跳也停止。②枕骨大孔疝(小脑扁桃体疝):疝出组织压迫颈上部神经根,或因枕骨大孔区脑膜或血管壁的敏感神经末梢受牵拉,可引起枕下疼痛。为避免延髓受压加重,机体发生保护性或反射性颈肌痉挛,患者头部维持在适当位置。颅内压增高表现为头痛剧烈,呕吐频繁,慢性脑疝患者多有视盘水肿。后组脑神经受累是由于脑干下移,后组脑神经受牵拉,或因脑干受压,出现眩晕、听力减退等症状。慢性疝出者生命体征变化不明显;急性疝出者生命体征改变显著,迅速发生呼吸和循环障碍,先呼吸减慢,脉搏细速,血压下降,很快出现潮式呼吸和呼吸停止,如不采取措施,不久心跳也停止。与小脑幕切迹疝相比枕骨大孔疝的特点是生命体征变化出现较早,瞳孔改变和意识障碍出现较晚。③大脑镰下疝:引起病侧大脑半球内侧面受压部的脑组织软化坏死,出现对侧下肢轻瘫、排尿障碍等症状。一般活体不易诊断。

(10)与颅内原发病变相关的症状体征:主要是与病变部位相关的神经功能刺激症状或局灶

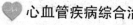

体征,如癫痫、失语、智能障碍、运动障碍、感觉障碍和自主神经功能障碍等。

(11)心血管舒缩中枢障碍症状体征:可表现为血压忽高忽低,最高可在29.3/18.7 kPa(220/140 mmHg)以上,最低在12.0/8.0 kPa(90/60 mmHg)以下;伴心动过速、心动过缓或心律不齐。心率或心律、血压具有波动幅度大、不稳定及对药物干预敏感等特点。

(12)与血压增高相关的症状体征:头痛、头晕、心悸、气短、耳鸣、乏力等,甚至出现高血压所致的心、脑、肾、眼等靶器官损害的表现。

3.治疗

颅内原发病的治疗是解除颅内压增高所致高血压的根本,而降低颅内压治疗是降低血压的直接手段,如手术清除颅内血肿、脓肿、肉芽肿、肿瘤等颅内占位病变;脑室穿刺引流或脑脊液分流,改善脑脊液循环;脑静脉血栓局部溶栓,促进脑静脉回流等。多数情况下,随着颅内压的下降,血压恢复或接近正常。所以对血压的调控应持谨慎的态度,不能盲目地予以降压药物干预。降颅内压治疗应当是一个平衡的、逐步的过程。从简单的措施开始,降颅内压治疗需同步监测颅内压和血压,以维持脑灌注压>9.3 kPa(70 mmHg)。具体措施如下。

(1)抬高头位:床头抬高30°,可减少脑血流容积,增加颈静脉回流,降低脑静脉压和颅内压,且安全有效。理想的头位角度应依据患者ICP监测的个体反应而定,枕部过高或颈部过紧可导致ICP增加,应予以避免。

(2)止痛和镇静:当颅内压顺应性降低时,躁动、对抗束缚、行气管插管或其他侵入性操作等均可使胸腔内压和颈静脉压增高,颅内压增高;另外,焦虑或恐惧使交感神经系统功能亢进,导致心动过速,血压增高,脑代谢率增高,脑血流增加,颅内压增高。因此,积极进行镇静治疗尤为重要。胃肠外镇静剂有呼吸抑制和血压降低的危险,所以必须先行气管插管和动脉血压监测,然后再用药。异丙酚是一种理想的静脉注射镇静药,其半衰期很短,且不影响患者的神经系统临床评估,还有抗癫痫及清除自由基作用,通常剂量为0.3~4.0 mg/(kg·h)。应避免使用麻痹性神经肌肉阻滞剂,因其影响神经系统功能的正确评估。

(3)补液:颅内压增高患者只能输注等渗液如生理盐水,禁用低渗液如5%右旋糖酐或0.45%盐水。应积极纠正机体低渗状态(<280 mmol/L),轻度高渗状态(>300 mmol/L)对病情是有利的。CPP降低可使ICP反射性增加,可输注等渗液纠正低血容量。不应使用5%或10%葡萄糖溶液,禁忌使用50%高渗葡萄糖溶液。因为会增加脑组织内乳酸堆积,加重脑水肿和神经元损害。当然,临床医师应根据患者血糖和血浆电解质含量动态监测及时调整补液种类和补液量。

(4)降颅内压:①渗透性利尿剂,如甘露醇、甘油、高渗盐水等。②人血清蛋白,应用人血清蛋白可明显地增加血浆胶体渗透压,使组织间水分向血管中转移,从而减轻脑水肿,降低颅内压,尤其适用于血容量不足、低蛋白血症的颅内高压、脑水肿患者。③髓袢利尿剂,主要为呋塞米,作用于髓袢升支髓质部腔面的细胞膜,抑制Na^+和Cl^-重吸收。④糖皮质激素,主要是利用糖皮质激素具有稳定膜结构的作用减少了因自由基引发的脂质过氧化反应,从而降低脑血管通透性、恢复血管屏障功能、增加损伤区血流量及改善Na^+-K^+-ATP酶的功能,使脑水肿得到改善。

(5)巴比妥类药物:巴比妥类药物具有收缩脑血管、降低脑代谢率、抑制脑脊液分泌、减低脑耗氧量和脑血流量及抑制自由基介导的脂质过氧化作用。大剂量巴比妥可使颅内压降低。临床试验证实,输入戊巴比妥负荷剂量5~20 mg/kg,维持量1~4 mg/(kg·h),可改善难治性颅内压增高。美国和欧洲脑卒中治疗指南推荐可用大剂量巴比妥类药物治疗顽固性高颅内压,但心血管疾病患者不宜使用。

(6)过度通气:过度换气可使肺泡和血中的二氧化碳分压降低,导致低碳酸血症,低碳酸血症使脑阻力血管收缩和脑血流减少,从而缩小脑容积和降低颅内压。也有认为是增加呼吸的负压使中心静脉压下降,脑静脉血易于回流至心脏。因而使脑血容量减少。但当 $PaCO_2$ 低于 4.0 kPa(30 mmHg)时,会引起脑血管痉挛,导致脑缺血缺氧,加重颅内高压。以往认为采用短时程(<24 小时)轻度过度通气[$PaCO_2$ 4.0~4.7 kPa(30~35 mmHg)],这样不但可以降低颅内压,而且不会导致和加重脑缺血。近年来随着脑组织氧含量直接测定技术的问世,研究发现短时程轻度过度通气亦不能提高脑组织氧含量,相反会降低脑组织氧含量。所以,国内外学者已不主张采用任何形式过度通气治疗颅内高压,而采用正常辅助呼吸,维持动脉血 $PaCO_2$ 在正常范围为宜。

(7)亚低温治疗:动物实验证实,温度升高使脑的氧代谢率增加,脑血流量增加,颅内压增高,尤其是缺血缺氧性损伤恶化。通常每降低 1 ℃,脑耗氧量与血流量即下降 6.7%,有资料表明当体温降至 30 ℃时,脑耗氧量为正常时的 50%~55%,脑脊液压力较降温前低 56%。因此,首先应对体温增高的患者进行降温治疗(应用对乙酰氨基酚、降温毯、吲哚美辛等)。近年来,随着现代重症监护技术的发展,亚低温降颅内压治疗的研究发展很快。无论是一般性颅内压增高还是难治性颅内压增高,亚低温治疗都是有效的,且全身降温比孤立的头部降温更有效。降温深度依病情而定,以 32~34 ℃为宜,过高达不到降温目的,过低有发生心室纤颤的危险。降温过程中切忌发生寒战、冻伤及水电解质失调,一般持续 3~5 天即可停止物理降温,使患者自然复温,逐渐减少用药乃至停药。在欧洲、美国、日本等国家已推广使用。但由于亚低温治疗需要使用肌松剂和持续使用呼吸机,目前国内中小医院尚难以开展此项技术。

(8)减少脑脊液:以迅速降低颅内压,缓解病情,也是常用的颅脑手术前的辅助性抢救措施之一。①脑脊液外引流:抢救脑疝危象患者的重要措施。控制性持续性闭式脑室引流,既可使脑脊液缓慢流出以将颅内压控制在正常范围,从而避免突然压力下降而导致脑室塌陷、小脑上疝、脑充血、脑水肿加重或颅内压动力学平衡的紊乱,而且有利于保持引流的通畅。关闭式引流有利于预防感染。②脑脊液分流术:不论何种原因引起的阻塞性或交通性脑积水,凡不能除去病因者均可行脑脊液分流术。根据阻塞的不同部位,可使脑脊液绕过阻塞处到达大脑表面,再经过蛛网膜颗粒吸收,以达到降低颅内压的目的。或将脑脊液引流到右心房或腹腔等部位而被吸收。若分流术成功,效果是比较肯定的。常用的脑脊液分流方法有侧脑室-枕大池分流术、侧脑室-右心房分流术、侧脑室-腹腔引流术、腰椎蛛网膜下腔-腹腔分流术。目前临床最常用的是侧脑室-腹腔引流术。③乙酰唑胺:一种碳酸酐酶抑制剂,它能使脑脊液产生减少 50%,从而降低颅内压。常用剂量是每次 0.25 g,每天 3 次。

(9)颅内占位病变:如肿瘤、脑脓肿等颅内占位性病变应手术切除,若不能切除可考虑脑室引流或行颅骨切开去骨瓣减压,可迅速降低颅内压。有学者认为,通过各种降颅内压措施,如脱水、过度换气、巴比妥昏迷、亚低温等治疗不能控制的颅内高压,应考虑标准大骨瓣开颅术。

(10)去大骨瓣减压术:能使脑组织向减压窗方向膨出,以减轻颅内高压对重要脑结构的压迫,尤其是脑干和下丘脑,以挽救患者生命。但越来越多的临床实践证明去大骨瓣减压术不但没有降低重型颅脑伤患者死残率,而且可能会增加重型颅脑伤患者残死率。原因:①去大骨瓣减压术会导致膨出的脑组织在减压窗处嵌顿、嵌出的脑组织静脉回流受阻、脑组织缺血水肿坏死,久之形成脑穿通畸形;②去大骨瓣减压术不缝合硬脑膜会增加术后癫痫发作;③去大骨瓣减压术会导致脑室脑脊液向减压窗方向流动,形成间质性脑水肿;④去骨瓣减压术不缝合硬脑膜,使手术创面渗血进入脑池和脑室系统,容易引起脑积水;⑤去大骨瓣减压术不缝合硬脑膜会导致脑在颅腔内不稳定,会引起再损伤;⑥去大骨瓣减压术不缝合硬脑膜会增加颅内感染、切口裂开机会等。

(11)预防性抗癫痫治疗:越来越多的临床研究表明使用预防性抗癫痫药不但不会降低颅脑损伤后癫痫发生率,而且会加重脑损害和引起严重毒副作用。严重脑挫裂伤脑内血肿清除术后是否常规服用预防性抗癫痫治疗仍有争议,也无任何大规模临床研究证据。国外学者不提倡预防性抗癫痫治疗。但若颅脑损伤患者一旦发生癫痫,则应该正规使用抗癫痫药。

(12)高压氧治疗:当动脉二氧化碳分压正常而氧分压增高时,也可使脑血管收缩,脑体积缩小,从而达到降颅内压的目的。在两个大气压下吸氧,可使动脉氧分压增加到 133.3 kPa(1 000 mmHg)以上,使增高的颅内压下降 30%,然而这种治疗作用只是在氧分压维持时才存在。如血管已处于麻痹状态,高压氧则不能起作用。有文献报道高压氧吸入后因肺泡与肺静脉氧分压差的增大,血氧弥散量可增加近 20 倍,从而大大提高组织氧含量,可中断因为脑缺血缺氧导致的脑水肿,可促进昏迷患者的觉醒,减少住院天数,能显著改善脑损伤患者的认知功能障碍,有利于机体功能的恢复,对抢救生命和提高生存质量有较好的疗效。绝对禁忌证为未经处理的气胸、纵隔气肿,肺大疱,活动性内出血及出血性疾病,结核性空洞形成并咯血,心脏二度以上房室传导阻滞。相对禁忌证为重症上呼吸道感染,重症肺气肿,支气管扩张症,重度鼻窦炎,血压高于 21.3/13.3 kPa(160/100 mmHg),心动过缓<50 次/分,未做处理的恶性肿瘤,视网膜脱离,早期妊娠(3 个月内)。

(13)调控血压:调控血压时应考虑系统动脉血压与颅内压和脑灌注压的关系。尤其是脑卒中急性期的血压管理,脑卒中急性期降压治疗目前仍无定论。由于病灶周边脑组织的充分血液供应对挽救缺血半暗带区濒危脑细胞至关重要,而这时 CBF 自我调节机制受损,CPP 严重依赖MAP,但血压过高也会引起血-脑屏障破坏及其他相关脏器功能损伤。大量研究结果表明,75%以上的脑卒中患者急性期血压升高,尤其是那些既往有高血压病史的患者。在脑卒中发生后的1 周内,血压有自行下降的趋势、有些患者数小时内即可看到血压明显降低。因此,对脑卒中急性期的血压,要持慎重的态度,而非简单的降低血压。

(二)自主神经功能障碍与高血压

自主神经主要分布于内脏、心血管和腺体。由于内脏反射通常是不能随意控制,故名自主神经。自主神经系统的功能在于调节心肌、平滑肌和腺体的活动,交感和副交感神经对内脏的调节具有对立统一作用。血管运动中枢位于脑干,它通过胸腰段交感神经元及第Ⅸ、Ⅹ对脑神经(副交感神经)对主动脉弓、窦房结、颈动脉压力感受器的控制,调节和维持交感神经和副交感神经的相对平衡,保持心血管系统的稳定性。因此,凡累及自主神经系统的病变大多可引起血压的变化。

1.脊髓损伤后自主神经反射不良

自主神经反射不良(AD)或称自主神经反射亢进,是指脊髓 T_6 或以上平面的脊髓损伤(SCI)而引发的以血压阵发性骤然升高为特征的一组临床综合征。常见的 SCI 的病因有外伤、肿瘤、感染等。

2.致死性家族性失眠症

致死性家族性失眠症(FFI)是罕见的家族性人类朊蛋白(PrP)病,是常染色体显性遗传性疾病,也是近年来备受关注的人类可传播性海绵样脑病(TSH)之一。意大利 Bologna 大学医学院 Lugaresi 等首先报道并详细描述了本病的第一个病例,以进行性睡眠障碍和自主神经失调为主要表现,尸检证实丘脑神经细胞大量脱失,命名为致死性家族性失眠症。随着基因监测技术的发展和对朊蛋白疾病认识的深入,全世界 FFI 散发病例及家系报道逐渐增多。因 FFI 是罕见病,目前为止尚无流行病学资料。FFI 由于自主神经失调可表现出高血压征象;同时可因严重睡眠障碍导致血压昼夜节律异常。

3.吉兰-巴雷综合征与高血压

吉兰-巴雷综合征(GBS)是一类免疫介导的急性炎性周围神经病。临床特征为急性起病,症状多在 2 周左右达到高峰,主要表现为多发神经根及周围神经损害,常有脑脊液蛋白-细胞分离现象,多呈单时相自限性病程,静脉注射免疫球蛋白和血浆置换治疗有效。该病还包括急性炎性脱髓鞘性多发神经根神经病(AIDP)、急性运动轴索性神经病(AMAN)、急性运动感觉轴索性神经病(AMSAN)、Miller Fisher 综合征(MFS)等亚型。其中 AIDP 和 ASN 常损害自主神经,引起包括血压波动在内的诸多自主神经功能障碍的症状体征。国外报道 GBS 自主神经损害发生率 65%,国内杨清成报道 54%,鹿寒冰等报道 39.4%,略低于国外。因自主神经的损害与 GBS 预后直接相关,临床上应引起足够的重视。

4.自主神经性癫痫

自主神经性癫痫又称间脑癫痫、内脏性癫痫等。间脑位于中脑之上,尾状核和内囊的内侧,可分为五个部分,即丘脑、丘脑上部、丘脑底部、丘脑后部、丘脑下部,后者是自主神经中枢。间脑癫痫是指这个部位病变引起的发作性症状,实际上病变并非累及整个间脑。但由于这一名称应用已久,所以至今仍被临床上沿用。Heko 报道首例间脑癫痫,之后 Penfield 提出间脑性癫痫的概念。这是一种不同病因引起的下丘脑病变导致的周期性发作性自主神经功能紊乱综合征。同其他自主神经病变一样,此类癫痫可致阵发性血压的升高,临床表现复杂多样,且缺乏特异性,易误诊。

（杨秀秀）

第三节　特殊类型高血压

一、老年高血压

欧美国家一般以>65 岁为老年的界限。中华医学会老年医学会根据世界卫生组织西太平洋地区会议所定而提出的老年界限为>60 岁。由于老年人的绝对人数和占人口的构成比正在不断增长;在影响老年人健康长寿和生命质量的主要疾病(如脑血管病、心力衰竭、心肌梗死等)中,高血压是一个重要的危险因素;老年高血压在发病机制、临床表现、治疗与预后等方面具有某些特殊性。因此,老年高血压的问题日益成为医学界乃至全社会关注的焦点。老年高血压是指年龄 60 岁以上,血压值持续或非同日 3 次以上升高,即收缩压(SBP)达到或超过18.7 kPa(140 mmHg)和/或舒张压(DBP)达到或超过 12.0 kPa(90 mmHg)。若收缩压达到或超过18.7 kPa(140 mmHg)而舒张压低于 12.0 kPa(90 mmHg),称为老年单纯收缩期高血压。

(一)流行病学

全国高血压抽样调查结果,年龄 55～64 岁、65～74 岁与≥75 岁的高血压患病率分别为29.4%、41.9%和 51.2%;60 岁以后各年龄组女性的高血压患病率均高于男性;60 岁以上单纯收缩期高血压的患病率为 7.13%，女性高于男性，南方高于北方。在大多数人群中，SBP 和 DBP 随年龄而上升。在 50～60 岁以后，SBP 继续上升直至 70～80 岁，但 DBP 稍有下降。老年高血压患者中，一部分患者是由老年期前的各种高血压延续而来；而另一些患者随着年龄的增加伴有血脂异常、糖尿病，在此基础上大动脉发生粥样硬化，其大动脉的顺应性减低及弹性变弱，使血管壁的纤维增生，从而使血压增高。

(二)发病机制

老年高血压的发病机制和病理生理特点除了与中青年人有相同之处外，其心血管等系统的老龄化与高血压发病也有密切关系。老年高血压发病率高的原因可能有以下几点。

1.大动脉顺应性减退

老年人动脉壁发生许多变化，包括粥样硬化与纤维性硬化。前者分布呈局灶性，例如，冠状动脉、腹主动脉、股动脉、颈动脉，病变主要在内膜层，引起管腔狭窄，影响血流传输导致组织缺血或梗死；后者分布呈弥漫性，病变累及动脉壁全层，以中层为主，引起管腔扩张，影响缓冲功能。大动脉纤维性硬化导致大动脉弹性减退，管壁扩张性降低，管腔舒张顺应性下降，使压力波传导速度加快，压力反射波的叠加从舒张期提前至收缩期，最终导致心脏射血阻力增加、收缩压增高；舒张期顺应性降低、舒张压下降；脉压增大。在老年高血压患者可见收缩期压力波经常有一个突然跃升的增强阶段，而舒张期压力波形的切迹则消失，这个增强阶段就是提前到达的压力反射波叠加所致。因此，无论心排血量正常或降低，随着年龄增长，收缩压逐步升高，脉压增大。动脉内皮功能异常及局部组织肾素-血管紧张素系统激活也是大动脉顺应性减退的原因。血压升高本身可降低大动脉顺应性，随着血压升高，动脉壁上压力负荷的主要承担部分由弹性纤维向非弹性胶原转移。影响大动脉顺应性减退的其他因素有身材较矮、糖尿病、血脂异常、高盐摄入等。近年还发现血管紧张素 II 受体 AT_1 的基因多态性与大动脉顺应性有关。

2.周围血管阻力升高

老年人随着年龄增长，由于小动脉壁的透明样变性和结构重塑，小动脉管壁增厚，壁/腔比值增加，管腔变小，血流阻力增大，小动脉对血管活性物质的收缩反应性也增强，收缩压也随之增高。因此，老年高血压以收缩压升高为主要特征，血流动力学特点是低心排血量和系统血管阻力明显增高，而心排血量比血压水平相同的年轻高血压患者约低 25%。

3.肾脏排钠能力减退

随着年龄增长，肾脏皮质变薄，有效的肾单位减少，肾小球滤过率降低，肾曲小管的浓缩能力减弱。尽管尿量未减少甚至夜尿反而增多，但肾脏的排钠能力却下降。钠盐摄入量增加即可导致水钠潴留，致使血压增高。因此，老年人盐敏感性高血压的发病率也有随增龄而增高的趋势。此外，肾脏血液灌注减少这种增龄性改变在老年高血压患者中更为显著。

4.交感神经系统 α 受体功能亢进

老年人灭活和清除去甲肾上腺素的能力减弱，血浆去甲肾上腺素浓度上升。同时，血管平滑肌细胞上的 β 受体数目随年龄增长而减少，而 α 受体数目不变或相对增多。这样导致 α 受体功能亢进，血管收缩力加强，尤其在体力活动和外界环境条件(如气温等)改变时。

5.血小板功能增强

血小板释放功能也随年龄增长而增强，储存于血小板内的血管活性物质，如血栓素 B_2(TXB_2)、血栓球蛋白(β-TG)、血小板第 4 因子(PF_4)、5-羟色胺(5-HT)等较多的释放入血浆。已经证实，在老年高血压患者血浆中 TXB_2、β-TG、PF_4、5-HT 等物质的浓度升高。5-HT 是一个较弱的缩血管活性物质,但对有粥样硬化的血管则有较强的缩血管作用。另外,伴随血流动力学改变,血流速度缓慢及纤维蛋白原含量增加或立体构型改变,可使血液黏滞度增大,进一步增加血管阻力。

近年来发现,老年高血压患者有动脉内皮功能改变,抗黏附性减退促使血小板聚集释放;内皮细胞合成释放一氧化氮(NO)与前列环素减少又进一步加强血小板聚集释放。

6.压力感受器缓冲血压能力减退与失衡

随着年龄增长,位于主动脉弓和颈动脉窦的压力感受器敏感性降低,影响对体循环血压波动的缓冲能力。然而,位于心肺循环的低压压力感受器功能则仍然正常。因此,老年人对体循环血压的调节能力明显减退。

(三)临床特点

1.单纯收缩期高血压多见

老年高血压的临床特点是单纯收缩期高血压多见,即收缩压和舒张压有分离现象。根据WHO/ISH 的定义,单纯收缩期高血压的概念:SBP≥18.7 kPa(140 mmHg)和 DBP＜12.0 kPa(90 mmHg)。由于收缩压增高、舒张压下降,因此脉压常增大[＞6.7 kPa(50 mmHg)]。

据统计,老年单纯收缩期高血压占半数以上,而且随着年龄的增加逐渐增多。Framingham研究对年龄在 65～89 岁的老年人进行了统计,男性单纯收缩压增高占 57.4%,单纯舒张压增高仅占 12.4%;女性单纯收缩压增高占 65.1%,单纯舒张压增高仅占 7.1%;老年人群中单纯收缩期高血压约占 60%。

我国统计资料显示,60 岁及 60 岁以上的人群中,单纯收缩期高血压患病率为 21.5%,占老年高血压总人数的 53.2%,因此,单纯收缩期高血压是老年高血压最常见的类型,也是老年高血压最重要的特征。收缩期高血压的患病率随着年龄的增长而升高,老年女性比老年男性更为常见,农村老年人单纯收缩期高血压的患病率高于城市。

老年人主动脉弹性下降是导致单纯收缩压增高的主要原因。有实验证实,年轻人要大容量心室输出才能使主动脉的压力达到 26.7 kPa(200 mmHg),而老年人相当小的心排血量即可使主动脉压力超过 26.7 kPa(200 mmHg)。主动脉收缩压升高的主要机制是每次心脏收缩产生压力波,由主动脉将压力波传向远端动脉分支,当压力波遇到阻力后即产生反射波折回主动脉,此时主动脉的压力为压力波和反射波的叠加。正常情况下,大动脉压力波的传导速度比较慢,反射点主要在小的阻力血管,因此反射波返回主动脉的时间是在心脏的舒张期,这种状态可以保持较好的平均血压水平,以及心脏和血管之间的良好偶联。老年人增龄和高血压导致大动脉粥样硬化时,大动脉僵硬度增高,顺应性下降,使大动脉压力波的传导速度明显加速,反射点在靠近心脏的大动脉,反射波的折回时间提前至收缩期,因此主动脉血压出现收缩晚期高峰,同时导致了舒张压降低,脉压增大。因此,老年人单纯收缩期高血压发病率增加,主动脉粥样硬化、主动脉弹性下降是主要原因。

收缩期高血压及脉压的增大,增加了左心室后负荷,导致左心室肥厚,增加了心肌的氧耗量,改变冠状动脉的灌注及血流分布,降低了冠状动脉血流储备,加重了血管内皮功能紊乱及动脉壁的损害。因此单纯收缩期高血压对心血管损害很大。

2.血压波动大

老年高血压患者对情绪、体力活动或晨间清醒时的血压生理反应较中青年患者表现出较大的波动性。老年高血压无论 SBP 或者 DBP 均比中青年患者有较大的波动,尤其 SBP,这主要是因为老年患者主动脉弓压力感受器敏感性降低，血压调节功能减退，加上大动脉弹性减退，在心排血量变化时可出现较大的血压改变。因此，老年人血压波动范围明显大于中青年人。老年人一天内血压波动常在 5.3/2.7 kPa(40/20 mmHg)以上，个别可达 12.0/5.3 kPa(90/40 mmHg)。尤其是老年女性，24 小时收缩压的变化很大。此外，很多老年高血压患者(尤其是 80 岁以上的高龄患者)的血压特点是昼夜节律变化消失，夜间血压常升高。老年人收缩压在一年之中的变化范围也很大，大多表现为夏季较低、冬季较高。

3.假性高血压较多见

老年人中假性高血压表现也较多。由于临床上多以水银柱式血压计或电子血压计袖带法测定血压，这种无创性方法测定的血压并不能完全代表中心动脉血压。假性高血压产生的原因在于有严重动脉硬化的患者在使用仪器间接测量血压时，气袖压力常难于压迫住僵硬的肱动脉，以致出现测量值过高，产生"假性高血压"。间接法测量血压常获得较高的读数，甚至比直接法高 4.0 kPa(30 mmHg)以上。老年人动脉硬化发病率明显高于中青年人，也是老年患者中假性高血压较多，或实际中心动脉血压明显低于无创性血压测量值的原因。所以，如果发现患者有持续较高的血压，但无靶器官受累，而周围脉搏触诊缺乏弹性或上臂 X 线检查有血管钙化影，这时应高度怀疑假性高血压。由于假性高血压的血压测量值并非代表真正的中心动脉压，这些老年患者常不易耐受降压药物治疗，在服用降压药后可出现严重症状或并发症。因此，对于高龄或有明显主动脉硬化表现的老年患者，在首次应用降压药时应特别注意观察服药后的症状及表现。在评估老年人主动脉粥样硬化程度时，既往心血管等病史、X 线胸片、胸部 CT 及脉搏波速(PWV)测量等有一定的参考价值。

4.高血压并发症的发病率高

老年高血压的发病基础之一是动脉硬化，而收缩压的增加又会加重和加速动脉硬化。老年高血压患者靶器官损害和心脑血管并发症较中青年高血压患者多而重。有时可发生高血压性肥厚型心肌病，表现为左心室严重肥厚、左心室腔径狭小、舒张功能减退、收缩功能增强。由于老年人高血压多以收缩压增高为主，大动脉顺应性明显减退，加重了左心室后负荷与心脏做功，导致左心室肥厚，加以胶原纤维增多和淀粉样变，导致心脏舒张与收缩功能受损明显，容易发生心力衰竭。有资料统计，老年高血压患者心力衰竭发生率是非老年患者的 2 倍，冠心病发病率可以高3 倍，冠心病患者中，有高血压病史者其病死率比无高血压病史者高 2.3～5.0 倍，特别是单纯收缩期高血压发生心脑血管疾病的风险更大。多危险因子干扰试验研究(MRFIT)显示，单纯收缩期高血压患者冠心病病死率较一般高血压患者更高，发生脑卒中和冠心病的危险分别增加 4 倍和 5 倍。

5.代谢综合征患病率高

Reaven 首先提出胰岛素抵抗和胰岛素抵抗综合征。胰岛素抵抗是指胰岛素生理功能反应受损现象。代谢综合征是由于胰岛素抵抗所致糖脂代谢失调和高血压，并伴有纤溶酶原激活抑制物(PAI-1)升高、内皮细胞功能紊乱、动脉粥样硬化的炎性反应及微量蛋白尿等。以高血压为主要临床表现的代谢综合征，老年人发病率较高，它与心血管疾病密切相关，是老年患者的常见病和致残、致死的重要原因。

代谢综合征的老年患者多与体重超重和腹型肥胖有关。有资料显示，50 岁以上人群代谢综合征的患病率是年轻人的 2～3 倍，60 岁以上老年人中，患代谢综合征者可达 20%，且患病率随年龄的增长而上升。因此，老年人是代谢综合征的高危人群。老年人糖尿病或糖耐量下降并发的代谢性高胰岛素血症是导致血压水平升高的常见原因。

6.直立性低血压发生率高

直立性低血压在老年高血压中较多见,尤其常见于降压治疗过程中。测定患者平卧10分钟时和被动站立1分钟及5分钟时的血压值,发现约1/3的患者发生直立性低血压,并伴随头晕等症状。这些患者恢复到基础立位血压所需的时间也延长,而心率则无相应的改变,仅个别人表现为立位比卧位时的血压升高。老年人直立性低血压的发生可能与老年人血压调节机制障碍有关。老年人肾素活性偏低,肾素-血管紧张素-醛固酮系统水平随年龄增高而下调;老年人由于缺血或老年退行性变,导致自主神经反应性血管收缩调节作用消退;老年人主动脉压力感受器敏感性减弱;以及老年人窦房结功能下降,在血压降低时心率反应性增速功能消退,使体位变化时心排血量代偿作用丧失等,均可能是老年人直立性低血压发生率较高的原因。它对于选择适宜的降压药和确定降压治疗时的血压目标值具有指导意义。α受体阻滞剂、交感神经抑制剂等降压药加重直立性低血压,尤其在合并使用利尿剂时。由于压力感受器难以迅速调整或建立新的工作阈值,老年人不能承受急剧迅速的降压,故应避免短时间内大幅度降压。临床上必须强调经常测量立位血压。

7.盐敏感性高血压的发病率高

血压的盐敏感性系指在某些人群中,钠盐摄入量增加可明显导致血压增高。有资料提示,血压的盐敏感性与种族有明显相关性,同时盐敏感性高血压的发病率随年龄的增长而增加,在老年高血压患者特别是老年女性中更为明显,且有遗传倾向。

8.诊所高血压发现率高

诊所高血压又称白大衣性高血压,即有些患者在医院诊室检查时显示高血压,而在诊室外测血压正常,24小时血压动态监测(ABPM)的平均血压也为正常[白昼血压<18.0/11.3 kPa(135/85 mmHg)]。据有关资料统计,老年人诊所高血压表现者可高达40%。诊所高血压虽多不引起心脏结构和功能的改变,但对靶器官的损害仍高于正常人,特别是男性病死率增高较明显。目前认为,诊所高血压可能与动脉硬化、胰岛素抵抗、左心室舒张功能不全及血管阻力变化等因素有关,治疗需要从改变生活方式、危险因子控制等方面进行干预。对于可能考虑为诊所高血压患者,ABPM显然较诊所检测血压更为准确,因此应当推荐使用。此外,ABPM还能观察24小时血压动态变化,为临床提供正确治疗的依据。最近,国外有临床资料显示,在家自测血压的患者比诊所测血压者具有更高的准确性和治疗依从性,高血压治疗效果也更明显。因此,提倡老年患者在医师指导下在家庭自测血压,可以避免诊所高血压,识别隐蔽性高血压,从而客观反映患者长期、真实的血压水平,有较积极的临床意义。

隐蔽性高血压是指在医院诊室内测血压正常,而在诊室外测血压高于正常的现象,ABPM也高于正常[24小时平均血压≥17.3/10.7 kPa(130/80 mmHg)]。此情况多见于吸烟、饮酒的老年男性,以及患有糖尿病、血清肌酐值偏高、体重指数(BMI)过高的老年人。这些患者易发展为单纯收缩期高血压,以后心血管事件及脑卒中的发生率也较高,因此,必须进行积极的抗高血压治疗。对血压的观察也应采用ABPM结合定期自测血压的方法。

9.体液成分改变常见

周围血浆肾素活性(PRA)随增龄而降低,约半数老年高血压是低肾素型。老年人血浆醛固酮水平常比中年人有显著降低,细胞外容量和血容量也显著减少。血浆儿茶酚胺常随增龄稍有增加,但β受体反应性随增龄与血压的升高反而减弱,因此老年高血压在运动时心率增快及β受体阻滞剂治疗中心率减慢等效应均减弱。然而,在有些应激情况下,如握力、冷加压时,老年高血压患者出现异常高的升压反应。

(四)诊断与鉴别诊断

对老年高血压的诊断评价主要包括以下三方面:确定是否有高血压存在,血压水平或严重程度;检查靶器官受损程度及与心脑血管病有关的危险因素;测定某些有助于制订治疗方案的指标。

对于首次就诊的老年患者应确定其基础血压状况。在老年人中测量血压的方法与在年轻人中相同,但由于血压变异随年龄的增长而增加,因此对于血压测量应注意:①应至少测非同日血压(每次测量3遍)3次才能确诊(血压很高、靶器官损伤很重而需紧急治疗者例外)。②怀疑有体位血压改变者,除测坐位血压外,还应测卧位、立位血压,当第一次就诊发现立位低血压时应在以后降压治疗过程中加测立位血压,用以确定治疗前血压和治疗终点血压,避免产生药物性立位低血压,准确合理选用降压药、剂量和服药方式。③对已进行降压药物治疗,或需了解昼夜血压变化的老年患者可做24小时动态血压监测。④高血压患者在柯氏音第Ⅰ时相与第Ⅲ时相起始间可产生静止间歇,称"听诊间歇"。在听诊间歇前先扪及桡动脉大致确定SBP水平,然后充气皮囊至此水平以上约2.7 kPa(20 mmHg),以避免误以第Ⅲ时相起始点为SBP。听诊间歇在老年高血压患者中发生率较高。⑤如发现患者有较高血压读数,无靶器官受累,或诉低血压症状,但测左右臂血压仍很高的,应高度怀疑假性高血压。可采用简易的Osler试验辅助诊断,即袖带充气加压较患者收缩压高2.7~4.0 kPa(20~30 mmHg),如果这时仍可明显触摸到僵硬的桡动脉,表示Osler试验阳性。不过,现在发现Osler试验的个体内和个体间变异性很大,难以准确鉴别是否存在假性高血压。肯定的诊断需要做直接动脉内测压。这类患者不易耐受降压治疗,服用降压药可出现严重症状或并发症。⑥左右上臂DBP相差1.3 kPa(10 mmHg)以上,需考虑存在动脉粥样硬化或血栓形成、外周动脉(锁骨下动脉、上肢动脉等)闭塞或狭窄改变。

为评估患者靶器官损害及心血管疾病情况,应做常规12导联心电图、Holter、心脏超声及相关实验室检查。对于老年高血压患者,还需要根据其血压值,靶器官损害程度,存在的心血管疾病危险因素(如吸烟、肥胖、血脂异常和心血管病家族史等),并存的心、脑、肾、血管疾病及糖尿病等情况进行危险性评估,以制订治疗计划和判断患者的预后。

老年高血压的诊断需要排除继发性高血压,老年人继发性高血压发病率较年轻人低,主要为肾血管性高血压,而老年人肾动脉狭窄多为动脉粥样硬化所致。有些内分泌疾病如原发性醛固酮增多症、嗜铬细胞瘤、甲状腺功能亢进等也是老年人继发性高血压的病因。不少老年患者夜尿增加,容易失水、失钾,低血钾和夜尿并非一定是原发性醛固酮增多症的表现。如为经典性高血压,但近期有明显DBP上升,就要考虑是否因动脉粥样硬化病变引起肾动脉狭窄,但多数不宜手术治疗。老年人中如出现严重或顽固性高血压、原来控制良好的高血压突然恶化、高血压为突然发病表现,以及合并有周围血管病者,应高度怀疑继发性高血压的可能。

(五)治疗

1.治疗的益处

现有的大规模临床试验资料均已证明,在老年人中,无论是收缩压和舒张压均增高,或单纯收缩期高血压者,通过降压治疗对减少心血管疾病的发病和死亡均有益。例如,EWPHE、SHEP、MRC、STOP证实老年人高血压采用利尿剂和β受体阻滞剂降压治疗有益,可以显著减少心、脑血管病的发生率与病死率。而且,在老年高血压患者中降压治疗获得的绝对益处甚至超过中青年患者。之后,STONE、Syst-Eur、Syst-China临床试验相继发表,报道了二氢吡啶类钙通道阻滞剂长期治疗老年高血压和老年单纯收缩期高血压的结果,证实该疗法也能显著降低心、脑血管病的发生率,尤其是脑卒中。

2.适应证

根据我国和欧美各国目前的高血压治疗指南,对于符合高血压诊断的老年人,均应进行降压治疗。

3.治疗原则

与中青年人高血压治疗原则基本相同,但应根据老年人病理生理特点和个体差异制订治疗方案。

(1)遵循高血压总的治疗原则:应充分注意效益-危险比,将不良反应降至最小而获得最佳降压疗效,以达到防止靶器官损害的目的。

(2)积极控制血压:力求达到血压的目标值。

(3)个体化原则:老年高血压初始治疗宜从小剂量开始,逐渐加量。2、3级高血压也可以使用标准剂量的多药联合,直至血压得到控制。

高血压治疗的主要目的是最大限度降低心血管病死亡和病残的总危险,在治疗高血压的同时,还应干预所有可逆性危险因素和处理同时存在的各种临床情况。

(4)治疗目标和方法。

1)治疗目标:根据 ESC/ESH 高血压指南、BHS Ⅳ指南及中国高血压防治指南中提出的降压治疗目标,提出老年人与中青年人相同,应将血压降至<18.7/12.0 kPa(140/90 mmHg)。对糖尿病和肾病患者,收缩压应降至 17.3 kPa(130 mmHg)以下,舒张压应降至 10.7 kPa(80 mmHg)以下。对老年人收缩压降至 18.7 kPa(140 mmHg)以下有困难者,可先控制在 20.0 kPa(150 mmHg)以下,但仍然应强调严格控制血压,如能耐受,还可进一步降低。

合并有冠心病的老年人,舒张压不宜过低,以免加重心肌缺血。有脑血管疾病的老年人,在脑血管疾病稳定或好转以前,可将血压控制在 21.3/13.3 kPa(160/100 mmHg)左右。在脑卒中急性期,为了维持脑梗死区域血流灌注压,对原有高血压的老年人,收缩压可维持在 29.3 kPa(220 mmHg)以下,舒张压可维持在 16.0 kPa(120 mmHg)以下。在收缩压<24.0 kPa(180 mmHg),舒张压<14.0 kPa(105 mmHg)时可不急于降压。

在英国有学者提出,治疗后舒张压在 12.7～13.3 kPa(95～100 mmHg)或较低[<11.3 kPa(85 mmHg)]时,患者心肌梗死的发病率和病死率较高。而舒张压为 11.3～12.0 kPa(85～90 mmHg),则冠心病病死率较低,其解释为机体通过自动调节,在一定范围的灌注压下,维持重要器官供血。

2)非药物治疗:非药物治疗是安全、有效的降压治疗,也是药物治疗的基础。

生活方式的优化与调整应首先考虑,包括降低超重(>标准重 10%)、适当限制盐过多摄入、减少饱和脂肪酸和胆固醇摄入、戒烟酒、足够的钾钙镁摄入。坚持适量体力活动,可进行步行等轻中强度体育活动。经上海市高血压研究所30多年的观察,证明长期气功锻炼不但能稳定降压疗效,且可使脑卒中发生率降低 50%左右,特别在老年患者依从性尤好,值得推广。

TONE 试验对 60～80 岁 1 级高血压患者给予减轻体重和限钠摄入干预,随访 15～36 个月,结果发现干预组血压下降与对照组相比有显著性差异。

心理因素是影响老年高血压的重要因素,精神抑郁状态可增高血浆儿茶酚胺水平及交感神经活性,影响降压药物的疗效,因此,应对可能影响降压疗效的心理因素进行干预。

3)药物治疗:国内外大量随机临床研究的资料已经显示,利尿剂、钙通道阻滞剂、血管紧张素转换酶抑制剂、血管紧张素Ⅱ受体阻滞剂、β受体阻滞剂等WHO推荐的一线药物对老年高血压患者均有效。由于老年高血压的病理基础是低肾素、低交感神经张力和高容量负荷,根据此特点,长效钙通道阻滞剂等扩血管药及利尿剂应为较好的选择。以往有些老的降压药,如利血平等,可诱发老年患者忧郁症和消化性溃疡,并可能加重帕金森症状;神经节阻断剂如胍乙啶等可导致或加重老年人直立性低血压,故均不宜用于老年高血压患者;α受体阻滞剂也有引起直立性低血压的不良反应,对已有或可能发生该并发症的老年人也应慎用或禁用。

老年人降压治疗时,应注意降压不宜过快、过猛,治疗应选择有更高安全性和耐受性的药物,逐步降压,尤其是在体质较弱和高龄老年患者中。许多老年高血压患者存在其他危险因素及靶器官损害等情况,这类患者治疗药物的选择要十分慎重。老年高血压患者在药物治疗期间,应注意体位血压变化情况,需同时测量立位血压,以排除直立性低血压,并评估降压治疗的体位效应。

钙通道阻滞剂(CCB):CCB可作为治疗老年高血压的一线药物。CCB治疗高血压的主要特点是对老年患者有较好降压疗效,高钠摄入时不影响降压疗效,与非甾体抗炎药物合用时不干扰降压作用,对嗜酒患者仍有显著降压作用。它能降低外周血管阻力,有抗血小板凝集、防止动脉粥样硬化的形成、保护血管内膜、改善心肌供氧的作用。

Syst-China和Syst-Eur研究的观察对象均为老年单纯性收缩期高血压患者,同样使用二氢吡啶类钙通道阻滞剂硝苯地平为初始治疗,并与安慰剂做对照。结果显示,两个治疗组脑卒中危险性和所有心血管危险同对照组相比均有明显降低,试验提前结束。根据以上临床试验结果,ESH/ESC指南提出,老年收缩期高血压治疗的一线用药应选择二氢吡啶类CCB的长效制剂。CCB可以延缓或减轻动脉粥样硬化,使大动脉的顺应性改善,适合老年高血压和合并多种心血管危险因素的患者。

NORDIL研究是试用非二氢吡啶类CCB地尔硫䓬,观察治疗药物对减少致死性和非致死性脑卒中、致死性和非致死性心肌梗死,以及对其他心血管病死亡事件的作用。研究结果显示,地尔硫䓬能显著减少脑卒中的发生。由于非二氢吡啶类CCB除了有降低血压的作用外,还有降低心肌收缩力、降低心率及抗心肌缺血的作用,并能减少心房颤动的发生,对肾脏则有增加肾血流的作用。长期应用在逆转左心室肥厚方面可能优于二氢吡啶类CCB。

应该注意的是,非二氢吡啶类CCB与β受体阻滞剂合用时,仍要小心。因为到目前为止,依然有学者坚持CCB的负性肌力作用将诱发或加重心力衰竭。

利尿剂:迄今为止,利尿剂始终被列为一线抗高血压药物,多年来一直用于轻型高血压的治疗。由于年龄增加,钠水的处理能力降低,用噻嗪类药物可有助于缓解水钠潴留,但长期服用此类药物可造成多种代谢障碍,如低血钾、高血糖、高尿酸、脂代谢紊乱。故在应用时需密切注意代谢变化。

老年单纯收缩期高血压试用利尿剂的第一大型临床试验是SHEP研究,结果显示,收缩压下降了1.6 kPa(12 mmHg),脑卒中和脑卒中病死率减少了36%。ALLHAT研究是观察比较利尿剂与氨氯地平和赖诺普利降压疗效的大型临床试验,结果显示,氯噻酮降低收缩压作用较其他两种降压药物更好。氯噻酮与氨氯地平或赖诺普利比较,在减少致命性冠心病或非致命性心肌梗死危险性方面效果相同。氯噻酮与赖诺普利相比,更有效减少脑卒中。与氨氯地平相比,能更有效减少充血性心力衰竭。

噻嗪类利尿剂长期使用可通过降压作用和减慢脉搏波的作用改善动脉的扩张性。吲达帕胺则兼有利尿及血管扩张作用,也可作为老年人常用的利尿剂类型。

血管紧张素转换酶抑制剂(ACEI):近年来,ACEI类药物发展迅速。发现ACEI除了抑制Ang Ⅱ生成外,还能增加组织内缓激肽(BK)和血管紧张素(1～7)的水平。血管紧张素Ⅱ(Ang Ⅱ)有引起血管收缩、平滑肌增殖、纤溶减弱及氧化应激作用,由此导致高血压及靶器官的损害。缓激肽和血管紧张素(1～7)的作用与Ang Ⅱ的作用完全相反,它们分别作用于特异性的BK受体与AT(1～7)受体,引起血管扩张、血压下降及抗增殖等作用,协同拮抗Ang Ⅱ的不良作用,从而对心脏起到保护作用。

ANBP2是比较ACEI与利尿剂对老年高血压效果的前瞻、开放性研究,对象为65～84岁高血压患者,随访4.1年。与利尿剂组相比,依那普利组首发心肌梗死的发生率降低了32%,致死性心肌梗死与非致死性心肌梗死分别降低了9%和32%。

ACEI作为高血压治疗的一线用药,有较强的血管扩张作用,可有效降低血压,无直立性低血压及反射性心率加快的不良反应,很适用于老年患者。尤其是对于高肾素活性和糖尿病患者,以及联合治疗时血压控制效果不理想的患者,该类药物有抗重塑效应,可逆转心室肥厚,改变心室结构,在逆转左心室肥厚方面作用明显优于其他降压药物。大量临床和实验证明,ACEI不仅能降低血压,还能降低血糖和改善糖耐量,有明确的改善胰岛素抵抗的作用,因此有明显的心、脑、肾保护作用。ACEI增加胰岛素敏感性的主要机制是通过扩张外周血管,增加骨骼肌的血流量,提高骨骼肌对葡萄糖的摄取和利用,降低血糖和改善了糖耐量,从而改善胰岛素抵抗。因此,对高血压合并胰岛素抵抗的老年糖尿病患者是较好的降压药物。

血管紧张素受体阻滞剂(ARB):血管紧张素Ⅱ受体亚型有2种,即AT_1和AT_2。血管紧张素Ⅱ与AT_1受体结合产生的作用为血管收缩、醛固酮释放、交感张力增高和氧化应激反应。血管紧张素Ⅱ与AT_2受体结合则产生血管舒张、抗增殖等作用。ARB可在血管紧张素受体水平阻断Ang Ⅱ与AT_1受体结合的不良作用,如血管收缩、醛固酮分泌、交感张力增高等,从而起到降低血压和靶器官保护作用。同时ARB还能发挥AT_2受体的有益作用,即扩张血管、抗增殖、调控凋亡等。ARB通过激活AT_2受体,增加缓激肽、一氧化氮和环磷酸鸟苷这3种有益扩血管物质的释放,同时抗细胞增生,有利于保护心血管系统。

已有很多临床试验研究显示,ARB可以减少血管紧张素Ⅱ刺激产生的许多类型胶原纤维及生长因子,有调节动脉粥样硬化作用,因此也可以作为老年单纯收缩期高血压的较好治疗药物,适于较长期应用。此外,ARB对改善心功能、降低蛋白尿有较明显的效果,临床应用不良反应少见,极少发生咳嗽。

β受体阻滞剂:高血压是慢性心力衰竭最常见的危险因子,高血压患者存在慢性β肾上腺素能刺激,神经内分泌因子促进了心脏的重塑,最终导致心功能减退。而左心室重构则是心力衰竭进展和恶化的主要机制。β受体阻滞剂可以通过抑制交感神经活性,防止心力衰竭进展或恶化。

然而,β受体阻滞剂可能出现不良反应,如收缩血管、增加心脏后负荷、减少肾脏血流灌注、中枢神经不良反应,如嗜睡、乏力等,而且β受体阻滞剂撤药时可能出现反跳,停药还必须逐步进行。β受体阻滞剂禁用于一度以上的房室传导阻滞、病态窦房结综合征和血流动力学不稳定的心力衰竭患者。伴有肥胖、血脂异常、糖耐量异常、代谢综合征的老年高血压患者长期应用β受体阻滞剂会导致胰岛素抵抗及糖耐量下降、血清总胆固醇和甘油三酯升高,并可能增加新发糖尿病。

因此β受体阻滞剂用于治疗高血压一直存在争议。英国成人高血压管理指南建议,除了合并心绞痛或心肌梗死外,不推荐β受体阻滞剂作为初始治疗高血压的一线药物,特别是55岁以上的高血压患者。

此外,很多基础及临床研究显示,β受体阻滞剂对中心动脉压和血管弹性的改善效果逊于钙通道阻滞剂和ACEI,因此对于没有特殊强适应指征的老年高血压患者,对于预防高血压的主要并发症——脑卒中,选用其他降压药物如长效钙通道阻滞剂或ACEI似更为合理。

然而,有资料认为,新型抗高血压药物卡维地洛具有α受体和β受体双重阻断作用,并有抗氧化、减少细胞因子不利作用,降低凋亡。其降压效果主要基于其α受体阻断介导的血管扩张、降低外周血管阻力,但又不影响心排血量和肾功能,因此有别于单纯β受体阻滞剂物,不会导致传统β受体阻滞剂出现的代谢紊乱。因此,卡维地洛适用于老年高血压患者,以及伴有肾功能不全、外周动脉疾病、血脂异常、脑卒中后和合并糖尿病的患者,并有防治心力衰竭进展或恶化的作用。

其他:有研究发现,口服硝酸酯类药物可选择性地降低收缩压,对舒张压则降低不明显。可能是硝酸酯在体内形成NO,能直接舒张大动脉平滑肌,使大动脉的扩张性和顺应性增加,改善了大动脉弹性的结果。

近年来有临床试验显示,他汀类药物(阿托伐他汀)强化降低胆固醇治疗,能够缓解大动脉僵硬度及降低收缩压,可能与其影响内皮功能、调节肾素-血管紧张素系统、改善大动脉血管弹性有关。最近的ASCOT-LLA研究也表明,他汀类药物既可以减少高血压患者又可以减少非高血压患者的心血管病发病率及病死率。

胰岛素增敏剂治疗高血压的临床研究也取得一定效果,可能为今后高血压的治疗开辟新途径。

4)降压药的联合应用:老年高血压降压药联合应用,可选择固定复合制剂或单药的联合使用。目前固定复合制剂多为ARB与利尿剂的复方剂型。两种单药联合近年来有大型临床试验研究结果的报道,ASCOT-BPLA研究显示,ACEI与CCB的联合明显优于β受体阻滞剂和利尿剂的联合。因此,临床对老年高血压联合用药多推荐CCB加ACEI或ARB。此外,利尿剂加ARB或ACEI也是较好选择。需要3种药物联合应用时,可在CCB、利尿剂基础上加用ACEI或ARB。当选择4种药物联合应用时,可考虑在以上3种药物联合应用中增加β受体阻滞剂或选择性α受体阻滞剂。

(5)注意事项如下:①平稳降压,老年人全身动脉硬化,急剧降压可能影响重要脏器的血流灌注,因此需要缓慢降压,在几周甚至更长时间逐渐将血压降至目标水平,为此应选用起效平稳的长效或缓释型降压药。为防止血压骤降,服药应从小剂量(成人常用剂量的半量)开始,根据血压的变化情况逐步增加剂量或联合用药。有条件应做动态血压监测,根据血压昼夜变化规律决定患者何时服药与调整剂量,使血压保持平稳下降。②重视药物不良反应,老年人药物的代谢动力学参数发生了许多变化,如生物利用度、分布、代谢与排泄。一般而言,老年人体内水分减少而脂肪含量相对增加,药物在体内的分布就有改变;老年人血浆清蛋白有所降低,药物与清蛋白结合减少,具有活性的游离药物浓度增加;老年人肝脏血流量减少,肝细胞药物代谢酶的合成能力降低,影响药物灭活;随着年龄增长,肾血流量相应降低,肾小球滤过功能也减弱,使老年人肾脏排泄药物的能力降低。上述改变导致同剂量的药物在老年人中往往血药浓度偏高,不良反应发生率可高于年轻人2~3倍。③注意降压药物不良作用及有选择地使用降压药,对合并慢性阻塞性肺疾病及二度以上心脏传导阻滞的老年患者,应避免使用非选择性β受体阻滞剂。对合并痛风、明显低钠或低钾血症者需慎用利尿剂。老年糖尿病患者不要首选利尿剂。ACEI 或 ARB 不宜应用于有血管神经性水肿病史者。此外,对合并前列腺肥大致排尿困难而无直立性低血压的老年高血压患者,可选择利尿剂或与其他药物联合应用。④降压药物的停药问题,当血压达到了目标值并控制稳定后,应当坚持按时服药,不能随意停药,也不宜任意改变服药时间和剂量,以免血压发生大的波动。因为血压波动过大可导致靶器官的损害,对于已有动脉硬化的老年患者危害更大。如服药后血压下降幅度过大,或产生低血压的相关症状,则应逐渐减少药物的种类和剂量,直至完全停药。⑤老年患者在应用国内外高血压指南推荐的降压药物时,只要血压控制理想,没有明显不良反应,则不论已用药物时间多长,可不必更换其他降压药物,因为这些药物长期应用均有保护靶器官的作用。但如使用降压药物后出现了不应产生的有关症状,并且与血压下降程度无关时,应考虑药物不良反应、患者可能为假性高血压或已有某些靶器官严重损害的可能,应及时停药并寻找原因,做出适当的处理。

二、儿童及青少年高血压

在中国,14 周岁以下称为儿童,14～18 周岁称为青少年。一般认为,成人高血压比儿童和青少年高血压常见,但近年研究表明,儿童高血压的发病率并不低,为 1%～6.9%,不同地区、民族儿童流行病学调查各异。随着世界各地儿童肥胖率的增加和对儿童高血压的重视程度的提高,发病率有上升趋势。

由于高血压曾被认为是成年人才会得的病症,医师没有测量儿童血压的习惯,使其发现率令人担忧。据美国进行的一项研究估计,至少有 3/4 的儿童高血压病例未能被诊断。现在对于 3 岁以上儿童,儿科医师在每一次门诊时都要求测量血压,并根据年龄、性别、身高和体重来评估结果。

流行病研究证实,成人原发性高血压多起源于儿童青少年时期。儿童的血压发育有轨迹现象,即某些儿童在成长过程中其血压的百分位数不变。这就表明,高百分位数儿童到成年可能发展成高血压患者。儿童及青少年的血压超过该年龄的 90%,比在 50 百分位儿童多 75% 可能性发展成为成人高血压。

(一)病因及发病机制

儿童高血压大多为继发性高血压。年龄越小,原发性高血压越少见。据统计,原发性高血压仅占学龄期儿童高血压的 15%,而占青少年高血压的 85%～95%。继发因素中以肾脏、肾血管及肾上腺病变最为常见,其中肾脏病变占到 60%～70%,也可继发于心血管、内分泌及中枢神经系统疾病。

儿童原发性高血压的病因不明,但与遗传因素、肥胖有关已达成共识,同时还有很多影响因素存在争议。

1.遗传因素

国内外已有多项流行病学调查证实本病有家族遗传倾向。遗传因素起作用可能的机制有遗传性钙离子和钠离子转运障碍、遗传性交感神经功能亢进、遗传性肾素-血管紧张素系统平衡失调、遗传性高胰岛素血症及胰岛素抵抗。同时原发性高血压患者子女在应激或情绪紧张时心率增快、血压增高均明显高于无家族史者。

2.肥胖

BMI 是血压偏高的独立危险因素。肥胖患儿较正常体型儿童更易患高血压,但机制还不十分清楚。有人提出与肥胖儿童的高胰岛素血症和胰岛素抵抗有关。高胰岛素血症在增加肾脏水排泄的同时具有钠潴留作用,胰岛素抵抗还能增加交感神经系统的活性和刺激血管平滑肌增生。

3.其他因素

高盐饮食、高同型半胱氨酸血症均为本病的危险因素。除神经、体液及内分泌因素外,还与血流动力学改变有关。有研究显示白细胞总数和中性粒细胞百分比等血液学指标对儿童的SBP有影响。此外,长期精神紧张、交感神经兴奋性过高、睡眠不足、吸烟等也会导致高血压。

(二)临床特点

儿童及青少年高血压多隐匿起病,常无明显症状,随血压增高程度、速率、有无原发病及其严重程度可出现头晕、头痛、乏力、颜面潮红、恶心、呕吐、后颈部疼痛、后枕部或者颞部搏动感等症状。慢性高血压出现心、脑、肾等靶器官损害或者并发症时,可有相应临床表现。若血压快速急剧升高时可出现眩晕、视力障碍、惊厥、偏瘫、失语等高血压脑病症状。随着病情进展,可进一步出现心、肾、眼、脑等靶器官损害并导致相应器官功能衰竭。

根据眼底所见可将儿童高血压分为4度。①Ⅰ度,正常眼底;②Ⅱ度,有局灶性小动脉收缩;③Ⅲ度,有渗出伴或不伴出血;④Ⅳ度,视盘水肿。Ⅲ度或Ⅳ度眼底改变提示恶性高血压,并有迅速进展为高血压脑病的可能,应积极降压治疗。

由于小儿高血压大多为继发性高血压,因此可见许多原发病的症状和体征。急慢性肾炎可有血尿、蛋白尿、水肿等。肾盂肾炎可有腰痛、发热、尿频、尿急、尿痛等。嗜铬细胞瘤可有出汗、心悸、心动过速、体重减轻等。皮质醇增多症可有软弱、肥胖、多毛、瘀斑、生长缓慢等。原发性醛固酮增多症可有周期性瘫痪、低血钾、手足抽搐、多尿、烦渴等。

(三)儿童血压测量

一般使用水银柱式血压计测量儿童血压。根据被测儿童手臂选择合适的袖带,袖带的气囊环绕上臂周长的80%~100%,宽度为上臂周长的40%。测量时手臂和心脏保持同一水平。儿童常取坐位,婴幼儿取仰卧位。在测量血压前一般建议卧位或坐位保持3分钟,站位则保持1分钟。不论采取何种姿势,测量血压时手臂必须得到支撑,尤其是肘部,否则收缩压可因等长运动而升高10%左右。同时测量两侧手臂。若初次测量超过了正常水平,应至少重复测量2次,以评估患者血压水平。

近年来动态血压监测(ABPM)得到广泛应用,该装置可在日常生活环境中客观地连续记录某一时段复杂多样的血压变化,具有早期识别血压异常的优点,为早期、客观的血压评估提供了可能。主要用于排除儿童白大衣性高血压(诊所高血压)的诊断。

(四)诊断

国际上尚无统一的诊断标准,当前多采用百分位数法。美国国家高血压教育项目儿童青少年工作组将儿童血压分为3类:正常血压、高血压前期和高血压。正常血压应低于该年龄、性别及身高组的收缩压、舒张压90百分位值;高血压前期指介于该年龄、性别及身高组的收缩压或舒张压90~95百分位值;若3次或3次以上平均收缩压或舒张压超过该性别、年龄和身高组的收缩压、舒张压95百分位值则为高血压。高血压又分为高血压1期和高血压2期。血压持续大于或等于99百分位值则为高血压2期。

国内通常采用的高血压诊断标准:新生儿血压>12.0/8.0 kPa(90/60 mmHg),婴幼儿血压>13.3/8.0 kPa(100/60 mmHg),学龄前儿童血压>16.0/10.7 kPa(120/80 mmHg),学龄儿童血压>16.0/10.7 kPa(120/80 mmHg),超过13岁青少年血压>18.7/12.0 kPa(140/90 mmHg)

即为高血压。任何年龄组血压超过 20.0/13.3 kPa(150/100 mmHg)为重症高血压。

对于儿童及青少年高血压需谨慎下诊断。应注意:①是否为高血压,儿童首次测量血压时常处于紧张状态,影响测量值,故必须于数周内反复测定,至少 3 次超过正常值才能诊断为高血压。②是否为继发性高血压,儿童高血压多为继发因素引起,而青少年高血压多为原发性高血压。原发性高血压依患儿的年龄、体重、血压增高程度、有无阳性家族史及有无高血压症状和体征,在排除其他继发性因素后方可做出诊断。建议可按图 13-6 所示程序处理。

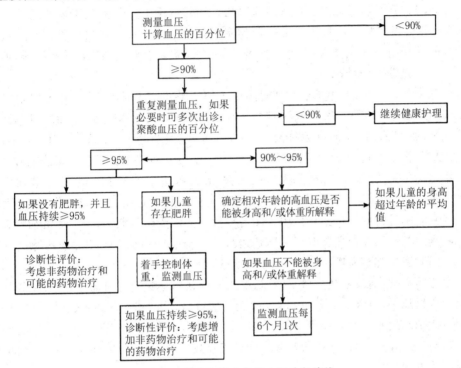

图 13-6　儿童和青少年高血压诊断路线

(五)治疗

儿童及青少年继发性高血压一旦明确病因,应积极治疗原发病,消除病因。对于原发性或无法去除病因的继发性高血压,应施以非药物治疗和药物治疗等综合治疗。

1.降压目标

无并发症和靶器官损害的原发性高血压儿童,目标是血压降低到该性别、年龄和身高儿童组血压 95 百分位值以下。有肾脏疾病、糖尿病或者高血压靶器官损害儿童,目标是血压降低到该性别、年龄和身高组儿童血压的 90 百分位值以下。血压水平在 99 百分位值以上,有严重高血压症状的常常是患肾脏疾病的儿童,需紧急治疗。

2.非药物治疗

原发性高血压患者首先应考虑试用非药物治疗,包括有氧运动(减肥、跑步、骑车、健身操等),消除各种精神紧张因素,保证充足的睡眠,加强饮食指导,限制盐摄入量(2.0~2.5 g/d),给予高钾、高钙和高镁饮食,多吃蔬菜、水果和鱼类食物。

3.药物治疗

适应证包括症状性高血压、继发性高血压、高血压合并靶器官损害、1 型和 2 型糖尿病合并高血压及非药物治疗降压效果不理想的高血压等。降压药物的选择原则是对轻中度高血压开始用单一药物，从小剂量开始，逐渐增加剂量，疗效不满意时再加用第二种药。

WHO 推荐的一线药物的选择顺序为利尿剂、β 受体阻滞剂、ACEI 或 ARB、钙通道阻滞剂、α 受体阻滞剂。美国 JNC7 推荐的一线药物的选择顺序为利尿剂、β 受体阻滞剂、钙通道阻滞剂、ACEI 或 ARB、α 受体阻滞剂。国内将钙通道阻滞剂和 ACEI 作为儿童高血压的首选药物，对于青少年患者或无 ACEI 应用指征的患儿则首选利尿剂和 β 受体阻滞剂。

(1)利尿剂：通过促进排钠、降低血容量起降压作用。适用于轻中度高血压，严重高血压时与其他药物联用能增强药物降压作用。常用药物有氢氯噻嗪、氯噻酮、螺内酯、氨苯蝶啶、阿米洛利。注意事项：使用时主要注意水、电解质平衡，同时利尿剂也会对糖脂代谢产生影响，所以必要时可监测电解质、血糖、血脂情况。

(2)肾上腺素受体拮抗剂：本类药物通过阻断 α 肾上腺素能受体和/或 β 肾上腺素能受体起到降血压作用。临床常用口服用药：①哌唑嗪为选择性 α_1 受体阻滞剂，每天初始 0.05～0.1 mg/kg，分 3 次口服，最大剂量为每天 0.5 mg/kg。②美托洛尔，初始每天 1～2 mg/kg，分 2 次口服，最大剂量为 2 mg/kg，每天不得超过 200 mg。③拉贝洛尔为 α 受体阻滞剂和 β 受体阻滞剂，初始用量为每天 1～3 mg/kg，每天口服 2 次，最大可用至 10～12 mg/kg。其他还有阿替洛尔、普萘洛尔、比索洛尔等。α 受体阻滞剂使用时注意首剂效应；β 受体阻滞剂对有哮喘病史、严重心力衰竭、心率过慢的患者禁忌使用。④酚妥拉明为 α 受体阻滞剂，用于嗜铬细胞瘤术前准备阶段，尤其当患儿有高血压危象时可静脉缓慢推注，每次 0.1～0.5 mg/kg 或静脉滴注每分钟 1～4 μg/kg，同时密切观察血压，不良反应有心动过速等。

(3)钙通道阻滞剂：通过松弛血管平滑肌、扩张外周血管达到降压目的，降压效果较好。常用口服用药：①氨氯地平，每天 2.5～5 mg/kg，每天 1 次口服；②非洛地平，每天 2.5～10 mg/kg，每天 1 次口服；③硝苯地平缓释或控释剂型，每天 0.25～3 mg/kg，每天分 1～2 次口服；④伊拉地平，每天 0.15～0.8 mg/kg，分 3～4 次口服。常见不良反应有踝部水肿、便秘、头晕、面部潮红、头痛、心悸或心动过速、皮疹等。

(4)血管紧张素转换酶抑制剂(ACEI)：本类药物通过抑制血管紧张素转换酶，减少血管紧张素 Ⅱ 生成，从而达到降压效果。常用口服用药：①贝那普利，初始每天 0.2 mg/kg，每天 1 次口服，渐增加至 10 mg/d，最高剂量不超过 40 mg/d；②卡托普利，初始每次 0.3～6 mg/kg，每天 3 次口服，最高剂量不超过每天 6 mg/kg。其他还有依那普利、福辛普利、喹那普利、赖诺普利等。注意事项：6 岁以下儿童及肌酐清除率＜30 mL/(min·1.73 m²)者慎用。经常使用应定期检测血清钾及血肌酐水平，警惕高钾血症和氮质血症的出现。部分患者可有咳嗽、水肿、味觉异常、皮疹等不良反应。

(5)血管紧张素 Ⅱ 受体拮抗剂(ARB)：这类药物通过选择性阻断血管紧张素 Ⅱ 的 Ⅰ 型受体而起作用，尤其适合高血压伴轻度肾功能不全、蛋白尿的患儿。常用口服用药：①厄贝沙坦，使用剂量为 6～12 岁儿童每天 75～150 mg；≥13 岁青少年每天 150～300 mg，均为每天 1 次口服；②氯沙坦，剂量为每天 0.7～1.4 mg/kg，最多每天 100 mg；③坎地沙坦。注意事项：应定期检查血清钾和血肌酐，6 岁以下儿童应慎用。

(六)儿童高血压危象

儿童高血压危象是指重症高血压并发中枢神经系统、心脏、肾脏等靶器官明显损伤和严重功能障碍，国内有学者提出任何年龄儿童血压＞21.3/13.3 kPa(160/100 mmHg)即可考虑为重症高血压。临床上儿童高血压危象根据以下情况可考虑诊断:①血压急剧增高的重症高血压患儿;②出现高血压脑病的临床表现(包括眼底检查所见);③经积极降压治疗后病情迅速、显著好转。

治疗主要采取降压、降低颅内压、抗惊厥等综合治疗。无论应用何种降压药物,都应注意降压速度不宜过快,即逐渐降压。一般来说,最好在治疗开始后 6 小时内,降低计划降压的 1/3,12 小时内降低计划降压的 2/3,并于 48~72 小时将血压降至接近正常。如降压速度过快,可引发心、肾、脑等重要脏器血流灌注不足,尤其可加重高血压脑病患儿的缺血性脑损伤。待病情平稳后改用口服降压药维持,具体用药有如下推荐。

1.硝普钠

静脉注射降压迅速,达有效剂量后 2~5 分钟血压下降,降压持续时间短,停止注射 1~3 分钟作用消失,血压开始上升,通过调整静脉滴注速度可控制血压下降速度,故应用较为安全。先按 0.5~1.0 μg/(kg·min)速度滴注,以后每隔 5 分钟逐渐增量 0.1~0.2 μg/(kg·min),通常剂量为 3~5 μg/(kg·min),最大剂量不超过 7~8 μg/(kg·min),可根据血压等调速。滴瓶、滴管应予避光。若长时间(>72 小时)、大剂量[>200 μg/(kg·min)]滴注还应注意监测血清硫氰酸盐,>120 mg/L 为中毒水平。同时也需注意观察其他毒副作用,有个别病例即使剂量不大也不能耐受而终止用药。

2.二氮嗪

二氮嗪为非利尿的噻嗪类衍生物,通过刺激前列环素合成扩张小动脉、降低周围血管阻力、降压作用迅速,适用于不宜应用硝普钠的高血压脑病患儿。剂量为 1~5 mg/kg,静脉快速注入(15~30 秒),1~3 分钟后显效,降压作用持续 6~24 小时(平均 12~18 小时)。如效果不佳,于 5~10 分钟后可重复静脉注射。必要时静脉滴注,初始速度为每分钟 0.25 μg/kg,最大剂量为每分钟 5 μg/kg,持续滴注 20 分钟。

3.拉贝洛尔

初始 0.25 mg/kg,缓慢静脉注射,并以 0.25~3.0 mg/(kg·h)静脉维持,但总剂量应≤4 mg/kg。静脉注射后数分钟起效,作用平稳。

4.尼卡地平

尼卡地平为钙通道阻滞剂。推荐剂量:1~3 μg/(kg·min),静脉注射。不良反应有反射性心动过速。

三、肾移植与高血压

肾移植术后高血压指的是肾移植术后未用任何降压药物治疗的患者的收缩压≥18.7 kPa(140 mmHg)和/或舒张压≥12.0 kPa(90 mmHg)。目前,对肾移植术后的理想血压范围仍有争议。Olyaei 等指出,在肾移植术后早期阶段,理想的血压标准为收缩压≤21.3 kPa(160 mmHg)和舒张压≤12.0 kPa(90 mmHg)。美国移植学会认为,理想的血压标准为≤18.7/12.0 kPa(140/90 mmHg)。美国肾脏病基金会对肾移植术后心血管疾病确立了降压治疗目标:①肾移植术后无蛋白尿时,血压≤17.3/11.3 kPa(130/85 mmHg);②肾移植术后合并蛋白尿时,血压≤16.7/10.0 kPa(125/75 mmHg)。目前,欧洲肾脏病学会已采纳了这一降压目标。

肾移植作为慢性肾衰竭的一种替代治疗,是慢性肾衰竭患者康复的最有效措施。但肾移植后高血压的发生率为 80%~90%。高血压的存在又引起移植肾肾衰竭,是仅次于急性排异反应引起移植肾肾衰竭的第 2 位影响因素。

肾移植术后引起慢性肾衰竭的原因甚多。原发病变的不同,以及由于肾功能改善,许多内分泌方面的改善如有的患者因红细胞生成因子过多,致红细胞增高症,血黏滞度增加,引起高血压等。另外,由于移植后出现的免疫方面的问题,如排异反应;手术造成的移植肾肾动脉狭窄;肾缺血;肾动脉梗死等;移植肾的质量问题;还有由于长期服用免疫抑制剂如环孢素、糖皮质激素等。在它发生、发展过程中均有比较复杂的病理生理过程。

(一)流行病学

目前肾移植的年龄范畴已大大拓宽,很多 60～70 岁的患者,甚至＞70 岁的患者接受肾移植。接受肾移植的患者本身常伴有多器官的功能不全或合并其他疾病,因此其高血压的发生率明显增高,心血管方面的问题更加突出。往往 50 岁以上有动脉粥样硬化的患者发生肾移植术后高血压更为常见,所以年龄是一个很重要的危险因素。受者的血管条件受到一定的限制,管腔狭窄、僵硬,术后造成肾动脉狭窄的概率增加。

患者如合并有心血管方面的问题(如左心室肥厚、缺血性心脏病)、水电解质平衡失调、水潴留、细胞外液容量增多、肥胖、糖尿病、高血脂、肝功能下降、免疫抑制剂的应用等,均属危险因素。

(二)病因

1.移植肾肾动脉狭窄

这是肾移植术后常见的并发症,与手术直接相关,同时也是肾移植后高血压的常见病因之一。近年来,随着手术技术的不断改进,其发生率逐渐降低,文献报告为 2%～3%。发生时间可在术后即刻至 2 年后。引起肾动脉狭窄的原因:①受者年龄偏大,原有高血压或动脉粥样硬化,其髂内动脉内膜有粥样斑块形成,加之术中处理不当影响髂内动脉内径及血流的通畅,形成吻合口狭窄。②吻合时髂内动脉与肾动脉之间成角、旋转、扭曲。③取肾或肾灌注时肾动脉受损,包括内膜受损、管壁撕裂等。④肾动脉有异位血管、多支动脉(占 20%～30%)。异位血管和多支动脉的管径只有 2～3 mm,较难吻合。

2.肾动脉梗死及肾局部缺血

尸体肾移植时,由于供肾条件不一,肾血管的变异或异位血管(包括肾动脉、肾静脉)、多支血管常占 30%,有的血管较细,在整修过程中很难做到良好吻合,而将此血管结扎,或在取肾、修肾时误伤,无法与受者血管吻合,此供肾即可出现部分缺血。也有部分供肾血管变异,取肾后未经充分肾灌注,或因异位血管过细未能灌注,残留血液凝固均可致供肾某一支肾动脉或其分支堵塞,造成局部肾缺血性坏死。高龄受者或原有高血压的受者接受肾移植时,由于自身血管条件欠佳,动脉粥样硬化累及髂内动脉,致使髂内动脉管径狭窄或有粥样硬化斑块形成,在血管吻合后脱落而造成动脉堵塞。

肾动脉栓塞或肾动脉分支栓塞占移植肾总数的 1%～5%。之所以会发生栓塞,其原因:①移植肾动脉内膜损伤;②供肾动脉内有残留凝血块未被冲洗干净;③移植肾动脉狭窄。

移植肾肾动脉梗死时,由于局部缺血坏死,促使病变的球旁细胞释放肾素,引起肾移植后高血压。

3.原病肾的作用

行肾移植者,绝大部分未将原病肾切除,虽然做了肾移植,仍可有高血压的发生,可能的原因为原病肾分泌肾素-血管紧张素,激活交感神经系统。

4.红细胞增多症

肾移植后,因移植肾生成促红细胞生成因子,致使原来贫血的患者红细胞增加,血色素急剧升高,有的可达180 g/L,外周血红细胞增多后,血液黏滞度升高,外周血管阻力增高,血压升高。

5.供肾传递

据报道,接受有高血压家族史个体的供肾,发生高血压的概率比较高。

6.高血钙

肾移植后,有的患者可促发甲状旁腺功能亢进导致高血钙,造成心排血量增多,外周血管阻力增加,肾素和儿茶酚胺分泌增加,发生高血压。

7.移植肾病变

移植肾原有病变,一旦移植于患者,该肾脏病变可继续发展,可经活检证实。肾移植后有的患者一般情况有所改善,有的患者经过数年后又发生移植肾新的病变。

8.其他病因

原有高血压及心功能不全的患者行肾移植后,如出现严重感染时易诱发心力衰竭,且可出现舒张压持续升高,移植肾功能急剧受损,致使水钠潴留,加重高血压和心力衰竭。

(三)发病机制

肾移植术后发生高血压可能与多个因素有关,自身肾脏产生的肾素、钙调神经蛋白抑制剂和皮质激素的使用,移植肾肾功能丧失和移植存在易感染因素的肾脏是最重要的致高血压因素。多变量分析表明,自身肾脏的存在是移植后高血压的一个独立相关变量。由此推测,继续留存的自身肾脏可能仍然在分泌肾素,虽然其分泌量是正常的,但它却不恰当地升高了整个细胞外液中肾素的浓度。钙调神经蛋白可能通过下述几个机制导致肾血管收缩,即内皮素-1分泌增多、肾素-血管紧张素系统激活、NO的产量减少、TGF-β_1的分泌增加、前列环素分泌减少和交感神经系统活性增强等。这些功能失衡导致水钠潴留,细胞外液容量和心脏排血量增加。一旦移植肾和自身肾脏都能正常分泌肾素,即使细胞外液的容量增加也可伴血液中肾素的浓度升高。皮质激素可通过血流动力学变化、激素的改变和进一步的水钠潴留而加重高血压。Logistic回归分析表明,皮质激素也是移植后高血压的一个独立相关因素,其作用依赖于剂量的大小。临床应用发现,不超过10 mg/d的皮质激素维持量似乎很少产生高血压不良反应。一般认为,移植肾功能丧失也是造成高血压的一个原因。研究显示,接受一个有高血压家族史个体供肾的患者,比那些接受无高血压家族史个体供肾的患者,移植术后更有可能发生高血压。

(四)临床表现

移植肾肾动脉狭窄多发生在术后3个月后,表现为血压正常的受者出现高血压,或原来轻度高血压的受者血压明显升高,降压药治疗无效。急性排异反应的临床表现较为复杂,可有发热、乏力、腹胀、头痛、关节肌肉酸痛、尿量减少、移植肾增大、血压升高等表现。其血压升高程度有个体差异,一般在(20.0~24.0)/(13.3~16.0)kPa[(150~180)/(100~120)mmHg],如患者原有高血压则不易鉴别。原有高血压者经肾移植后随着移植肾功能的恢复,其血压即可下降,如有排异反应发生则血压又复上升,且应用降压药物效果不佳。少数急性排异反应的主要特征为血压升高,并伴有头晕、头痛、视物模糊等。慢性排异反应一般发生于术后6个月以后,是影响移植肾长期存活的重要原因,临床特征为出现进行性肾功能损害,表现为血肌酐升高、不同程度的蛋白尿及进行性血压升高,临床过程缓慢、预后不良。有时在移植肾区可听到杂音,为明确诊断,可做放射性核素动态检查以观察核素进入移植肾高峰是否延迟或峰值偏低,也可做彩色多普勒超声探测移植肾动脉是否狭窄及各级血管流速是否低于正常,结合临床症状及移植肾肾功能状况综合诊断。经皮穿刺插管做移植肾动脉造影更能显示狭窄所在部位及狭窄范围,同时可行动脉内介入治疗。

（五）治疗

1.一般原则

（1）个体化治疗方案：肾移植后高血压的病因是多方面的，同时肾移植术后患者是一个发生心血管疾病的高危特殊群体，长期使用免疫抑制剂使得受体的内分泌和代谢紊乱，导致一系列并发症的出现，如糖尿病、血脂异常、胰岛素抵抗、肥胖及高血压。因此，降压治疗必须根据不同受体并存的危险因素和机体状况，有针对性地选择药物和治疗方法，采取个体化的治疗方案。

（2）积极的治疗态度：为了长期保护肾功能，必须将血压控制在正常甚至较低的水平。因此一旦诊断了肾移植后高血压，就应及时进行治疗。对待这类人群，应该像对待非移植的慢性肾衰竭患者一样，即使处于正常血压高值{(17.3～20.0)/(11.3～12.0)kPa[(130～140)/(85～90)mmHg]}也应积极进行降压治疗。

（3）严密的血压监测：过高或过低的血压对移植肾脏都同样有害，因此家中每天自我血压测定和随访中的血压测定是十分重要的。24小时动态血压监测比随意的测量在肾移植术后患者中更敏感，特别是对儿童及青少年患者。同时，动态血压监测有助于发现夜间血压升高，而夜间高血压在肾移植术后患者中很常见。肾移植术后患者使用钙通道阻滞剂时，如血压超出正常范围，由于其扩张了肾小球前动脉，增加的血压可传至肾小球微环境中，这对肾脏是有害的，可导致进行性移植肾衰竭，因此必须保证严格的血压控制。血压控制目标目前有2个参考标准，美国移植学会的建议是将血压降至18.7/12.0 kPa(140/90 mmHg)或尽可能的低一点；欧洲肾脏协会设定的移植个体的血压目标是≤17.3/11.3 kPa(130/85 mmHg)（无蛋白尿）和≤16.7/10.0 kPa(125/75 mmHg)（伴蛋白尿）。

（4）严密的实验室监测：肾移植后高血压的治疗主要以药物治疗为主，必须充分认识降压药和免疫抑制剂之间的相互作用。例如，能够升高钙调神经蛋白抑制剂血药浓度的药物有地尔硫䓬、维拉帕米、尼卡地平，可降低钙调神经蛋白抑制剂血药浓度的药物有氨氯地平和卡维地洛，因而用药时需进行严密的血药浓度监测。一些免疫抑制剂可强化降压药的不良反应，导致电解质紊乱、痛风发作等；一些降压药（ACEI或ARB类）在肾小球滤过率严重下降的情况下使用可进一步减少肾小球的灌注，加重肾功能的损害；ACEI或ARB类也可以使一些患者出现贫血。因此，定期进行相应的实验室检测是必要的。

（5）调整与肾移植术后患者相关的免疫抑制方案：免疫抑制剂本身是引起肾移植术后高血压的主要危险因素，因此调整免疫抑制剂的种类、给药时间和剂量有助于受体血压的改善。与使用皮质类固醇类药物相关的高血压的发生率约为15%，呈剂量依赖性，低剂量使用对血压影响不大，在总剂量不变的情况下将给药时间由每天一次改为隔天一次可降低平均动脉压；撤用皮质类固醇可以使血压下降并可减少降压药物的数量。钙调神经蛋白抑制剂（FK506、他克莫司和CsA、环孢素）是目前免疫抑制治疗方案中的主要药物，他克莫司的毒副作用比环孢素小，可用他克莫司代替环孢素，一些研究发现仅少数肾移植术后患者需要降压治疗，但也有人发现2种药物在升压作用方面没有明显的区别。新型免疫抑制剂西罗莫司、依维莫司对血压无影响，对有高危肾移植后高血压的肾移植术后患者是一个新的治疗选择。最近，Hricik等使用西罗莫司＋他克莫司抗排斥治疗方案，于术后3个月撤用泼尼松，发现肾移植术后患者的急性排异反应发生率很低，而患者的血压明显下降，降压药用量也大为减少。

2.非药物疗法

通常,在肾移植术后患者中采用非药物疗法控制血压的效果不如在普通人群中有效。有益的方法包括减肥、适当体育活动、禁烟酒;日常饮食的钠摄入量限制在 150 mg/d 以下,但也应避免过度限钠,尤其在使用利尿剂时,否则肾小球滤过率将减少而影响肾功能。

3.药物治疗

肾移植术后高血压(PTH)的治疗以药物治疗为主。由于单一用药对肾移植术后高血压多数效果不佳,因此降压治疗方案中多采取联合用药。目前,钙通道阻滞剂和抗肾素-血管紧张素系统药物常被作为一线药物使用。

(1)钙通道阻滞剂(CCB):在肾移植术后患者中使用 CCB 的优点是它可以对抗由钙调神经蛋白抑制剂造成的入球小动脉血管收缩,可以改善长期环孢素肾毒性所致的间质纤维化。同时,由于 CCB 能够调节钙离子进入 T 细胞而影响 T 细胞的活动,因此在使用环孢素的肾移植术后患者中使用 CCB 还可以减少 DGF 和 AR 的发生,但并不是所有研究都支持此观点。目前,CCB 是移植后早期出现高血压、使用环孢素为主要免疫抑制治疗的肾移植术后患者的首选用药。一些医师甚至建议对于使用环孢素的肾移植术后患者,不论其有无高血压,早期治疗方案中应即时加入 CCB。CCB 与抗肾素-血管紧张素系统药物合用,可避免使用 CCB 增加肾小球内压的缺点,因后者可减少进入肾小球的压力。

(2)抗肾素-血管紧张素系统药物:这类药物包括血管紧张素转换酶抑制剂(ACEI)和血管紧张素 II 受体拮抗剂(ARB)。它们的优点是有明确的肾脏保护作用,可以减少进入肾小球的压力,而入球血压是肾小球损害过程的一个重要因素。这类药物还有非血流动力学的作用,它们抑制转化生长因子(TGF-β_1)的表达,而 TGF-β_1 是参与慢性移植肾病的形成和发展的强有力的细胞因子。ACEI 和 ARB 对于合并糖尿病或无糖尿病的肾移植术后患者都可以减少蛋白尿的形成,而蛋白尿是移植肾长期存活的一个强有力的危险指标。Lin 等发现,使用 ACEI 或 ARB 可以减缓慢性肾功能不全的过程,能够明显延长受者的移植肾肾衰竭时间和受者的死亡时间。ACEI 或 ARB 对于心肌梗死或充血性心力衰竭的有利作用在肾移植术后患者中受到欢迎,并且,它们还可以对抗移植后的红细胞增多。以往认为使用 ACEI 或 ARB 令人担心的问题是它们可以导致肾小球灌注减少,肾小球滤过率下降而出现肾功能不全。因为它们扩张了出球动脉,而同时环孢素导致入球动脉收缩。这种现象可发生于移植早期即给予 ACEI 或 ARB 治疗的受者,但在大多数的病例中,仅观察到短暂和小幅上升的血清肌酐水平变化。在血容量减少的条件下使用 ACEI 或 ARB 也可见到血清肌酐水平上升,因而在使用这类制剂时应暂停或减少使用利尿剂。使用 ACEI 或 ARB 前应首先排除移植肾肾动脉狭窄,并在用药后的前几周严密监测肾功能。目前的研究结果显示,在肾移植术后患者中谨慎地使用 ACEI 或 ARB 是有益和安全的。

(3)β_1 受体阻滞剂:β_1 受体阻滞剂常被作为肾移植术后患者二线用药,因为这类药可加重免疫抑制剂所致的代谢紊乱(如升高血清甘油三酯水平,降低高密度脂蛋白、胆固醇水平),还可以增加糖尿病发病的危险。β_1 受体阻滞剂的优点是能够降低心脏收缩功能,减少心血管事件的发生,并降低其病死率。由于肾移植术后患者是高危心血管疾病人群,一些研究建议对于伴有冠心病的肾移植术后高血压患者可首选 β_1 受体阻滞剂。一些研究显示,卡维地洛是一种兼有 α_1 受体阻滞作用的 β 受体阻滞剂,在肾脏保护作用方面比卡托普利效果更好,它能够减少肾纤维化和肾小球硬化,用药后肾脏表达 TGF-β_1、胶原-I、胶原-III 和丝连蛋白的数量明显下降。卡维地洛还

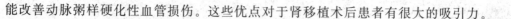

能改善动脉粥样硬化性血管损伤。这些优点对于肾移植术后患者有很大的吸引力。

(4)利尿剂：肾移植后高血压常表现为对钠和容量的依赖，因此，长期以来使用利尿剂配合饮食限钠被认为是处理肾移植术后高血压的主要措施。但必须注意这类药物与钙调神经蛋白抑制剂同时使用可导致低镁血症，并能诱发痛风发作；保钾类制剂与钙调神经蛋白抑制剂同时使用还能导致严重的高钾血症。

(5)其他药物：α_1 受体阻滞剂(如多沙唑嗪)对肾脏的血流动力学指标无明显影响，该类药还具有调节血脂和提高胰岛素敏感性的作用，因而在合并有代谢紊乱的高血压患者中特别受欢迎。Martinez Castelao 等通过对比研究维拉帕米、依那普利和多沙唑嗪在治疗肾移植术后高血压上的长期疗效后认为，α_1 受体阻滞剂在肾移植术后患者中使用是安全和有效的。中枢性降压药物具有减轻交感神经系统过度兴奋的作用，同时还有肾脏保护作用，而慢性肾功能不全的患者常有交感神经系统过度兴奋的表现，因此，作为联合用药的一部分在肾移植术后患者中使用这类药物是有意义的。研究证实，对咪唑啉受体敏感的药物，如莫索尼定和雷美尼定，均能够减少微量蛋白尿的发生，对合并糖尿病或无糖尿病的患者都有良好的肾脏保护作用。

4.介入治疗和手术治疗

(1)纠正肾动脉狭窄：肾移植术后患者中肾动脉狭窄的发生率为 2%～6.6%，儿童肾动脉狭窄的发生率可高达 15%。狭窄可由多种原因造成：①移植肾动脉瘢痕狭窄；②吻合口处因免疫损伤而使内膜增生；③供者、受者体型差别大(如成人和小孩间进行移植)；④损伤了走向异常的血管；⑤缝合技术不当或组织对缝线的反应；⑥老年人髂血管内动脉粥样硬化。怀疑肾动脉狭窄时必须进行仔细的检查。多普勒超声检查是有效且最便宜的方法，动脉造影则是诊断的金标准。磁共振血管成像是另一种检查手段，可避免动脉造影时动脉导管插入的危险及造影剂的肾毒性危险。肾动脉狭窄的主要治疗方案是经皮腔内血管扩张术或外科手术(如血管搭桥术)；对复发性狭窄者，推荐采用血管扩张＋支架植入术。

(2)双侧原肾切除：原肾的高肾素潴留和红细胞生成素无控制的释放也是促进血压升高的因素。双侧原肾切除对这类患者是一种可供选择的治疗方法，有报道可使受者的交感神经系统活动正常，术后降压药的用量减少；但也有无效或疗效不长的报道。目前认为，对于使用 3 种以上降压药治疗仍难以控制的高血压，排除了移植肾肾动脉狭窄和慢性移植肾排异反应作为潜在的病因后，可考虑行双侧原肾切除。采用腹腔镜下操作是一种微创的方法，可以减少术后的并发症，对于肾移植术后患者很有利。

(六)预防

在进行肾移植时，灌洗供肾插管不能太深，以避免操作损伤肾动脉内膜。灌注压不能太高，切忌用手挤压灌注液袋，以避免伤及肾内小血管及肾单位。当受者的动脉有粥样硬化时，要尽量摘除动脉腔内的粥样硬化斑块，摘除斑块的范围必要时可延及髂总动脉，使供肾能够得到较多的血流灌注。但摘除时应注意勿穿破血管的肌层和外膜以免术后形成动脉瘤。与髂内动脉做端-端吻合时，应将髂内动脉口尽量开大，口径与肾动脉、主动脉相当。取供肾时，其多支动脉要尽量保留，可将它们合成 1～2 支后与受者动脉吻合。若供肾的多支动脉互相靠近，采取时应连同主动脉取下，多支动脉间有距离则分成 2 片，连同主动脉壁与髂外动脉做端-侧吻合以防止形成狭窄。与髂外动脉做端-侧吻合，口径可足够大。轻度的肾动脉吻合口狭窄可以采取经皮穿刺插入气囊导管法扩张治疗；对于重度肾动脉吻合口狭窄或动脉扭曲粘连成角者，应做手术纠正。

(邢彦麟)

参 考 文 献

[1] 张铭,刘光辉,郑炜平.心血管科医生日记[M].北京:人民卫生出版社,2023.

[2] 徐迎佳.心血管内科疾病诊断与治疗[M].上海:上海科学技术文献出版社,2023.

[3] 贾辛未,陈春红,王占启,等.心血管内科疑难病例诊疗解析[M].郑州:河南科学技术出版社,2023.

[4] 杨柳,何显森,谢登海,等.临床心血管内科疾病诊疗学[M].上海:上海科学技术文献出版社,2023.

[5] 赵洁.临床常见心血管疾病检查与治疗[M].上海:上海交通大学出版社,2023.

[6] 支继新.心内科诊疗技术与疾病处置[M].北京:中国纺织出版社,2023.

[7] 李志宏.临床内科疾病诊断与治疗[M].汕头:汕头大学出版社,2023.

[8] 赵健.内科疾病诊治与公共卫生管理[M].上海:上海交通大学出版社,2023.

[9] 宋波.内科医师临床必备[M].青岛:中国海洋大学出版社,2023.

[10] 李毅,满玉洁,赵宏,等.内科疾病诊治与康复理疗[M].上海:上海科学技术文献出版社,2023.

[11] 宋明明.内科临床诊断治疗实践[M].汕头:汕头大学出版社,2023.

[12] 毛真真,贺广爱,丁明红,等.内科疾病诊疗思维精解[M].青岛:中国海洋大学出版社,2023.

[13] 宋荣刚,于军霞,王春燕,等.内科常见病诊治思维与实践[M].青岛:中国海洋大学出版社,2023.

[14] 吴照科,石小智,熊申明,等.临床内科疾病诊疗案例分析[M].开封:河南大学出版社,2023.

[15] 王均强.心血管内科疾病诊疗[M].北京:中医古籍出版社,2022.

[16] 段胜利.呼吸与心血管疾病[M].长春:吉林科学技术出版社,2022.

[17] 朱珍妮,丁钢强,田建新,等.心血管疾病膳食指导[M].北京:人民卫生出版社,2022.

[18] 刘忠诚,孟庆燕,亓英姿,等.心血管常见病诊断与治疗[M].上海:上海科学普及出版社,2022.

[19] 傅国胜.心血管专科医师培训教程[M].北京:人民卫生出版社,2022.

[20] 吴宗贵.心血管系统经典病例汇编[M].上海:上海科学普及出版社,2022

[21] 鄢华,宋丹.心血管临床精彩病例荟萃[M].北京:科学出版社,2022.

[22] 黄志文,林杰,方毅,等.心血管疾病临床诊断思维[M].开封:河南大学出版社,2022.

327

[23] 曾敏.心血管与相关系统疾病的综合诊疗[M].苏州:江苏凤凰科学技术出版社,2022.

[24] 张成芳.神经与心血管系统疾病诊疗与诊断研究[M].天津:天津科学技术出版社,2022.

[25] 齐超,邵锦丽,娜日松,等.心血管内科常见病的诊断与治疗[M].北京:科学技术文献出版社,2022.

[26] 彭玲.临床常见心血管疾病诊疗学[M].长春:吉林科学技术出版社,2022.

[27] 杨明启.精编急诊学心血管内科临床诊治[M].汕头:汕头大学出版社,2022.

[28] 刘莉.心血管内科疾病护理与健康指导[M].成都:四川科学技术出版社,2022.

[29] 孔小轶,南勇.心血管疾病诊断与鉴别诊断手册[M].北京:北京大学医学出版社,2022.

[30] 韩英.心血管疾病诊疗进展[M].沈阳:辽宁科学技术出版社,2021.

[31] 张莹莹.实用心血管内科疾病诊疗精要[M].昆明:云南科技出版社,2021.

[32] 黄飞,赵渊.心血管内科常见病的沟通与技巧[M].昆明:云南科技出版社,2021.

[33] 郭素峡,陈炎.心血管内科会诊纪要[M].北京:清华大学出版社,2021.

[34] 王福军,尹春娥,罗丹,等.心血管内科查房思维[M].长沙:中南大学出版社,2021.

[35] 王建军,潘海彦,李昌,等.心血管内科诊疗精要[M].北京:科学技术文献出版社,2021.

[36] 罗永百,宁菲菲,郭亚菊,等.课程思政在心血管疾病教学中的探索与思考[J].继续医学教育,2023,37(8):17-20.

[37] 罗彦,马丽娜,卞晨阳,等.居民健康素养水平与心血管疾病患病的关系分析[J].首都公共卫生,2023,17(2):75-79.

[38] 邓雅丽,于海柱,刘晓芬,等.北京市房山区心血管病高危人群随访管理及干预效果[J].慢性病学杂志,2023(3):414-417.

[39] 朱云珊,赵紫楠,张亚同,等.吲哚布芬用于治疗动脉硬化所致的缺血性心血管病变的临床有效性与安全性的系统评价与 Meta 分析[J].中国医药,2023,18(1):26-32.

[40] 马慧元,王楠,杨立霞.醛固酮水平与心血管疾病研究进展[J].中国医学创新,2023,20(22):176-180.